Varvara Stepanova und
Ljubov' Popova

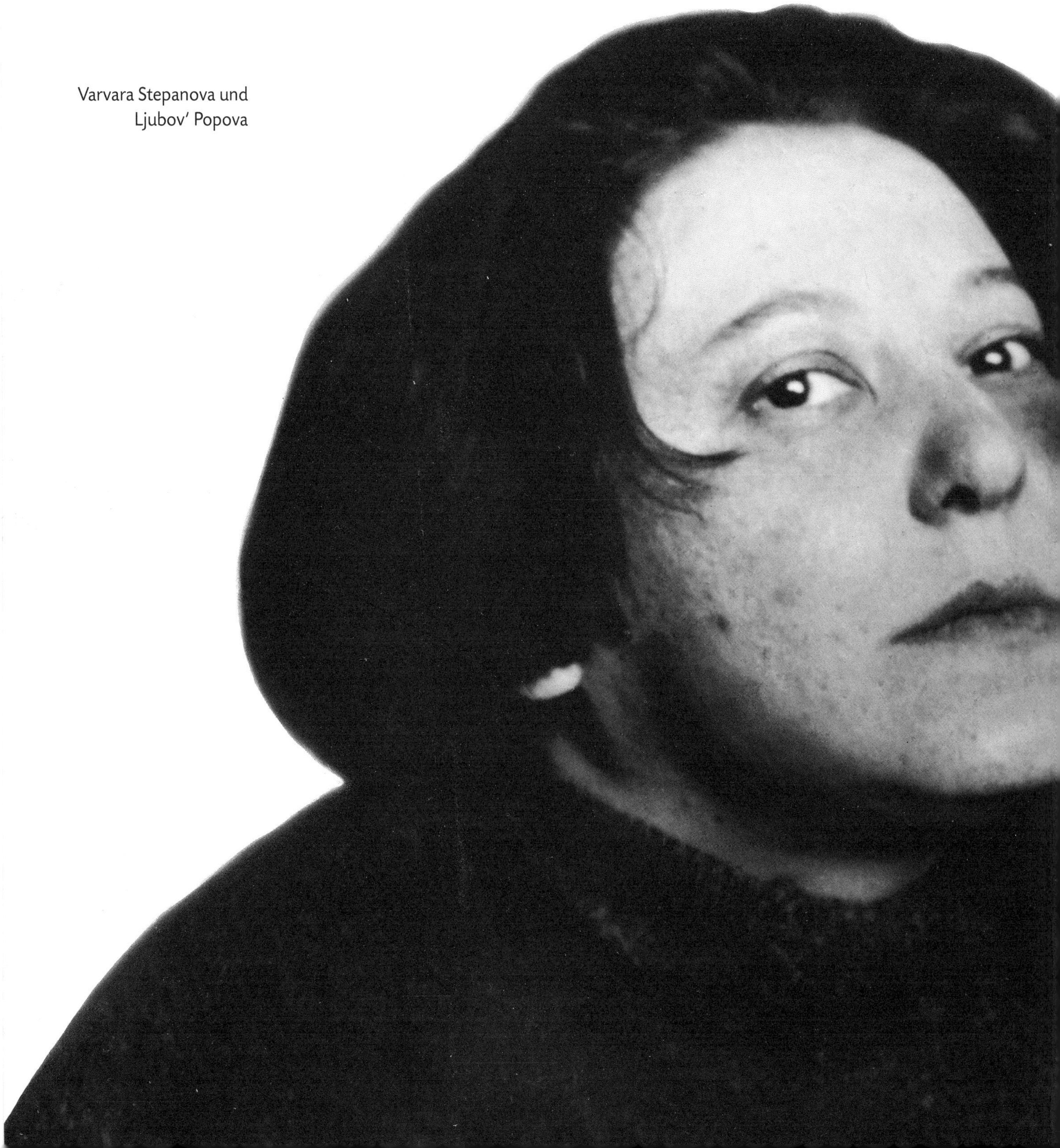

INHALT

VORWORT

Der russische futuristische Dichter Benedikt Livšic war der erste, der die Künstlerinnen des »neuen Rußland« sehr zutreffend als »Amazonen« bezeichnete. Diese Vertreterinnen der Avantgarde stammten zum größten Teil nicht aus der kulturellen Elite von Moskau und St. Petersburg, sondern kamen wie skythische Reiter aus den weiten Ebenen Rußlands. Ihr Hauptanliegen bestand darin, mit kulturellen westlichen Einflüssen, die in Rußland Fuß gefaßt hatten, zu brechen und eigene charakteristische Maßstäbe in der Ästhetik zu setzen. Selbst Mitglieder der gebildeten Oberschicht außerhalb der avantgardistischen Bewegung wie Zinaida Serebrjakova und Nina Simonovič-Efimova, die in der kultivierten Umgebung der Familien Benois und Serov aufwuchsen, wandten sich später der Inspiration zu, die das ländliche Rußland bot, und malten Bauern in den Provinzen. Die Stärke der einzelnen Persönlichkeiten – man denke insbesondere an Anna Golubkina und Natal'ja Gončarova –, die von ihnen verfochtenen formalen Neuerungen und die ihr Werk charakterisierende Ausdruckskraft, die in erregender Weise zu der Entwicklung des russischen Modernismus beigetragen haben, verband sie in Livšic' Augen mit ihren mythischen Vorfahren.

Stärker als in anderen europäischen Ländern spielten Frauen in Rußland während des späten 19. und frühen 20. Jahrhunderts eine entscheidende Rolle in den bildenden Künsten. Um die Jahrhundertwende stellten sie sich mit ihren männlichen Kollegen auf die gleiche Stufe, nicht nur kraft ihrer Anzahl, sondern durch den klaren Ausdruck ihrer intellektuellen und spekulativen Fähigkeiten sowie durch die Qualität und die Quantität ihres künstlerischen Schaffens. Obwohl das Werk dieser »Amazonen« bereits in Ausstellungen moderner russischer Kunst und in der Literatur dargestellt wurde, ist es doch gar nicht lange her, daß sich das Augenmerk der Wissenschaft auf die Rolle russischer Künstlerinnen in ihrer Gesamtheit richtete. Die bahnbrechende Ausstellung »Künstlerinnen der russischen Avantgarde 1910 bis 1930« der Galerie Gmurzynska in Köln 1979 spielte in diesem Zusammenhang eine

Varvara Stepanova, *Liegende*, 1919

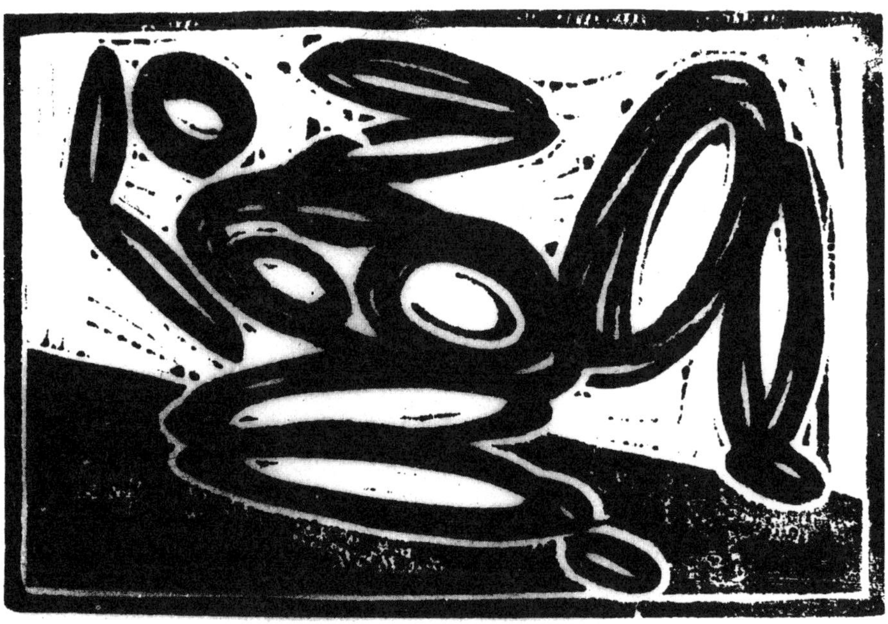

wichtige Rolle. Diese bislang nicht gekannte Wertschätzung russischer Künstlerinnen bewog Mjuda Jablonskaja, den Beitrag mehr und auch weniger bekannter Künstlerinnen in der hier vorliegenden bedeutenden Publikation zu diesem Thema zu untersuchen.

Die Autorin beschäftigt sich in der Hauptsache mit der Zeitspanne zwischen 1900 und 1935, in der, wie sie darlegt, Künstlerinnen eine neue Rolle übernahmen. In ihrer Auseinandersetzung mit dem Werk der Künstlerinnen stellt sie Zusammenhänge dar, skizziert die unterschiedlichen Charaktere, beleuchtet die wichtigsten und spannendsten Aspekte ihrer Schaffenskraft und beobachtet ihre Entwicklung vor dem sich schnell ändernden Hintergrund dieser Epoche. Indem sie 35 Jahre künstlerischer Entwicklung skizziert – von den sehnsuchtsvollen symbolistischen Gemälden der Marija Jakunčikova bis zu den patriotisch orientierten Skulpturen der Vera Muchina –, zeigt Mjuda Jablonskaja den Einfluß der Revolutionen von 1905 und 1917 auf Maler und Bildhauer auf, stellt die Komplexität und die Bedeutung des Wechsels im intellektuellen und kulturellen Klima der Zeit dar und erörtert die dramatische Auswirkung der Stalin-Ära. Das Ergebnis ist eine gründliche, wohlabgewogene Darstellung des außergewöhnlichen Beitrags, den russische und sowjetische Künstlerinnen zu einem der unbeständigsten und gleichzeitig anregendsten Kapitel der russischen Kunstgeschichte leisteten.

Anthony Parton

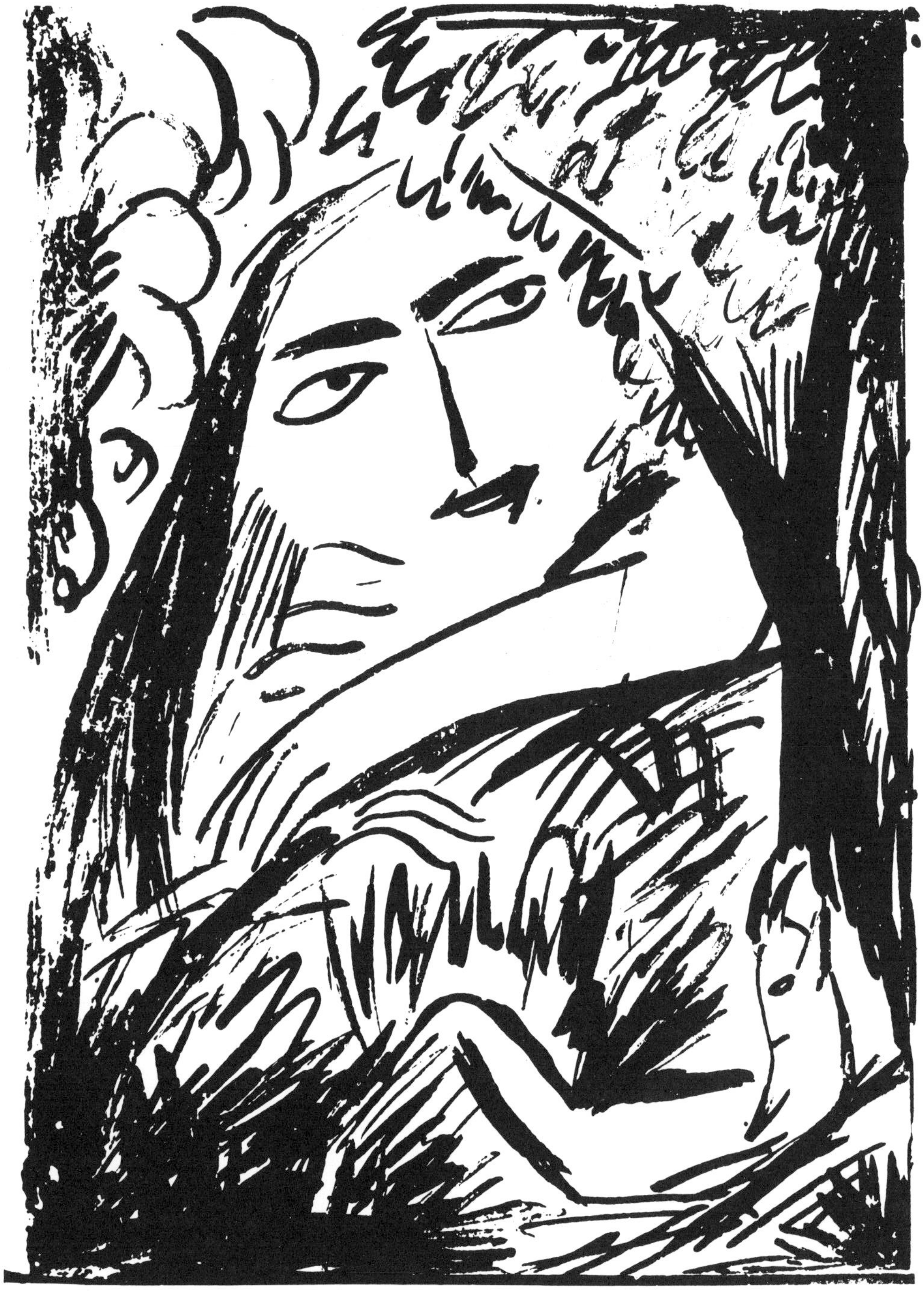

EINLEITUNG

In der Geschichte der russischen Kunst haben Frauen in besonderem Maße eine Rolle gespielt. Gleichwohl ist dieses Phänomen in Rußland bislang weder untersucht noch gewürdigt worden. Bis heute herrscht ein traditionell verankertes Mißtrauen gegenüber Kunst von Frauen, und ein gewisser »Männlichkeitswahn« ist nach wie vor spürbar. Wie im Westen war auch in Rußland die nicht existierende Gleichberechtigung von Mann und Frau diesem »Männlichkeitswahn« förderlich, und der Kampf um diese Gleichberechtigung dauert an.

In der russischen Kunst und Literatur begann diese Auseinandersetzung um die Jahrhundertwende, als sich die schöpferische Gestaltungskraft der Frauen auf allen Ebenen bemerkbar machte. Im Westen erkannte man die Bedeutung der führenden russischen Künstlerinnen recht schnell, und es gab eine Reihe interessanter Ausstellungen zu diesem Thema. Deren Anliegen aufgreifend, erhebt das vorliegende Buch nicht den Anspruch einer umfassenden Darstellung, sondern es versucht, das Werk der Vertreterinnen des »Neuen Rußland« einer breiteren Öffentlichkeit zugänglich zu machen.

Ein vor kurzem entdecktes Manuskript des russischen Architekten Fëdor Rerberg[1], das aus den Anfängen dieses Jahrhunderts stammt, stellt einen der frühesten Versuche dar, die Rolle der Frau in der Kunst zu untersuchen. Rerberg beschäftigt sich mit der Frage, inwieweit weibliche und männliche Annäherung an Kunst identisch seien. Seine Schlußfolgerung ist negativ: Weibliche Kreativität ist laut Rerberg eine andere als die männliche, doch sollte beiden die gleiche Wertigkeit zukommen. Rerberg fährt fort: »Die Rolle der Frauen in den Künsten ist bedeutsam, und sie wird an Bedeutung zunehmen, wenn sich Frauen dessen bewußt werden, wenn sie sich ihrer Stärke bewußt werden und aufhören, das Werk männlicher Kollegen nachzuahmen. Sie sollten zu ihren weiblichen Empfindungen stehen und sich darum bemühen, ihre schöpferische Kraft einzusetzen, die feinnerviger und sensibler als die männliche ist.«[2]

Rerbergs wegweisende Gedanken zu diesem Thema sind um so mehr als Ansatzpunkt geeignet, als sein Manuskript den einzigen Versuch in der russischen Kunsttheorie darstellt, die Beschaffenheit weiblicher Kreativität zu untersuchen. Gleichgültig wie überzeugend Kunst von Frauen auch immer war, hat sich doch ihre Bewertung seit Rerbergs Tagen wenig geändert. Das schöpferische Werk von Frauen wird noch immer nach männlichen Kriterien bewertet – es ist die Rede von einem »männlichen Talent«, einer »männlichen Kraft des Ausdrucks« oder »männlicher Kunst«. Zu allem Überfluß kämpfen Frauen in künstlerischen Berufen heute darum, als Künstler, nicht als Künstlerinnen bezeichnet zu werden – ungeachtet der Tatsache, daß sie Männern in der künstlerischen Umsetzung in nichts nachstehen.

Frauen haben sich in der europäischen Kunst seit dem 18. Jahrhundert einen Namen gemacht. Aber ihr Schaffen war nicht sonderlich geschlechtsspezifisch und erscheint insofern eher zweitrangig im Vergleich zu zeitgenössischen männlichen Künstlern. Rosalba Carriera (1675–1757) beispielsweise war berühmt für ihre Pastell-Porträts in der damals bevorzugten Rokoko-Manier, was ihr in einer männlich dominierten Gesellschaft Erfolg ermöglichte, ohne gesellschaftliche Normen herauszufordern. Gleiches kann von Elisabeth Louise Vigée-Lebrun (1755–1842) behauptet werden, einer Schülerin von Jean Baptiste Greuze und gewähltem Mitglied der Kunstaka-

Natal'ja Gončarova, Illustration zu dem Gedicht »Vila und der Waldgeist« aus dem Album *Mirskonca (Weltvomende)* von Aleksej Kručënych und Velimir Chlebnikov, 1912

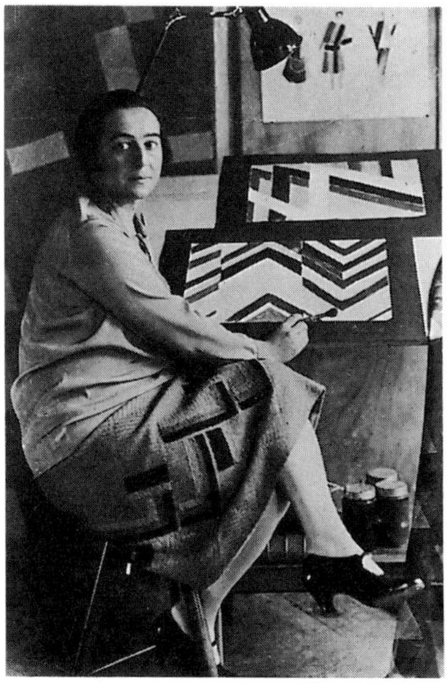

Son'ja Delaunay in ihrem Atelier, 1924

demien von Paris, Petersburg und Rom. Das Werk der Schweizerin Angelica Kauffmann (1741–1807), Mitglied der Royal Academy in London, ist an Joshua Reynolds angelehnt. Im 19. Jahrhundert war die amerikanische Malerin Mary Cassatt (1844–1926) berühmt für ihre an Gustave Courbet, Edouard Manet und Edgar Degas orientierten Gemälde. Das Werk von Berthe Morisot (1841–1895) war stark von Auguste Renoir beeinflußt.

Im frühen 20. Jahrhundert ist jedoch eine Veränderung der Schwerpunkte feststellbar, wofür das Werk der in der Ukraine geborenen Son'ja Delaunay (1885–1973) kennzeichnend ist. Zu einem frühen Zeitpunkt ihrer Laufbahn ging sie in den Westen, wo sie den Einfluß des Post-Impressionismus und der Simultanen Farbtheorie ihres Mannes Robert Delaunay erfuhr. Ihre Begabung auf den verschiedensten Gebieten und ihre handwerkliche Kunstfertigkeit waren etwas völlig Neues.

Son'ja Delaunay wurde genauso berühmt für ihre Gemälde, Kostüm- und Stoffentwürfe wie für ihren Beitrag zur modernen Buchgestaltung. Sie war sich ihrer Stärke wie auch ihrer Vorreiterrolle bewußt. Zu diesem Zeitpunkt traten die schöpferischen Begabungen von Frauen als künstlerisches Phänomen in Erscheinung, und Kunst von Frauen wurde nicht länger an der von Männern gemessen.

Es war kein Zufall, daß sich die schöpferischen Fähigkeiten von Frauen um die Jahrhundertwende Bahn brachen: Frauen wurden sich ihrer selbst bewußter und traten ins Berufsleben ein. In Frauenrechtsbewegungen kämpften sie um die Gleichberechtigung, und die stark emotional aufgeheizte Stimmung der Zeit brachte eine beeindruckende Qualität im Werk der Künstlerinnen zum Vorschein. Das Werk der deutschen Expressionistin Käthe Kollwitz (1867–1945) ist in diesem Zusammenhang ebenso hervorzuheben wie das der russischen Künstlerin Natal'ja Gončarova. Weiterhin leisteten Bildhauerinnen einen bedeutenden Beitrag zur Kunst des 20. Jahrhunderts. Ein bedeutsamer Faktor war hier der auf dem Tastsinn beruhende, objektbezogene Charakter des Mediums. Die englische Bildhauerin Barbara Hepworth (1903–1975) zum Beispiel zeigt eine große Vorliebe für ausdrucksstarke Arbeiten. Es ist bezeichnend, daß die Werke von Anna Golubkina, Sarra Lebedeva und Vera Muchina in Rußland, vergleicht man sie mit denen westeuropäischer Künstler wie Barbara Hepworth, alle aus dem Wendepunkt europäischer Skulptur im frühen 20. Jahrhundert hervorgegangenen Neuerungen umfassen. Zusätzlich zeigten russische Künstlerinnen um die Jahrhundertwende ein grundlegendes Interesse an heimischem Kunsthandwerk und angewandter Kunst. Von großer Bedeutung in diesem Zusammenhang waren Elena Polenova (1850–1898), die die berühmte Künstlerkolonie und Schule für angewandte Kunst auf dem Besitz des Eisenbahnkönigs Sava Mamontov in Abramcevo gründete, und die Fürstin Marija Teniševa, die auf ihrem Besitz Talaškino bei Smolensk gleichfalls Kunst und Gewerbe förderte. Beide Frauen trugen zur Wiederentdeckung und Entfaltung der Volkskunst bei, die bis dahin vor sich hin kümmerte.

Unter diesem Aspekt erfährt auch das Werk russischer Künstlerinnen, die zuvor kaum bekannt waren, mittlerweile weltweit größere Aufmerksamkeit. Ein Beispiel ist Marija Jakunčikova. Ihr Werk ist im Westen kaum bekannt, aber an ihm läßt sich die Ausdrucksweise einer spezifisch weiblichen Wahrnehmung aufzeigen. In ihren Gemälden kombinierte Marija Jakunčikova eine stark emotional geprägte Wahrnehmung mit fühlbar konkreter Darstellung. Überdies war sie eine der ersten Frauen in Rußland, die gleichzeitig in verschiedenen Bereichen der Kunst arbeitete – Gemälde, Buchgestaltung, Brandmalerei in Öl, Stickerei und in der Herstellung von Kinderspielzeug. Außerdem unterstützte sie Elena Polenova bei der Zusammenstellung der einflußreichen Sammlung bäuerlicher Werkzeuge in Abramcevo.

Zinaida Serebrjakova trat in die Fußstapfen der Jakunčikova. Ihre Unabhängigkeit und ihre Suche nach Neuem verbanden sie mit der russischen Avantgarde-Bewegung, in der Frauen bestimmend waren: Natal'ja Gončarova, Ol'ga Rozanova, Ljubov' Popova, Aleksandra Ėkster, Varvara Stepanova, Nadežda Udal'cova und ihre Mitstreiterinnen wandten sich gegen alles Überkommene.

Es ist wichtig zu erwähnen, daß zumindest in Rußland Künstlerinnen in Zeiten des Umbruchs in besonderem Maße aktiv wurden. Überdies lassen sich bestimmte Marksteine der gesellschaftlichen Entwicklung in Verbindung bringen mit dem geballten Auftreten weiblicher Schöpferkraft. Offenbar wurden sich Frauen in Zeiten großer sozialer Umwälzungen ihrer Rolle erst richtig bewußt. Der Dichter Aleksandr Blok schrieb: »Malerei, Musik, Literatur, Philosophie, Religion, soziale Aktivitäten, sogar Politik sind in Rußland nicht voneinander zu trennen. Sie bilden zusammen eine geeinte und mächtige Kraft, die kostbare Bürde unserer nationalen Kultur.«[3]

Dichter waren nicht weniger als Künstler in die revolutionären Wirren verwickelt. Seit Aleksandr Puškin und Michail Lermontov hatte Rußland keine solche dichterische Glut gekannt. Symbolisten wie Blok, Konstantin Bal'mont, Andrej Belyj, Valerij Brjusov, Maksimilian Vološin und Innokentij Annenskij, Akmeisten wie Nikolaj Gumilëv und Osip Mandel'štam und Futuristen wie Vladimir Majakowskij erhoben die Stimme. Die russische Dichtkunst wurde überdies zum erstenmal in ihrer Geschichte durch das Auftreten von Dichterinnen erschüttert. Es genügt, die Namen von Anna Achmatova (1889–1966) und Marina Cvetaeva (1892–1941) zu nennen, um diese neue Erscheinung in der russischen Kultur zu illustrieren. Die Werke beider Dichterinnen beleuchten das damalige Zeitgeschehen und offenbaren die Bedingungen, unter denen auch die Schöpfungen der bildenden Künste entstanden. Anna Achmatova beispielsweise sah sich 1917 im revolutionären Strudel gefangen, und in ihrer Dichtung kristallisiert sich das Hin-und-Hergerissen-Sein zwischen dem Wunsch nach Schutz der eigenen Person und der Liebe zum Vaterland heraus – ein Dilemma, das viele bildende Künstler und Schriftsteller der damaligen Zeit quälte. Während die Vorahnung einer Katastrophe im Werk Aleksandr Bloks eine historische und philosophische Dimension annimmt, betrachtet Anna Achmatova diesen Zwiespalt als persönlichen Schicksalsschlag, was sich durch die intime Form der Niederschrift mitteilt.

Marina Cvetaeva charakterisiert auch die Künstlerinnen dieser Zeit, wenn sie schreibt: »Dichter dienen ihrer Zeit am meisten, wenn sie der Zeit erlauben, durch sie zu sprechen ... die ›Zeit‹ ist das Bedeutsame, sie wird ein Werk richten. Das ›Zeitgemäße‹ ist von seiner Natur aus mit einer Selektion verbunden. Das, was wahrhaftig für seine Zeit steht, wird diese auch überdauern – es hat Ewigkeitscharakter.«[4] Für Marina Cvetaeva ist der Begriff »zeitgemäß« eine Offenbarung der charakteristischen Dialektik ihrer Zeit. Wie das Werk der Natal'ja Gončarova ist auch ihr eigenes von einer ursprünglichen Kraft durchdrungen. Wie die Kunst ihrer Zeit verbindet Anna Achmatova in Stil und Sprache prosaische mit dramatischen und symbolistischen Elementen. In ihrem Essay »Der Dichter und die Zeit« zitiert sie folgendes Gedicht: »Der Schriftsteller, wenn er nur ist/Welle, und Rußland – das Meer,/Kann nicht umhin empört zu sein,/Wenn das Element sich empört ... Der Schriftsteller, wenn er nur ist/ Nerv eines großen Volkes,/Kann nicht umhin betroffen zu sein,/ Wenn betroffen ist die Freiheit.«[5]

Anna Achmatova
(Skulptur von N. Boguševskaja)

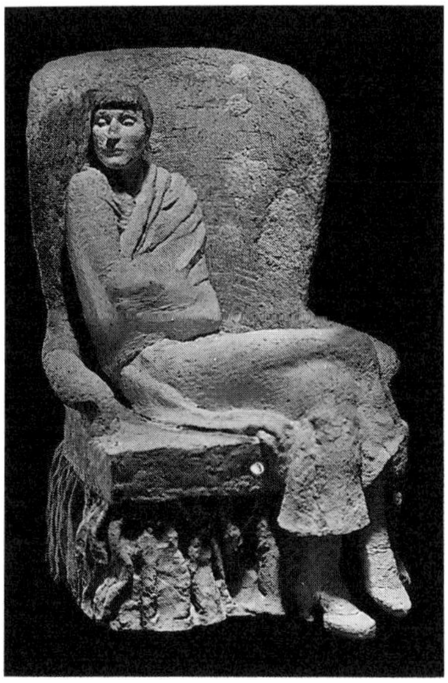

Marina Cvetaeva
(Skulptur von T. Sokolova)

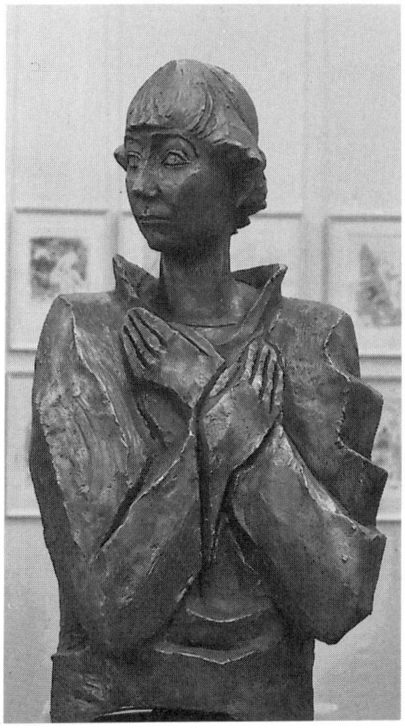

An diesem Nerv der Zeit zeichneten, malten, stickten, bildhauerten, ersannen und entwarfen die Künstlerinnen, um die es in diesem Buch geht. Einen ersten Höhepunkt in ihrem Schaffen erlebten die russischen Künstlerinnen in der vorrevolutionären Zeit, den zweiten in der konstruktivistischen Periode der zwanziger Jahre. Während der späten zwanziger und frühen dreißiger Jahre sind zwei völlig verschiedene Wege der Entwicklung zu beobachten: Der eine verläuft im Verschwiegenen – wie bei Antonia Sofronova –, der andere ist mit öffentlicher Anerkennung verbunden – wie im Falle von Sarra Lebedeva und von Vera Muchina. Mitte der dreißiger Jahre brach indes wiederum eine neue Ära an, als die generelle Entwicklung der sowjetischen Kultur weibliches Wahrnehmungsvermögen unterdrückte. Und für eine Zeitlang endete damit der charakteristische Beitrag von Frauen.

FRAUEN AUF DER SCHWELLE ZUM MODERNISMUS

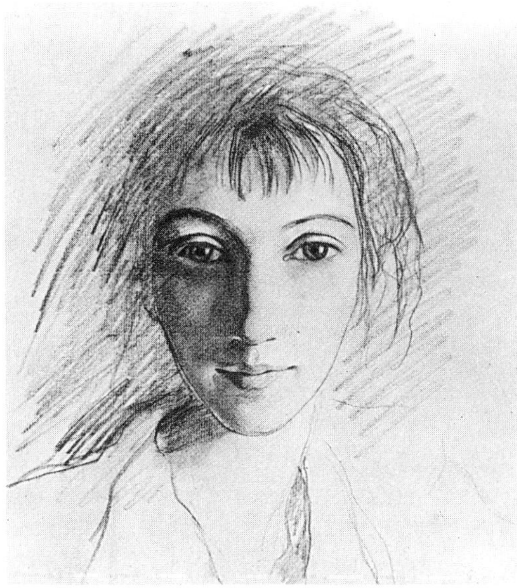

Zinaida Serebrjakova

MARIJA JAKUNČIKOVA
ANNA GOLUBKINA
ZINAIDA SEREBRJAKOVA

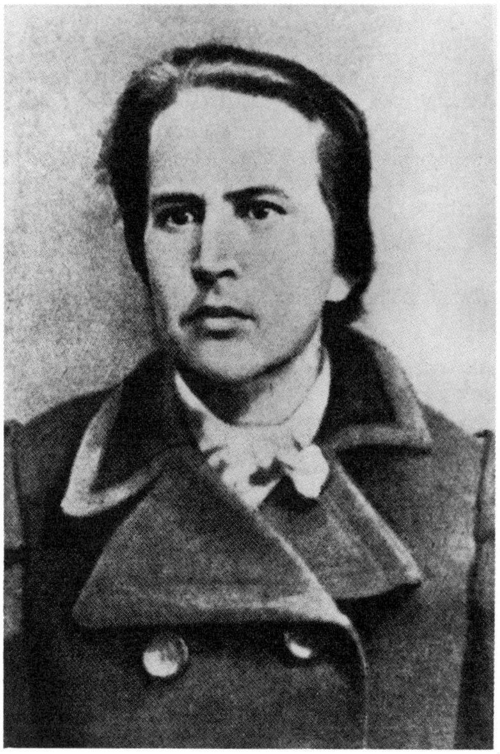

Anna Golubkina

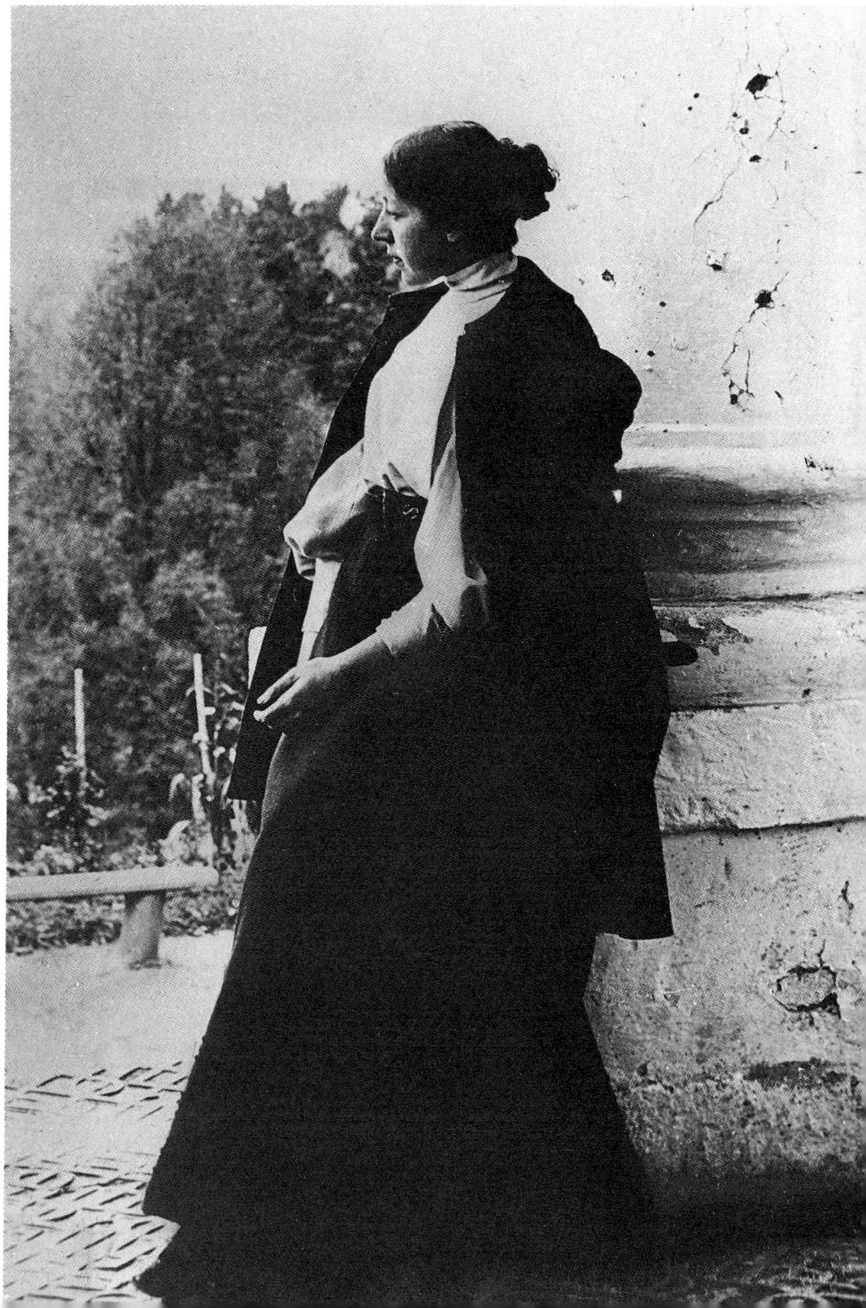

Marija Jakunčikova

MARIJA JAKUNČIKOVA

»Ohne starke Empfindungen kann keine Kunst entstehen. Ein Mensch, für den alle Dinge einfach, erreichbar und verständlich sind, kann niemals Künstler sein.«[1]
Valerij Brjusov

Die Beteiligung von Frauen am künstlerischen Leben in Rußland um die Jahrhundertwende läßt sich am besten an Leben und Werk von Marija Jakunčikova und Elena Polenova aufzeigen. Beide gehörten der symbolistischen Bewegung an und betrachteten ihr Werk als Ausdruck geheimster Sehnsüchte und Stimmungen. Zwar spiegelten sie damit die im Westen vorherrschende Kunstrichtung wider, aber ihr Werk trug dennoch einen ausgeprägt russischen Charakter, der aus ihrer Verbundenheit mit der Volkskunst herrührte. Die beiden Künstlerinnen ergriffen die Initiative, die vom völligen Vergessen bedrohte Volkskunst zu retten, und ihre Sammlungen von Gegenständen des Kunsthandwerks, von Volkssagen und Märchen bildeten die hauptsächliche Inspirationsquelle ihres schöpferischen Lebens und Werks.

Marija Vasil'evna Jakunčikova wurde 1870 in Wiesbaden geboren und wuchs in Moskau im Kreis führender Künstler auf. Konstantin Stanislavskij, Anton und Nikolaj Rubinštejn und die Familie des Industriellen und Mäzens Sava Mamontov waren häufige Gäste im Haus der Familie. Verwandtschaftliche Beziehungen brachten Marija Jakunčikova in Verbindung mit weiteren gebildeten Persönlichkeiten. Die Schwester ihrer Mutter war mit dem berühmten Kunstsammler Pavel Tret'jakov verheiratet, und 1882 heiratete ihre Schwester Natal'ja den Künstler Vasilij Polenov.

In dieser Zeit zeigte sich erstmals die künstlerische Begabung des jungen Mädchens. »Marija Vasil'evna zeichnete immer sehr gerne«, erinnerte sich Natal'ja Polenova. »Ihre besonderen Fähigkeiten traten im Alter von zwölf Jahren zutage. Einige von kindlichem Vorstellungsvermögen geprägte Landschaftsaquarelle sind erhalten geblieben.«[2] Ein Jahr später begann Marija Jakunčikova mit privaten Mal- und Zeichenstunden bei dem Künstler N. A. Martynov, und ab 1885 besuchte sie verschiedene Klassen der Moskauer Schule für Malerei, Bildhauerei und Architektur.

Erste entscheidende Eindrücke empfing Marija Jakunčikova durch die Landschaftsbilder des Malers Isaak Levitan, den sie in den Jahren 1887–89 bei Malabenden im Hause Polenov traf. Hier lernte sie auch die Maler Konstantin Korovin, Sergej Ivanov, Valentin Serov, Michail Nesterov und den Ikonensammler Il'ja Ostrouchov kennen. Marija Jakunčikovas frühe Begeisterung gehörte der Landschaftsmalerei, und ihre Bilder beherzigen den Rat Konstantin Korovins, der schrieb: »Eine Landschaft darf nicht einfach ohne Sinn und Zweck gemalt werden, sie muß die Seele zum Klingen bringen, Gefühle ansprechen. Das ist wie in der Musik.«[3]

Marija Jakunčikovas Landschaften besaßen von Beginn an diese Fähigkeiten. Sie spiegeln die melancholische Manier von Levitan und lassen einen wehmütigen Eindruck entstehen. Es ist anzunehmen, daß sich Marija Jakunčikovas eigene Niedergeschlagenheit in ihnen ausdrückt. Sie litt unter einer Tuberkulose, und diese Krankheit machte zahlreiche Aufenthalte in wärmeren Klimazonen notwendig. 1888 reiste die Künstlerin nach Österreich und Italien, ein Jahr später nach Frankreich und Deutschland. Sie zeigte sich nicht nur von den unterschiedlichen Landschaften beeindruckt, sondern auch von den Städten, die weitaus industrialisierter waren als in Rußland.

Von all ihren Reisen schrieb Marija Jakunčikova Briefe an ihre Schwester, in denen sie die Orte, an denen sie sich aufhielt, mit Worten beschrieb, deren Wahl das Auge der Malerin verraten. So heißt es über Venedig: »Das Wasser der Kanäle ist von einem schmeichelnden Blau, einem wunderschönen Farbton. Straßen und Kanäle sind von einer solch unglaublichen Schönheit, daß es mir die Kehle zuschnürt. Die Einzigartigkeit der Farben drückt sich allein schon im Namen der Stadt ›Venedig‹ aus. Vorherrschende Farben sind ein blau angehauchtes Grün, ein gelb betontes Grün, Rostbraun und Pfirsichrosa. Charakteristisch sind die eigentümlich flachen Häuser und die gotischen Spitzbogenfenster, die Brücken, Treppenfluchten und die Gassen, die so eng sind, daß man kaum mit einem aufgespannten Schirm hindurchgehen kann.«[4]

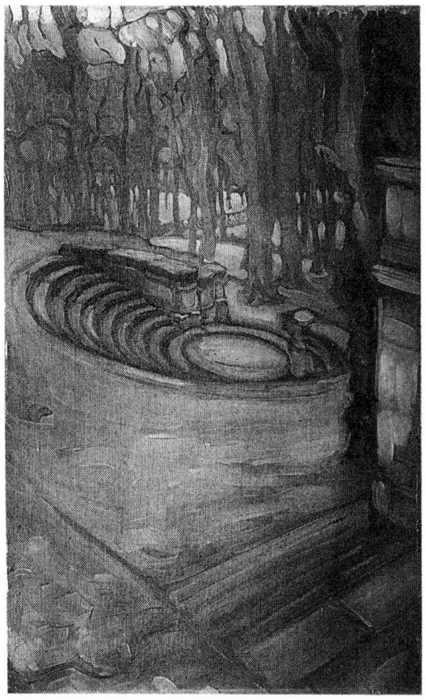

Parc de Saint Cloud, 1898

Berlin war wieder anders, war »genau wie in den Kinderbüchern«[5]. In diesem Zusammenhang ist es interessant, die Struktur der Grundfarben in Gemälden wie *Moskau im Winter* oder *Mittlere Kislovska* (Staatliche Tret'jakov-Galerie, Moskau) von 1889 mit den malerischen Eigenschaften europäischer Städte zu vergleichen, die sie auf ihren Reisen malte und die sich von Moskau in Atmosphäre, Kultur und Geist so völlig unterschieden. Marija Jakunčikova empfand die Vergänglichkeit des Daseins oft als quälend, was in ihrem Werk und ihren Briefen zum Ausdruck kommt. Das Bild *Die Kerze* (1897 , Taf. 4) kann als Symbol für ihr Leben gesehen werden, das wie eine flackernde Kerze ständig vom Auslöschen bedroht war. In ihren Briefen drückt sie ihre Gefühle folgendermaßen aus: »Man muß durch das Leben eilen, wenn man nicht will, daß alles an einem vorüberzieht. Alle Details, die mich für den Moment beschäftigen, verlieren mit der Zeit an Bedeutung. Eine veränderte Stimmungslage, andere Randbedingungen - und eine neue Zeit bricht in meinem Leben an, in der ich die nicht genutzte Vergangenheit bedauern werde.«[6] Das Gefühl der Wehmut und ihr Wissen um die unvermeidlichen Wandlungen im Leben kennzeichnen das Werk der Künstlerin und nähern es der Schwermut des Symbolismus an.

Paris war in dieser Hinsicht für Marija Jakunčikova formbildend. Obwohl sie an der Académie Julian studierte und in den Ateliers der Maler Bougereau und Fleury arbeitete, war sie doch dem Einfluß des »Art nouveau« ausgesetzt und kam in Berührung mit den zeitgenössischen Kunstströmungen. Gemälde wie *Bois de Boulogne* (1896, Taf. 1) zeigen die typische Linienführung des »Art nouveau«, die Schwäne erinnern an Richard Wagners »Lohengrin« oder an das alte russische Märchen von der Schwanenprinzessin. Andere Bilder zeigen verlassene Herrenhäuser oder alte Kirchen, und ihre gespenstisch anmutende Stimmung weist auf den Einfluß des russischen Symbolisten Viktor Borisov-Musatov. Das bemerkenswerte Gemälde *Furcht* (Sammlung Polenova), das ein angstvoll durch einen nächtlichen Wald hastendes Mädchen zeigt, erinnert an Edvard Munchs Gemälde *Der Schrei* (Nationalgalerie Oslo) und kann nach Ansicht John Bowlts als Beginn der erregenden und umwälzenden symbolistischen Bewegung in Rußland angesehen werden.

Der russische Symbolismus entwickelte sich gegen Ende der neunziger Jahre des 19. Jahrhunderts und stellte sich als eine vielschichtige Erscheinung dar: Einerseits beeinflußt von symbolistischen Schriftstellern wie Charles Baudelaire, Maurice Maeterlinck, Oscar Wilde, Friedrich Nietzsche und Henrik Ibsen, orientierte er sich andererseits auch an mystischen Ideen, dem schwärmerischen Existentialismus Fëdor Dostojevskijs, der Dichtung von Fëdor Tjutčev und Afanasij Fet und der deutschen »Sturm-und-Drang«-Bewegung. In seiner beständigen Suche nach dem Unendlichen sowie in der Unterwerfung von Vernunft und Willen unter Gefühl und Stimmung war der russische Symbolismus letztlich romantisch.

Marija Jakunčikova wagte bereitwillig den »Sprung ins Ungewisse«, und ihre Einstellung gegenüber der Wirklichkeit änderte sich völlig. Nachdem sie die Ästhetik des Symbolismus zu ihrer eigenen erklärt hatte, begann sie mit grafischen Techniken zu experimentieren, da Holzschnitt, Radierung und Lithografie sich von ihren Eigenschaften her gut für die subjektiven Anliegen der Symbolisten eigneten. Die Auseinandersetzung mit diesen für sie neuen Techniken brachte ihre Begabung auf dem Gebiet der grafischen Künste zutage. Ihre ersten Farbradierungen entstanden zwischen 1893 und 1895. Sie verbinden eine komplexe Darstellung mit neuartigen Inhalten.

In *Tod und Blumen* beispielsweise scheint ein angedeuteter Totenschädel mit grotesken Zügen mit einem farbenfrohen, das Leben symbolisierenden Blumenmuster zu verschmelzen. Das Blatt existiert in drei verschiedenen Farbvariationen – mit hellblauem, rosafarbenem und hellgrünem Hintergrund –, die drei unterschiedliche Reaktionen auf den unvermeidlichen Zusammenhang von Leben und Tod suggerieren. Die Radierung *Die Unerreichbare,* die Darstellung eines Mädchens mit erhobenen Armen, das offensichtlich den Versuch unternimmt, einem Schwarm von Schwalben hinterherzufliegen, ist mehr körperlich. Michail Kiselev behauptet, sowohl *Furcht* als auch *Die Unerreichbare* seien Selbstporträts, was die Interpretation stützt, daß beide Radierungen Ergebnisse einer Reflexion Marija Jakunčikovas über ihre eigene psychische und emotionale Verfassung sind.

In ihrem Gemälde *Die Darstellung einer vertrauten Welt* (Sammlung I.S. Weber, Chêne Bougerie, Schweiz) findet sich wiederum die geheimnisvolle Verbindung von innerer und äußerer Welt, die mehrdeutige Verbindung einer Darstellung realer Gegenstände mit der Spiegelung des traurigen Gesichts der Künstlerin in der Fensterscheibe. Dieses Gemälde ist zugleich Ausdruck persönlicher Stimmungen und ein charakteristisches Werk des russischen Symbolismus. Und doch blieb das Werk von Marija Jakunčikova, obwohl es einen Bogen zum europäischen Symbolismus schlug, im wesentlichen russisch geprägt. Die Künstlerin hing an ihrer Heimat, an ihrem Haus und an einer »Lieblingsecke« in ihrem Garten. Denn nur aus der Beschäftigung mit dem »Kleinen«, dieser Überzeugung gab sie in ihrem Tagebuch Ausdruck, erwachse das Verständnis der Welt.[7]

Auch schloß sich Marija Jakunčikova niemals einer europäischen Gruppe an. Nach ihrem Paris-Besuch 1894 bemerkte sie gegenüber Elena Polenova: »Die Gruppe ›Rose + Croix‹ [eine Vereinigung französischer Symbolisten] ist zum Aushängeschild der Symbolisten geworden, unter dem sich hohlköpfige Scharlatane zu dem Zweck versammelt haben, die Pariser Öffentlichkeit mit moralischer Verderbtheit zu schokkieren.«[8] Ebenso lehnte sie das Werk von Symbolisten wie Odilon Redon ab. Über sein Gemälde *Der geheimnisvolle Ritter* schrieb sie: »Der Ritter ist mit dem Kopf seiner ermordeten Geliebten zum Eingang des Tempels gekommen, doch die Chimäre, die den Eingang bewacht, weist ihn mit den Worten zurück, man könne Unsterblichkeit nicht durch die Bestrafung der Laster anderer erringen (die Thematik entstammt einem Gedicht). Aber das stimmt nicht, es stimmt einfach nicht.«[9]

Marija Jakunčikova waren solch visionäre Bilder, die der symbolistische Dichter Konstantin Bal'mont als »hinter dem Gegenstand versteckten Inhalt«[10] charakterisierte, keineswegs fremd. Dennoch widmete sie sich zunehmend dem Sujet des Waldes, und die Brandmalerei-Studien von *Espen und Tannen* zählen zu ihren besten

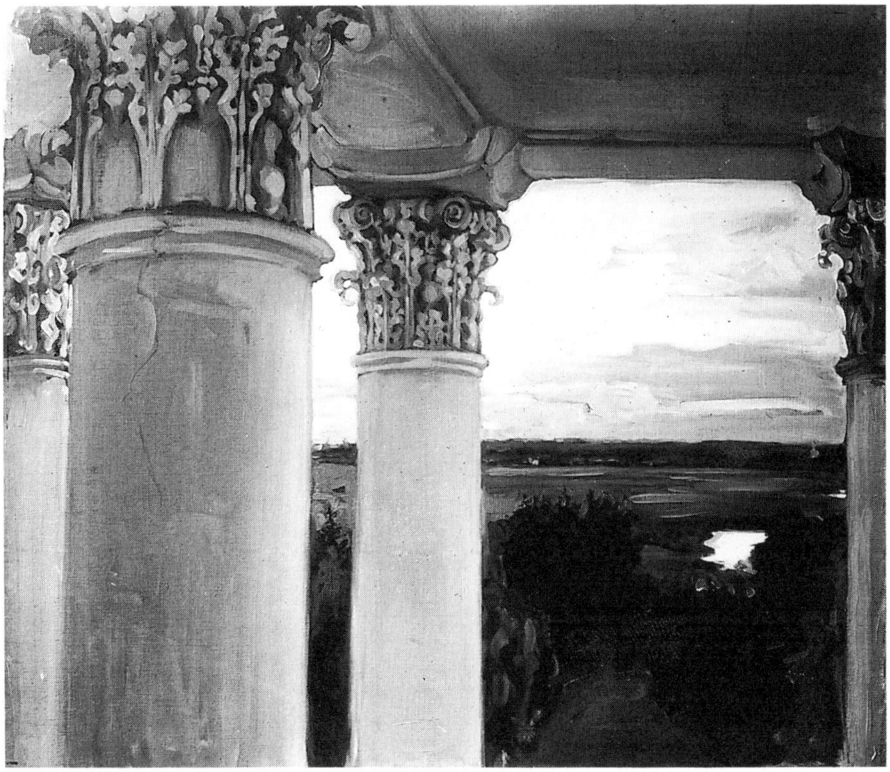

Kolonnade mit Fernblick, 1897

Werken. *Das Fenster* von 1896 (Taf. 2) ist nicht mehr als ein Vorwand, die hängenden Äste der Tannen draußen darzustellen, während *Espe und Tanne* (Taf. 3) aus dem gleichen Jahr eine in hohem Maße stilisierte Sicht der Natur zeigt. Überhaupt ist ihr Werk stark von Naturelementen geprägt, selbst unbelebte steinerne Säulen scheinen von Vegetation überwuchert. Hierin ist das Werk von Marija Jakunčikova dem ihrer Zeitgenossen, besonders dem von Elena Polenova, vergleichbar.

In den späten neunziger Jahren hatten sich Marija Jakunčikova und Elena Polenova einander stark angenähert, und der Austausch scheint fruchtbar gewesen zu sein. Beiden Künstlerinnen war die Vorliebe für eine symbolisch verbrämte Darstellung gemein. Während Marija Jakunčikova symbolistische Stilelemente in ihre stilisierten Bilder von Bäumen einfließen ließ, war das Kunstgewerbe von Elena Polenova zu dieser Zeit von stilisierten Pflanzenmotiven gekennzeichnet, die, wie sie glaubte, die Kraft besaßen, innerste Gefühle auszudrücken. Die Sehnsucht, ihr Innenleben bildlich darzustellen, geht aus ihrem Briefwechsel mit Marija Jakunčikova deutlich hervor, wobei sie keinen Widerspruch darin sah, daß ein derart subjektiver Stil gleichzeitig in bester Tradition der russischen Kunst stehen sollte. Nach Wendy Salmond wurde Elena Polenovas »Überzeugung, daß der moderne russische Künstler mittels seiner eigenen subjektiven Auffassung der Weltanschauung des russischen Bauern Gehör verschaffen und diese durch neue Ausdrucksformen umsetzen könne, zum wahren Eckpfeiler der sogenannten neonationalistischen Bewegung«.[11]

Unter dem Einfluß der Freundin entdeckte Marija Jakunčikova ihr Interesse für russische Geschichte, Volkskunst und alte russische Baukunst, was sich in der häufigen Darstellung von Kirchen und Klöstern in ihren Gemälden widerspiegelt. Elena Polenovas Förderung ist es auch zu verdanken, daß Marija Jakunčikova 1887 begann, Gegenstände der Volkskunst zu sammeln. Dazu schrieb sie voller Begeisterung an ihre Schwester: »Ich habe bereits sieben Dörfer durchforscht und dreizehn Objekte gefunden ... Es tut mir nur leid, daß ich Dir meine Luboks [bäuerliche Holzschnitte aus dem 17. Jahrhundert; Anm. d. Ü.] nicht zeigen kann.«[12]

In den frühen neunziger Jahren pendelte Marija Jakunčikova zwischen Rußland und Frankreich. Die milden Winter verbrachte sie in Paris, die warmen Sommer auf den Besitzungen der Mamontovs und Polenovs, wo sie sich in das Studium der Volkskunst und in die Herstellung von Kunsthandwerk vertiefte.

Wieder in Paris, richtete sie 1894 eine Ausstellung angewandter Kunst von Frauen aus. Ein Jahr später übernahm sie die Organisation von Ausstellungen zum Thema Volkskunst und begann mit der Arbeit an ihren Brandmalerei-Tafeln. Ohne die Malerei zu vernachlässigen, beschäftigte sich Marija Jakunčikova auch mit Buchillustration und Stickerei. Die Gruppe »Welt der Kunst« (»Mir iskusstva«) gab Grafiken bei ihr in Auftrag, und 1899 entwarf sie das Titelblatt der von der Bewegung herausgegebenen gleichnamigen Zeitschrift. Die Kombination ihrer Illustration in zarten Blau- und Gelbtönen, die einen Schwan auf einem von Wacholderbüschen gesäumten See zeigt, war eine der ausdrucksvollsten Titelgestaltungen des Magazins.

An Marija Jakunčikovas Brandmalereien und ihren Stickereien läßt sich die enge Verbindung beobachten, die damals zwischen Kunst und Kunstgewerbe bestand. Alle Künstler arbeiteten in den verschiedensten Bereichen, und das Kunsthandwerk schuf nun der eigentlich künstlerischen Tätigkeit Raum. Neben Malerei und grafischen Künsten, Brandmalerei und Stickerei, schuf Marija Jakunčikova auch bemerkenswerte Stoffmuster- und Möbelentwürfe, Spielzeug und Keramik. Das Spielzeugmodell einer russischen Stadt von 1899 ist genauso hervorhebenswert wie ein Kinderbett mit verzierten Seitenwänden sowie zehn Teller mit Landschaftsmotiven.

Nach Elena Polenovas Tod im Jahr 1898 übernahm Marija Jakunčikova die Verantwortung für die Stickerei-Werkstätten in Abramcevo und half ihrer Schwägerin Marija Fëdorovna Jakunčikova, Elena Polenovas Pläne zu einer Sonderschau russischen Kunstgewerbes auf der Pariser Weltausstellung 1900 zu verwirklichen. Für

Von Marija Jakunčikova entworfene Anrichte auf der Pariser Weltausstellung 1900

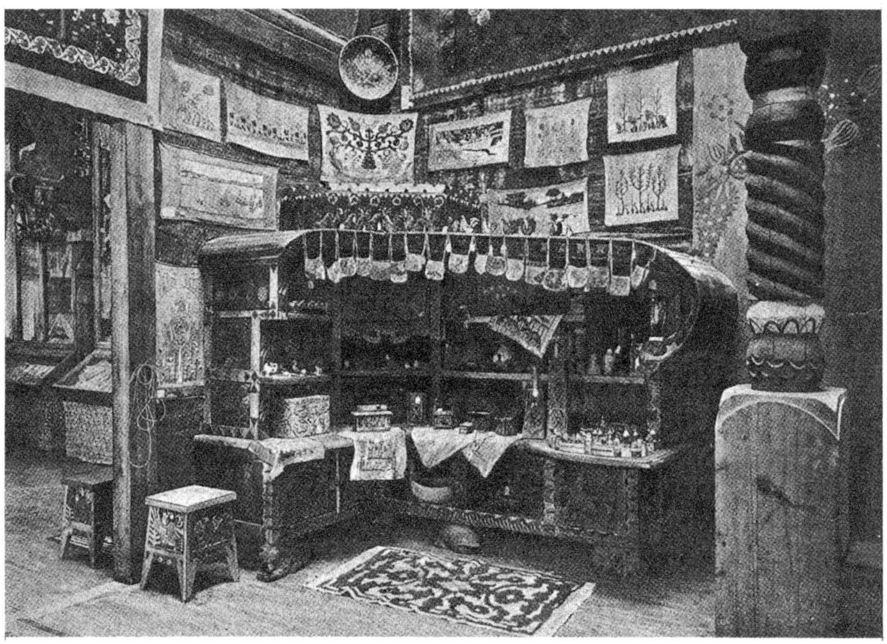

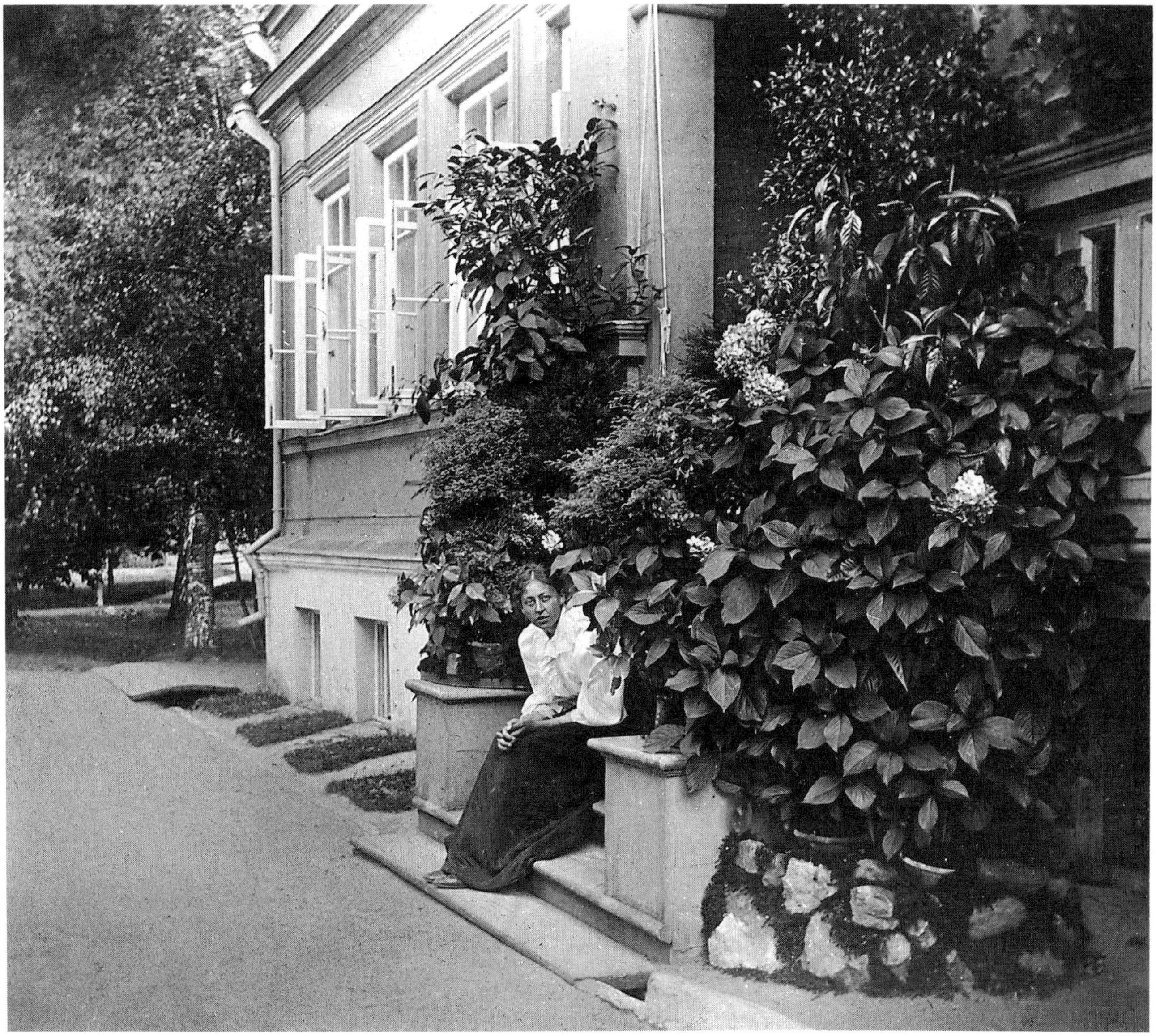

Marija Jakunčikova, 1895

diese Sonderschau schuf Marija Jakunčikova einen riesenhaften bestickten Wandbehang: *Das Mädchen und der Waldschrat* (Sammlung I. S. Weber, Chêne Bougerie, Schweiz). In Gold, Weiß und dunkelbraunen Tönen gehalten, zeugt diese Arbeit mehr als irgendeine andere von den symbolistischen Neigungen der Künstlerin, von »ihrem kraftvollen Stil« und der »außergewöhnlichen Abstufung und Dichte« ihrer Stickerei.[13]

Marija Jakunčikova starb zwei Jahre später in Chêne Bougerie im Alter von nur 32 Jahren. Die Bewegung »Welt der Kunst« beweinte ihren frühen Tod und widmete ihr eine Sonderausgabe der Zeitschrift zum Gedenken[14]. Der Künstler und Kunstkritiker Sergej Glagol', ihr ehemaliger Lehrer, erklärte sie zum »Stolz unserer jungen russischen Kunst«[15]. Das Leben von Marija Jakunčikova mag kurz gewesen sein, doch sollten bald andere Künstlerinnen den Weg beschreiten, den sie gewiesen hatte.

DOKUMENTE

Marija Jakunčikova an Elena Polenova - 31. Mai 1889
»Was, wenn es möglich wäre, seinem Schicksal und seinen Verlassenheiten zu entfliehen, die Fäden, die uns ans Leben binden, zu zerreißen, wenn man zur Seite treten und für immer eher Beobachter als Betroffener sein könnte? Was dann? Ich glaube, es wäre ein durchaus erträglicher Zustand, obwohl sehr schwierig!«[16]

Marija Jakunčikova an Elena Polenova -1889, Paris
»Professor Bougereau und Professor Fleury wechseln sich ab, beide tauchen jeweils einmal in der Woche auf; sie korrigieren niemals jemanden, sie geben nur Anweisungen, die allerdings ziemlich allgemein sind; wir könnten gut ohne sie zurechtkommen. Die Modelle wechseln jede Woche... Es herrscht die größte Freiheit, man kann tun, was man will - zeichnen, mit Öl- und Wasserfarben, Kohle oder Bleistift arbeiten, ein Album oder ein großes Blatt Papier benutzen. Einmal wöchentlich, samstags um drei Uhr, findet eine Anatomiestunde statt; ein wunderbarer Professor redet wie ein Buch, aber derart beredt, daß man es sich nicht einprägen kann... (Fleury) wird anscheinend als eine Art Gott angesehen. Er kommt, nachdem er unsere Arbeiten korrigiert hat, herunter, setzt sich auf einen Stuhl und wartet darauf, daß Elise ihm einen Cognac bringt... währenddessen sitzen alle um ihn herum und hängen an seinen Lippen... Vor einem schlechten Bild rümpft er die Nase. Davor scheinen alle Angst zu haben. Seine anderen Fähigkeiten kann ich nicht beurteilen.«[17]

Marija Jakunčikova an Elena Polenova - 28. Oktober 1889, Paris
»...Wenn ich jemals ein Bild male, wird das in Rußland sein und nicht hier. Davon bin ich überzeugt.«[18]

Elena Polenova an Marija Jakunčikova - 22. Mai 1892
»... Deiner Beschäftigung mit Töpferei und Radierung stehe ich sehr wohlwollend gegenüber und heiße sie gut. Deine Arbeiten sind wunderschön. Es ist langweilig, nur Gemälde zu entwerfen und Studien zu verfertigen. Es hat etwas Lebloses, und Kunst sollte mit Leben zu tun haben. Es ist notwendig, sich weiterzuentwickeln, um sich nicht zu langweilen oder zu einem Stillstand zu kommen.«[19]

Konstantin Somov an Aleksandr Somov - 1897
»Sie ist mittlerweile eine interessante Künstlerin, was für eine Frau sehr ungewöhnlich ist. Sie zeichnet gut, sie hat ein feines und individuelles Gespür für Farben, ihre Technik ist männlich... Ich habe noch nicht gesehen, was sie schicken wird, aber es trifft sich gut, daß ich sie morgen sehen werde. Sie ist auch als Mensch interessant, sie besitzt Urteilskraft und ist alles andere als indifferent.«[20]

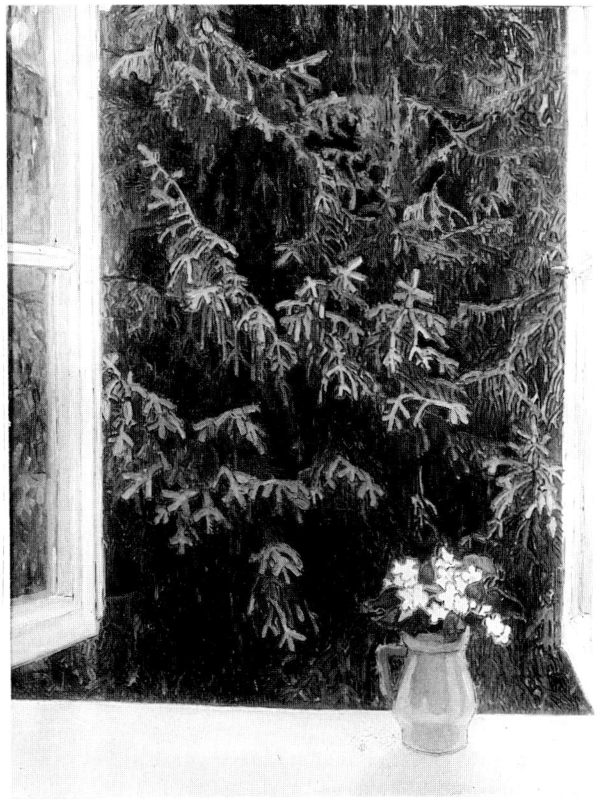

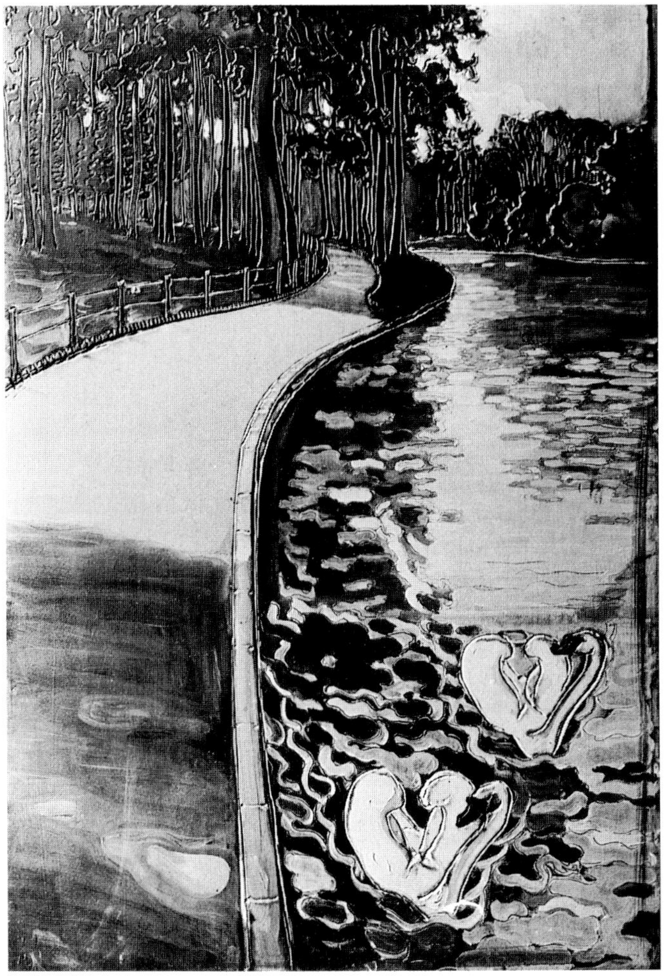

↑ 1 Marija Jakunčikova
Bois de Boulogne, 1896

↗ 2 Marija Jakunčikova
Das Fenster, 1896

→ 3 Marija Jakunčikova
Espe und Tanne, 1896

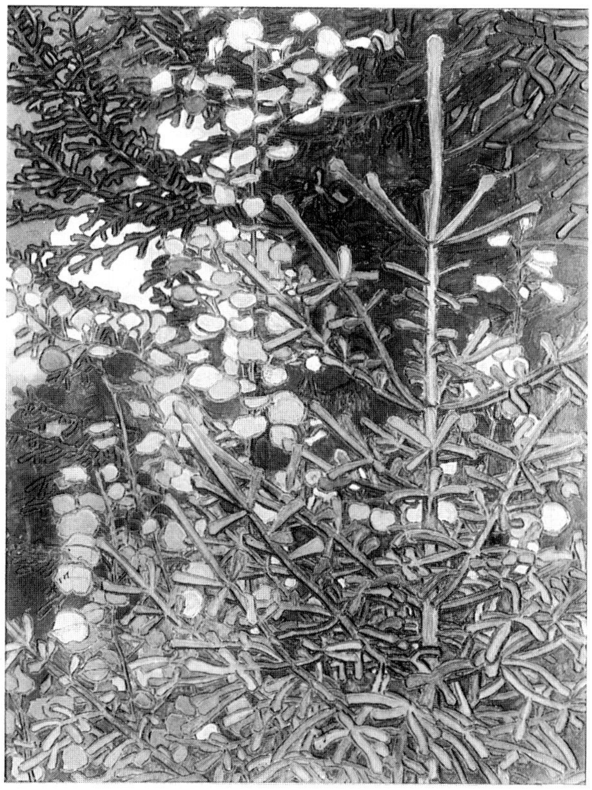

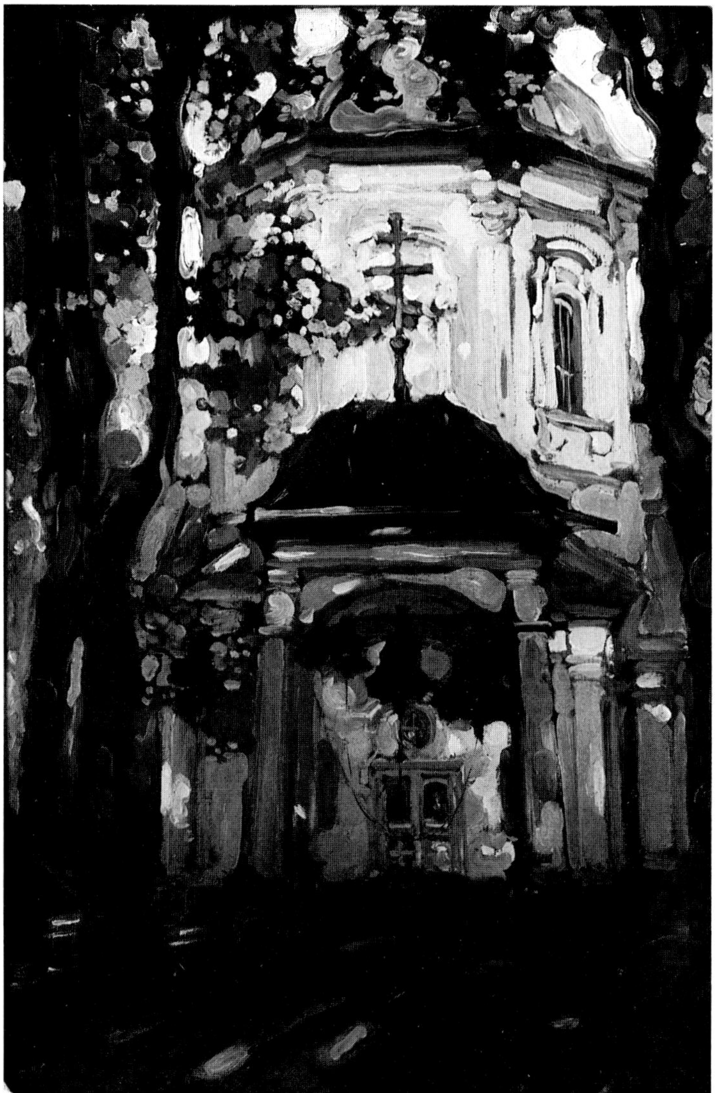

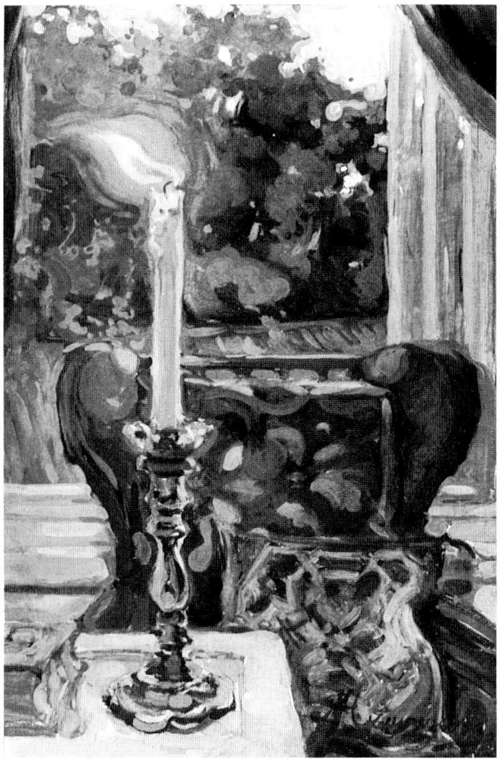

← 4 Marija Jakunčikova
Die Kerze, 1897

↑ 5 Marija Jakunčikova
Die Kirche auf dem Gut Čerëmuški bei Moskau, 1897

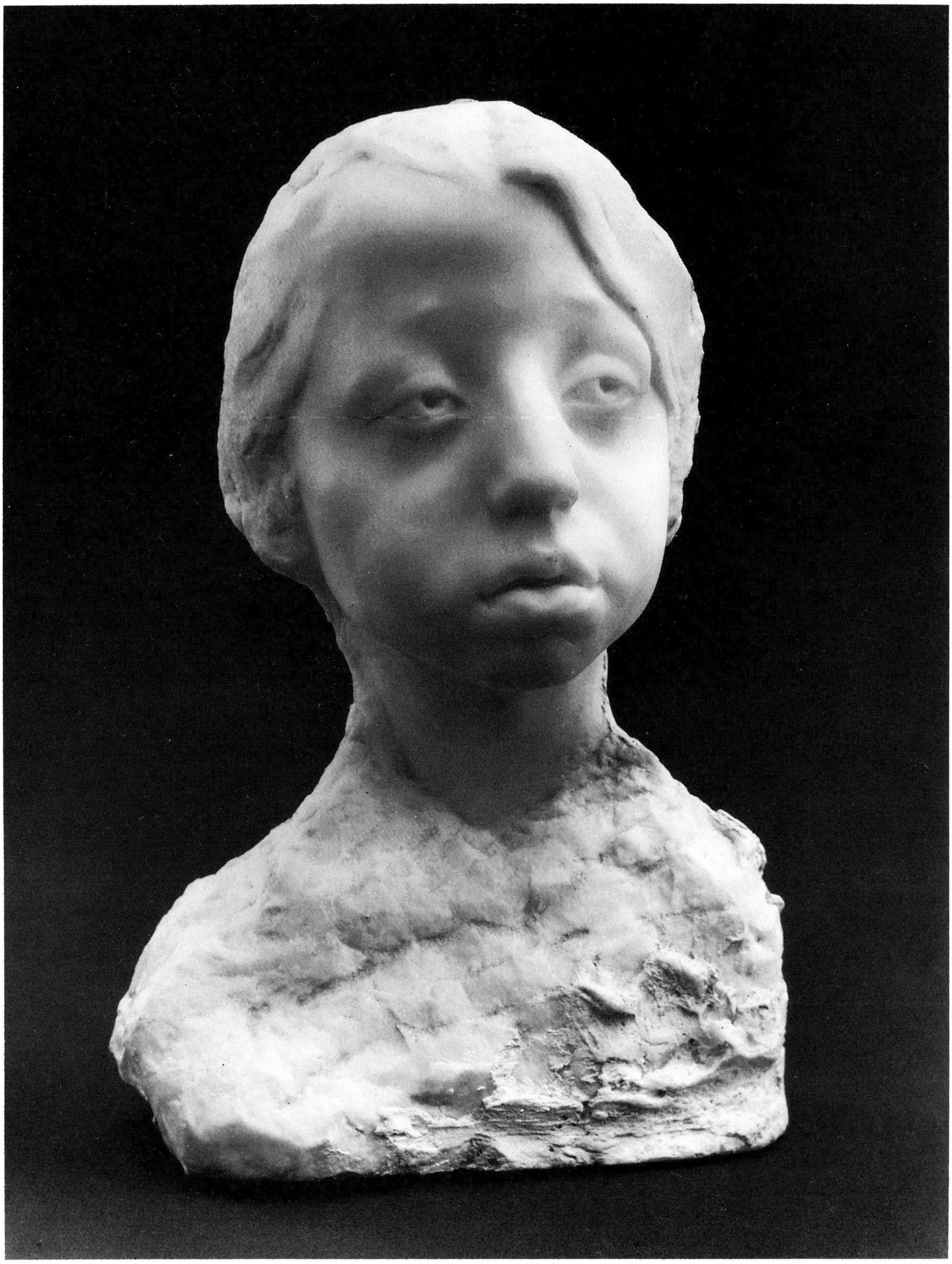

6 Anna Golubkina
Man'ka, 1898

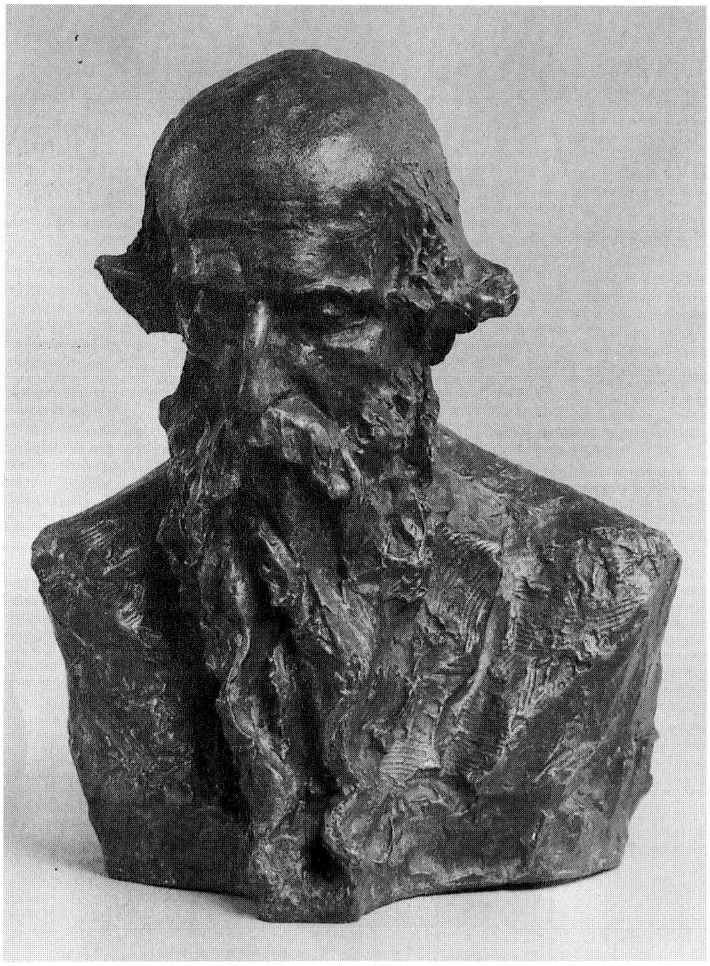

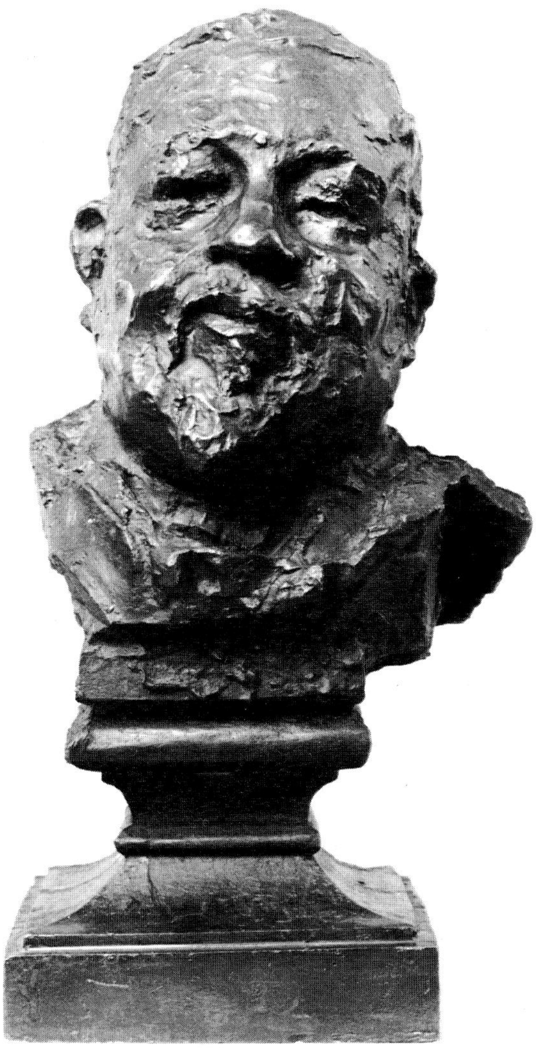

← 7 Anna Golubkina
Polikarp Golubkin, der Großvater der Künstlerin, um 1892

↑ 8 Anna Golubkina
Der Mäzen und Kunstsammler Sava Morozov, 1902

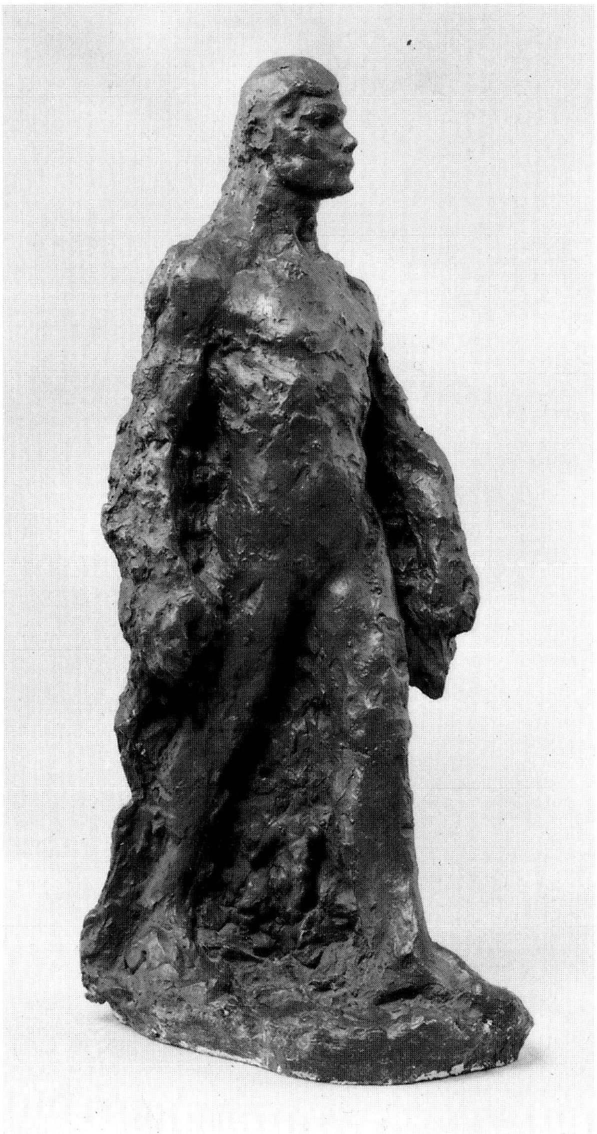

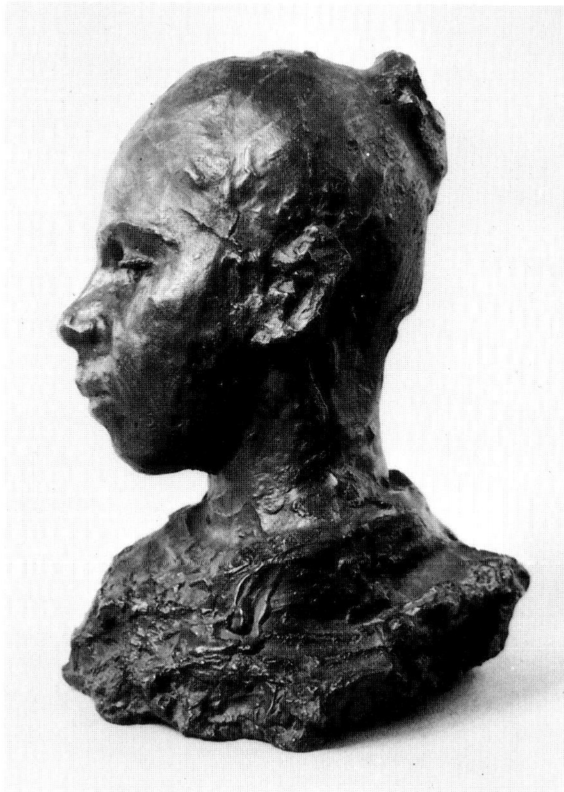

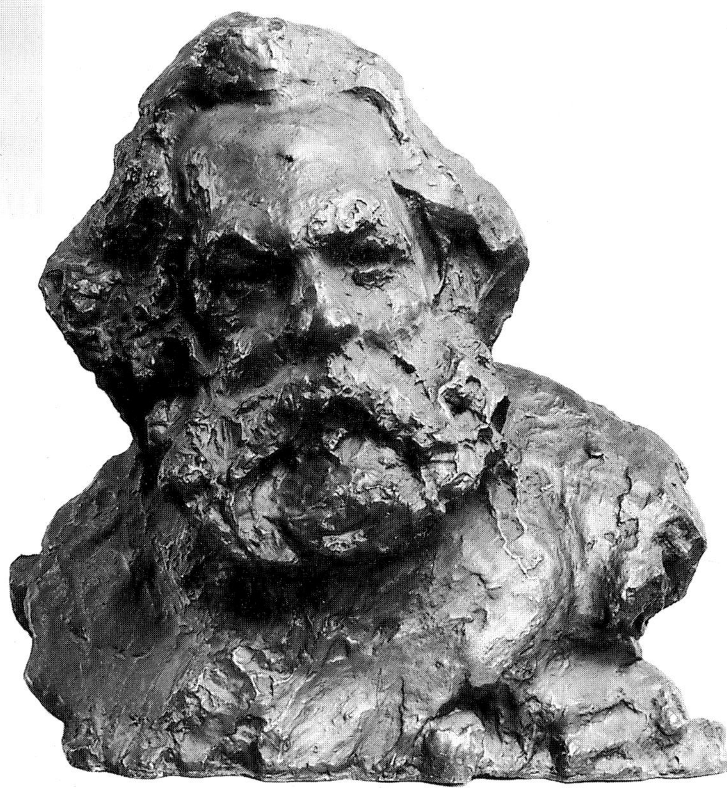

↑ 9 Anna Golubkina
Gehender, 1903

↗ 10 Anna Golubkina
Junger Fuchs, 1902

→ 11 Anna Golubkina
Karl Marx, 1905

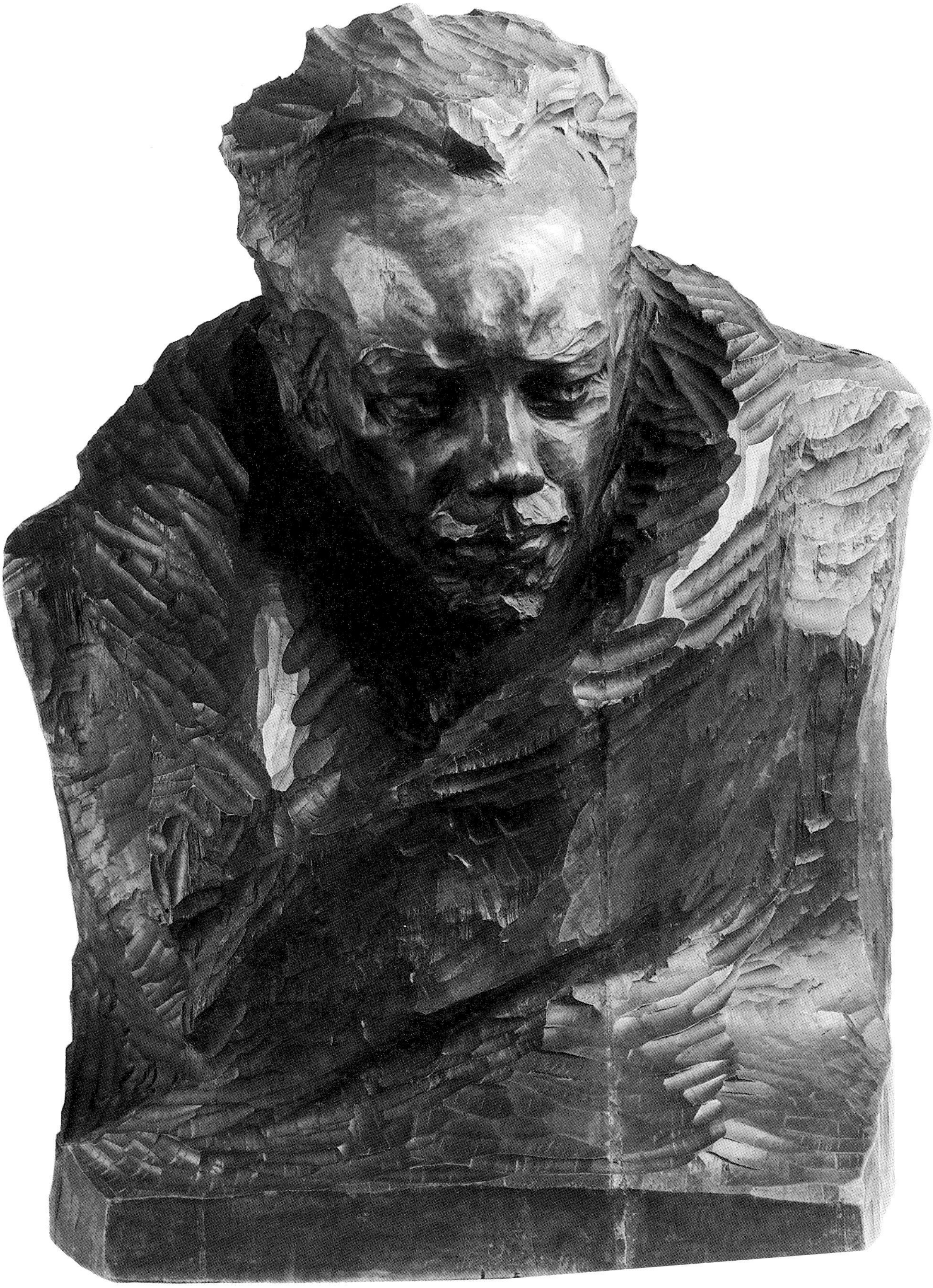

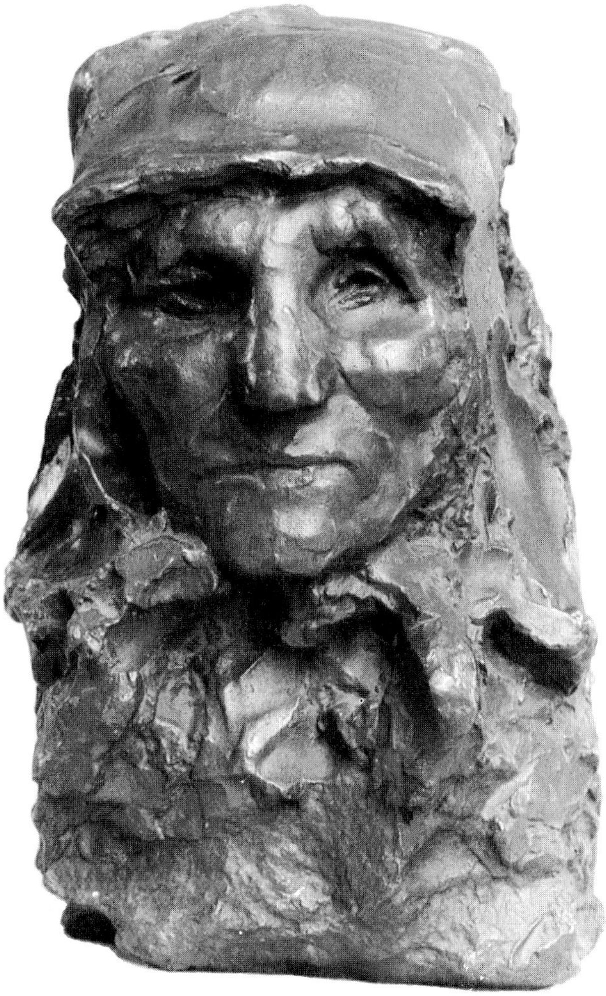

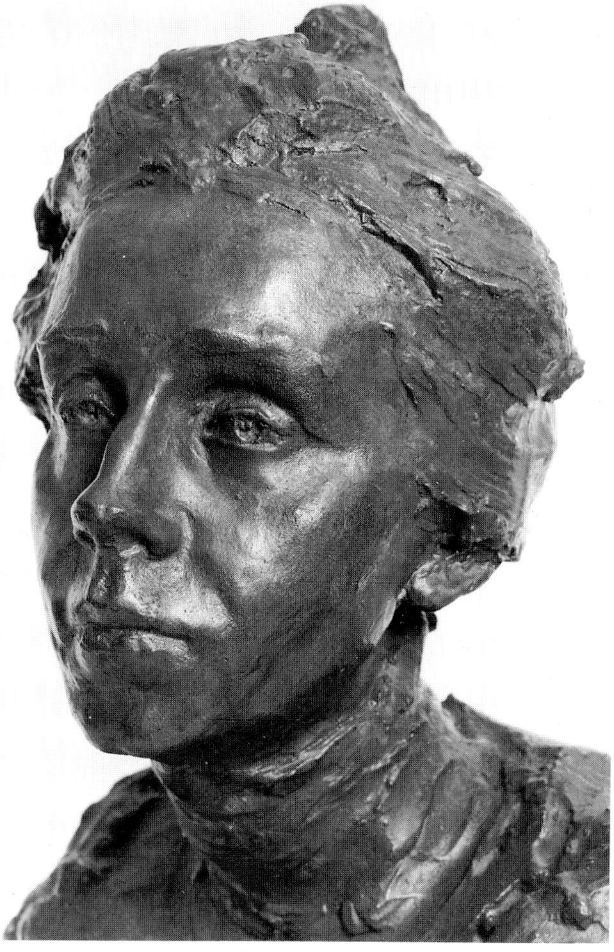

← 12 Anna Golubkina
Der Dichter Aleksej Remizov, 1911

↑ 13 Anna Golubkina
Alte Frau (Das Alter), 1907

→ 14 Anna Golubkina
Frauenkopf, 1908

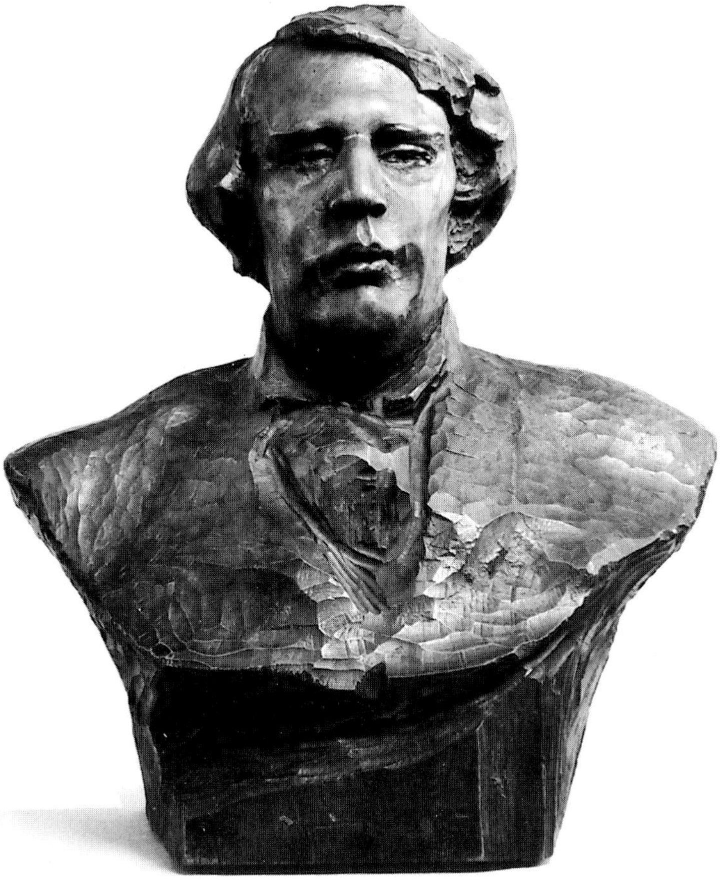

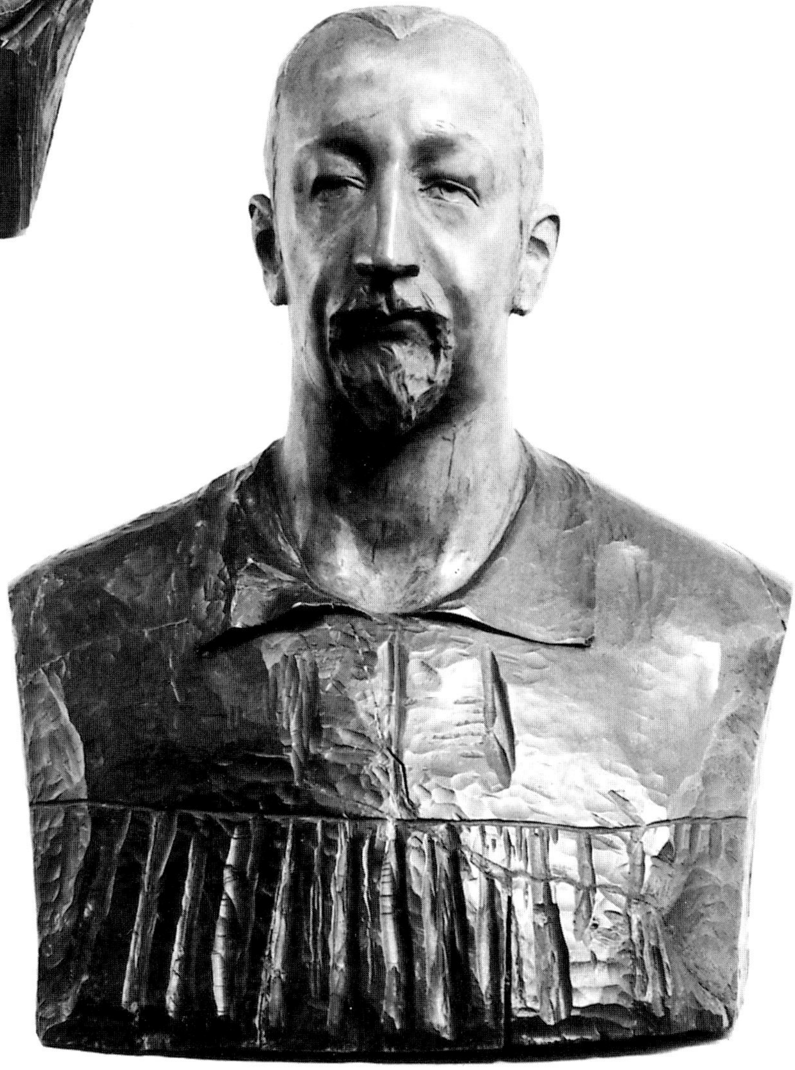

↑ 15 Anna Golubkina
Der Dichter Aleksej Tolstoj, 1911

→ 16 Anna Golubkina
Professor Vladimir Ėrn, 1914

ANNA GOLUBKINA

»Ihre bildnerisch vereinfachten Bronze- und Marmorskulpturen deuten die Vereinigung zweier gegensätzlicher Elemente an: Lebloses Material und aufrührerische Auffassung kämpfen darum, sich aus ihren Fesseln zu befreien.«[1]
Elena Murina

In der russischen Kunst des frühen 20. Jahrhunderts spielte die Bildhauerei eine prägende Rolle, und bemerkenswerterweise leistete eine Frau auf diesem Gebiet bahnbrechende Arbeit. Nach einer langen Periode des Stillstands läutete Anna Golubkina, nahezu ohne Mitstreiter, die Renaissance im Bereich der Bildhauerei ein. Anna Golubkina gehörte einer jungen Generation von Künstlern an, die nach neuen, zeitgenössischen Mitteln des Ausdrucks suchten, und obwohl Pavel Trubečkoj und Sergej Konenkov zu Recht geehrt werden, war doch Anna Golubkinas Werk das herausragende Phänomen der Bildhauerkunst dieser Epoche. Mit seiner Charakterisierung des russischen Genius als »ausschließlich moralisch« und vom »Feuer des Gewissens«, nicht »der Fantasie«[2] entzündet, hatte Maksimilian Vološin Anna Golubkina im Sinn, da sie in ihrem Werk beide Eigenschaften konsequenter und auffallender als ihre Zeitgenossen ausdrückte.

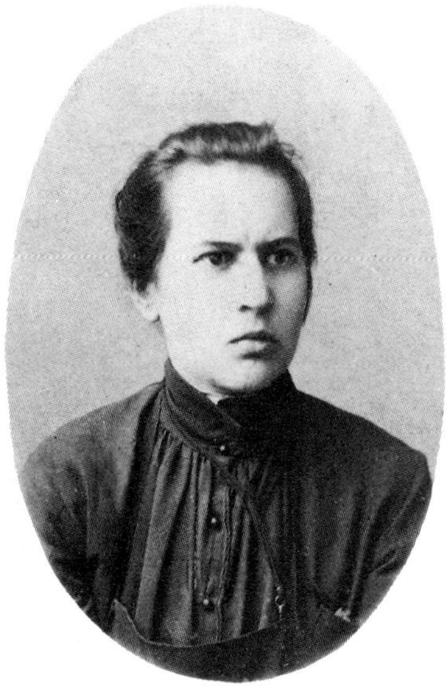

Anna Golubkina
in den neunziger Jahren

Anna Semënovna Golubkina wurde 1864 in Zarajsk im Gebiet von Rjazan' geboren. Ihr Vater war Gemüsegärtner, so schloß die Armut der großen Familie eine geregelte Ausbildung aus. Anna Golubkina besuchte nie eine Schule, bildete sich aber mit Hilfe der Bibliothek eines Kaufmanns aus Zarajsk weiter. Ihre künstlerische Schulung begann sie 1889 bei dem Bildhauer S. M. Volnuchin, dessen Werk den Gipfelpunkt russischer Skulptur im 19. Jahrhundert darstellt. Zwei Jahre später studierte sie gemeinsam mit dem Maler Sergej Ivanov an der Moskauer Schule für Malerei, Bildhauerei und Architektur, und ab 1894 arbeitete sie im Atelier von Viktor A. Beklemišev an der Höheren Kunstschule, die an die St. Petersburger Kunstakademie angegliedert war.

Anna Golubkina übernahm von Volnuchin und Beklemišev einen in der Umsetzung kraftvollen Umgang mit Ton und Gips, wohingegen ihre Frühwerke, beispielsweise das posthume Porträt ihres Großvaters *Polikarp Golubkin* (um 1892, Taf. 7), noch einen vorwiegend beschreibenden Charakter aufwiesen. Die Künstlerin fühlte schnell die Grenzen der übernommenen Technik, die weder die damals allgemein herrschende Aufbruchsstimmung noch ihre eigenen Reflexionen über das menschliche Schicksal übermitteln half. »Beklemišev ist ein großer Künstler«, schrieb sie 1894, »aber ich stimme nicht mit ihm überein. Ich erkenne an, daß er psychologische Aspekte in die Skulpturen einbringt, was zuvor kaum jemals geschehen ist. Ich habe hingesehen und zugehört und bin in unendliches Erstaunen versetzt worden. Schließlich bin ich zu dem Schluß gekommen, daß jeder auf seine eigene Weise arbeiten muß, sei das Ergebnis nun gut oder schlecht. Beklemišev zwingt seinen Schülern seinen Willen nicht auf, und doch muß man standhaft sein, um man selbst zu bleiben. In all meinen Arbeiten fehlt eine gewisse Zurückhaltung. Alle sind der Meinung, dies bedeute etwas Gutes, aber davon ist bislang nichts zu sehen … Ich möchte unabhängig bleiben … All diese Imitationen machen mich krank.«[3]

Anna Golubkinas Weg war darauf angelegt, den von Auguste Rodin zu kreuzen, und im Herbst 1895 verließ sie die St. Petersburger Kunstakademie, um nach Paris zu

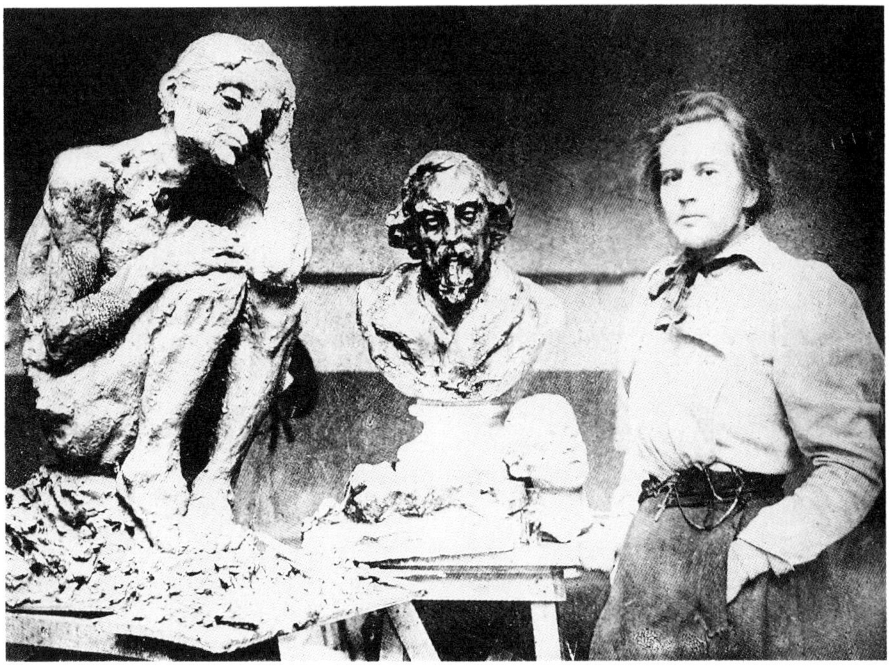

Anna Golubkina in ihrem Pariser Atelier mit verschiedenen ihrer Arbeiten

gehen. Sie versäumte es jedoch, Rodins Atelier aufzusuchen, und studierte statt dessen bei dem Italiener Filippo Colarossi. Obwohl sie ihre Wohnung in Paris mit zwei anderen jungen russischen Künstlerinnen teilte (Elisaveta Kruglikova und E. N. Ševcova), fühlte sie sich in der Stadt völlig verloren. Sie hatte weder Geld noch Freunde, und innerhalb eines Jahres war sie nach St. Petersburg zurückgekehrt.[4]

Erst bei ihrem zweiten Paris-Aufenthalt im Jahr 1897 machte Anna Golubkina die Bekanntschaft Rodins. Da sie sich ein Studium bei ihm nicht leisten konnte, richtete sie sich ein eigenes Atelier ein und zog ihn gelegentlich zu Rate. Rodin war für sie weniger Lehrer als verwandter Geist und Vorbild. Anna Golubkina war fähig, den mächtigen Einfluß Rodins gelten zu lassen und dabei doch schöpferisch unabhängig und vor allem anderen eine russische Künstlerin zu bleiben. So bearbeiteten beide das Sujet »Alter« nach demselben Modell, doch ein Vergleich beider Skulpturen läßt Anna Golubkinas Unabhängigkeit deutlich erkennen. In Rodins Arbeit spürt man Trauer über die Vergänglichkeit körperlicher Schönheit, während Anna Golubkina das Leidvolle menschlichen Schicksals in den Vordergrund rückt, den nicht enden wollenden Leidensdruck, der das russische Volk seit jeher prägte. Elena Murina schrieb deshalb mit Recht über Anna Golubkina, daß »ihre Begabung, ihr Temperament und ihre Wahrnehmung der Zeit entsprachen, die die Forderung erhob, der Künstler solle über die Einzelheiten des täglichen Lebens hinausgehen und menschliches Leben auf einer allumfassenden Ebene begreifen«[5].

In ähnlicher Weise behandelte Anna Golubkina das Thema Kindheit. In einer Marmorbüste mit dem Titel *Man'ka* (Taf. 6) aus dem Jahre 1898 setzte sie auf den plastischen Ausdruck, um ihre Wahrnehmung der Tragödie des Lebens zu übermitteln. Als Modell wählte sie ein rachitisches Kind, das sie mit extrem hoher Stirn, verquollenen Augen und noch kindlich vollen, aber vor Schmerz zitternden Lippen darstellte. In dieser frühen Periode sind alle Porträtbüsten Anna Golubkinas von einem Anhauch des Leids durchdrungen. Sie beschwören das harte Leben der Menschen, deren beunruhigende Zukunftsvisionen und innere Widersprüche, ihre Sehnsucht nach dem Guten und ihre Ablehnung des Bösen.

Der Maler Nikolaj Ul'janov, der gemeinsam mit Anna Golubkina in den Jahren 1901 bis 1903 unterrichtete, bezeichnete sie als »eine Antigone, eine Elektra, die vom Gedanken an Vergeltung beherrscht wird«. Rache wurde unbestreitbar zu einem der Hauptthemen von Anna Golubkinas Werk. Besonders augenfällig wird dies in der Skulptur *Gehender* (1903, Taf. 9), die einen Vergleich mit Rodins berühmter Skulptur *Schreitender* (1877, Musée Rodin, Paris) geradezu herausfordert. Während Rodin zu diesem Zeitpunkt zuvörderst an Proportion, Anatomie und der Wiedergabe von Bewegung interessiert war, zeigt Anna Golubkinas Umsetzung einen eher bedrohlichen Charakter. Ihr *Gehender* scheint sich wie eine Urgestalt aus den Tiefen der Erde zu erheben, die mit ihren ersten stolpernden Schritten der Welt, in die sie hineingeboren wurde, Vergeltung androht.

Immer wieder in ihrem Leben kehrte Anna Golubkina zum Thema des Alters zurück. In der ersten Dekade des 20. Jahrhunderts weisen ihre Darstellungen alter Menschen eine Rembrandt vergleichbare Kraft auf. Beide Versionen von *Alte Frau* (Taf. 13) aus dem Jahr 1907 sind gleichermaßen bedeutsam für das Verständnis der Arbeitsweise Anna Golubkinas. Bei der ersten Version konzentrierte sie sich auf die Wiedergabe der typischen physischen Merkmale, in der zweiten versuchte sie, von ihrem persönlichen Eindruck zu abstrahieren und eine allgemeingültige Aussage über das Alter zu treffen. Zur Übermittlung ihrer universellen Botschaft baute Anna Golubkina sowohl auf die jeweilige Materialeigenschaft als auch auf verschiedene gestalterische Grundzüge. In ihrem Buch »Einige Worte über das Handwerk des Bildhauers«[6] ging sie ausführlich auf die Bedeutung des Materials für bestimmte Arbeiten ein. So verwendete sie beispielsweise Ton für den ersten Entwurf und Gips, um diesem eine feste Form zu geben. In der Endfassung sollte die Beschaffenheit des Materials, gleichgültig, ob es sich nun um Stein, Metall, Holz oder sogar Marmor handelte, mit der inhaltlichen Aussage der Arbeit korrespondieren. Marmor erweckt von Natur aus den Eindruck zeitloser Schönheit. Anna Golubkina fand heraus, daß eine »allumfassende« Darstellung durch Vereinfachung der Formen und verminderte Stilisierung erreicht werden konnte. Das Gesicht der *Alten Frau* wird von einem Kopftuch eingerahmt und symbolisiert Alter und Weisheit. Das Modell ist in die Hülle der »alten Frau« geschlüpft und wird so – im konkreten Porträt – gleichzeitig zu einem Sinnbild des Alters.

Anna Golubkinas überzeugte humanistische Einstellung ließ sie aktiv an der Revolution von 1905 teilnehmen. Im selben Jahr beendete sie die erste russische Büste von *Karl Marx* (Taf. 11) und stiftete den Erlös einem Fonds für obdachlose Arbeiter. Außerdem stellte sie ihr Haus zeitweilig als Lazarett und Kantine zur Verfügung. Die Polizei ließ sie eine Zeitlang überwachen, und 1907 wurde sie unter der Anklage verhaftet, unter der Landbevölkerung Flugblätter verteilt zu haben, die zum »Sturz der Regierung und des Zaren« aufriefen. Vor Gericht gab sie ihr Vergehen zu, betonte aber, daß sie ihre Handlungsweise nicht als Verbrechen ansehe. Nichtsdestoweniger wurde sie zu einer Gefängnisstrafe verurteilt und begann aus Protest mit einem Hungerstreik.[7]

Aufgewühlt von den Ereignissen, schrieb sie 1907 an Rodin: »Ich hatte gehofft, etwas Großartiges und Dauerndes zu schaffen, das Ihnen meine Dankbarkeit beweisen würde … Nun hege ich keinerlei Hoffnung mehr, das zuwege zu bringen, was ich wollte, und aus diesem Grund schreibe ich Ihnen … Ihre Worte waren für mich von großer Bedeutung. Mit Ausnahme eines meiner ältesten Lehrer, des Moskauer

Bildhauers Ivanov, hatten mir zuvor alle versichert, ich befände mich auf dem falschen Weg. Ihre Urteile quälten mich, konnten mich aber nicht verändern, da ich ihnen nicht glaubte. Als ich Ihr Werk sah, dachte ich: ›Wenn dieser Künstler dasselbe sagen wird, sollte ich auf ihn hören.‹ Sie können sich meine Freude nicht vorstellen, als Sie als bester aller Künstler mir das sagten, was ich selbst fühlte, und mir so den Weg in die Freiheit wiesen ... Ich schreibe Ihnen nun, weil wir sehr stürmische Zeiten durchmachen und niemand weiß, welchen Verlauf die Ereignisse nehmen werden. Alle werden verhaftet, und auch ich war bereits einmal im Gefängnis. Solange ich lebe, werde ich Sie stets als großen Künstler verehren und als den Menschen, der meinem Leben eine neue Richtung wies.«[8]

Nach ihrer Entlassung mietete Anna Golubkina ein Atelier in Moskau, wo sie für den Rest ihres Lebens arbeitete. In den zehn Jahren vor der Oktoberrevolution 1917 erlangte sie durch ihre Porträtbüsten führender zeitgenössischer Persönlichkeiten aus der Welt der Literatur und des Geistes Ruhm. Unter diesen Büsten befindet sich eine sehr bemerkenswerte aus dem Jahr 1911, die den grüblerisch versunkenen *Dichter Aleksej Remizov* (Taf. 12) darstellt. Anna Golubkina wählte hier Holz als geeignetes Material und brachte die gefurchte Struktur der Oberfläche als zusätzliches Ausdrucksmittel ein. Diese Technik enthüllt die weiche und doch beständige Beschaffenheit des Materials und übermittelt so die komplexe und widersprüchliche Persönlichkeit des Schriftstellers.

Die Porträtbüste des Dichters *Aleksej Tolstoj* (Taf. 15) gibt dessen heiter-gelassene Natur wieder. Diese Büste ist unter den Arbeiten Anna Golubkinas tatsächlich die erste, die eine optimistische Lebenseinstellung ausstrahlt, doch war Tolstoj auch kein gewöhnliches Modell. Der Bildhauer Ivan Efimov hielt fest, daß Anna Golubkina oft über das »ordinäre« Benehmen ihrer Modelle sprach. Efimov erinnerte sich: »Ich deutete auf die Holzbüste Tolstojs und fragte: Und was machte er? ›Oh. Er schlürfte Austern.‹«[9]

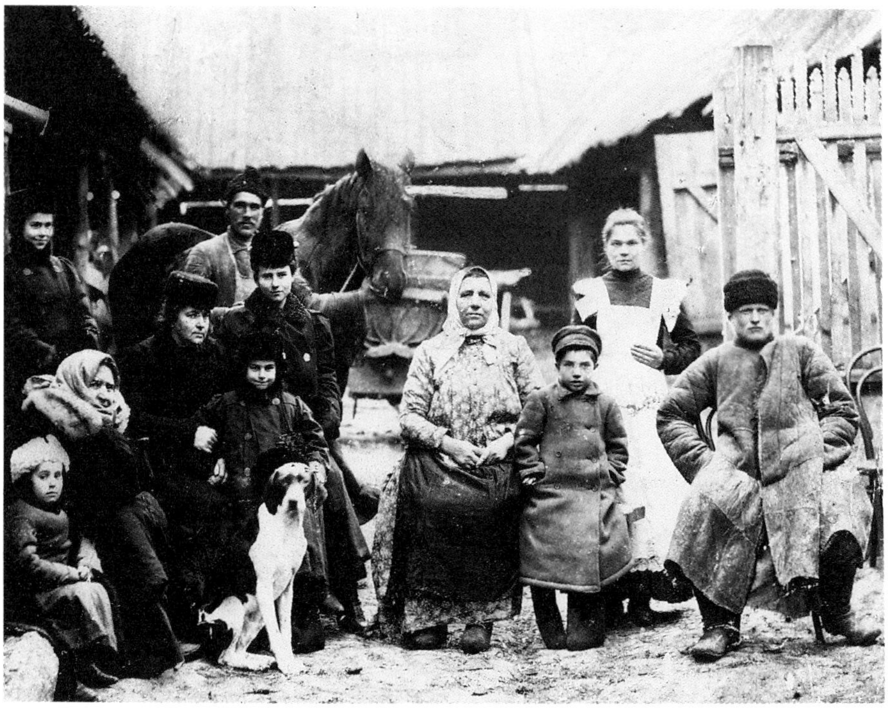

Anna Golubkina (zweite von links) mit Verwandten im Hof des Hauses in Zarajsk, 1908

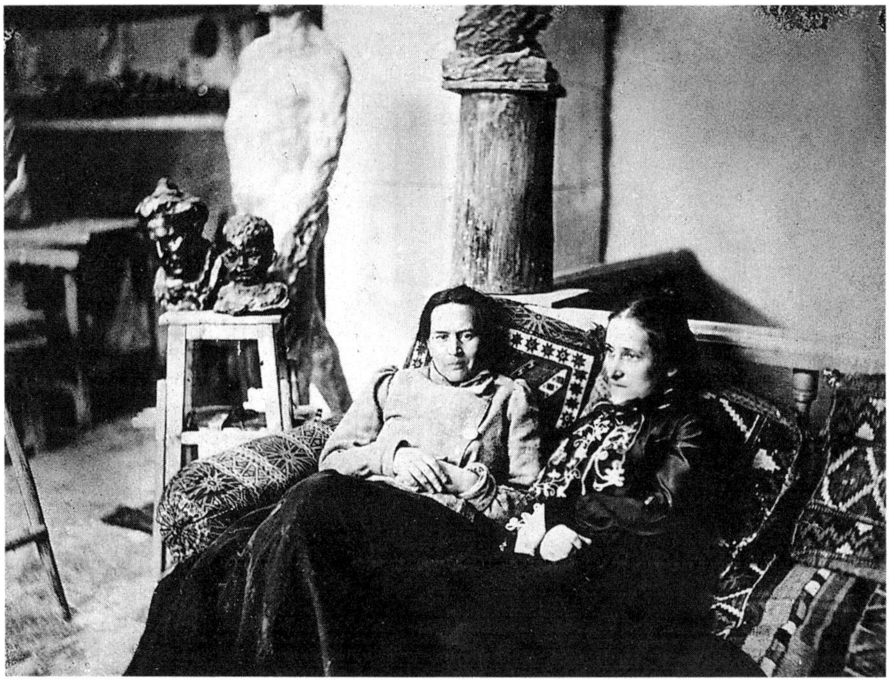

Anna Golubkina (links) in ihrem Moskauer Atelier, 1903

Die Porträtbüste des symbolistischen Dichters und Kritikers *Andrej Belyj* (1907) ist eine derjenigen mit dem stärksten Sinnbildcharakter. Anna Golubkina bemerkte dazu: »Ich porträtierte nicht den Menschen, sondern den Dichter.« Im Gegensatz dazu erfuhr das Porträt von *Professor Vladimir Ėrn* (1914, Taf. 16) eine nüchternere, in der klassischen Tradition stehende, dem Gelehrten angemessene Umsetzung. Ėrn erinnerte sich später an die Sitzungen bei Anna Golubkina, die »eine ungeschliffene, direkte Sprache hat, die auf ihre ländliche Herkunft hindeutet. Sie leidet oft Hunger, gibt aber andererseits bisweilen 500 Rubel auf einmal aus. Sie murmelt eher, als daß sie spricht. Sie wirkt so ernst und in sich selbst gekehrt, daß man sich selbst ganz unbeholfen vorkommt. Und dann zeigt sie dieses wunderbar kindliche Lächeln ... Mir scheint, daß die Bildhauerei für sie ein Mittel darstellt, Menschen wahrzunehmen.«[10]

In den Jahren 1914/15 organisierte Anna Golubkina eine Werkausstellung in Moskau, um Geld für Kriegsversehrte aufzutreiben. Im Ganzen zeigte sie 150 Skulpturen, ihr Schaffen aus einem Vierteljahrhundert. »Endlich hat die russische Bildhauerkunst das Stadium erreicht, in dem sie mit eigenen Ausstellungen hervortreten kann«, urteilte ein Zeitgenosse. »Bislang stellte die Skulptur nichts weiter als ein Anhängsel der Malerei dar: Statuen standen einfach wie Möbelstücke herum. Anna Golubkinas Meißel verschleiert weder die Schönheit menschlichen Lebens noch die Freuden eines glücklichen Daseins. Aber sie hat es sich zur Aufgabe gesetzt, das abnormale Leben in der Stadt darzustellen, das Männer zu enormen körperlichen Anstrengungen zwingt und Frauen dem Laster zuführt. Bedürftigkeit und körperlicher Verfall sind den Kindern ins Gesicht geschrieben. Noch nie ist die russische Skulptur der Realität so nahegekommen. Niemals zuvor hat sie alle Herzen so tief ergriffen wie bei dieser Ausstellung, die zu Kriegszeiten zu dem Zweck organisiert wurde, den Opfern zu helfen. Dennoch ist diese Ausstellung ein Fest der russischen Skulptur und eine begrüßenswerte Bereicherung unseres Lebens.«[11]

Eine ernsthafte Krankheit zwang Anna Golubkina dazu, sich weniger großangelegten Projekten und dafür mehr kleineren Arbeiten zuzuwenden. In den frühen zwanziger Jahren führte sie einige zarte Kameen aus, etwa *Neptun* (Taf. 19), *Frauenkopf* (Taf. 18) und *Barsoi* (Taf. 17). Ungeachtet ihrer Kleinheit, komprimierte Anna Golubkina in ihnen die gleiche Genialität und Kraft, die auch in ihren größeren Werken zu finden sind. Außerdem unterrichtete sie in diesen Jahren und konzentrierte sich voll und ganz auf die nachrevolutionäre Kunst. 1923 erschien ihr Buch »Einige Worte über das Handwerk des Bildhauers«, in dem die Künstlerin nicht nur über ihre Berufserfahrungen, sondern auch über ihre moralische Einstellung schrieb. So heißt es unter anderem, daß Künstler sich bis in den kleinsten Gedanken hinein in ihren Werken widerspiegelten und jegliche Unwahrheit oder ein vorsätzliches Streben nach Erfolg als Makel in ihren Werken aufscheinen würden.

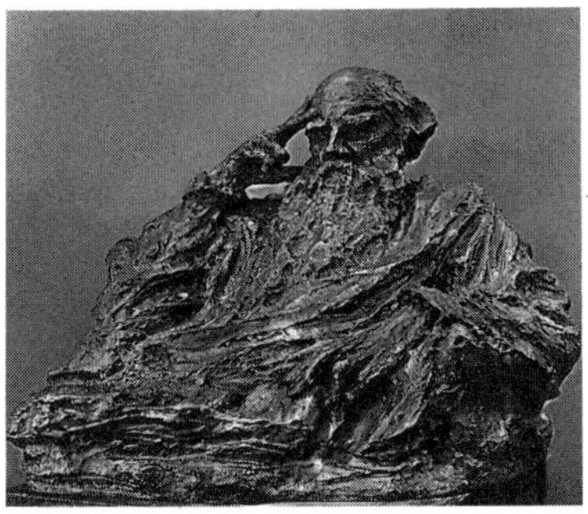

Der Dichter Lev Tolstoj, 1927

Obgleich sich Anna Golubkinas Krankheit verschlimmerte, schuf sie in der härtesten Zeit ihres Lebens ihre harmonischsten Skulpturen. Besonders bemerkenswert ist ihre Porträtbüste *Der Dichter Lev Tolstoj* aus dem Jahr 1927, in der eine kraftvoll-fließende Wiedergabe den Vorzug vor einer naturalistischen Darstellung erhielt, die die facettenreiche Persönlichkeit des Dichters einfing. Im Gegensatz dazu ist ihr letztes, unvollendetes Werk, *Die zarte Birke* (Taf. 20), in seiner biegsamen Haltung gleichermaßen liebreizend wie anmutig. Zum Abschied hinterließ Anna Golubkina kein Bild der Vergeltung, des Alters oder des Leids, sondern die Büste eines von einer sanften Brise gefächerten jungen Mädchens – ein Sinnbild der Jugend und der Reinheit. Vielleicht hatte Anna Golubkina zuletzt erkannt, daß die Zukunft weder den Alten noch den Rachedurstigen gehörte, sondern Kindern wie diesen.

Elena Murina folgert zutreffend, daß sich Anna Golubkina jeglicher Einordnung entzieht: »Wie kann man gleichzeitig Revolutionär und vom Überkommenen beeinflußt sein, vom Symbolismus inspirierte Realistin und Tochter des Volkes, die eine geheimnisvolle Sprache spricht?«[12] Diese offensichtlichen Gegensätze können nur dadurch erklärt werden, daß Anna Golubkinas Werk die allgemeine Aufbruchsstimmung der Zeit widerspiegelt, in der sie lebte – einer Zeit, die Intensität und Tiefe ihres Werks förderte und zu dessen kraftvoller und durchgängiger Qualität beitrug.

DOKUMENTE

Anna Golubkina an ihre Freundin Elena Glagol'eva -1907, Zarajsk
»Du fragst, ob Du irgend etwas tun kannst, um mir zu helfen? Sicher kannst Du das. Du kennst einige reiche Leute, bringe sie dazu, etwas von mir zu kaufen. Meine Marmorskulpturen befinden sich in Moskau bei Nikolaj Pavlovič Ul'janov... Wenn Du das schaffen könntest, wäre ich überglücklich. Du weißt, daß ich vorher einfach hoffte, nun aber hat das Schicksal schwer zugeschlagen... Das Gefängnis ist nichts dagegen, davor habe ich keine Angst...«[13]

Anna Golubkina an die Künstlerin Lid'ja Gubina - 1909, Zarajsk
»... Für den Louvre benötigst Du zwei Tage, einen um die Skulpturen zu betrachten, den anderen für die Gemälde. Vergiß die Mona Lisa nicht, Du könntest sonst leicht an ihr vorbeigehen. Vergiß die Porträts von Tizian und van Dyck nicht, dann gehe ohne zu verweilen geradewegs zur Venus von Milo. Schau Dir die römischen Büsten daneben an. Das Palais du Luxembourg, das Trocadéro und die Renaissance-Skulpturen. Unten im Louvre kannst Du Michelangelo und Carpeaux sehen. Das Palais du Luxembourg ist klein, Du kannst alles bei einem Besuch sehen. Steige den Turm von Notre-Dame hinauf. Den zoologischen Garten oder das Musée Cluny zu besuchen, lohnt sich nicht, es würde Dich nur verwirren. Die Museen in London werden Dich nicht langweilen; alles ist so geschickt aufgestellt! Schau Dir dort die Kästchen mit Intarsien an, aus denen alle Arbeiten der Burljuks hervorgegangen sind. Das Bedeutendste dort ist die assyrische Skulptur. Ägypten ist auch vertreten, aber irgendwie zersplittert. In Berlin, Gubina, findest Du Kunst aus Ägypten, Peking und Japan, außerdem Werke von Holbein. In London gibt es Westminster Abbey. Nun, Rodin wirst Du selber sehen. Mache abends einen Ausritt auf einem Pferd - und halte die Augen offen...«[14]

Anna Golubkina an die Künstlerin und Designerin Aleksandra Chotjainceva - September 1913, Moskau
»... Sie wissen, daß ich einige Kurse abgehalten habe, und einige Schüler haben meine Art des Unterrichts abgelehnt, weil ich ihnen zu anspruchsvoll bin. Sie wissen, daß ich in der Kunst nichts auf die leichte Schulter nehmen kann, und ich habe Angst, daß sich ein solcher Vorfall wiederholen könnte. Wenn es um die Kunst geht, werde ich zu einem anderen Menschen und kann über mein Verhalten keine Rechenschaft ablegen.«[15]

Anna Golubkina zu Hause: Erinnerungen von Adrian Efimov, Sohn der Künstlerin Nina Simonovič-Efimova, der als Kind in dem Gebäude lebte, in dem Anna Golubkina ihr Atelier hatte.
»Am 7. September 1987, 60 Jahre nach dem Tod Anna Golubkinas, trafen sich etwa 20 ihrer Freunde in ihrem Atelier, das in ein Museum umgewandelt ist. Die Museumsdirektorin Nelli Aleksandrovna bat uns, als wir um den Tisch mit dem Samowar saßen, von Anna Golubkina zu erzählen.

In dem Atelier, in dem wir saßen, war nichts verändert worden: dieselbe Tapete, dieselben Regale an der Wand, die Unterbauten für Skulpturen, das Podest. Dennoch war etwas anders - vielleicht die Atmosphäre, der Geruch? Damals roch es ständig nach frischem Ton und Gips. Anna Semënovna war in der Wahl von Ton sehr erfahren, sie benutzte dieses Material für die meisten ihrer Arbeiten, es war ihr ›Werkbegleiter‹. In ihrem Buch schrieb sie in bemerkenswerter Weise über seinen Gebrauch. Überdies roch es nach frischem Birkenholz - ein offenes Feuer... obwohl es den Tatsachen entspricht, daß Anna Semënovna sich häufig kein Öl leisten konnte.

Meine Eltern besuchten Anna Semënovna oft, sogar, nachdem sie um 1920 herum in eine andere Wohnung gezogen waren... Gewöhnlich saß ich auf dem Sofa und hörte ihnen zu. Meine Eltern gingen zu Anna Semënovna wie zu einer Weisen. Nina Jakovlevna sagte oft, die Besuche bedeuteten für sie eine Art Erneuerung, da Anna Semënovna ungeheuer in die Tiefe gehe. Sie erwartete von anderen totale Offenherzigkeit, gab jedoch von sich selber kaum etwas preis. Ivan Semënovič sagte immer, es sei in ihrer Nähe unmöglich, niedrige Gedanken zu hegen oder Unwahrheiten zu erzählen. Wahrscheinlich ist meine Erinnerung stärker durch visuelle Eindrücke und Gerüche geprägt, denn ich kann mich an Anna Semënovnas Worte nicht erinnern, obwohl ich weiß, daß sie immer mit mir redete. Nur an einen ihrer Sätze kann ich mich erinnern (wahrscheinlich durch Nina Jakovlevna): ›Mit Menschen, die nach uns kommen, werden wir reden.‹ Mit ›wir‹ meinte sie ihre Skulpturen. Ihre Skulpturen schauen in unsere Seelen. Die Menschen sollten lernen, Anna Semënovnas Skulpturen ebensogut zu hören wie zu sehen...

Vera Nikolaevna erzählte von Anna Semënovnas Arbeit an ihrer Skulptur *Hügel*. Sie steckte die Kinder, die sie als Modelle benutzte, in die Badewanne, vergaß aber, sie zu waschen - so fasziniert war sie von ihren schaumbedeckten Körpern...

Einmal wollte sie den Zimmermann Bednjakov porträtieren, aber nachdem er ein Bad genommen, sich die Haare geschnitten und rasiert hatte, warf sie ihn hinaus...

Sie überwarf sich mit Gor'kij. Sie wartete auf ihn, traf Vorbereitungen, aber er kam nicht. Als er sie das nächste Mal sah, sagte er: ›Ich war beschäftigt. Wann soll ich kommen?‹ Sie gab zur Antwort: ›Nun bin ich beschäftigt.‹ Sie war nicht gekränkt. Es war eher, als sei etwas in ihr zerbrochen...«[16]

Erinnerungen an Anna Golubkina von E. B. Levina
»Die ersten Lehrer, an deren ständige Erwähnung durch meine Mutter (Eva Rozengol'c-Levina) ich mich erinnern kann, waren die Bildhauer Ėrzja (S. Nefedov) und Anna Golubkina... Golubkina war Eva Pavlovnas zweite Lehrerin. Das muß um 1920 gewesen sein, an den ›Freien Staatlichen Werkstätten‹ oder an den ›Höheren Staatlichen Künstlerisch-Technischen Werkstätten‹. Mutter

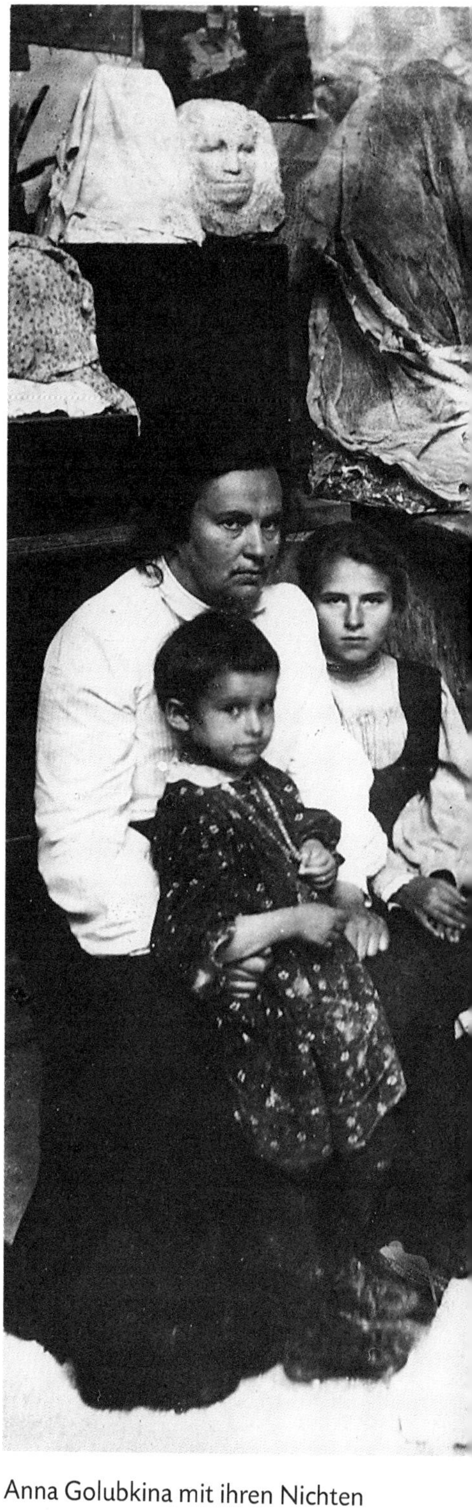

Anna Golubkina mit ihren Nichten in Zarajsk, 1906

sagte immer, daß Anna Semënovna sehr viel für ihre Weiterentwicklung tat, und auch dafür, daß sie sich als Künstlerin etablierte ... Sie beschrieb sie als ›ernst aussehend, zurückhaltend, in einem einfachen Rock im ländlichen Stil des 19. Jahrhunderts, darüber eine Strickjacke. Sie rauchte sehr viel. Sie hatte eine männliche Ausstrahlung.‹ Dann unterbrach sich meine Mutter gewöhnlich und sagte begeistert: ›Sie war eine Gestalt von Tolstoj, eine Freundin von Čertkov.‹

Mutter erzählte, daß Anna Golubkina sie zu Anfang zu ignorieren schien. Das bestürzte sie, und sie nahm an, Anna Golubkina hielte sie für leichtfertig – denn sie kam manchmal nicht zum Unterricht, weil sie sich mit jemandem traf. Anna Semënovna war der Meinung, das Privatleben sei der Kreativität hinderlich. Einmal konnte Mutter sich nicht beherrschen und rief sie zu sich. Anna Semënovna betrachtete die Arbeit meiner Mutter und sagte: ›Hören Sie auf zu arbeiten und fassen Sie Ton nicht mehr an, ehe Sie wissen, was Glück ist.‹ ›Ich wußte nicht, was Glück war, und ich wußte nicht, was es bedeutete, es zu finden. Ich dachte die ganze Zeit darüber nach und hörte sogar auf, den Unterricht zu besuchen. Aber einmal, als ich ins Atelier ging, sah ich die Arbeit einer Freundin; ich war hingerissen und verspürte danach den Wunsch zu arbeiten.‹

Vor langer Zeit war Mutter mit einer anderen Schülerin allein im Atelier. Beide waren so in ihre Arbeit versunken, daß sie nicht wahrnahmen, daß ein Feuer ausgebrochen war – der Raum wurde durch einen Ofen beheizt, mit Holz. Anna Semënovna schleppte beide bewußtlos hinaus in den Schnee. Nach diesem Ereignis änderte Anna Golubkina ihr Verhalten gegenüber meiner Mutter. Sie gab Kommentare zu ihren Arbeiten ab, und Mutter wurde beinahe zu ihrer Lieblingsschülerin. Ich höre Mutter noch erzählen, wie Anna Semënovna sie lehrte, die Farbigkeit des Steins zu sehen und seinen Atem zu spüren. Mutter sagte, daß Anna Golubkina ihr Gefühl für Farben lobte, als sie gemeinsam an einer mehrfarbigen Plastik arbeiteten.

Ich weiß nicht mehr, warum Mutter Anna Golubkinas Atelier verließ. Vielleicht war es wegen Anna Semënovnas Krankheit oder, was wahrscheinlicher ist, weil sie Malerei studieren wollte. Wichtig für ihre Beziehung war, daß sich Anna Semënovna nach einer Weile bei meiner Mutter für ihr anfängliches Verhalten entschuldigte. Es machte großen Eindruck auf Eva Pavlovna, daß eine bedeutende Bildhauerin eine junge Schülerin um Verzeihung bitten konnte. Sie wertete dies als Zeichen ihres großen Geistes.«[17]

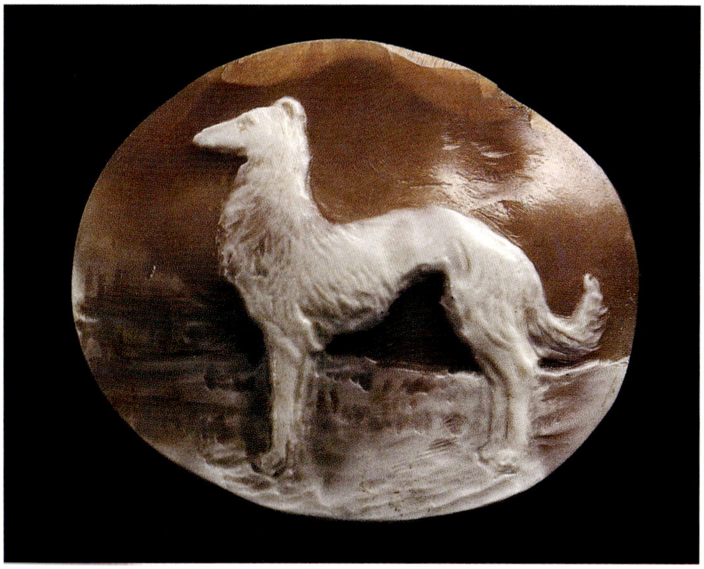

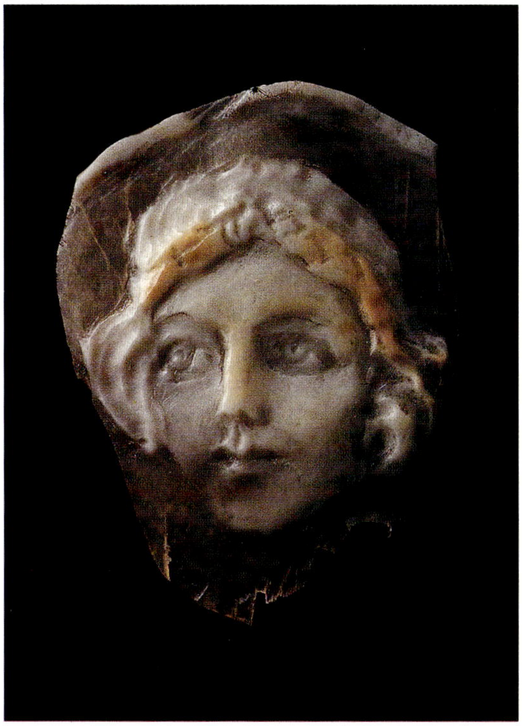

↑ 17 Anna Golubkina
Barsoi (russischer Windhund), Muschelkamee, 1922–23

← 18 Anna Golubkina
Frauenkopf, Muschelkamee, 1922–23

↓ 19 Anna Golubkina
Neptun, Muschelkamee, 1922–23

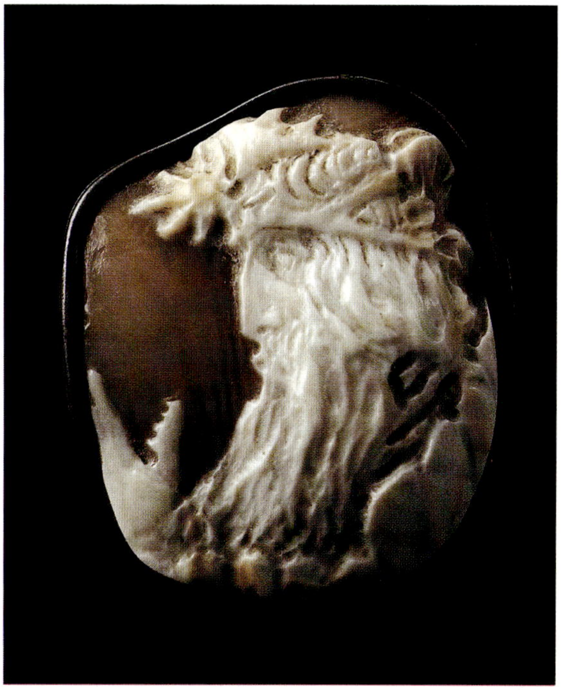

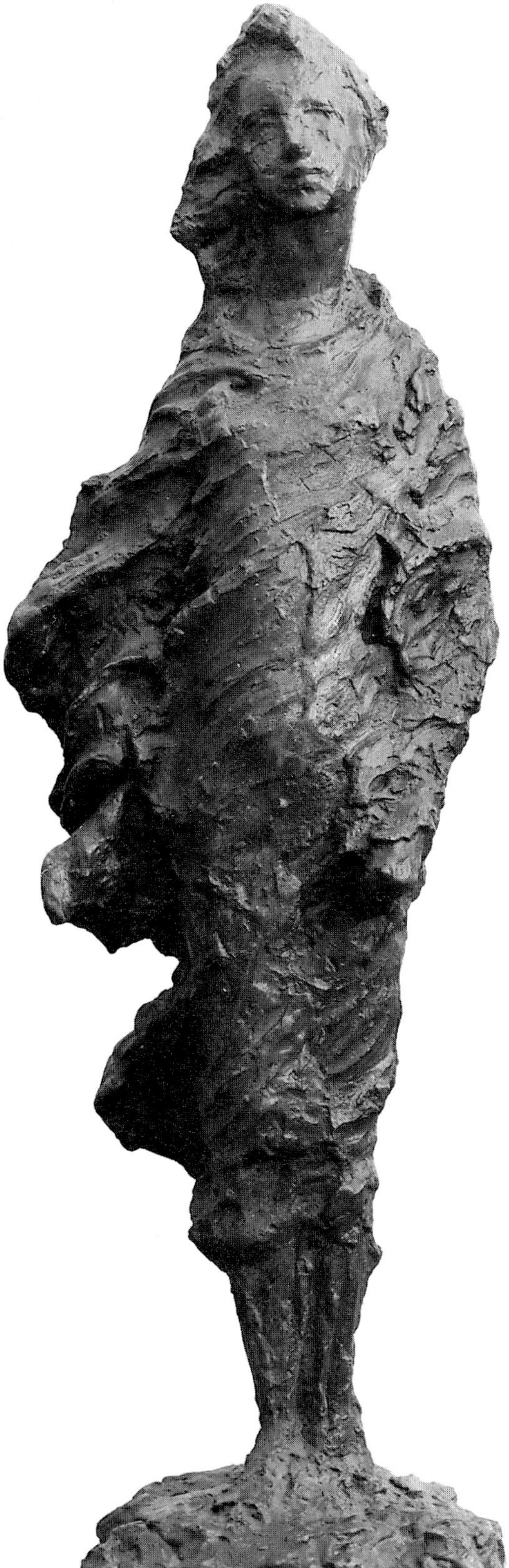

20 Anna Golubkina
Die zarte Birke, 1927

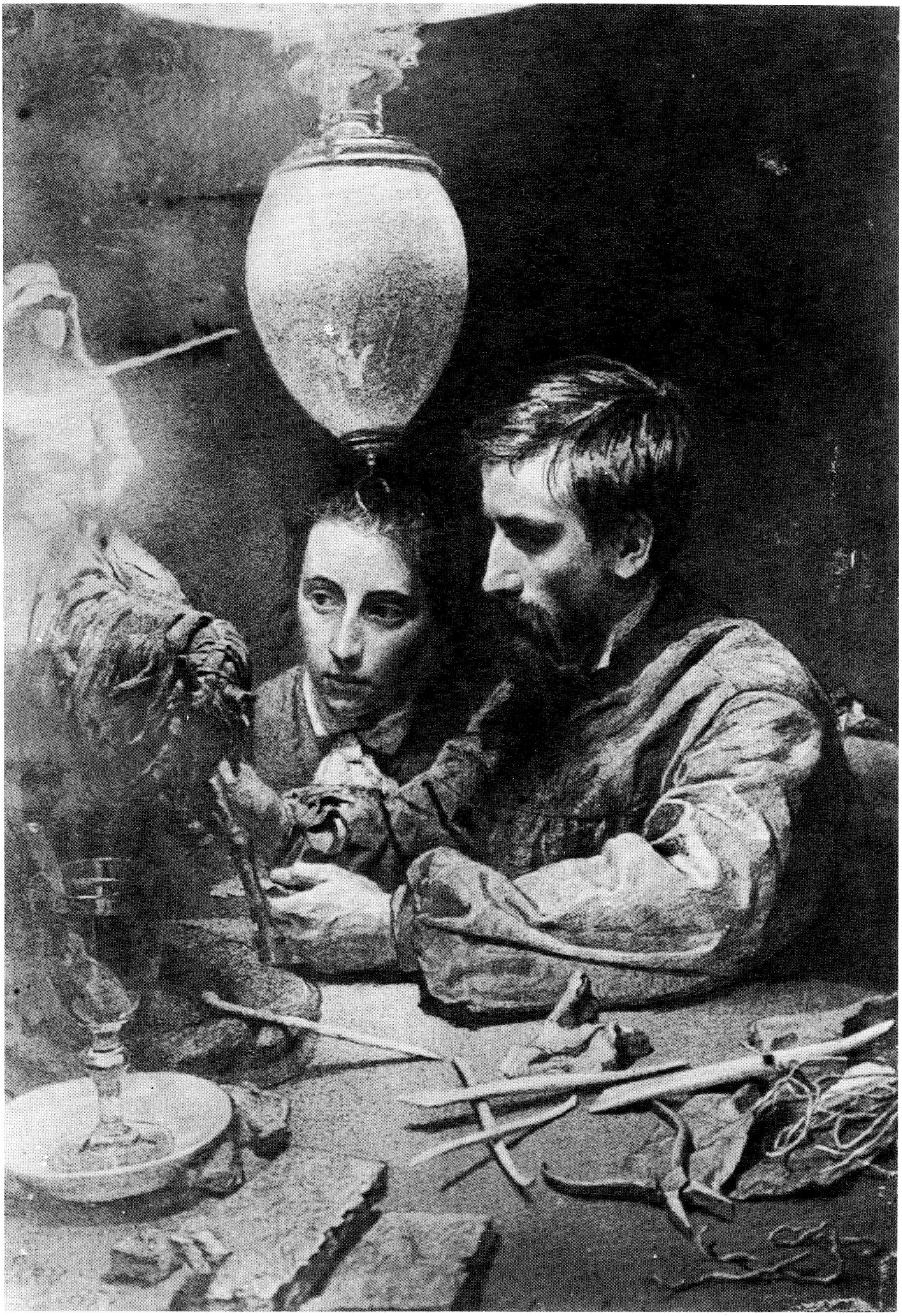

21 Evgenij und Marija Lanceray, die Eltern von Zinaida Serebrjakova, 1877

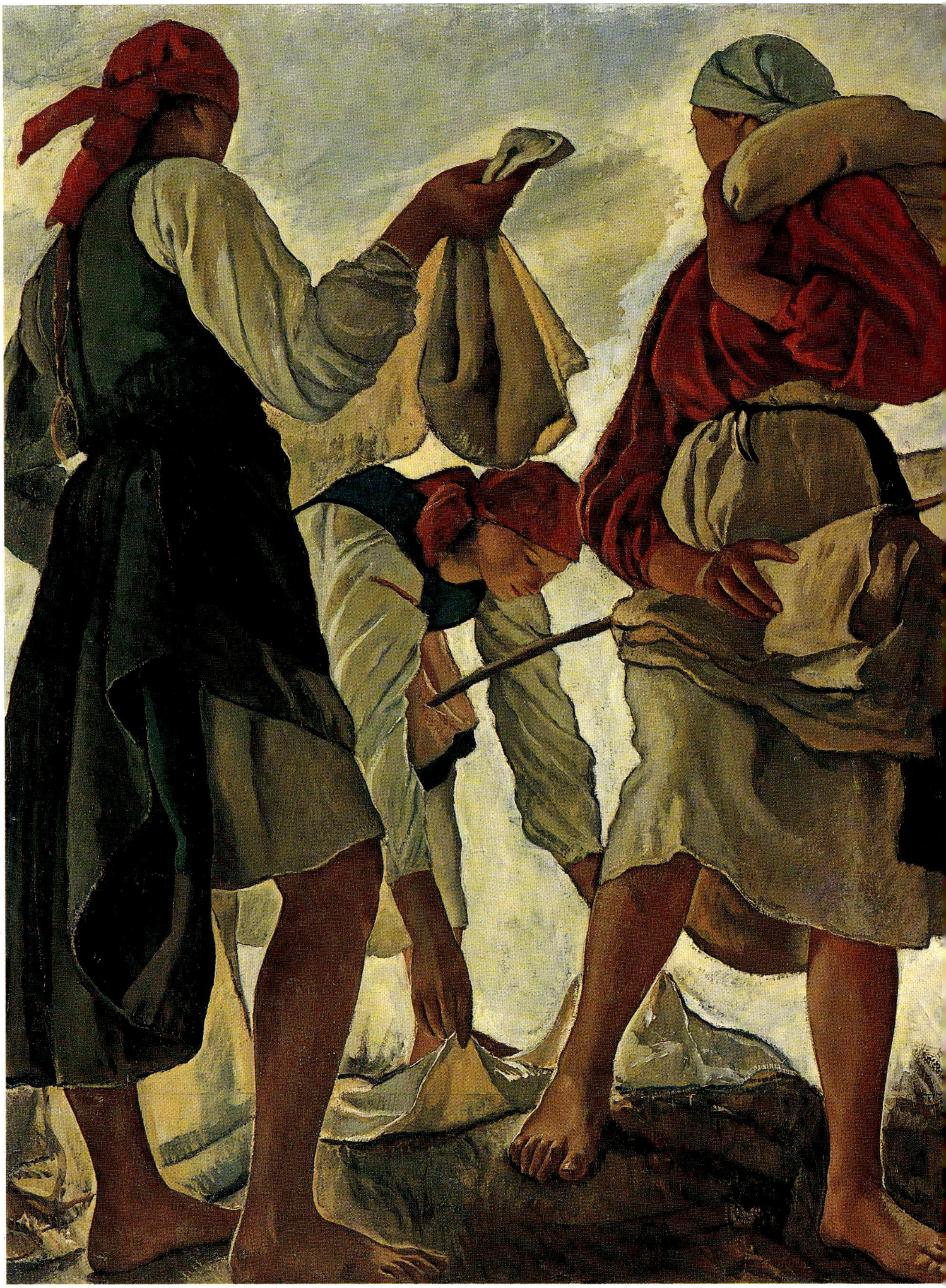

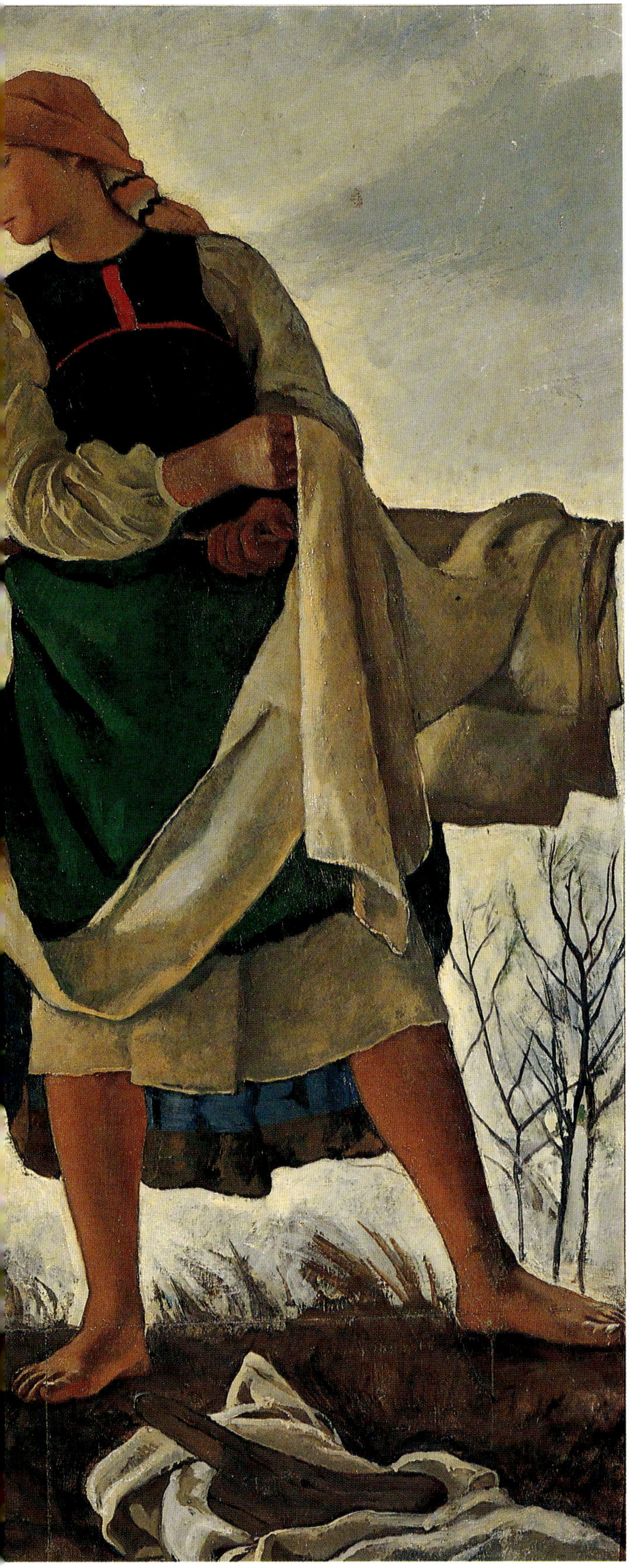

22 Zinaida Serebrjakova
Beim Wäschebleichen, 1917

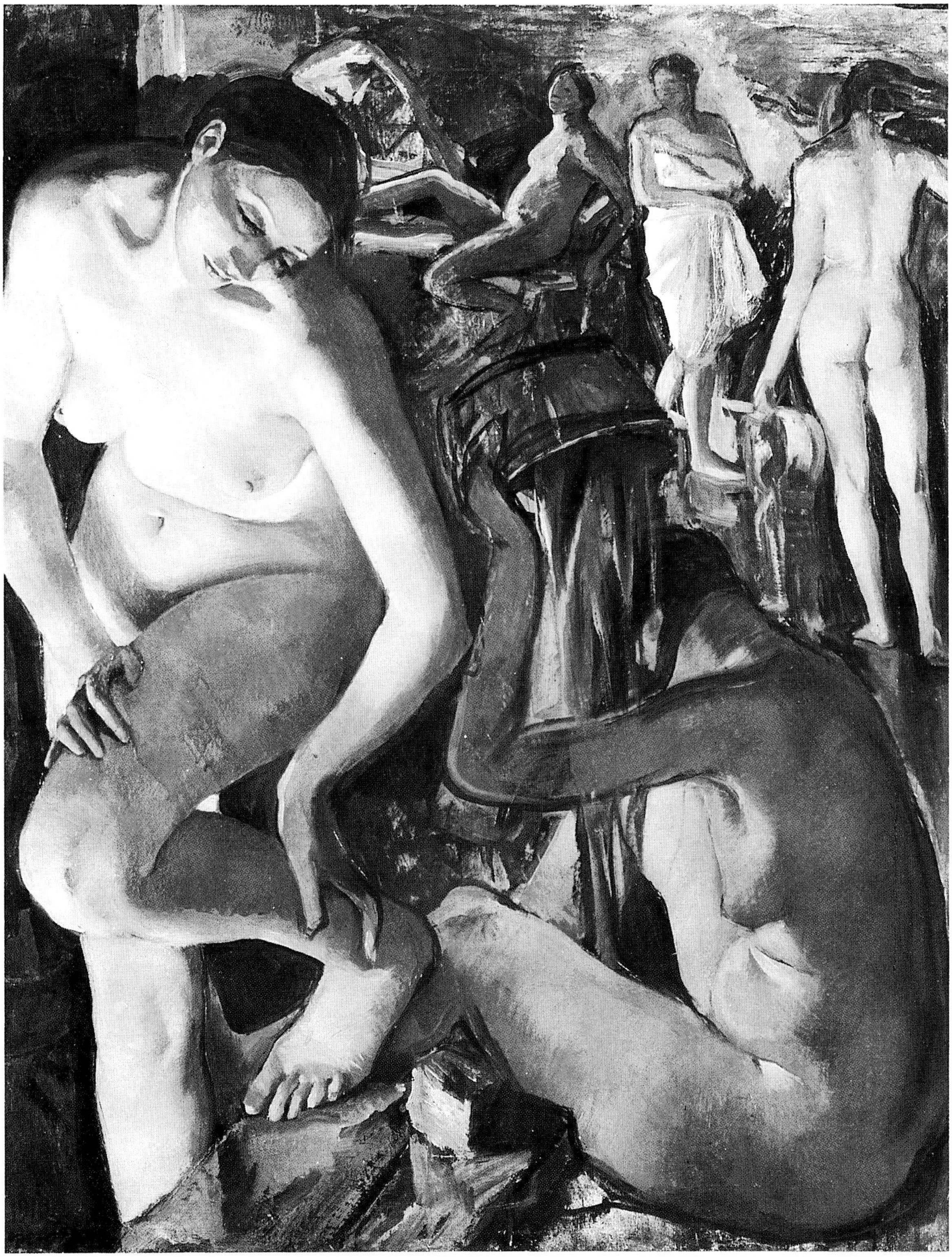

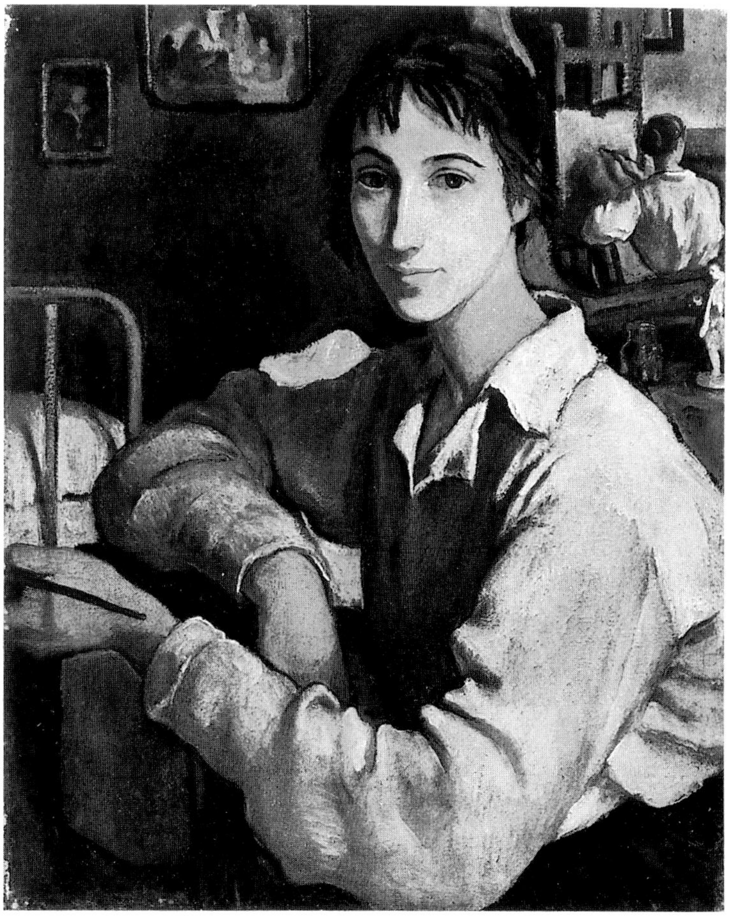

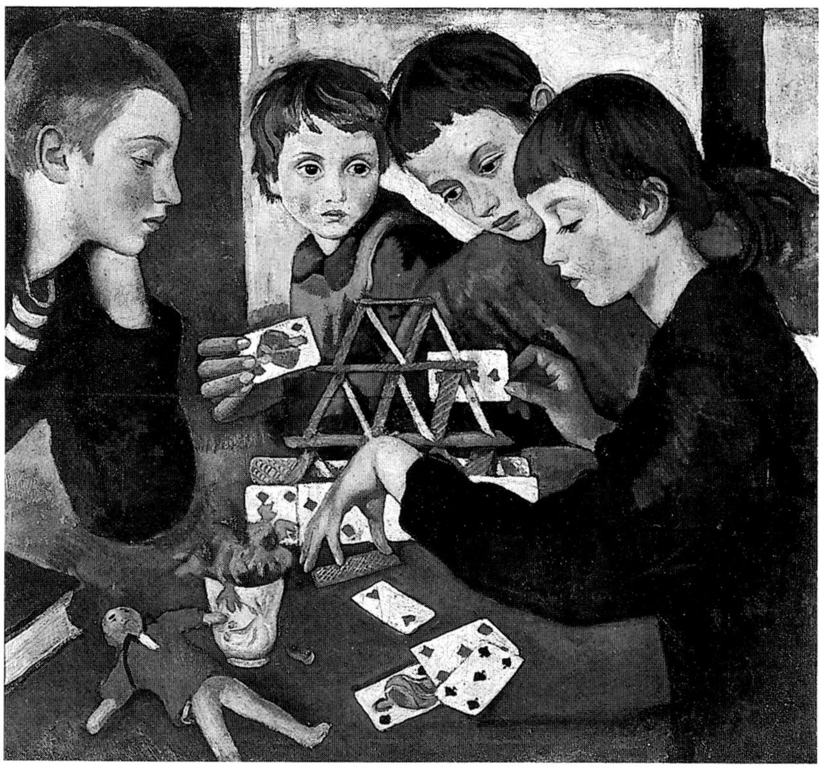

⇇ 23 Zinaida Serebrjakova
Im Badehaus (Studie), 1917

↑ 24 Zinaida Serebrjakova
Selbstbildnis, 1922

← 25 Zinaida Serebrjakova
Das Kartenhaus, 1919

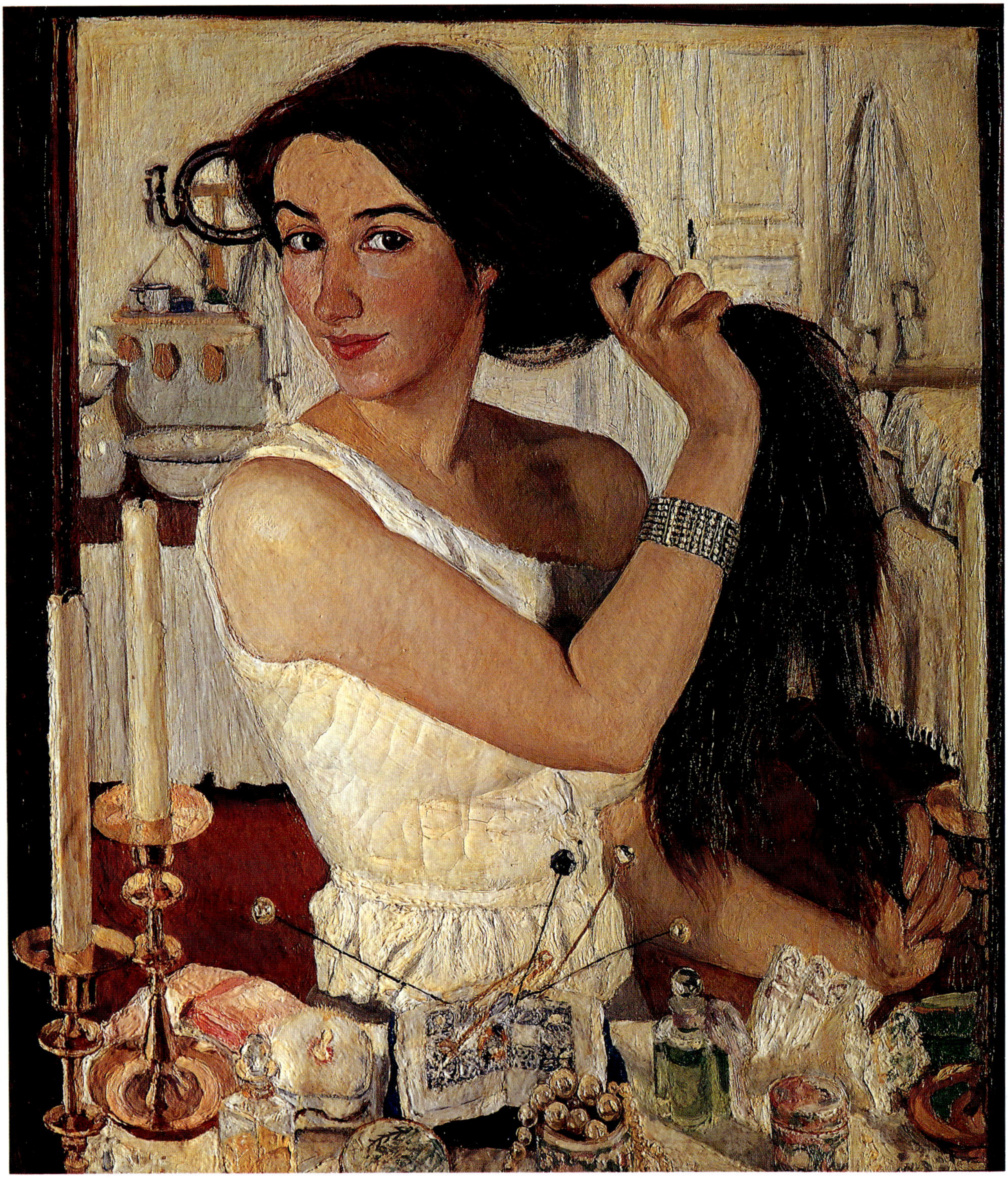

26 Zinaida Serebrjakova *Selbstbildnis am Toilettentisch,* 1909

ZINAIDA SEREBRJAKOVA

»Zinaida Serebrjakovas Werk zeugt von Unabhängigkeit, und es strahlt eine Lebensfreude aus, in der sich die glücklichen Bedingungen, unter denen die Künstlerin arbeitete, widerspiegeln.«[1]

Aleksandr Benois

Zinaida Evgenievna Serebrjakova wurde 1884 auf dem Gut Neskučnoe nahe Char'kov geboren, und obwohl sie in einem gänzlich anderen Milieu aufwuchs als Anna Golubkina, besaß sie eine vergleichbare geistige Unabhängigkeit. Ihren Zeitgenossen fiel es schwer, die komplexe Verbindung von russischem Realismus und einem aus individueller Sichtweise geprägten Ausdruck in ihrem Werk anzuerkennen. Eine Ausnahme stellte vielleicht Aleksandr Benois dar, der Persönlichkeit und Werk der Künstlerin folgendermaßen charakterisierte: »Zinaida Serebrjakovas Gemälde sind unter tausenden zu erkennen, aber das ist keine Frage des einen oder anderen Stils. Ihre ›Familienähnlichkeit‹ rührt daher, daß sie alle in einer ähnlich erregten Stimmung und einer vergleichbaren Inspiration geschaffen wurden. Die Technik ist dem Gefühl immer untergeordnet.«[2]

Diese hervorstechenden Merkmale in der Kunst Zinaida Serebrjakovas sind auf einen glücklichen Familienhintergrund zurückzuführen, obwohl sie in der Kindheit wie auch später von schmerzlichen Erfahrungen nicht verschont blieb.

Zinaida Serebrjakova hatte das Glück, in die gebildeten und kultivierten Familien Lanceray und Benois hineingeboren zu werden, deren Bekanntheit über die Grenzen Rußlands hinausreichte. Ihr Vater war der Bildhauer Evgenij Lanceray, und auch ihre Brüder Evgenij und Nikolaj hatten die Kunst zum Beruf gemacht. Evgenij war gleichermaßen in der Malerei wie in den grafischen Künsten begabt und ein führendes Mitglied der Vereinigung »Welt der Kunst«; Nikolaj war ein bekannter Architekt. Die Mutter entstammte der Familie Benois, in deren Haus Maler, Architekten, Schauspieler und Musiker ein- und ausgingen. Ihr Großvater mütterlicherseits, Nikolaj Benois, war Architekt, und die beiden Brüder ihrer Mutter, Aleksandr und Nikolaj, waren beide bekannte Künstler und geachtete Mitglieder der »Welt der Kunst«.

Nach dem Tod ihres Vaters im Jahr 1886 lebte Zinaida Serebrjakova im Haus der Familie Benois. »Als sie im Alter von etwa zwei Jahren zu uns kam«, erinnerte sich Aleksandr Benois, »wuchs sie gewissermaßen fern meines Arbeitszimmers auf, in dem all unsere Gespräche stattfanden und Ideen heranreiften. Sie war ein ziemlich kränkliches und eher ungeselliges Kind, worin sie ihrem Vater und ganz und gar nicht ihrer Mutter, ihren Brüdern oder Schwestern glich, die alle fröhlich und gesellig waren.«[3]

Trotzdem traf dieses geistige Milieu bei der späteren Künstlerin auf einen fruchtbaren Boden. 1901 verbrachte Zinaida Serebrjakova einen Monat in der Schule der Fürstin Marija Teniševa auf dem Gut Talaškino, die von Il'ja Repin geleitet wurde. Hier kristallisierte sich ihre Bestimmung zur Künstlerin heraus. In den Jahren 1902/03 bereiste Zinaida Serebrjakova Italien, wo sie das Werk der venezianischen Meister studierte. Nach ihrer Rückkehr nahm sie Privatunterricht bei dem Künstler Osip Braz, und 1905 ging sie nach Paris, um an der dortigen Académie de la Grande Chaumière Malerei zu studieren. Sie besuchte die Museen und entdeckte ihre Liebe zu Werken von Jean-Antoine Watteau und Jean Honoré Fragonard, aber auch zu den Impressionisten, insbesondere Auguste Renoir, Claude Monet und Edgar Degas.

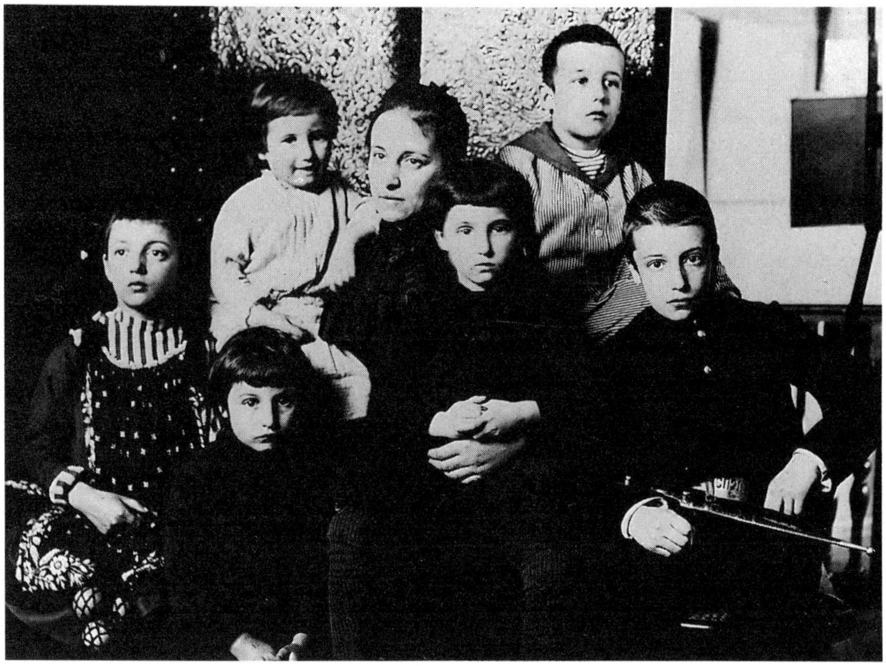

Zinaida Serebrjakova (Mitte) mit ihrer Mutter Marija Lanceray und ihren Geschwistern Sof'ja, Marija, Nikolaj und Evgenij (von links nach rechts)

Nach ihrer Rückkehr 1906 verblüffte sie die russische Kunstwelt durch ihr ausgereiftes Talent. Benois erinnert sich: »Im Alter von etwa 22 Jahren entpuppte sich Zinaida Serebrjakova zu unser aller Erstaunen als erwachsene Künstlerin, sie kämpfte auf unserer Seite, folgte der gleichen Richtung und hatte die gleichen Vorstellungen. Den Beitritt zur ›Welt der Kunst‹ sah sie als eine Selbstverständlichkeit an. Wir waren entzückt, eine solch faszinierende Begabung in unseren Reihen willkommen zu heißen.«[4]

Die Gruppe »Welt der Kunst« spielte zu dieser Zeit eine entscheidende Rolle, dem russischen Modernismus den Weg zu bereiten. Unter der Leitung von Sergej Djagilev suchten Künstler wie Aleksandr Benois, Leon Bakst, Evgenij Lanceray und Mstislav Dobužinskij das Konzept einer »nationalen Kunst« voranzutreiben. Sie waren nicht nur durch Marija Jakunčikovas Übernahme von Leitgedanken der Volkskunst inspiriert, sondern nahmen eine offene und kosmopolitische Haltung ein gegenüber »allem, was in Rußland geschaffen worden war«, einschließlich westlich beeinflußter Architektur und Malerei. Die Vereinigung war der Überzeugung, russische Kunst könne nur dann im europäischen Zusammenhang eine wesentliche Rolle spielen, wenn die Künstler über eine umfassende Bildung verfügten und nicht nur ihr eigenes nationales Erbe begriffen, sondern auch die Entwicklungsgeschichte der Kunst studierten und sich zeitgenössischen künstlerischen Strömungen öffneten. Darüber hinaus hatten die Mitglieder der Künstlergruppe die Überzeugung auf ihre Fahnen geschrieben, daß stilistische Eigenheiten einer naturalistischen Wiedergabe widersprächen. Sie verfochten die Philosophie eines »L'art pour l'art« und beschäftigten sich vorwiegend mit formalen Aspekten der Malerei. Die Idee der Schönheit war von besonderer Bedeutung für sie. Sowohl Djagilev als auch Benois waren bestrebt, die Kunst vor dem kritischen Realismus der vorherigen Generation zu bewahren und »das Prinzip einer ruhigen Einheitlichkeit, mit anderen Worten wahrer Schönheit ins Leben zu rufen«. Die Kunst sollte wieder zum Ausdruck des natürlichen Gefühls der Menschen für Schönheit werden. Und deshalb waren die Werke der Gruppenmit-

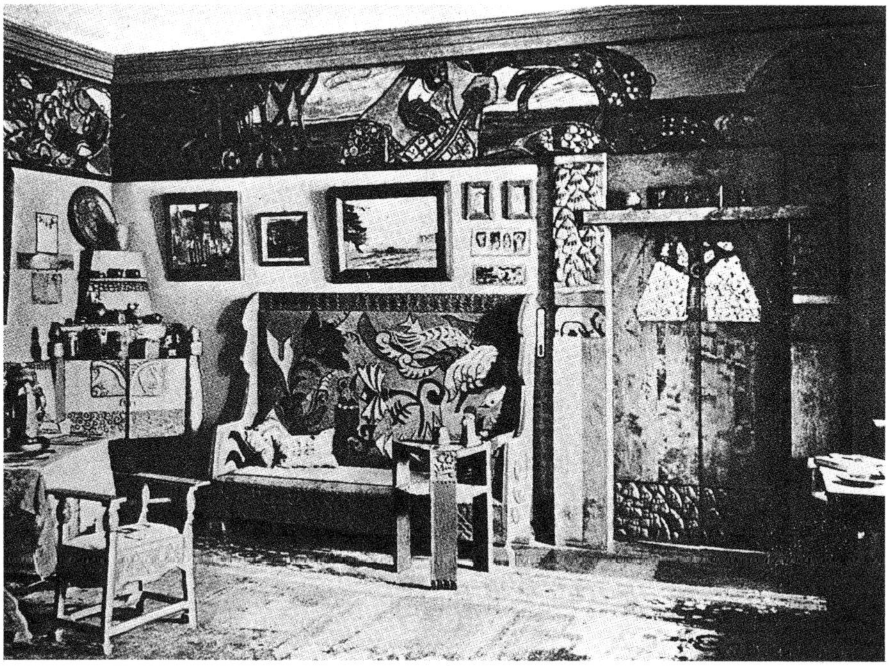

In der Künstlerkolonie von Talaškino, nahe Smolensk. Der Wandfries stammt von dem »Welt der Kunst«-Mitglied Nikolas Rerich

glieder von einer gewissen Rückschau geprägt, da jeder Künstler Inspirationen in der Vollkommenheit vergangener Kunststile suchte – Bakst in der griechischen Kunst, Benois in Versailles und Lanceray im St. Petersburg des 18. Jahrhunderts.

Zinaida Serebrjakova wurde hauptsächlich von dem Konzept einer »nationalen Kunst« und dem ästhetizistischen Ideal der »Schönheit« beeinflußt, das die »Welt der Kunst« wiedererschaffen wollte. Im Gegensatz zu ihren Mitstreitern bezog sie die Anregungen zu ihren Werken aus dem zeitgenössischen Leben, so daß für sie die Frage der Retrospektion niemals auftauchte. Charakteristisch war ihre Begeisterung für Selbstporträts, und ihr *Selbstbildnis am Toilettentisch* (1909, Taf. 26) machte einen unmittelbaren und starken Eindruck auf ihre Zeitgenossen. Benois erklärte, das Bild habe ihn in Erstaunen versetzt. Er beschrieb es als erfrischend, offen und fesselnd, ohne daß es einer Schablone oder einem Schema folge. Zinaida Serebrjakova gestaltete zahlreiche Selbstporträts, zum Beispiel *Mädchen mit Kerze* und *Pierrot,* und manchmal nahm sie aufgrund der großen Ähnlichkeit ihre Schwester als Modell.

Bei einer 1910 vom »Verband russischer Künstler« organisierten Ausstellung in St. Petersburg stellte die Künstlerin ihr *Selbstbildnis am Toilettentisch* aus. Es war die erste Ausstellung, an der sie teilnahm, und die Tatsache, daß die Tret'jakov-Galerie gleich darauf das Selbstbildnis erwarb, zeichnete Zinaida Serebrjakova als renommierte Künstlerin aus. In der Tat erkannten zeitgenössische Kritiker wie Benois etwas Besonderes in ihrem Streben nach »einem gesunden und erfreulichen Realismus« außerhalb jeglicher »modernistischer Raffinessen« und verkündeten, daß »die von der Jugend beleuchtete Realität des Alltags fröhlich und wunderschön ist«.[5] Das Selbstbildnis erfüllte Benois' Forderung nach Schönheit in der Kunst in neuartiger und bestrickender Weise, obwohl es ein alltägliches Sujet bearbeitete und dem Werk ihrer Kollegen innerhalb der »Welt der Kunst« gänzlich unähnlich war.

Das Selbstbildnis gibt zudem dem persönlichen Glücksempfinden der Künstlerin zu dieser Zeit Ausdruck. 1905 hatte sie den Eisenbahningenieur Boris Serebrjakov geheiratet, und die aus dieser Verbindung stammenden Kinder machten ihr große

Freude. Dieselbe glückliche Grundstimmung wie in dem Selbstporträt kennzeichnet auch die Bilder ihrer Kinder. Das entzückende Gemälde *Beim Mittagessen* (1914, Staatliche Tret'jakov-Galerie, Moskau) zeugt von Güte, Reinheit und Harmonie, ist aber in keiner Weise sentimental, ganz im Gegensatz zu vielen Bildern (nicht nur) dieser Zeit, die das Thema »Kindheit« behandelten. Das *Bildnis eines Studenten* (1909) oder die Porträts von *Evgenij Lanceray* und *N. P. Čulkova*, die 1910 entstanden, zeigen gleichfalls diesen Optimismus der Künstlerin.

Auch in ihren Aktdarstellungen drückte Zinaida Serebrjakova ihr Interesse am Epischen aus. Für Benois trugen die Akte »erheblich zu ihrem Ruhm bei, und sie suchen wirklich ihresgleichen. In diesen Studien des weiblichen Körpers finden wir nicht nur Natürlichkeit, sondern auch etwas Spezifisches, das wir von der Literatur, von der Musik und aus persönlichem Erleben kennen. Das ist wahrhaft der Leib aus unserem Leib.«[6]

Die von der »Welt der Kunst« erhobene Forderung nach einer »nationalen Kunst« fand in Zinaida Serebrjakovas Werk in einer bedeutenden Reihe von Darstellungen bäuerlichen Lebens Ausdruck, beispielsweise in den Bildern *Der Mittag* (Staatliches Russisches Museum, Leningrad) und *Ernte,* die Bäuerinnen und ländliche Arbeit darstellen. Diese Werke verbinden Zinaida Serebrjakovas Schaffen nicht nur mit der Tradition solcher Darstellungen in der russischen Kunst der zweiten Hälfte des 19. Jahrhunderts, sondern auch mit den Arbeiten von Aleksej Venecianov, einem Künstler des frühen 19. Jahrhunderts, von dessen Darstellungen ländlichen Lebens Zinaida Serebrjakova fasziniert war. Ihrer Ansicht nach fand in Venecianovs Gemälden der Gleichklang der Natur Ausdruck in der Wiedergabe eines geordneten und zufriedenen bäuerlichen Lebens: »Ich kann nicht genug von diesem wunderbaren Künstler sehen«, schrieb sie, und obwohl ihre Gemälde auf ihrer Erfahrung bäuerlichen Lebens von Neskučnoe, dem Gut der Familie, fußten, folgte sie doch Venecianov, indem sie die Bauern immer bei der Rast nach getaner Arbeit darstellte.

Wie die anderen Mitglieder der »Welt der Kunst« verfügte Zinaida Serebrjakova über ein feines Gespür für künstlerische Traditionen. Ihre Verehrung für Tizian und Tintoretto, Peter Paul Rubens und Nicolas Poussin etwa kommt in der Monumentalität und der ausgewogenen Komposition einiger ihrer ländlichen Darstellungen zum Vorschein, beispielsweise in *Beim Wäschebleichen* (1917, Taf. 22). Die Komposition aus der Untersicht heraus betont die schlichten, aber doch kühnen Gestalten der Bäuerinnen und verleiht dem Gemälde eine gewisse mythische Qualität. Ihm wohnt nicht nur die von Benois und Djagilev geforderte »Schönheit« inne, sondern es entspricht auch ihrem Wunsch nach einer in den Traditionen der Vergangenheit verwurzelten Kunst. In Werken wie diesem fand Zinaida Serebrjakova ihren persönlichen Ausdruck. *Beim Wäschebleichen* weist einen deutlich allegorischen Charakter auf und steht in der Nachfolge einer Reihe von Wanddekorationen für den Moskauer Kazan-Bahnhof, in denen Zinaida Serebrjakova die Länder des Orients mittels schöner Frauen aus dem Osten allegorisch darstellte.[7]

Benois schrieb, er müsse seine Skrupel überwinden, das Werk seiner Nichte zu rühmen, und stellte fest: »Zinaida Serebrjakova ist in der Tat eine der bedeutendsten Künstlerinnen unserer Zeit.«[8] Im Januar 1917 wurde Zinaida Serebrjakova als Kandidatin der Kunstakademie vorgeschlagen. Hätte man sie gewählt, wäre ihr als erster Frau in der Geschichte der russischen Kunst überhaupt diese Ehre zuteil geworden. Die Versammlung, in deren Verlauf sie hätte gewählt werden sollen, kam jedoch aufgrund der revolutionären Ereignisse nie zustande.

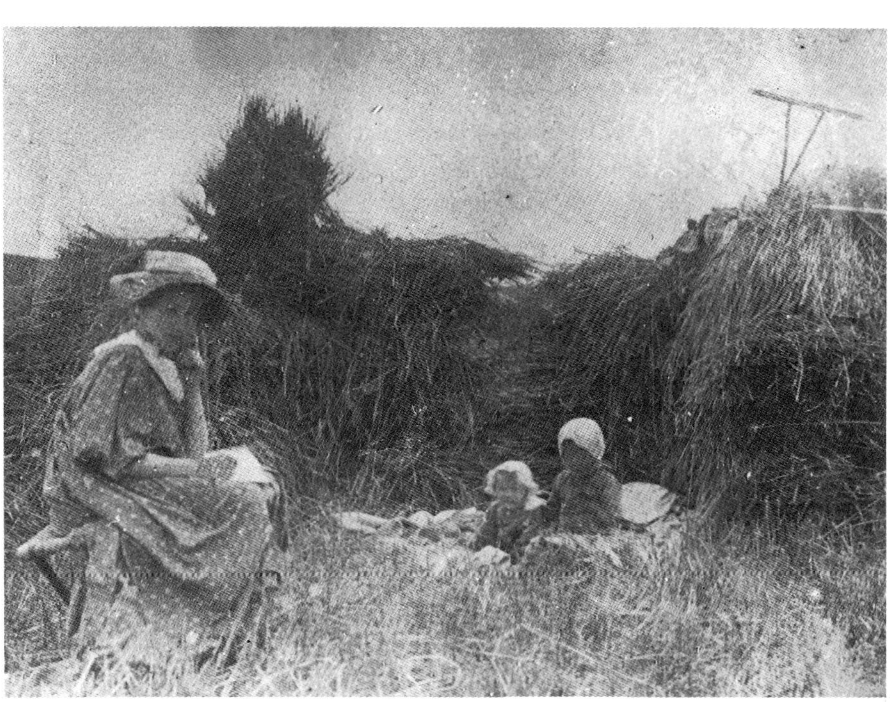

Zinaida Serebrjakova auf dem Familiengut von Neskučnoe. Fotografie, 1907

Der Sturm der Revolution riß Zinaida Serebrjakova wie die meisten Künstler mit sich fort. 1918 zerstörte ein Brand auf Neskučnoe nicht nur ihr Heim, sondern auch viele ihrer dort gelagerten Bilder. Im Jahr 1919 starb ihr Mann an Typhus. Die Malerin hatte vier Kinder und eine kränkliche Mutter zu versorgen, und 1920 zog die Familie nach Petrograd. Wie die Künstlerin Anna Ostroumova-Lebedeva notierte, »tauschte sie Neskučnoe ungern gegen Petrograd ein, wo sie alle in bitterer Armut lebten ... Skrupellose Händler gaben ihr als Gegenwert für ihre Bilder Nahrung und getragene Kleidung.«[9]

Auch in dieser Zeit malte und zeichnete Zinaida Serebrjakova, es entstanden mehrere Porträts und Landschaften. *Das Kartenhaus* (1919, Taf. 25) ist in seiner Bezugnahme auf ihre persönlichen Verhältnisse besonders anrührend. Die Künstlerin malt hier ein weiteres Mal ihre Kinder, doch wirken sie nun müde und verhärmt. Die Unbefangenheit ist einer inneren Unruhe, das Gefühl der Sicherheit einer ständigen Ungewißheit gewichen. Schauten sie zuvor aus dem Bild heraus, so ist die Aufmerksamkeit der Kinder hier auf das vergängliche Kartenhaus gerichtet.

Zinaida Serebrjakovas verzweifelte Versuche, die Ideen der Schönheit, Anmut und Harmonie wieder aufleben zu lassen, werden in ihren Ballettstudien deutlich, für die sie ihre Tochter Tat'jana und andere Kinder als Modelle verwendete. Bilder wie *Ballerina im Ankleideraum* (Sammlung Silberstejn, Moskau) oder die Darstellung der *Schneeflocken aus Čajkovskijs [Tschaikowskijs] Ballett »Der Nußknacker«* (Staatliches Russisches Museum, Leningrad) sind in der neuen und unmittelbaren Technik von Pastell auf Karton ausgeführt. Die Künstlerin erinnerte sich später: »Ich benutzte Pastellfarben, als handelte es sich um gewöhnliche Kreide, nur zum Retuschieren und manchmal für Schatteneffekte.«[10]

1924 ging die Künstlerin wegen eines Auftrags für ein großes Wandgemälde nach Paris. In der Hoffnung, in dieser Stadt ihren Lebensunterhalt bestreiten zu können, blieb sie dort. Unglücklicherweise verhinderten die Zeitumstände ihre Rückkehr nach Rußland, und Zinaida Serebrjakova sah sich gezwungen, den Rest ihres Lebens im Exil zu verbringen, umgeben von Menschen, die, wie sie schrieb, »einfache russische Kunst« nicht verstanden, und in einem Milieu, dessen Kunst sie ihrerseits nicht akzeptieren konnte. Ihre Tochter erinnerte sich später: »Mutter war durch die Trennung von ihrer Heimat tief getroffen. Sie hatte die größten Schwierigkeiten in Form von Armut, Krankheit und zunehmendem Alter zu bestehen. Trotzdem bewahrte sie ihre Vorliebe für eine ›nationale Kunst‹ und veränderte ihre Einstellung nicht. Sie blieb sich bis zum Ende ihrer Tage treu.«[11]

Zinaida Serebrjakova unternahm weite Reisen, sie besuchte Großbritannien, Algerien und Marokko, und sie malte weiterhin Alltagssujets im realistischen Stil. Das einfache Volk hatte sie seit jeher fasziniert, und vielleicht zählen die Porträts bretonischer Bauern zu den eindrucksvollsten Bildern ihrer späten Schaffensperiode. Ein Jahr vor ihrem Tod im Jahr 1967 schenkte der sowjetische Staat ihrem Beitrag zur russischen Kunst offizielle Beachtung und organisierte eine umfangreiche Wanderausstellung ihres Werks. Der Kunsthistoriker Dmitri Sarab'janov schrieb: »Manchmal benutzten Kritiker, die eine Künstlerin lobend hervorheben wollen, den Ausdruck ›männliche Handschrift‹. Sogar Benois charakterisierte das Werk der Serebrjakova einmal als ›männlich‹. Mir scheint jedoch gerade das in ihrem Werk am wertvollsten zu sein, was aus ihr als Frau entspringt.«[12]

Zinaida Serebrjakova war niemals radikal oder eine Vertreterin der Avantgarde, und bis zuletzt blieb sie eine unerschütterliche Kritikerin abstrakter und nichtgegenständlicher Kunst. Doch gerade die Vereinigung »Welt der Kunst«, deren integraler Bestandteil sie geworden war, hatte dem Modernismus in Rußland den Weg geebnet – durch die Ideen, die sie in ihrer Zeitschrift und ihren Ausstellungen propagierte. Es ist eine traurige Tatsache, daß den Mitgliedern dieser Gruppe die Kunst der Avantgarde, die eine indirekte Folge ihrer eigenen Bemühungen war, völlig unverständlich blieb. Weder Zinaida Serebrjakova noch die »Welt der Kunst« wollten erkennen, daß die Avantgarde in ihrer Ablehnung alles Konventionellen doch auf andere Weise Grundgesetze des künstlerischen Aufbaus beibehielt, denen auch die »Welt der Kunst« sich verpflichtet fühlte, daß sie zudem die Künste einander annäherte. Nicht zuletzt das wegweisende Beispiel von Künstlerinnen wie Marija Jakunčikova, Anna Golubkina und Zinaida Serebrjakova kristallisierte die Ziele der Avantgarde heraus und führte sie zu neuen Mitteln des Ausdrucks.

DOKUMENTE

Der Maler und Grafiker Konstantin Somov – 11. Februar 1915: »Šura (Aleksandr Benois) zeigte mir einen Entwurf von Zinaida Serebrjakova für die Decke des Kazaner Bahnhofs – er zeigt einen sehr schön dargestellten, exotischen weiblichen Akt … Ich spielte mit dem Gedanken, ihn zu kaufen …«

Konstantin Somov an A. A. Michailova – 4. April 1927, Paris
»Ich war noch nicht in ihrer Ausstellung (in der Galerie Charpentier), aber nach all dem, was sie selbst und andere gesagt haben, ist klar, daß sie sich auch hier ungeschickt verhalten hat … sie ist nicht erschienen, um ihre Bilder selbst aufzuhängen, und als sie deren Anordnung dann sah, war sie zutiefst enttäuscht.«

Zinaida Serebrjakova an Tat'jana Serebrjakova – 22. November 1955, Paris
»Ich sehne mich danach, mit Dir an den Ufern der Moskva zu sein und in Kolomenskoe spazierenzugehen … Mit zunehmendem Alter bin ich so ängstlich geworden, daß ich mich nicht entscheiden kann, Šurik und Katja aufzugeben, und das peinigt mich … Ich habe mich entschlossen, einige meiner charakteristischen Werke (davon gibt es wenig genug) einer Sammlung oder einem Museum in der UdSSR zu hinterlassen. Die Vorstellungen von Kunst sind hier derart wirr, daß das Verständnis für einfache russische Kunst nicht möglich ist. Ich habe es aufgegeben, meine Dinge einer völlig blinden Gesellschaft zeigen zu wollen …«

DIE »AMAZONEN« DER AVANTGARDE

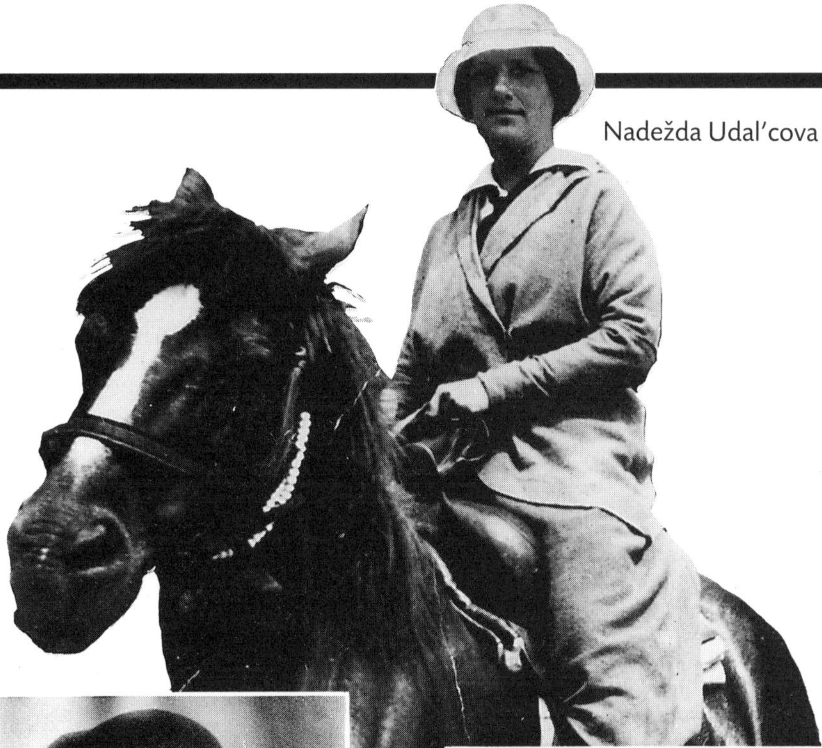
Nadežda Udal'cova

NATAL'JA GONČAROVA
OL'GA ROZANOVA
LJUBOV' POPOVA
ALEKSANDRA ĖKSTER
VARVARA STEPANOVA
NADEŽDA UDAL'COVA

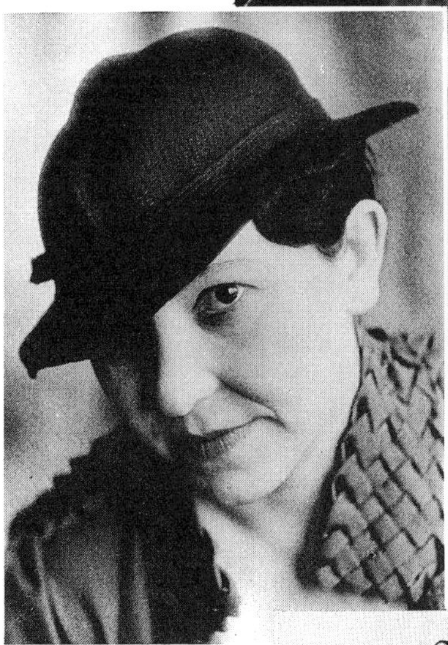
Varvara Stepanova

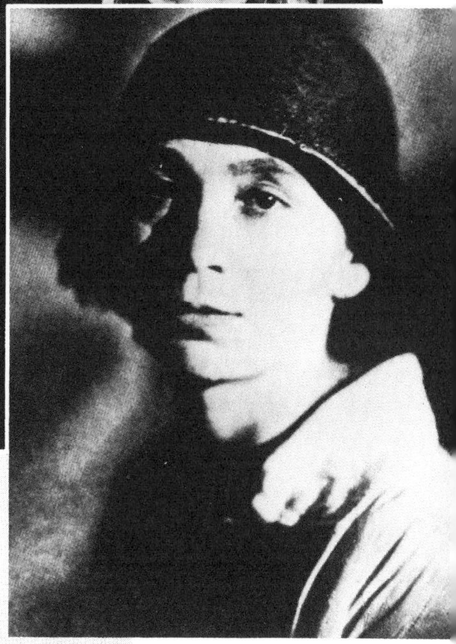
Natal'ja Gončarova

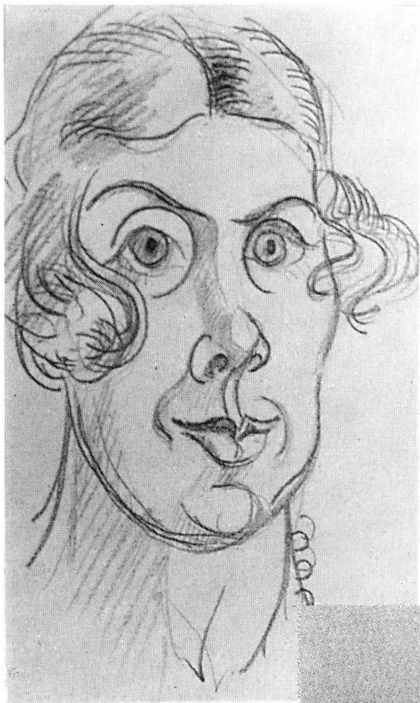
Ljubov' Popova

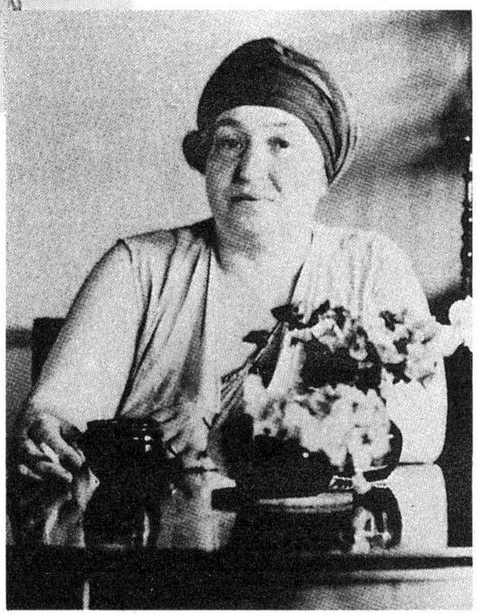
Aleksandra Ėkster

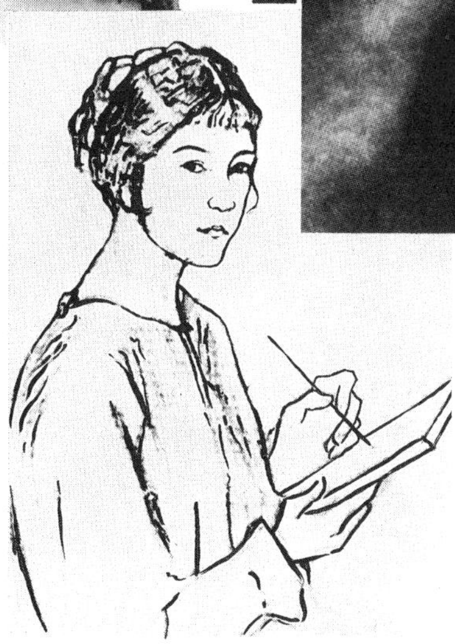
Ol'ga Rozanova

NATAL'JA GONČAROVA

»Sie besitzt die Beherztheit einer Äbtissin, Offenheit der Gesichtszüge und des Blicks. Sie lächelt selten, doch wenn, dann bezaubernd. Ihre Gestik ist sparsam, aber ausdrucksvoll. In ihrer Modernität, ihrer Innovativität, ihrem Erfolg, ihrem Ruf, ihrem Glanz, ihrem Stil stellt die Gončarova eine einzige Herausforderung dar. Sie stand jedoch nicht an der Spitze einer Bewegung, sie verwandelte eine einmal gemachte Entdeckung nicht in Methode oder erklärte sie gar als sakrosankt... Die Gesamtpersönlichkeit Natal'ja Gončarovas wird durch zwei Dinge charakterisiert: Talent und harte Arbeit.«[1]

Marina Cvetaeva

Marija Jakunčikova, Anna Golubkina und Zinaida Serebrjakova trugen auf eine je individuelle Weise zu der revolutionären Entwicklung der Kunst im frühen 20. Jahrhundert bei. In Marija Jakunčikovas Werk zeigt sich die Verquickung von traditioneller russischer Kunst mit der aufgewühlten Stimmung des Symbolismus. Zinaida Serebrjakova steht für die harmonische Übertragung ländlicher Genreszenen aus dem russischen Realismus des 19. Jahrhunderts in die Kunst unseres Jahrhunderts. Anna Golubkina war eine Rebellin, die die ausgleichenden Resolutionen früherer Auseinandersetzungen mit dem Akademismus ablehnte: Sie war eine Prophetin künftiger Umwälzungen. Diese Künstlerinnen waren nahezu Zeitgenossinnen, und in ihrer Unterschiedlichkeit, wenn nicht gar in ihrer Gegensätzlichkeit läßt sich deutlich die Komplexität der damaligen Entwicklungen ablesen. Die historischen Umwälzungen ihrer Zeit wurden von diesen Künstlerinnen in aller Schärfe erfahren. Und als zunehmender Druck eine neue Realitätsdefinition erforderlich machte, traten wiederum Frauen in den Vordergrund.

Natal'ja Gončarova war in gleichem Maße Künstlerin wie auch Wegbereiterin. Ihr Werdegang entspricht nicht den überlieferten Vorstellungen von einer Malerin, deren Gemälde zwar von künstlerischer Sensibilität zeugen, deren Kunst aber dennoch einen »häuslichen und dilettantischen Charakter« zeigt. Natal'ja Gončarova beanspruchte eine Führungsrolle innerhalb der entstehenden Avantgarde-Bewegung, die der Kunst neue Wege wies. Laut Dmitrij Sarab'janov wies sie einer neuen Form der Weiblichkeit den Weg, die sich nicht durch Schwäche, sondern durch Stärke und ein leidenschaftliches Sendungsbewußtsein auszeichnete.[2]

Natal'ja Sergeevna Gončarova wurde 1881 in Negaevo geboren und verbrachte einen großen Teil ihrer Kindheit auf dem Gut ihrer Großeltern in Ladičino in der Provinz Tula (Zentralrußland). Ihre Familie, die dort eine Leinmühle besaß, verfügte über weitreichende Verbindungen. Der Vater war Architekt, und ihre Großtante, die gleichfalls Natal'ja Gončarova hieß, war mit dem Dichter Aleksandr Puškin verheiratet.

Als junges Mädchen genoß Natal'ja Gončarova das Leben auf dem Lande. Sie liebte die Lieder, das Kunsthandwerk und die Bräuche der Bauern. Die Dichterin Marina Cvetaeva, die in Moskau der Familie Gončarov benachbart wohnte und später in Paris Freundschaft mit der Künstlerin schloß, hat Kindheit und Jugend Natal'ja Gončarovas einfühlsam geschildert: »Im Alter von zwölf Jahren wurde Natal'ja Gončarova in die Stadt verpflanzt. Es war, als überführte man einen toten Körper; denn ihre Seele blieb dort: ›Wo das Grün die Steine überwuchert, da ist es schön, und noch schöner ist es ganz ohne Steine...‹.« In Moskau verstärkte sich ihre Abneigung gegenüber den »Steinen« noch, als sie die Höhere Schule besuchte. Sieben Jahre ihres Lebens schienen ihr völlig verschwendet. Auf die Frage der Schulleiterin, was sie an der Schule möge, antwortete sie: »Nichts, überhaupt nichts.« Das junge Mädchen spürte, daß die Schule ihr eher schadete als guttat.[3]

Eine der frühesten und prägendsten Erinnerungen Natal'ja Gončarovas galt einem Lied,, das ihr Kindermädchen häufig sang: »Die Jugend wird nicht wiederkommen, sie ist unwiederbringlich dahin...« Marina Cvetaeva zufolge war dies »die erste Begegnung der jungen Gončarova mit der Unwiederbringlichkeit - dem Ursprung aller Schwermut, dem Ursprung Rußlands«. Und wie die Dichterin hinzufügte, neigte auch die junge Natal'ja Gončarova zur Melancholie, war dabei aber außerordentlich begabt. Ihre Antriebskraft bestand »weder in Ehrgeiz noch in besonderer Befähigung, sondern eher in einer leidenschaftlichen Freude an der Arbeit«.[4]

Nach Beendigung der Schule beschloß Natal'ja Gončarova Medizin zu studieren: »Meine größte Freude war immer, etwas zu tun.«[5] Doch nach nur einer Woche gab sie auf, »aus der Fassung gebracht nicht etwa durch den Schauplatz der Anatomie, wogegen sie hätte ankämpfen können, sondern durch die Maskulinität der anderen jungen Mädchen, die den Kurs besuchten«.[6] Sie wandte sich den Geisteswissenschaften zu und schrieb sich in der historischen und philologischen Fakultät für Frauen ein. Doch auch hier verlor sie schnell das Interesse, und 1898 ist ihr Name auf der Liste einer Klasse für Bildhauerei an der Moskauer Schule für Malerei, Bildhauerei und Architektur zu finden. Sie studierte dort bei dem bekannten Bildhauer Pavel Trubeckoj, der lange Jahre im Ausland verbracht hatte und von Rodin beeinflußt war. Natal'ja Gončarova absolvierte seine Klasse mit einer Silbermedaille.

Von noch größerer Bedeutung war indes die Begegnung mit dem jungen Künstler Michail Larionov, der entscheidenden Einfluß auf ihr Leben und ihre künstlerische Entwicklung haben sollte. Marina Cvetaeva schrieb: »Es ist unmöglich, von der Gončarova zu sprechen, ohne Larionov zu erwähnen. Er offenbarte Natal'ja Gončarova ihre Fähigkeiten als Malerin: ›Du hast das Gespür für Farben, aber Du beschäftigst Dich mit der Form. Werde Dir selbst und Deiner Fähigkeit bewußt.‹ Und sie wurde Malerin: ›Ich stellte plötzlich fest, erinnerte sie sich, daß die Malerei all das vermochte, was die Bildhauerei nicht konnte.‹«

Zu Beginn waren ihre Bilder impressionistisch beeinflußt. Auf Einladung von Sergej Djagilev stellte sie einige ihrer Frühwerke im Rahmen der »Russischen Kunstausstellung« beim Pariser »Salon d'Automne« 1906 aus. Dann folgte eine kurze symbolistische Pause. Sie arbeitete eng mit Künstlern wie Pavel Kuznecov und Vasilij Miljutin zusammen, Mitgliedern der Gruppe »Blaue Rose«. Gemeinsam beteiligten sie sich mit Landschaften voller Schwermut an Ausstellungen wie »Die Girlande« im Jahr 1907, die von Michail Larionov, Aleksandra Ėkster sowie den Brüdern David und Vladimir Burljuk organisiert wurde. Der wirkliche Durchbruch in Natal'ja Gončarovas Schaffen setzte erst nach 1908 ein. Damals finanzierte der einflußreiche Kaufmann und Kunstmäzen Nikolaj Rjabušinskij die erste Ausstellung der Gruppe »Goldenes Vlies«, die Moskau mit der zeitgenössischen französischen Malerei bekanntmachte. Etwa 200 spätimpressionistische und fauvistische Bilder wurden gezeigt. Unter dem Eindruck der einfachen Formen und leuchtenden Farben dieser Werke fand Natal'ja Gončarova ihren Weg zu einem vereinfachteren und expressionistischen Ausdruck.

Die Künstlerin gab ohne weiteres zu, viel von ihren französischen Zeitgenossen gelernt zu haben, und ihr Gemäldezyklus *Obsternte* von 1909 (Taf. 29-32) läßt diesen Einfluß spürbar werden. Die Ausdrucksstärke dieser heiteren Genreszenen bäuerlichen Lebens konzentriert sich in der spontanen Pinselführung, dem lebendigen Einsatz der Farben und auch in den bei aller Einfachheit der Form doch großartigen Gestalten der Bäuerinnen. In diesen Bildern verbindet sich die exotische und primitive Kraft Gauguins mit den kantigen plastischen Formen früher kubistischer Porträts von Picasso, die zu dieser Zeit in den Sammlungen von Sergej Ščukin und von Ivan Morozov in Moskau ausgestellt wurden.

Die Franzosen hatten das künstlerische Bewußtsein Natal'ja Gončarovas zutage gefördert und ließen sie so die Bedeutung und den Wert der künstlerischen Traditionen ihres eigenen Landes erkennen, die von nun an in ihrem Werk eine vorrangige Behandlung erfuhren. Die Frauen in *Beim Wäschewaschen* von 1910 (Taf. 36) gemahnen stärker an die grobbehauenen steinernen Babas der Steppen Südrußlands als an französische Vorbilder. Ein Vergleich dieses Gemäldes mit einem thematisch ähnlichen Bild von Zinaida Serebrjakova (*Beim Wäschebleichen,* Taf. 22) stellt die ungeheure emotionale Kraft Natal'ja Gončarovas deutlich heraus. Zu dieser Zeit gestaltete sie häufig Bilderzyklen aus dem Leben und der Arbeit russischer Bauern. Marina Cvetaeva schreibt über diese Bilder, sie zeigten die »Jahreszeiten der Arbeit und Jahreszeiten der Freude: Ernte, Pflügen, Aussaat, Äpfelpflücken, Holzhacken, Mähen; alte Bäuerinnen mit Hacken, beim Kartoffeleinsetzen; Händler, Gemüsegärtner - und alle samt den mit ihnen verwobenen ikonischen Formen«.[7] Diese Beobachtung weist auf einen unterschwelligen Mystizismus in den Darstellungen ländlichen Lebens hin: Natal'ja Gončarovas Wahrnehmung des Alltagslebens ist geprägt durch heroische, religiöse und sogar apokalyptische Elemente. Diese Werke lassen den nordrussischen Einfluß einer »asketischen Ekstase« spürbar werden. Marina Cvetaeva sprach später von Natal'ja Gončarovas Anliegen, die Themen der Auferstehung und des Lebens allegorisch in Bildern der Ernte und des ländlichen Lebens darzustellen.

Das Wesen der Kunst Natal'ja Gončarovas gründet in ihrer tiefen Verbundenheit mit der russischen Kultur. In ihrem Streben nach neuen Mitteln künstlerischen Ausdrucks wandte sie sich rückhaltlos der Volkskunst und deren Traditionen zu. Diese Entwicklung fand ihren ersten Höhepunkt in den bemerkenswerten Gemälden aus dem Jahr 1910, die typisch russische Sujets zum Inhalt hatten und stark von Elementen russischer Volkskunst wie Ikone oder Lubok, volkstümlichen Holzschnitten, beeinflußt waren. Diese von Natal'ja Gončarova und ihrem Lebensgefährten Michail Larionov vertretene Stilrichtung, der sogenannte Neoprimitivismus, stellte eine eigentümlich russische Variante des damals in westlichen Ländern verbreiteten Expressionismus dar.

Ein Schlüsselbeispiel für Natal'ja Gončarovas Schaffen in diesen Jahren ist der Zyklus *Die Evangelisten* (1910/11, Taf. 27/28), eine zeitgenössische Umsetzung traditioneller russischer Kunstformen. Die charakteristische Haltung und kompositorische Dichte der Figuren innerhalb der schmalen Hochformate erinnern an die Deesis-Darstellungen von Erzengeln und Heiligen in den Ikonostasen alter Kirchen. Die Ausführung der Evangelisten spiegelt den verfeinerten expressionistischen Ansatz wider. Die Gesamtwirkung beider Bilder wird durch Kontraste in Farb- und Formgebung noch verstärkt. Kühle Grün- und Grautöne stehen warmen Ockertönen gegenüber, während die abstrahierten Silhouetten der Evangelisten, die zum Himmel beziehungsweise auf das Wort Gottes deuten, durch die kraftvoll-expressive Pinselführung und die Darstellung an sich den Eindruck der Erdverbundenheit erwecken. Ungeachtet aller Anlehnungen an klassische Ikonen tragen die Evangelisten Züge russischer Bauern des frühen 20. Jahrhunderts, mit denen die Künstlerin während ihrer sommerlichen Aufenthalte in Ladičino freundschaftlichen Umgang pflegte.

Natal'ja Gončarovas neoprimitivistisches Werk führte sie an die Spitze der avantgardistischen Bewegung, und in den Jahren vor dem Ersten Weltkrieg machte sie sich einen Namen als energische Verfechterin russischer Kunsttraditionen. 1910 spielten Natal'ja Gončarova und Michail Larionov eine wichtige Rolle bei der Gründung des »Karo-Buben«, einer Vereinigung junger Avantgarde-Künstler wie Aristarch Lentulov, Il'ja Maškov, Pëtr Končalovskij, Robert Fal'k und Aleksandr Kuprin, die gleichermaßen durch den frühen Kubismus Picassos und Braques wie von den groben Formen und leuchtenden Farben des Fauvismus beeinflußt waren. Die erste Ausstellung des »Karo-Buben«, an der auch Natal'ja Gončarova teilnahm, stieß 1910 in Moskau auf eine eher ablehnende Haltung der Öffentlichkeit, wurde allerdings später als erste Manifestation russischer avantgardistischer Kunst anerkannt. Natal'ja Gončarova distanzierte sich allerdings zwei Jahre später in aller Öffentlichkeit von der Künstlervereinigung, da sich diese ihrer Meinung nach zu stark an westlichen Vorbildern orientierte. Die Künstlerin erklärte, die Grundprinzipien des Kubismus seien ebensogut auch in den Baba-Skulpturen und den Babuška-Puppen, die auf den Jahrmärkten verkauft wurden, zu entdecken.

Zu dieser Zeit beteiligten sich Natal'ja Gončarova und Michail Larionov an der Begründung einer weiteren Künstlergruppe: »Der Eselsschwanz«, der die Maler Kazimir Malevič und Vladimir Tatlin angehörten. Diese »linksradikale« Vereinigung wandte sich gegen den »konservativen« »Karo-Buben« und wurde bald mit allem in Verbindung gebracht, was in der modernen Kunst als schockierend galt. Einige Gemälde von Natal'ja Gončarova, die religiöse Themen behandelten, fielen der Zensur zum Opfer und wurden aus der ersten Ausstellung des »Eselsschwanz« entfernt. (Anm. d. Ü.: Bei den erwähnten Gemälden handelt es sich um *Die Evangelisten,* deren Präsentation im Zusammenhang mit dem Namen »Eselsschwanz« als Blasphemie empfunden wurde.)

In ihrer ersten Einzelausstellung 1913 in Moskau zeigte Natal'ja Gončarova über 700 Arbeiten aus allen Perioden ihres Schaffens. In ihrem Vorwort zum Ausstellungskatalog finden sich die programmatischen Sätze: »Ich wende mich vom Westen ab, da die Quelle seiner Anregungen für mich persönlich versiegt ist und meine ganze Zuneigung dem Osten gehört. Der Osten bedeutet die Schaffung neuer Formen ...«[8] Marina Cvetaeva bemerkte in diesem Zusammenhang: »Nun ist der Zeitpunkt gekommen, über die Vermittlerrolle Natal'ja Gončarovas zwischen Ost und West zu sprechen. Ihr Schaffen vermittelte dem Westen nicht nur altrussische, sondern auch chinesische, mongolische, tibetanische und indische Malerei - und nicht nur Malerei. Ihre Zeitgenossen akzeptierten aus ihrer Hand Frühestes und Ältestes, allerdings der Gegenwart nähergebracht.«[9]

Natal'ja Gončarova und Michail Larionov erkannten den lebendigen Beitrag der traditionellen Kunst des Ostens zur Entwicklung der russischen Kultur, und deshalb organisierten sie 1913 in Moskau die Ausstellung »Ikonen und Lubki«, die auch persische Miniaturen sowie japanische und chinesische Holzschnitte zeigte. Doch obwohl im Zeichen des nahenden Krieges der Patriotismus der Künstlerin und die Abwendung vom Westen zunahmen, stellte Dmitri Sarab'janov zu Recht fest: »Natal'ja Gončarova näherte sich dem Westen in Wirklichkeit immer stärker an,

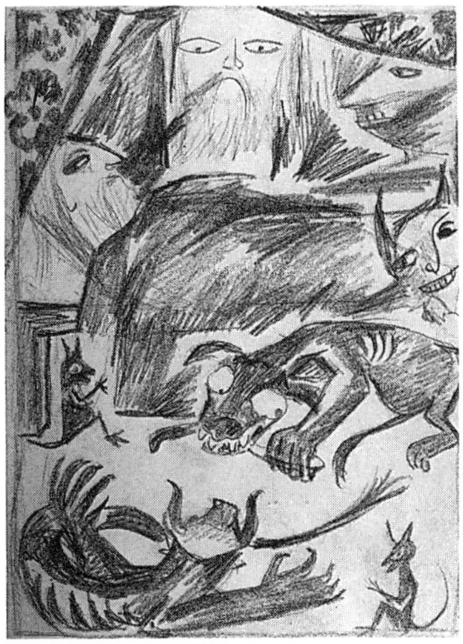

Illustration zu dem Buch *Pustynniki (Einsiedler)* von Aleksej Kručënych, 1913

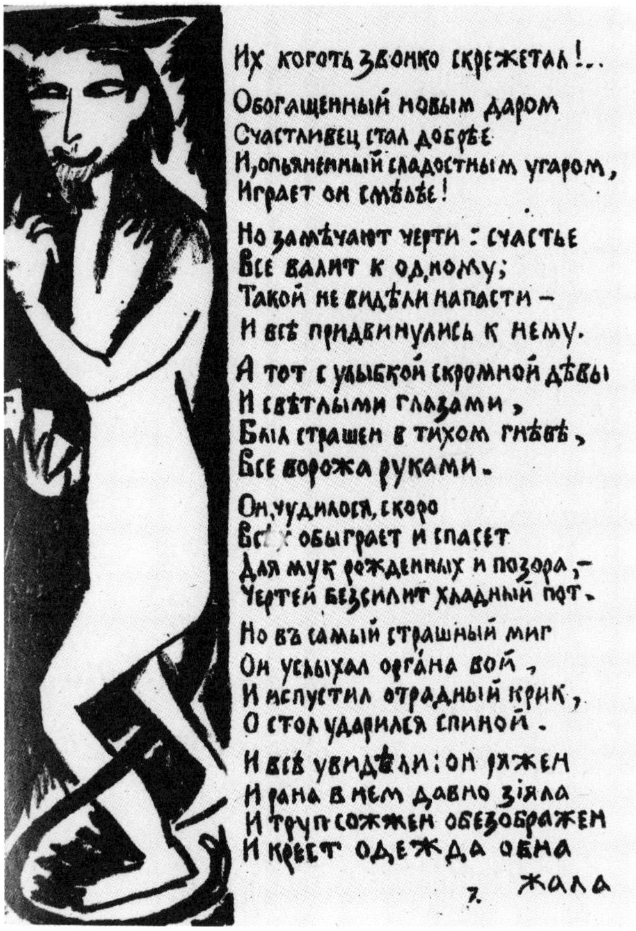

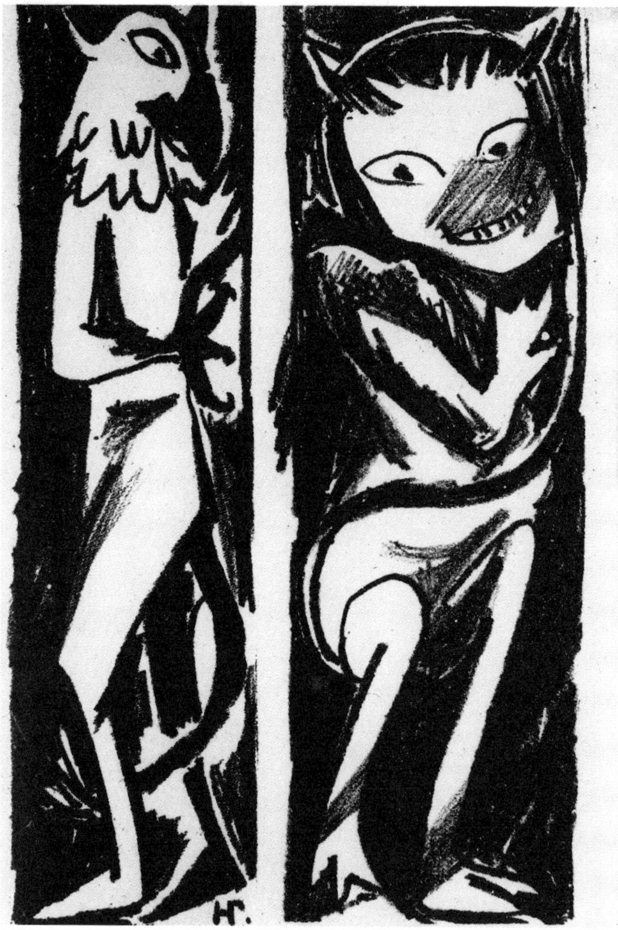

aber nicht als Schülerin, sondern eher als Widersacherin, die sich ihrer eigenen Stärke völlig bewußt war.«[10]

In diesen Jahren nahm Natal'ja Gončarova auch die Zusammenarbeit mit den avantgardistischen Dichtern Velimir Chlebnikov und Aleksej Kručënych auf, und in den Jahren 1912 und 1913 illustrierte sie mehrere ihrer Gedichtbände. Am bekanntesten sind ihre Illustrationen zu »Spiel in der Hölle«. Dieses Buch enthielt ein langes, von beiden Dichtern gemeinsam verfaßtes Gedicht, das ein Kartenspiel zwischen Sündern und Teufeln in der Hölle behandelte. Laut Kručënych hatte das Gedicht seinen Ursprung in der bildlichen Darstellung auf einem Lubok. Die Illustrationen Natal'ja Gončarovas sind den Darstellungen von Hölle und Dämonen angenähert, die sich nicht nur auf den volkstümlichen Holzschnitten, sondern auch in der russischen Ikonen- und Freskomalerei finden. Ihre ausdrucksvolle Ausführung erfährt durch Licht- und Schatteneffekte eine weitere Steigerung, was den »schimärenhaften« Charakter, der dem Inhalt des Gedichts entspricht, zusätzlich unterstreicht. Die Künstlerin stattete auch Kručënychs und Chlebnikovs Buch »Weltvomende« (1912) sowie Kručënychs »Einsiedler« (1913) mit neoprimitivistischen Illustrationen aus.

Auch mit anderen Mitgliedern der literarischen und künstlerischen Avantgarde arbeitete Natal'ja Gončarova eng zusammen, und in den letzten beiden Jahren vor dem Ersten Weltkrieg machte sie sich zusätzlich einen Namen im Bereich der abstrakten, nichtgegenständlichen Kunst. In dieser Phase größter Aktivität wurde sie

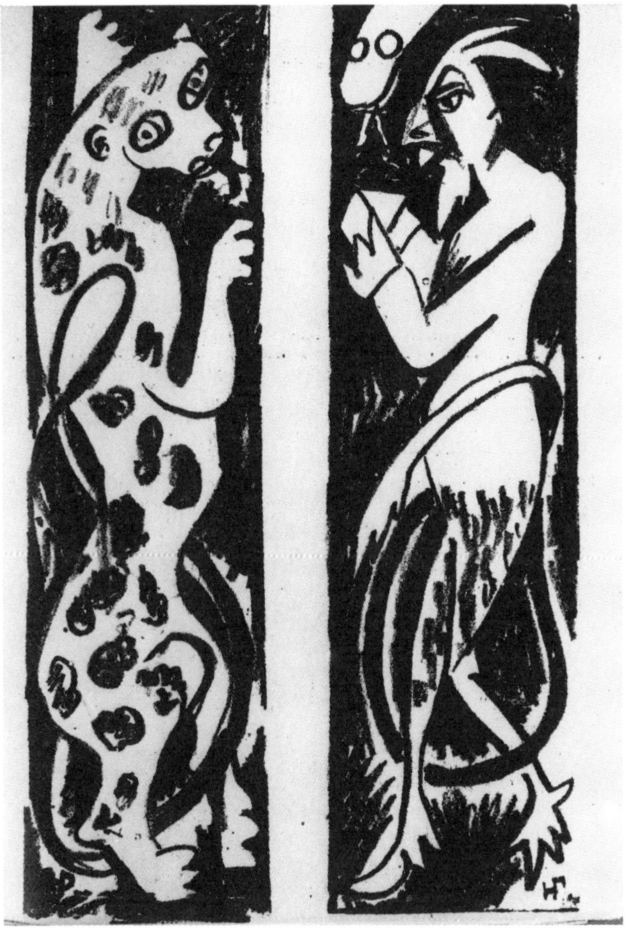

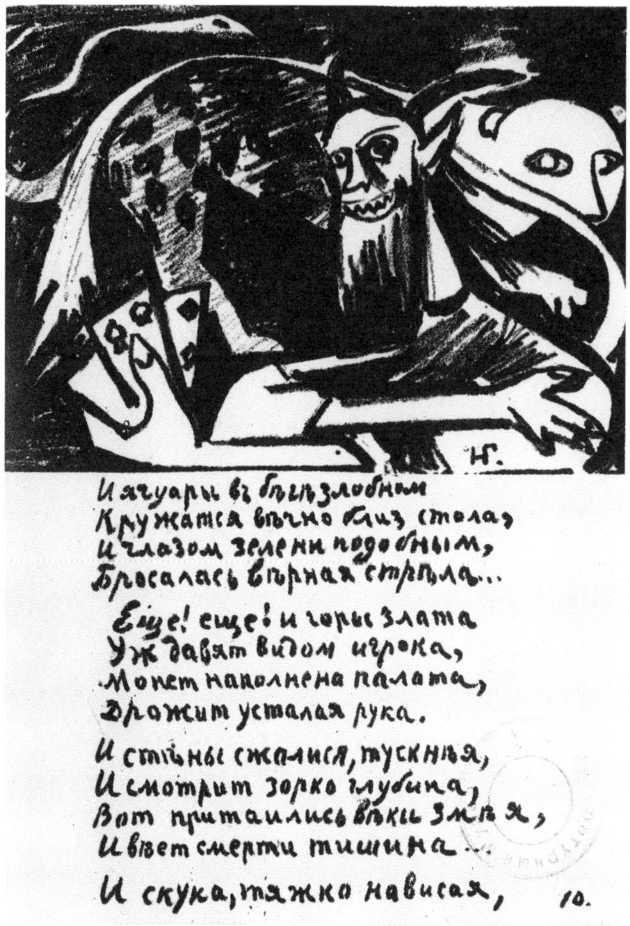

auf die Forderungen des italienischen Futurismus aufmerksam, dessen elektrisierende Lebendigkeit sie faszinierte. Sie unterstützte Larionovs Theorie des Rayonismus (auch Rayonnismus), unterschrieb seine Manifeste und schuf eine bemerkenswerte Reihe von rayonistischen Landschaften, in denen reflektierende Lichtstrahlen, scharf wie Eiskristalle, sowohl figürliche Formen als auch den perspektivischen Raum des Gemäldes zerschneiden. Nach Guillaume Apollinaire lag der Erfolg dieser abstrakten Werke in der Fähigkeit Natal'ja Gončarovas begründet, »aus jeglicher Spielart des Fauvismus, jeder Richtung des Kubismus und dem Futurismus aller Länder« das Beste herauszufiltern und miteinander zu verschmelzen. Diese Fähigkeit verlieh der Russin in Apollinaires Augen völlige schöpferische Freiheit und eine letztlich einzigartige Individualität.[11]

Illustrationen zu dem Buch *Igra v adu (Spiel in der Hölle)* von Aleksej Kručënych und Velimir Chlebnikov, 1912. Oben rechts das im dazugehörigen Gedicht beschriebene Kartenspiel der Teufel

Natal'ja Gončarova war in diesen Jahren eine glühende Verfechterin des Kubo-Futurismus. Sie organisierte aufsehenerregende Ausstellungen in Moskau und St. Petersburg, nahm lautstark an Diskussionen über die »Neue Kunst« teil, veröffentlichte anstoßerregende Manifeste und wurde in den Zeitungen häufig wegen ihrer leidenschaftlichen propagandistischen Aktivitäten erwähnt. Die ehemals ruhige Impressionistin verwandelte sich nunmehr in eine Amazone der Avantgarde.

Gemeinsam mit Larionov engagierte sie sich für das futuristische Theater. 1913/14 bemalte sie Gesicht und Körper für gemeinsame Auftritte mit Larionov in dem futuristischen Kabarett »Die rosa Laterne«. Beide verursachten einen öffentlichen Aufruhr, der normalerweise das Eingreifen der Polizei erforderlich gemacht hätte. In einem futuristischen Film mit dem Titel »Drama im futuristischen Kabarett Nr. 13« übernahmen sie und Larionov die Hauptrollen.

Die futuristische Periode in Natal'ja Gončarovas Laufbahn war von relativ kurzer Dauer, doch genügte sie, um das Interesse von Sergej Djagilev, dem Direktor der »Ballets Russes«, zu erregen. Djagilev beauftragte sie mit Bühnenbild- und Kostümentwürfen zu Nikolaj Rimskij-Korsakovs Oper »Le coq d'or«, die 1914 in Paris aufgeführt wurde. Einige Mitarbeiter Djagilevs waren höchst skeptisch über die Vergabe dieses Auftrags an Natal'ja Gončarova, doch stellten sich deren endgültige Entwürfe als triumphaler Erfolg des Neoprimitivismus heraus. Sie vereinten die kräftigen und ausdrucksstarken Farben russischer Volkskunst mit der einfachen, aber expressiven Qualität von Lubok und Ikone und repräsentierten eine vollständige Verschmelzung der verschiedenartigsten russischen Traditionen.

Die Künstlerin verschrieb sich diesem Auftrag mit Leib und Seele. Sie besuchte Museen, um die historische Kleidung von Zaren und Bojaren zu studieren, und wie der Choreograph Michel Fokine (Michail Fokin) anmerkte, war das Ergebnis »etwas Unerwartetes, farblich wunderschön, zutiefst national und gleichzeitig hinreißend«.[12] Nach der Premiere schrieb Natal'ja Polenova aus Paris an ihren Mann: »Natal'ja Gončarova hielt die gesamte Bühne im Stil unserer russischen Speisezimmer, insbesondere im Stil der folkloristisch bemalten Tabletts. Der Vorhang hob sich bei Dunkelheit, und als plötzlich die Lichter angingen, sah man eine glühendrote Landschaft – eine glühendrote Stadt, einen gelben Himmel, eine rote Sonne in Form eines Gesichts und rote Bäume mit riesenhaften Blüten. Alles war so unwirklich, daß auch die Darsteller wie Marionetten wirkten. Das Publikum würdigte das Bühnenbild mit donnerndem Applaus und Rufen wie ›C'est épatant!‹. Trotz der übersteigerten

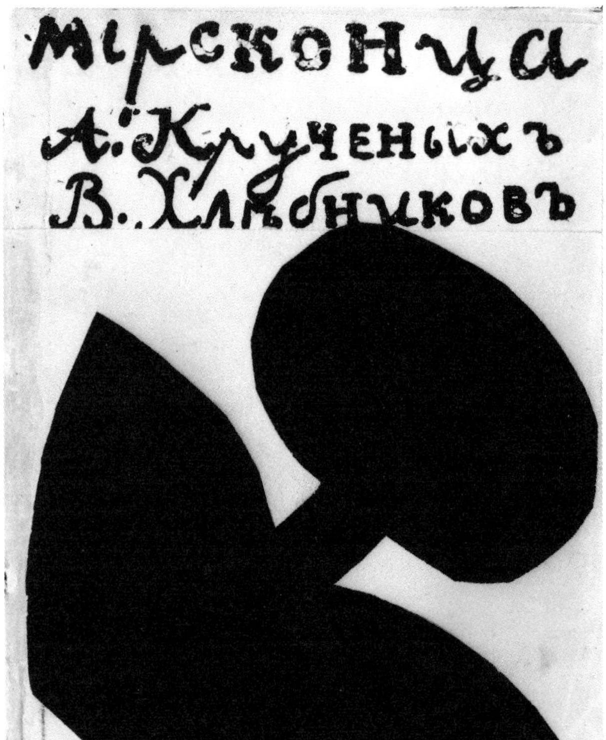

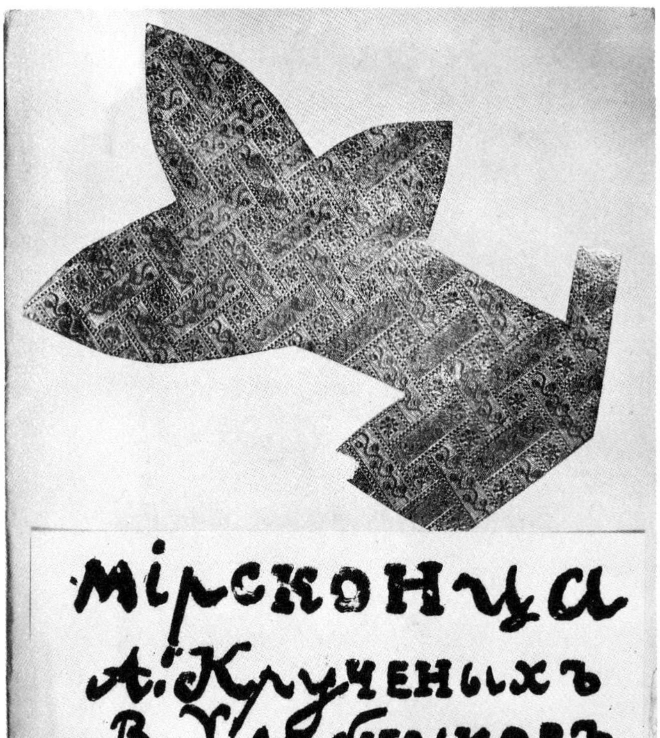

Umschlagentwürfe für Aleksej Kručënych und Velimir Chlebnikovs *Mirskonca (Weltvomende)*, 1912

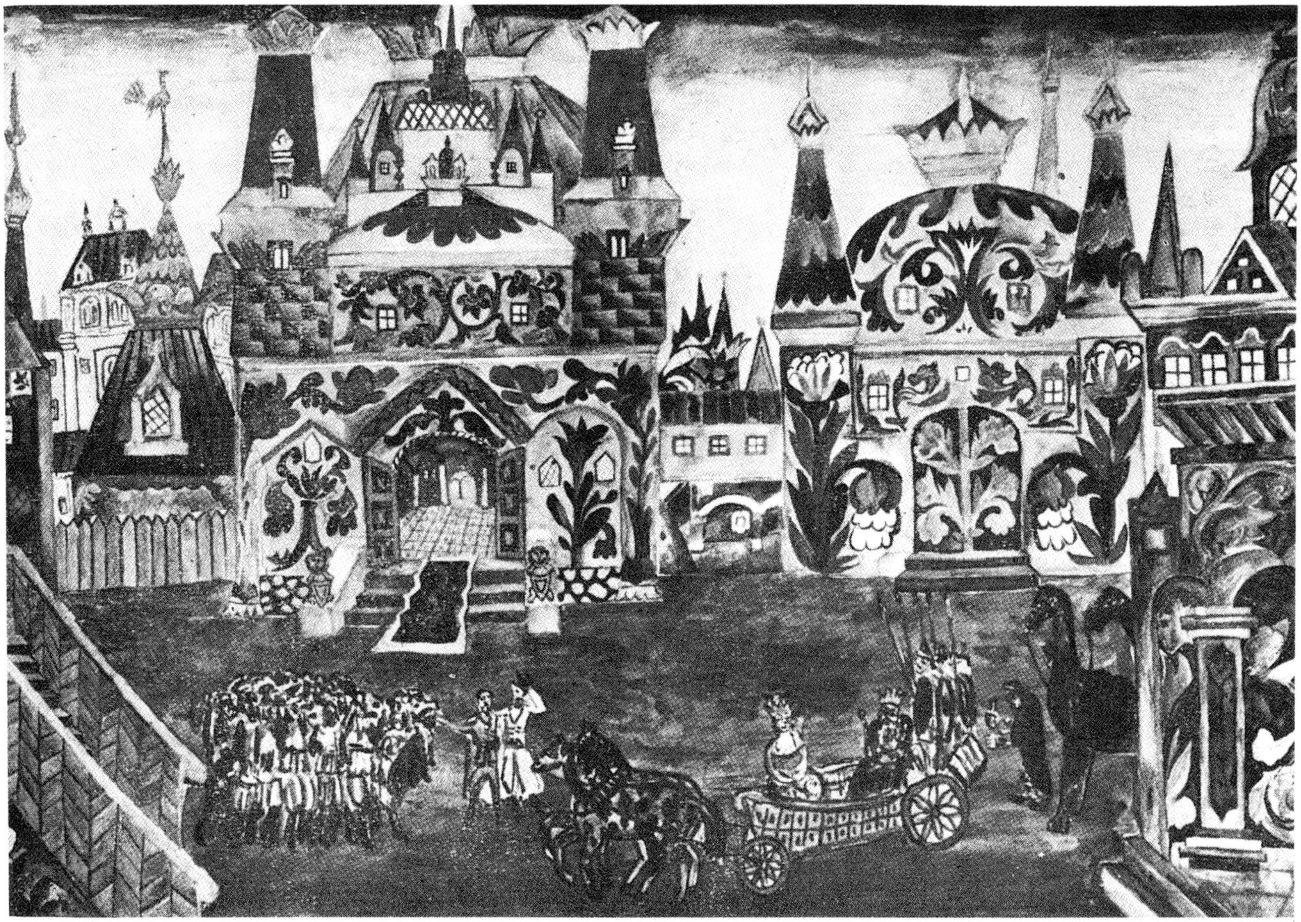

Der Zarenpalast. Bühnenbildentwurf für *Le coq d'or*, 1914

Prunkhaftigkeit hatte das Ganze nichts Geschmackloses. Der zweite Akt spielt in der Nacht. Das Ganze erinnerte nun an unsere blauen Tarusa-Tabletts und war wunderschön arrangiert. In der Mitte des Aktes steigt das Zelt einer morgenländischen Königin aus dem Bühnenboden empor. Über dem Zelt erscheint zuerst ein Halbmond und dann die ganze dekorative Konstruktion, die das gesamte Ballett verbirgt. In wunderbaren Arabesken tritt es schließlich aus dem Zelt heraus. Alles ist sehr schön!«[13]

»Le coq d'or« brachte Natal'ja Gončarova Ruhm und Erfolg im Westen, worum sie jedoch nicht viel Aufhebens machte. Sie zeichnete sich, wie auch Marina Cvetaeva betonte, stets durch Bescheidenheit aus: »Der Ruhm kommt zu ihr, doch er wird niemals hereingelassen. So steht er bis heute vor derTür. Natal'ja Gončarova ist sich kaum ihres Namens bewußt. Ihre Bilder überqueren in großen Kisten den Ozean, ihr Name hallt in Ausstellungen wider und füllt die Schlagzeilen der Zeitungen. Sie aber sitzt (oder steht eher) zu Hause und arbeitet... sie verscheucht nur ihren Namen: ›Steh nicht neben mir, stoße mich nicht an, steh mir nicht im Weg. Es gibt die Leinwand. Dich gibt es nicht.‹« Und die Dichterin zitiert Natal'ja Gončarova: »Das Theater? Ich wollte in den Osten gehen, und ich ging in den Westen. Mit dem Theater kam ich zufällig in Berührung. Stell dir vor, du wirst mit Bühnenbildentwürfen beauftragt, sie sind ein Erfolg, nicht nur für dich persönlich, sondern auch auf der Bühne. Dann kommt ein anderer Auftrag... Du kannst nicht ablehnen, und jeder Auftrag ist eine Probe deines Könnens. Aber der Theaterarbeit gehörte nie meine große Liebe und wird sie auch niemals gehören.«

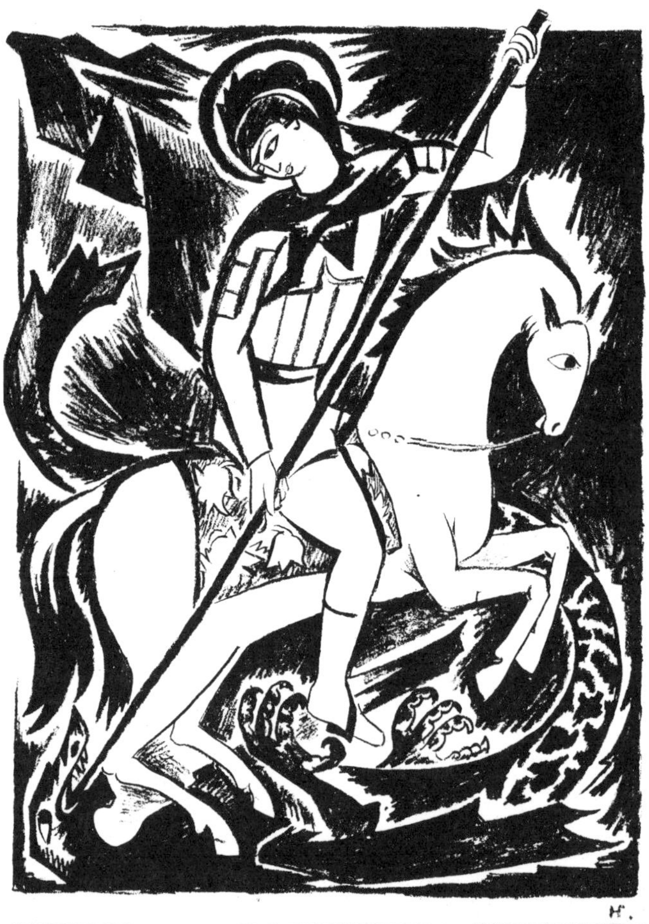
НГ.

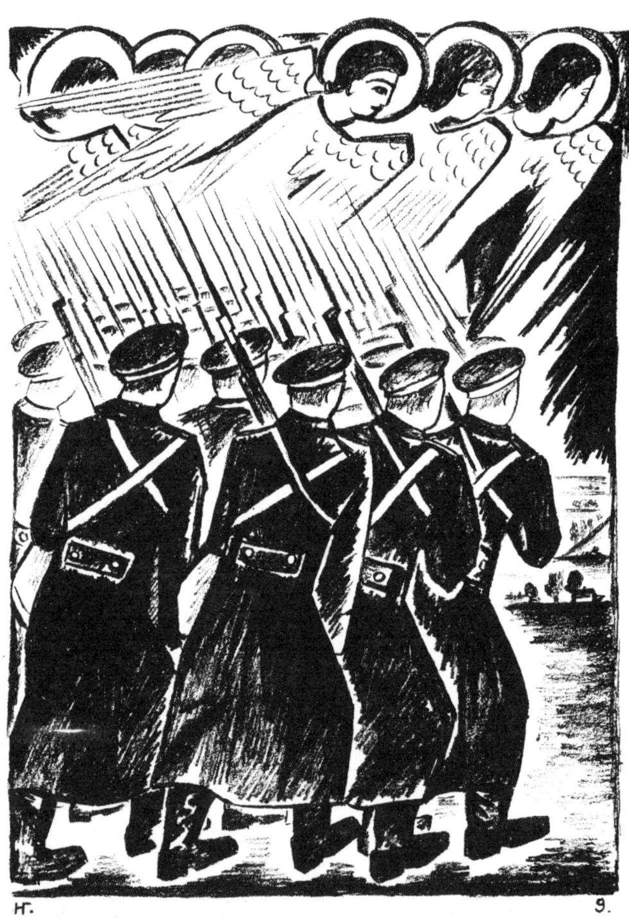
НГ.
9.

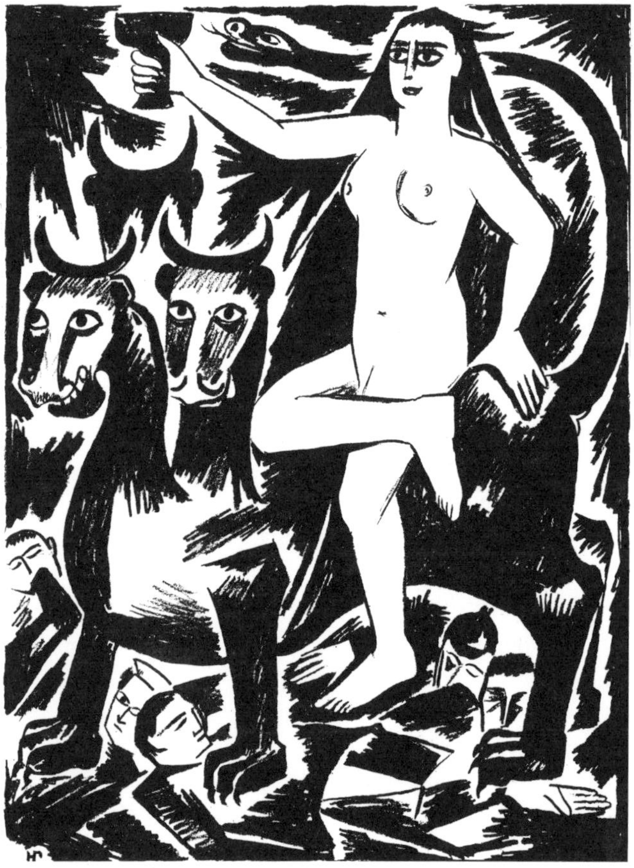

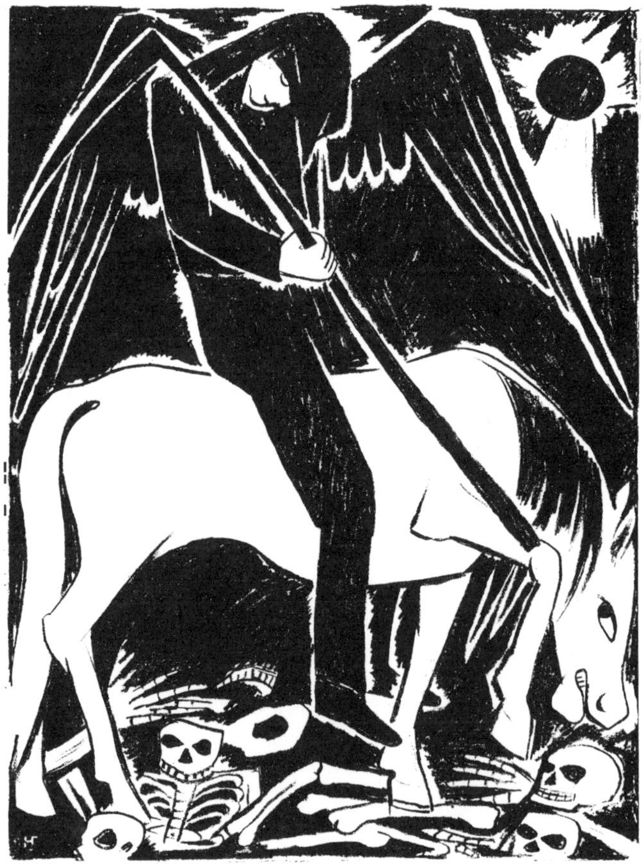

Bei Ausbruch des Krieges kehrte Natal'ja Gončarova nach Moskau zurück. Dort entwarf sie unter dem Eindruck des Krieges eine Mappe mit patriotischen Lithografien unter dem Titel *Mystische Schrecken des Krieges* (Taf. 48). Während die »reine Malerei« der Avantgarde, einschließlich der abstrakten Versuche Natal'ja Gončarovas, sich von der Realität distanzierte, demonstriert diese Mappe, daß sich hinter der Maske der »reinen Kunst« in Wahrheit eine traditionelle Verschmelzung philosophischer, religiöser und sozialer Elemente verbarg.[14] Der Krieg ließ viele Künstler zweifelsohne ihre Individualität zugunsten eines nationalen Bewußtseins hintanstellen. Vladimir Majakovskij schrieb: »Eine Erschütterung verlangt entweder etwas Neues oder das strikte Festhalten an der Tradition.« Natal'ja Gončarova entschied sich für letzteres.[15] Ihre Lithografien basierten auf einer apokalyptischen, religiös und national geprägten Bildersprache, die sie anreicherte mit der Vornehmheit der Ikonentradition, der Kühnheit des Lubok und all der technischen Erfahrung, die sie als

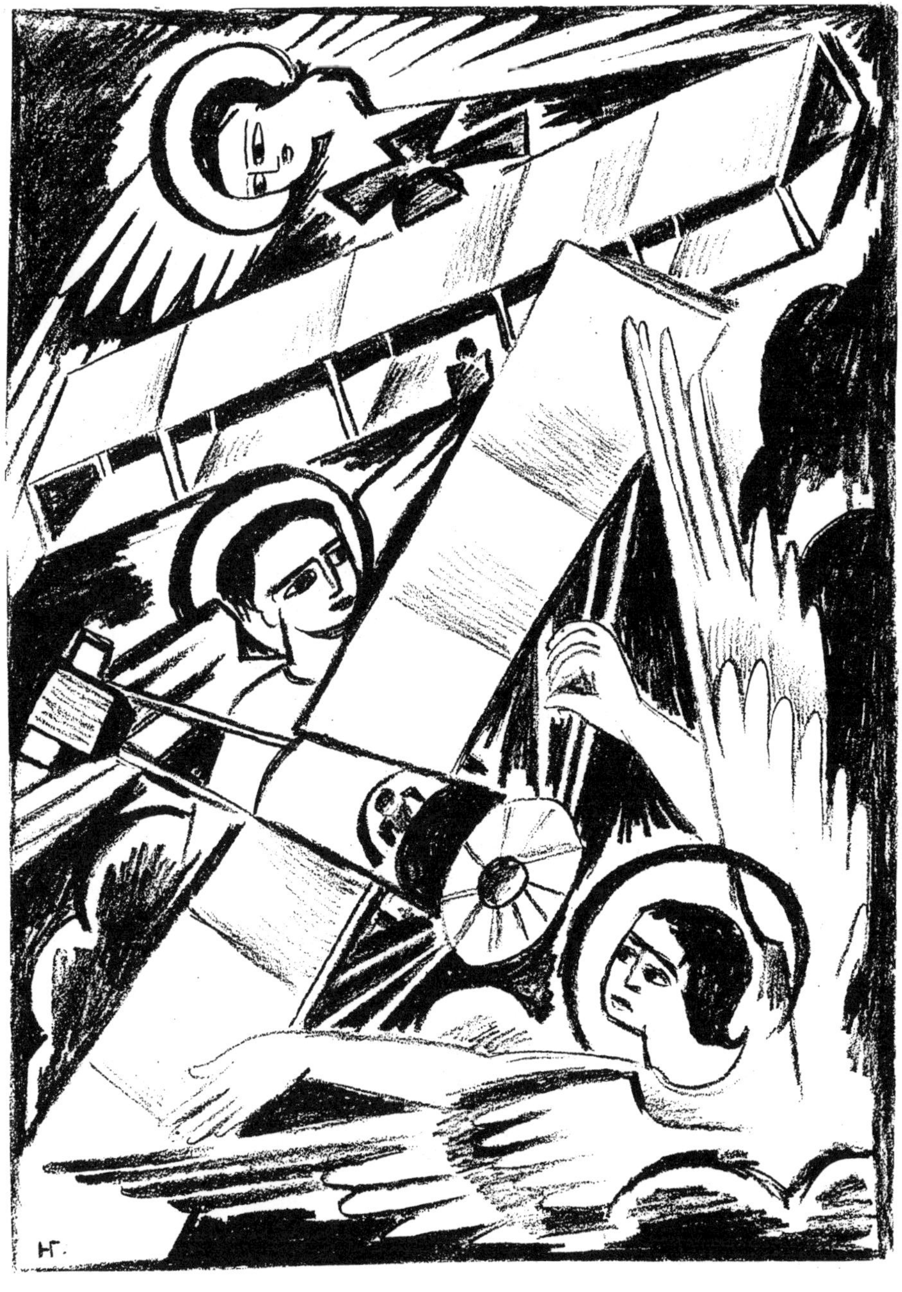

Lithografien aus dem Album *Mističeskie obrazy vojny (Mystische Schrecken des Krieges)*, 1914

Illustratorin futuristischer Bücher gesammelt hatte. Aleksandr Blok bemerkte zu Natal'ja Gončarova: »Zur immerwährenden Sorge des Künstlers um Form und Inhalt kamen neue Sorgen hinzu, Sorgen um seine Schuldigkeit, um Pflicht und Freiheit der Kunst.«[16]

1915 verließ Natal'ja Gončarova jedoch das blutüberströmte Rußland und folgte gemeinsam mit Larionov einer Einladung Djagilevs in die Schweiz. Mehrere Jahre lang reiste sie als Bühnenbildnerin der »Ballets Russes« mit Djagilev durch Europa. In der Schweiz fertigte sie an Ikonen gemahnende Entwürfe für das nie inszenierte Ballett »Liturgie« an. Die Mantillas der Spanierinnen inspirierten sie zu einer Serie von Bildern mit dem Titel *Espagnoles,* und in Rom arbeitete sie mit Larionov an den Entwürfen für das Ballett »Contes russes«. Außerdem riß die Zusammenarbeit mit der Fülle von Künstlern, Dichtern und Komponisten aus Djagilevs Umkreis nie ab. Die Wanderjahre fanden erst 1919 ein Ende, als sich Natal'ja Gončarova und Larionov dauerhaft in Paris niederließen.

In den zwanziger und dreißiger Jahren gehörte die Künstlerin zu dem Kreis der »Pariser Schule«. Sie besuchte die Kunstsoiréen und pflegte sowohl mit Malern wie Henri Matisse, André Derain, Pablo Picasso, Robert Delaunay als auch mit Dichtern wie Jean Cocteau und dem Dadaisten Tristan Tzara vertrauten Umgang. Die in den grafischen Künsten hochbegabte Künstlerin entwarf Plakate und illustrierte Gedichtbände und Romane. Sie beteiligte sich an zahlreichen Ausstellungen, unterrichtete Schüler und widmete sich mit nicht nachlassender Energie der Malerei. In diesen Jahren entstanden hauptsächlich abstrakte und stilisierte Gemälde von Badenden, Blumen und Landschaften. Dennoch erwarb Natal'ja Gončarova in Paris nicht als Malerin internationales Ansehen, sondern als Bühnenbildnerin. Sie arbeitete nicht nur für Djagilev und die »Ballets Russes«, sondern auch für Boris Romanovs Russisches Theater in Berlin und Michel Fokines Balletttruppe in Amerika. Während des

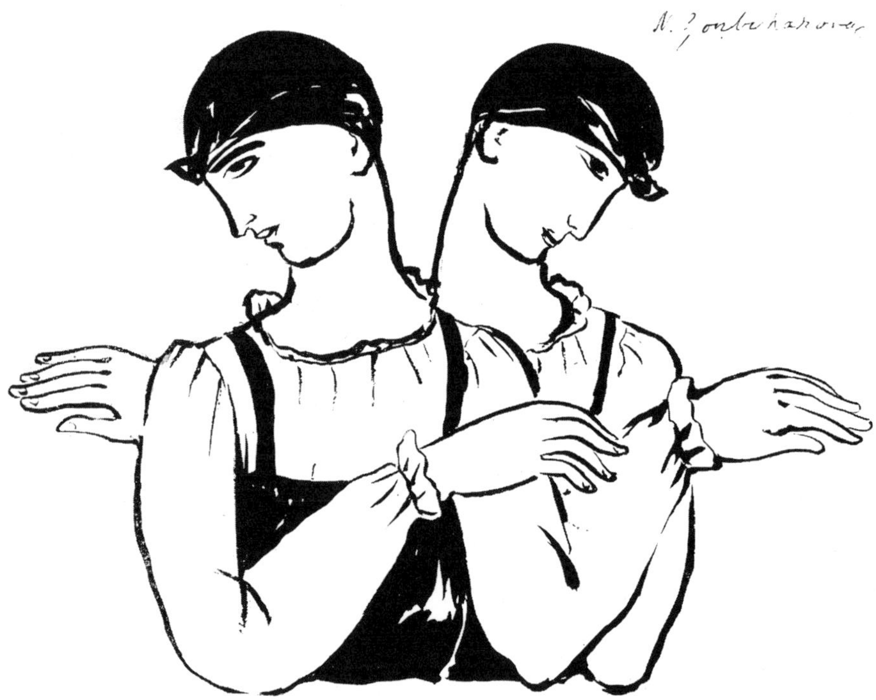

Kostümentwurf für *Les noces,* 1923

Zweiten Weltkriegs war ihre Mitarbeit bei etlichen Balletttruppen innerhalb und außerhalb Frankreichs begehrt.

Ihren nach »Le coq d'or« wohl berühmtesten Auftrag bekam Natal'ja Gončarova 1923: den Entwurf des Bühnenbildes und der Kostüme zu Djagilevs Inszenierung von Igor Stravinskijs Ballett »Les noces«. Ursprünglich plante die Künstlerin eine Reihe von prachtvollen Kostümen, doch schließlich entschied sie sich für eine radikale Vereinfachung der Formen und Farben, die mit der neoklassizistischen Musik Stravinskijs und der kühnen Einfachheit der Choreographie von Bronislava Nižinskaja harmonierte. Die schlichten Kostüme und das zurückhaltende Bühnenbild drückten die widerstreitenden Gefühle von Freude und Trauer aus, von denen das Ballett durchdrungen ist. Diese Entwürfe beschworen ein weiteres Mal das Gefühl »russischer Schwermut« herauf, das in den Augen Marina Cvetaevas für Natal'ja Gončarovas gesamtes Werk kennzeichnend ist.

Ihr ganzes Leben lang blieb Natal'ja Gončarova eine russische Künstlerin. Vielleicht scheinen sich ihre abstrakten Versuche der Vorkriegsperiode aus diesem Grund nicht in das Gesamtwerk einzufügen und eher als Episode in ihrer Laufbahn zu wirken. Ihnen fehlt die Systematik und Genauigkeit der vergleichbaren Experimente von Künstlerinnen wie Ol'ga Rozanova, Ljubov' Popova, Aleksandra Ėkster und Nadežda Udal'cova, denen sie dennoch in ihrem Schaffen nahestand.

Natal'ja Gončarova war gleichermaßen dem 19. wie dem 20. Jahrhundert verhaftet. Der zutiefst »russische Geist« eines Künstlers wie Aleksej Venecianov wird sowohl in ihren neoprimitivistischen Bildern als auch in ihrer Arbeit für das Theater spürbar. Der Erfolg der Künstlerin lag nicht zuletzt darin begründet, daß sie die ›russische Seele‹ visuell greifbar werden ließ. Stärker als ihrer Großtante, der ersten Natal'ja Gončarova, schlug die Künstlerin ihrem Großonkel, dem Dichter Aleksandr Puškin, nach. Mit dessen Worten hätte Natal'ja Gončarova wahrhaft von sich behaupten können: »Ich bin das Volk.«

DOKUMENTE

L. P. Bezobrazov an Jakov Groš – 17. Mai 1880
»Nach seiner Heirat mit Natal'ja Nikolaevna Gončarova – unserer Urgroßmutter –, der Schönheit, um deretwillen er in einem Duell von dem Franzosen G. d'Anthés getötet wurde, lebte Puškin in der Leinmühle auf dem Besitz der Familie Gončarov im Bezirk Medinskij der Provinz Kaluga. Heute erinnert nichts mehr an die Leinmühle. Hier befindet sich ein Industrie- und Handelszentrum mit einem Markt für ein recht weites Hinterland; und hier steht auch die Papierfabrik der Gončarovs. Die Lage der ehemaligen Leinmühle ist wunderschön. Das Grundstück mit dem herrlichen alten Haus ist am Ufer des Flusses gelegen. Der aus Holz erbaute Flügel heißt heute noch ›Puškin-Haus‹. Hier wohnte der Dichter, wenn er die Gončarovs besuchte. Die Holzwände dieses Flügels, der für sich allein gesehen schon einen prächtigen Eindruck macht, hat Puškin bemalt, doch davon ist heute nichts mehr zu sehen ...«[17]

Natal'ja Gončarova über den Kubismus, aus dem Stegreif, im Verlauf einer öffentlichen Diskussion des »Karo-Buben« über »Kunst der Gegenwart«, Moskau 1912:
»Der Kubismus ist ein positives Phänomen, doch ist er nichts gänzlich Neues. Die skythischen Steinbilder oder die bemalten Holzpuppen, die auf den Jahrmärkten verkauft werden, sind ihrem Wesen nach ebenfalls kubistisch. Zugegeben, es handelt sich hier um Bildhauerei, nicht um Malerei, aber auch in Frankreich, dem Ursprungsland des Kubismus, dienten die gotischen Skulpturen der Bewegung als Ausgangspunkt. Lange Zeit habe ich selbst im kubistischen Stil gearbeitet, aber ich verdamme ohne zu zögern die Position des ›Karo-Buben‹, der dem Aufstellen von Theorien gegenüber der Kreativität den Vorzug gibt ... Im Gegensatz zu (David) Burljuk behaupte ich, daß zu allen Zeiten vorrangig war und auch weiterhin sein wird, was der Künstler darstellt, obzwar es gleichzeitig von größter Bedeutung ist, *wie* er seiner Idee konkrete Form gibt.«[18]

Aus Natal'ja Gončarovas Vorwort zum Katalog ihrer Einzelausstellung 1913
»Indem ich mit einer Einzelausstellung an die Öf-

fentlichkeit trete, möchte ich meine künstlerische Entwicklung und Arbeit der letzten dreizehn Jahre dokumentieren. Ich ergründete die Kunst der Malerei Schritt für Schritt, ohne sie in irgendeiner Kunstschule zu lernen... Zu Beginn meiner Entwicklung lernte ich das meiste von meinen französischen Zeitgenossen. Sie weckten mein Bewußtsein, und so erkannte ich die große Begabung und den Wert der Kunst meines Heimatlandes – und dadurch auch den großen Reichtum der östlichen Kunst überhaupt. Seither habe ich mich mit allen westlichen Einflüssen auseinandergesetzt. Tatsächlich aber hat mein Land all das hervorgebracht, was aus dem Westen stammt. Und nun schüttele ich den Staub von meinen Füßen und wende mich vom Westen ab, da ich seine Glätte für äußerst bedeutungslos und flach ansehe. Mein Weg zum Ursprung aller Kunst führt nach Osten. Die Kunst meines Landes erschließt weitaus tiefere und bedeutendere Dimensionen als alles, was ich vom Westen kenne. (Ich meine damit die wahrhaft gelebte und geschaffene Kunst, nicht das, was sich in unseren Schulen und Gesellschaftszirkeln breitgemacht hat.) – Betrachtet man die uns bekannten Monumente der Kunst, über alle Zeiten hinweg, so sehe ich folgende Entwicklung: Die Steinzeit und die Kunst der Höhlenmalerei stellen die Morgendämmerung der Kunst dar. Im großen und ganzen verfügten Länder wie China, Indien und Ägypten, ungeachtet aller Höhen und Tiefen, über eine hochstehende Kunst und ausgeprägte künstlerische Traditionen. Kunstformen, die diesen Wurzeln entsprangen, sind nichtsdestoweniger eigenständig: die Kunst der Azteken, der Neger, der australischen und asiatischen Inseln wie Borneo oder Japan. Sie stehen – allgemein gesehen – für ein erstes Wachstum und Aufblühen der Kunst.

Angefangen mit dem Übergangsstadium der kretischen Kunst, repräsentieren Griechenland, in seinem archaischen Charakter und in all seinen Blütezeiten, und Italien bis zum Einsetzen der Gotik die Dekadenz. Die Gotik ist ein Übergangsstadium. In unserem Zeitalter findet eine Blüte anderer Form statt – im Bereich der Malerei. Und wiederum kommt dem Osten bei dieser zweiten Blütezeit eine führende Rolle zu. Moskau ist gegenwärtig das bedeutendste Zentrum der Malerei.

Ich schüttele den Staub des Westens ab, und ich betrachte all diejenigen als lächerlich und rückständig, die nach wie vor westliche Vorbilder nachahmen, in der Hoffnung, echte Maler zu werden, und die Individualität mehr als den Tod fürchten. Genauso lächerlich finde ich diejenigen, die für die Individualität eintreten und dabei dem eigenen Ich, mag es auch noch so begrenzt sein, eine überdimensionale Bedeutung zumessen. Individualität bei mangelnder Begabung ist genauso sinnlos wie schlechte Nachahmung – ungeachtet des altmodischen Anklangs dieses Arguments.

Ich verspüre eine tiefe Dankbarkeit gegenüber den westlichen Malern und all dem, was sie mich gelehrt haben.

Nachdem ich in aller Behutsamheit alles, was möglich war, abgewandelt habe, und nachdem mir die Ehre zuteil geworden ist, im Westen selbst auf eine Stufe mit dessen zeitgenössischen Künstlern gestellt zu werden, will ich nun einen neuen Weg einschlagen.

Ich habe mir folgende Ziele gesetzt:

Mir selbst keinerlei Grenzen im Bereich künstlerischer Entwicklungen zu setzen.

Anhaltenden Gebrauch vom zeitgenössischen Schaffen und neuen Entwicklungen innerhalb der Kunst zu machen.

Für mich und andere den Versuch zu unternehmen, eine dauerhafte Gesetzmäßigkeit unserer Arbeit aufzustellen und auch eine Definition des Erreichten vorzunehmen.

Gegen die entwürdigende und zersetzende Lehre des Individualismus zu kämpfen, die sich mittlerweile im Zustand der Agonie befindet.

Meine eigene künstlerische Inspiration aus meinem Land und aus dem uns so nahen Osten zu ziehen.

Michail Larionovs Theorie des Rayonismus, die ich erweitert und ausgearbeitet habe (die Malerei unterliegt nur malerischen Gesetzmäßigkeiten), in die Praxis umzusetzen.

Meine persönlichen Eindrücke in eine allgemeingültige objektive Darstellung umzusetzen...

Die Welt um uns herum in all ihrem Glanz und ihrer Mannigfaltigkeit zu begreifen und ihren inneren und äußeren Gehalt zu erfassen.

In der Malerei weder Literatur noch Illustration noch irgendwelche anderen ›Schreckgespenster‹ der heutigen Zeit zu fürchten; einige Künstler der Moderne versuchen, ein ihrem Werk nicht innewohnendes malerisches Anliegen allein durch Verwerfung eben dieser ›Gespenster‹ vorzutäuschen. Im Gegensatz dazu will ich mich bemühen, auch sie positiv und deutlich in Gedanken der Malerei auszudrücken.«[19]

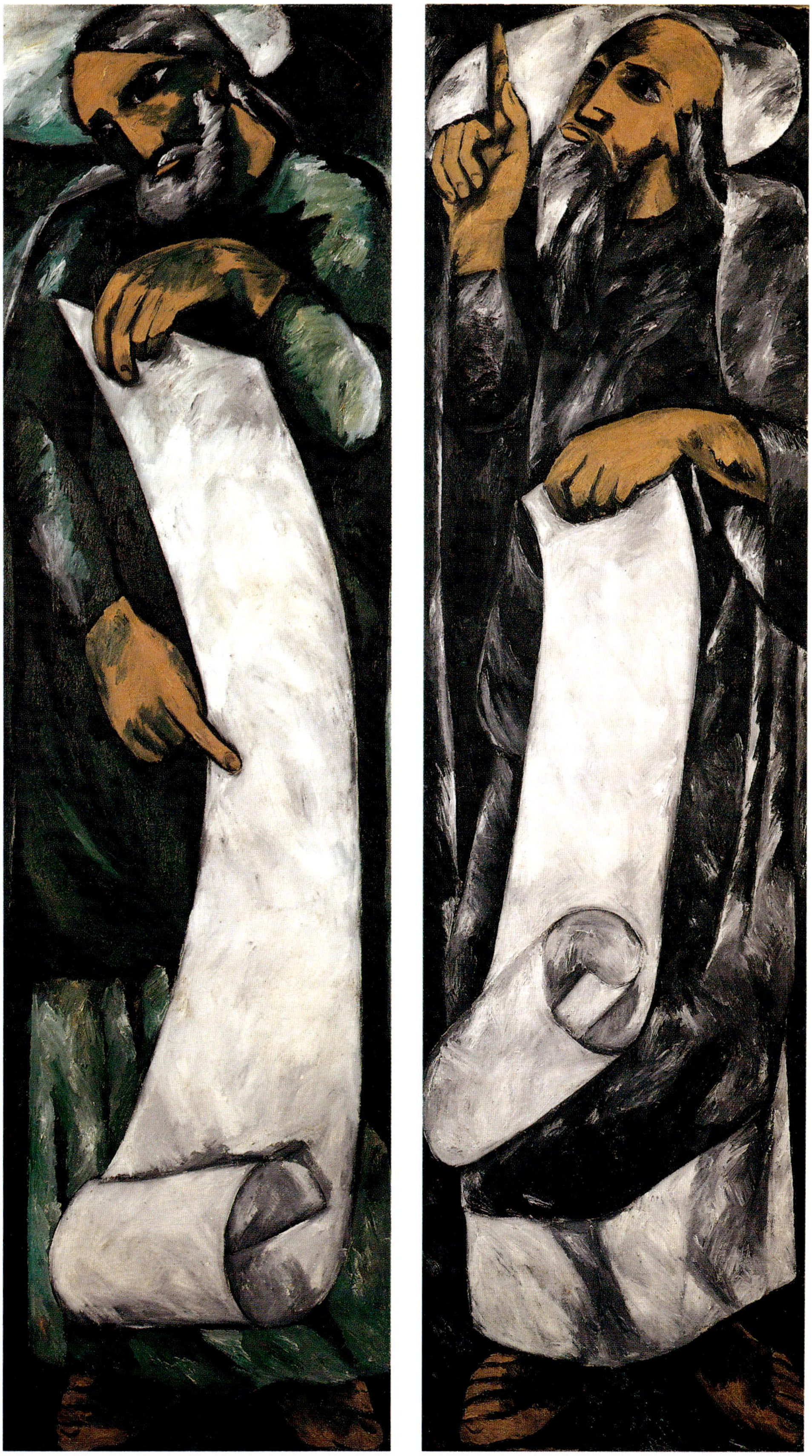

27/28 Natal'ja Gončarova
Die Evangelisten, 1910–11

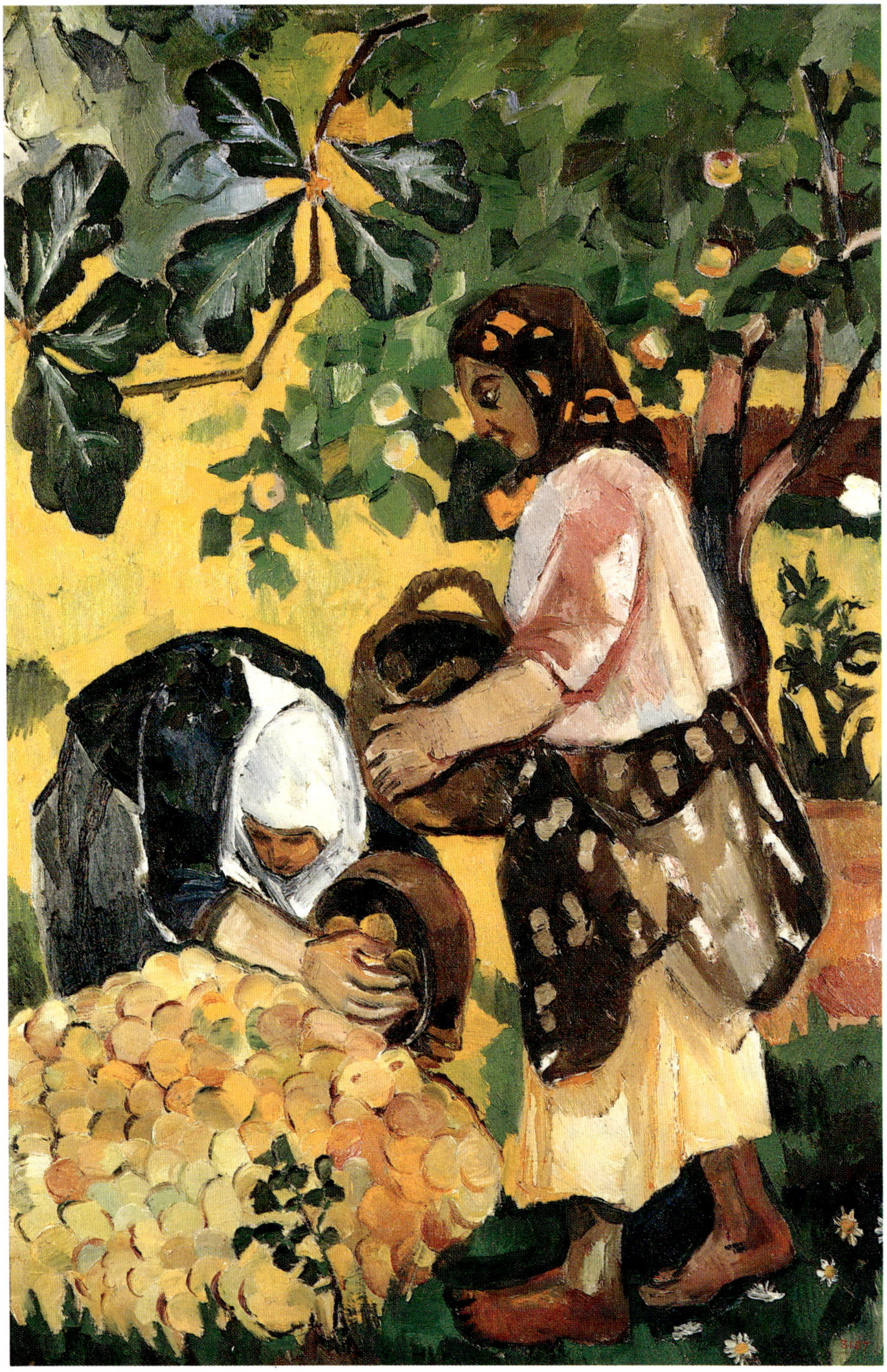

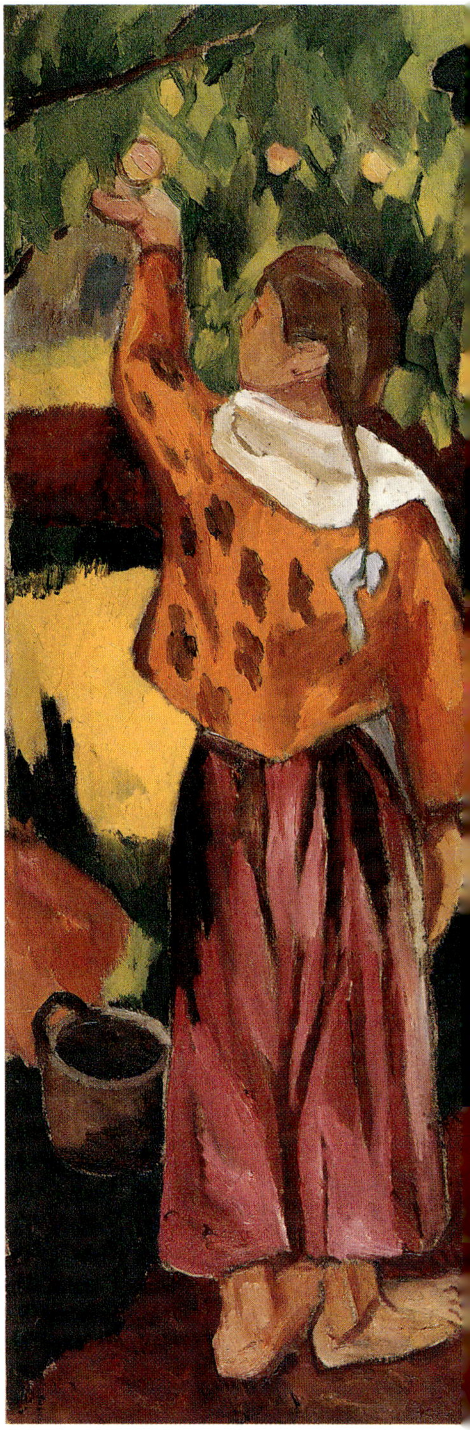

29–31 Natal'ja Gončarova
Obsternte, 1909

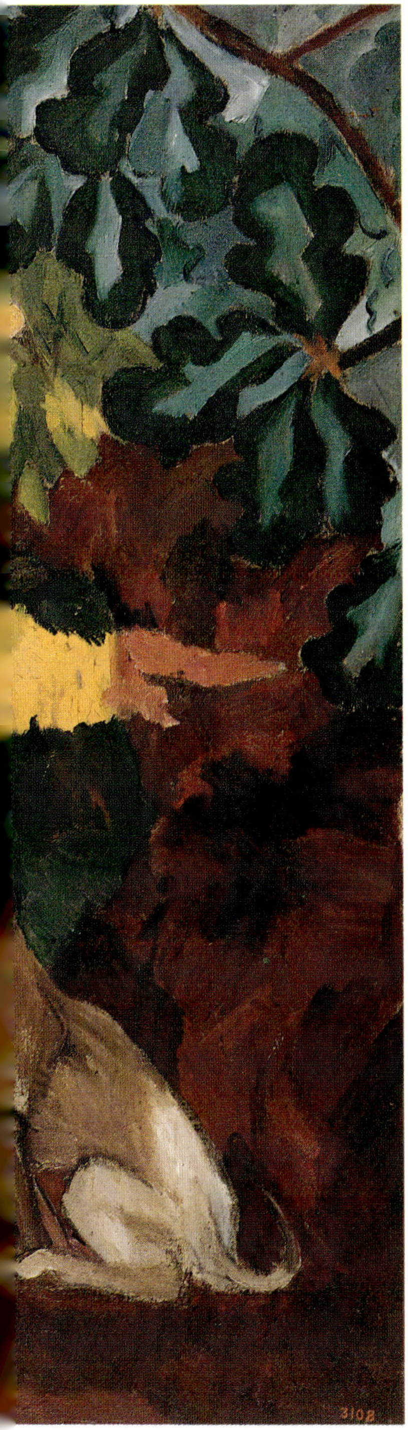

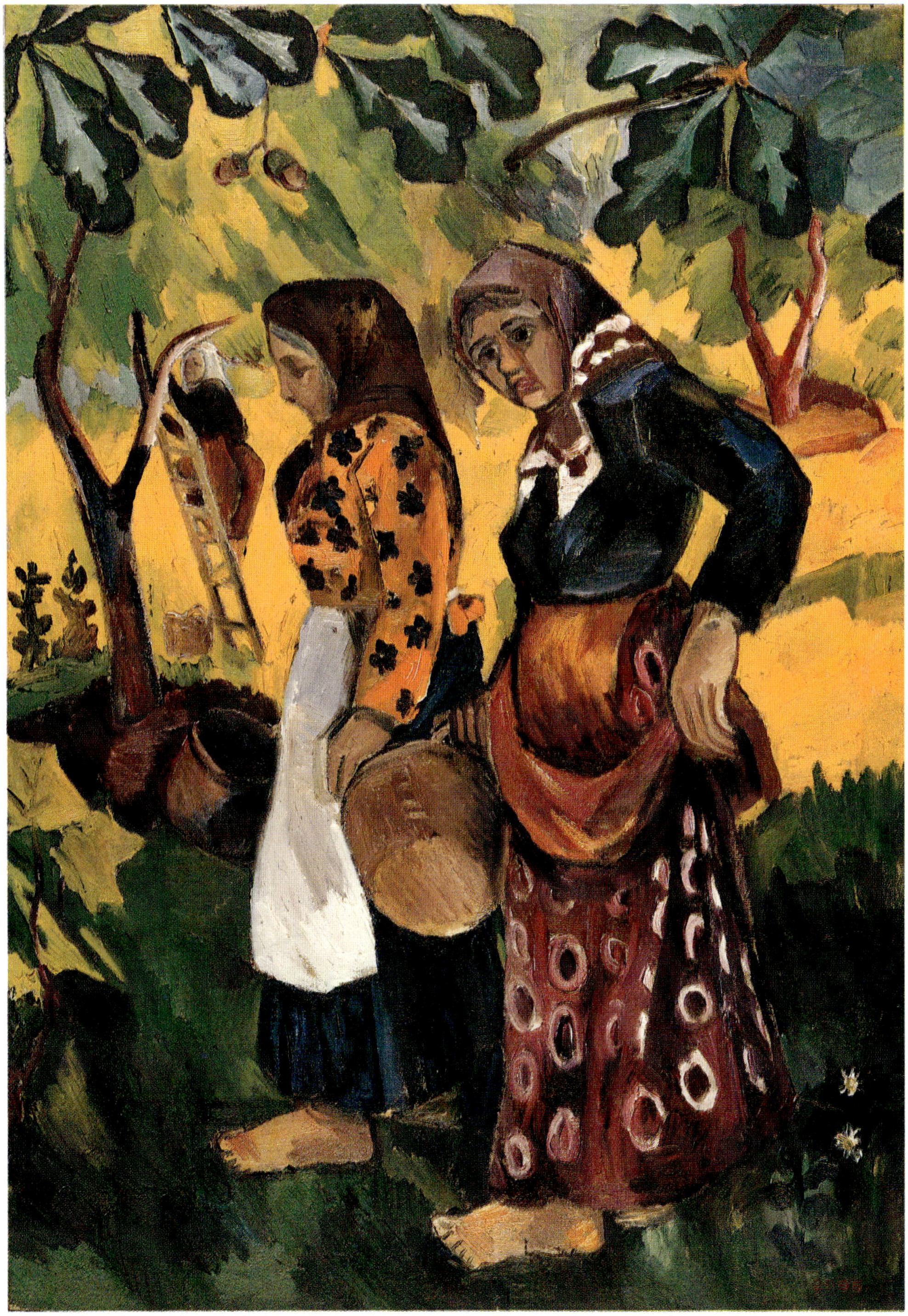

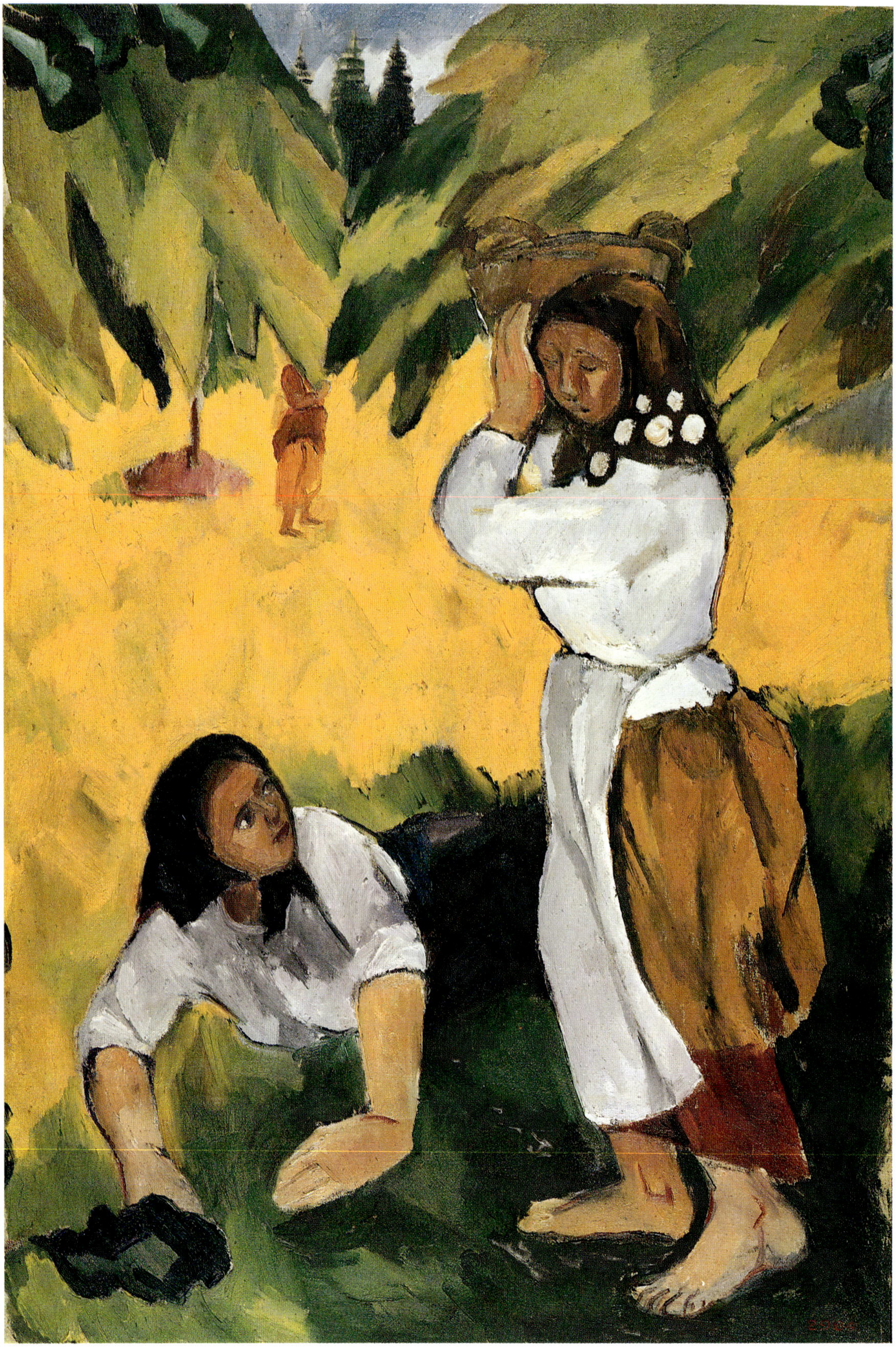

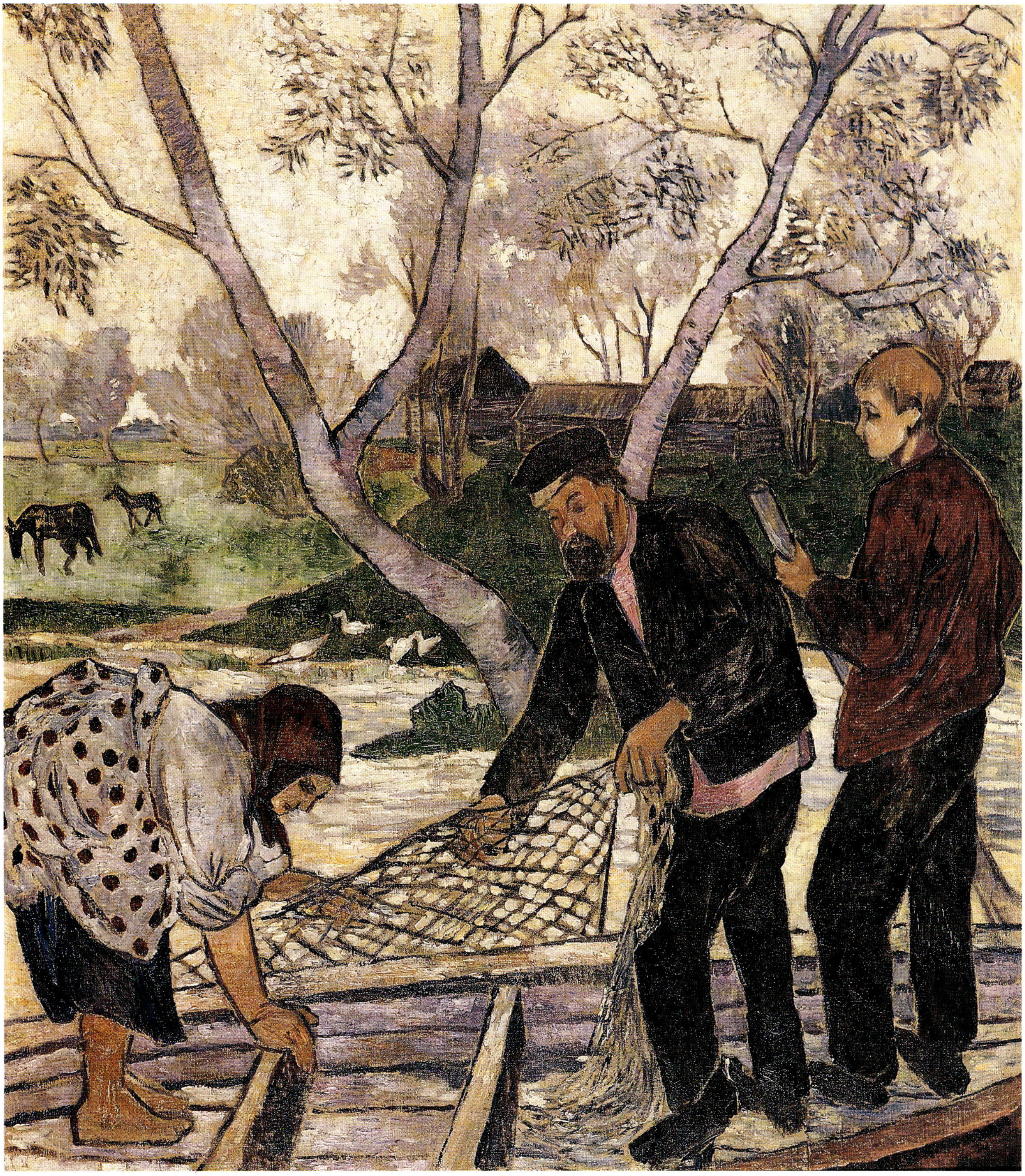

← 32 Natal'ja Gončarova
Obsternte, 1909

↑ 33 Natal'ja Gončarova
Fischfang, 1909

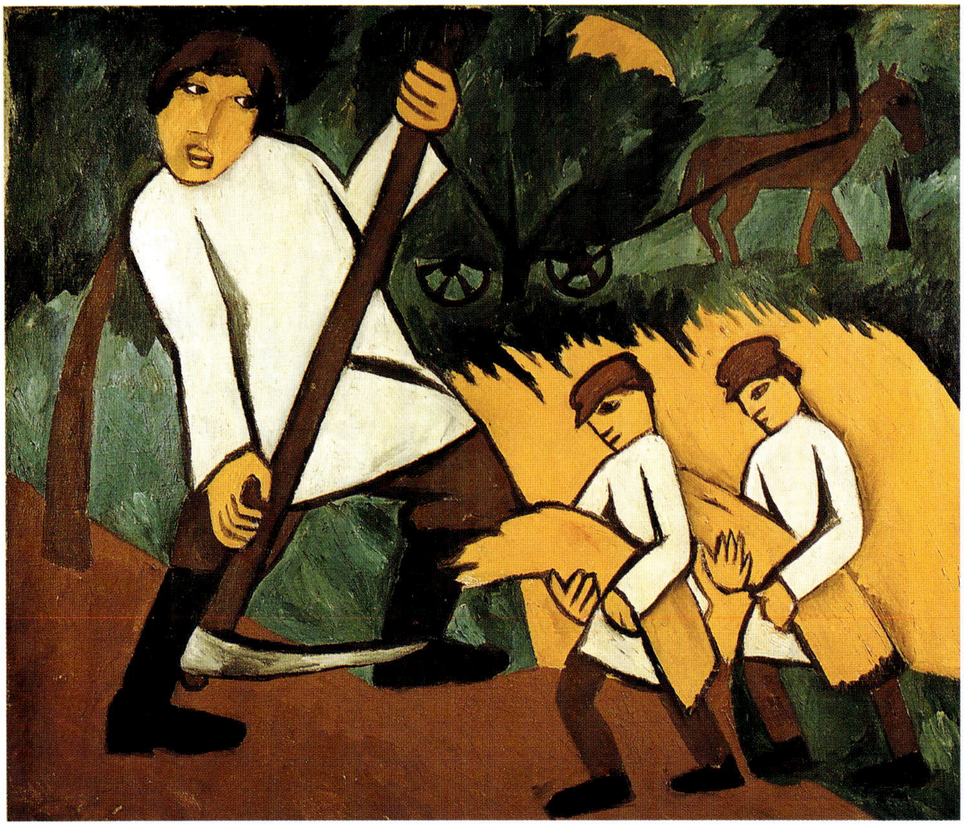

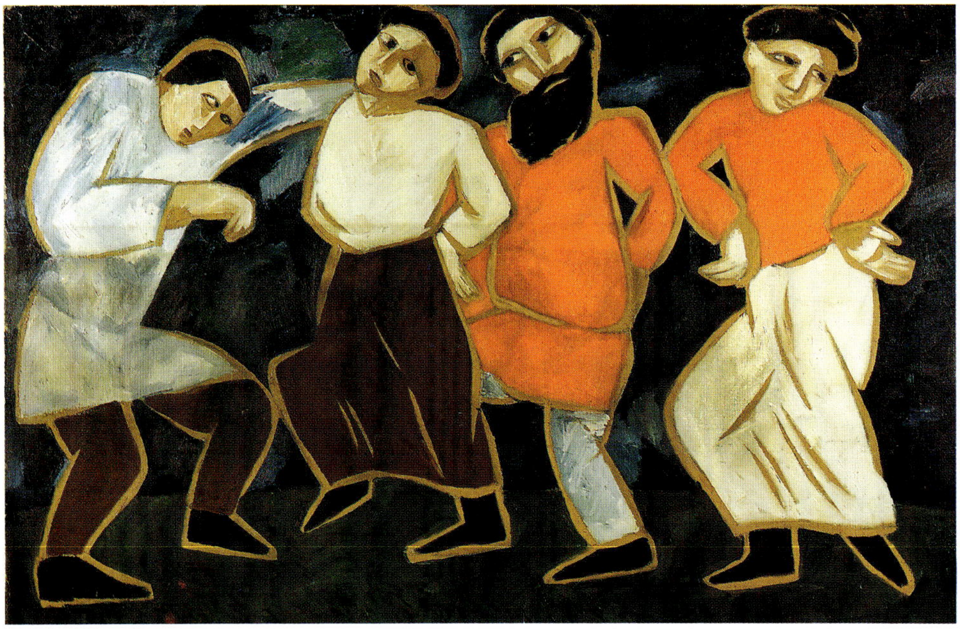

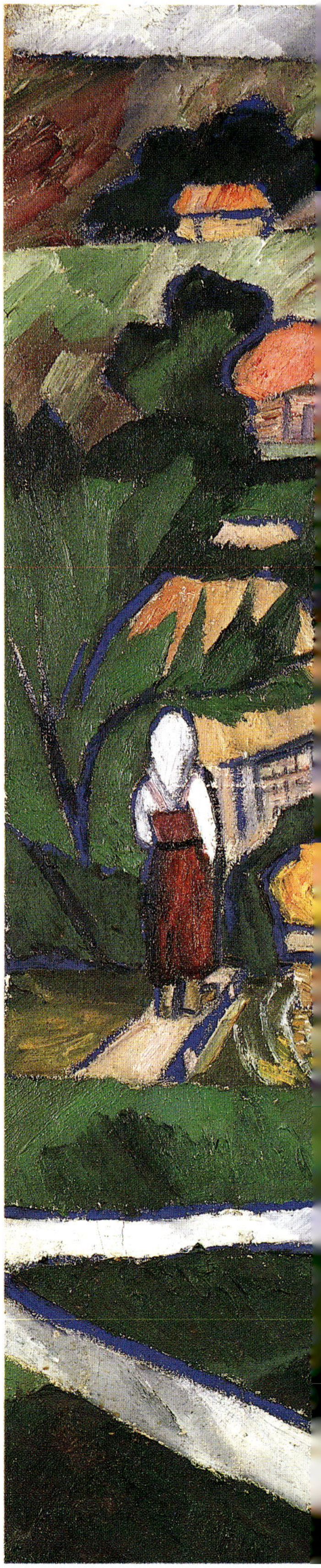

↑↑ 34 Natal'ja Gončarova *Heuernte,* 1910

↑ 35 Natal'ja Gončarova *Tanzende Bauern,* 1911

→ 36 Natal'ja Gončarova *Beim Wäschewaschen,* 1910

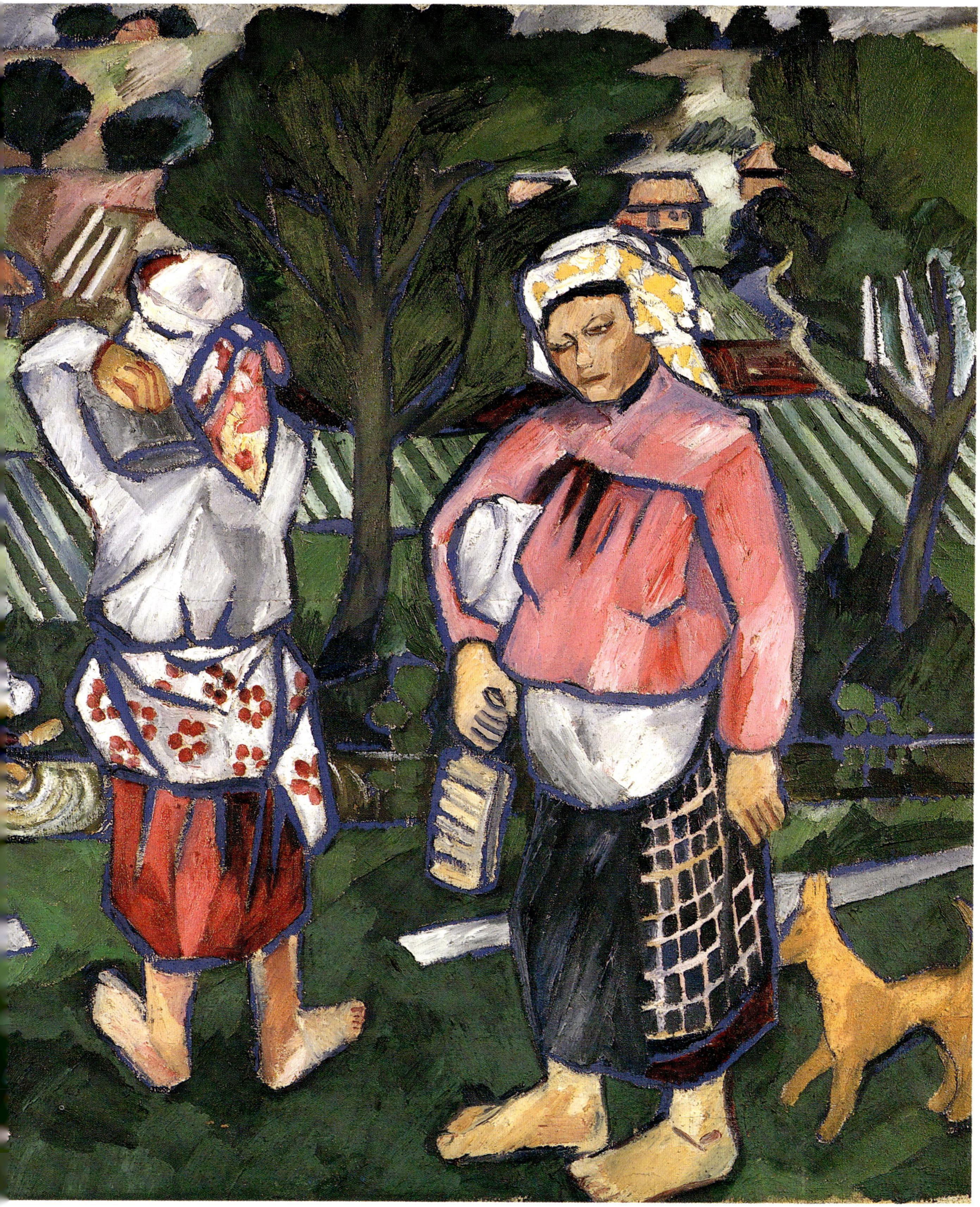

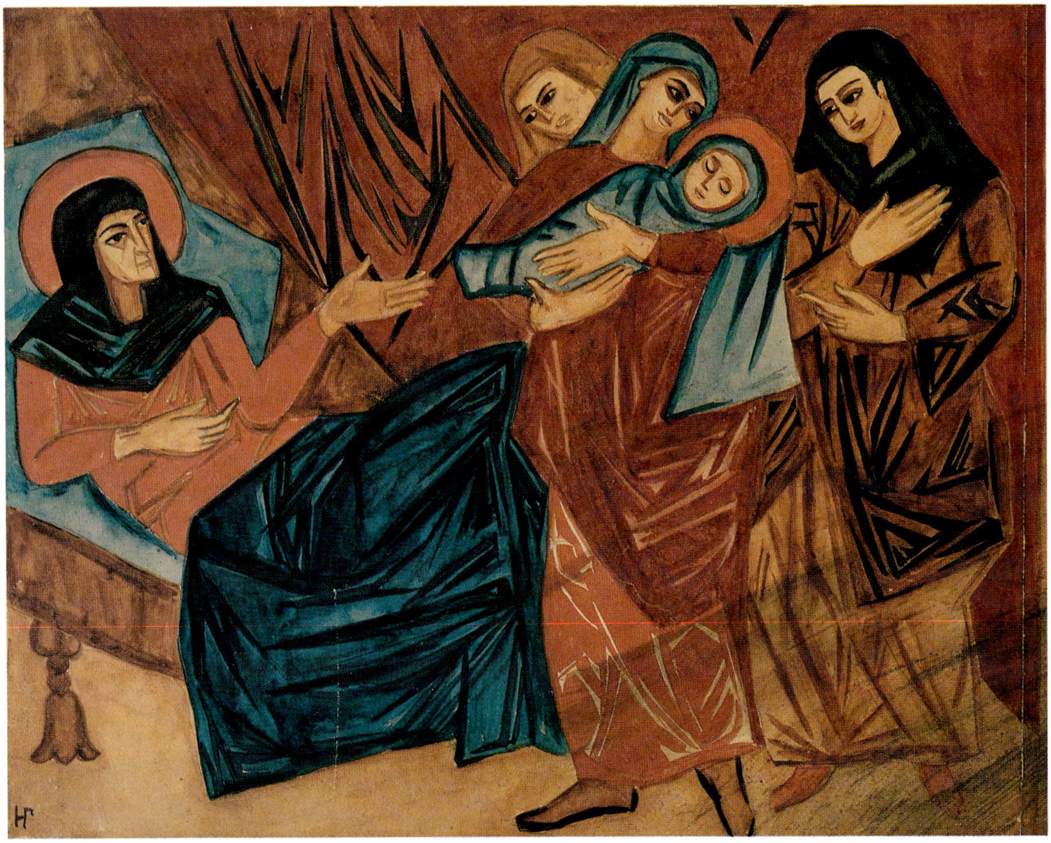

37 Natal'ja Gončarova *Christi Geburt,* 1910

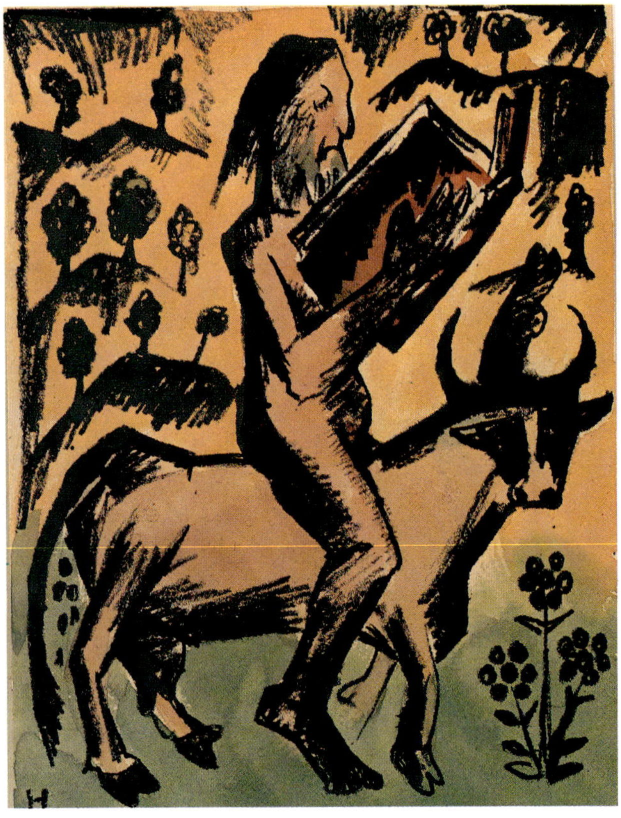

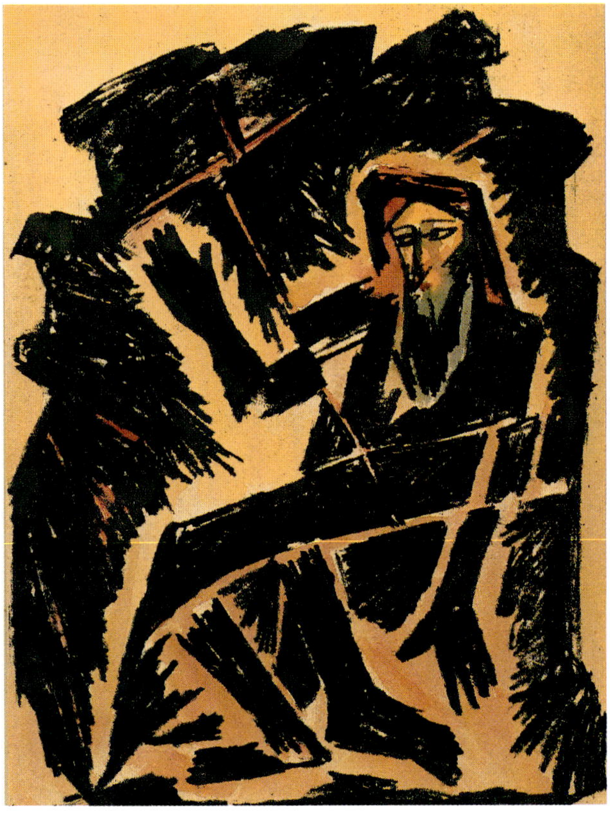

38/39 Natal'ja Gončarova Illustrationen (Seiten 2 und 9) zu dem Buch *Pustynniki (Einsiedler)* von Aleksej Kručënych, 1913

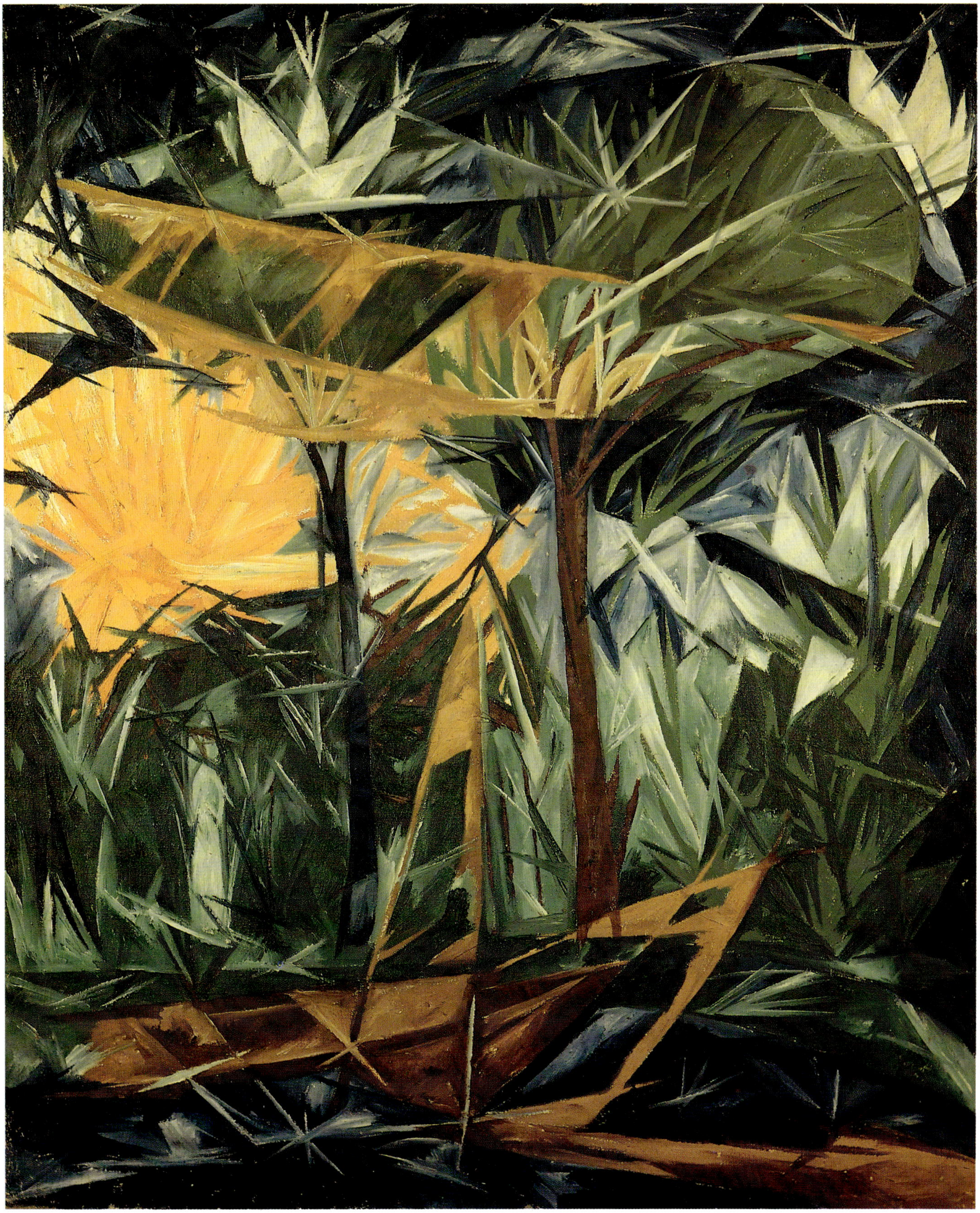

40 Natal'ja Gončarova *Grüngelber Wald. Rayonistische Konstruktion,* 1912

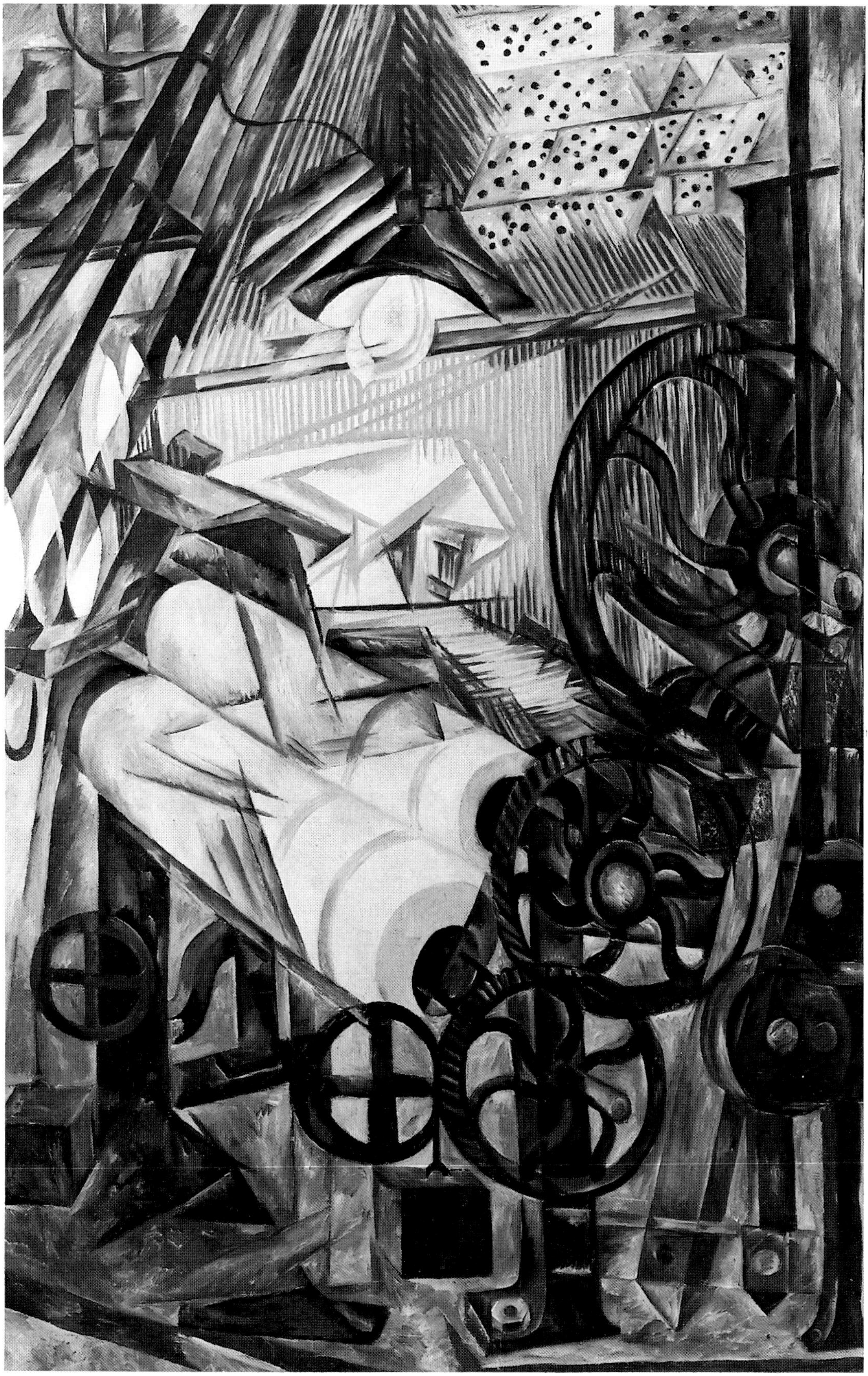

41 Natal'ja Gončarova *Am Webstuhl,* 1912–1913

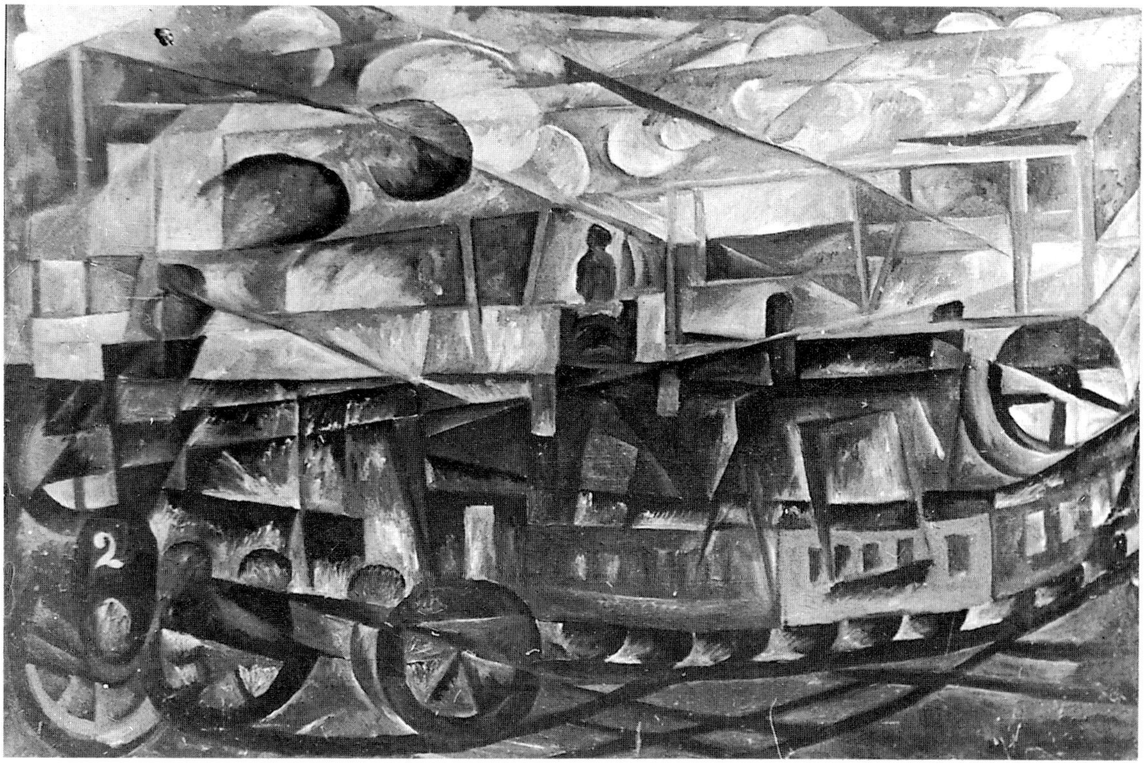

42 Natal'ja Gončarova *Flugzeug über dem Zug*, 1913

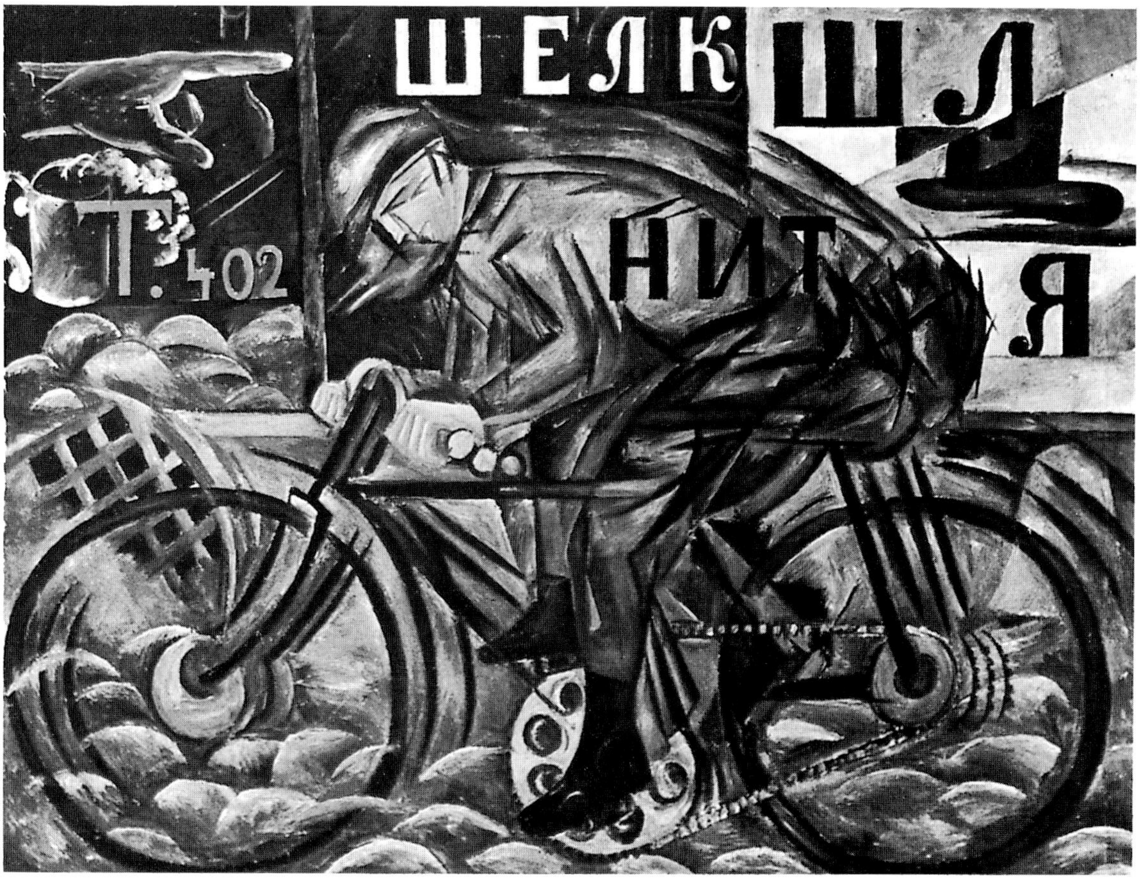

43 Natal'ja Gončarova *Der Radfahrer*, 1912–13

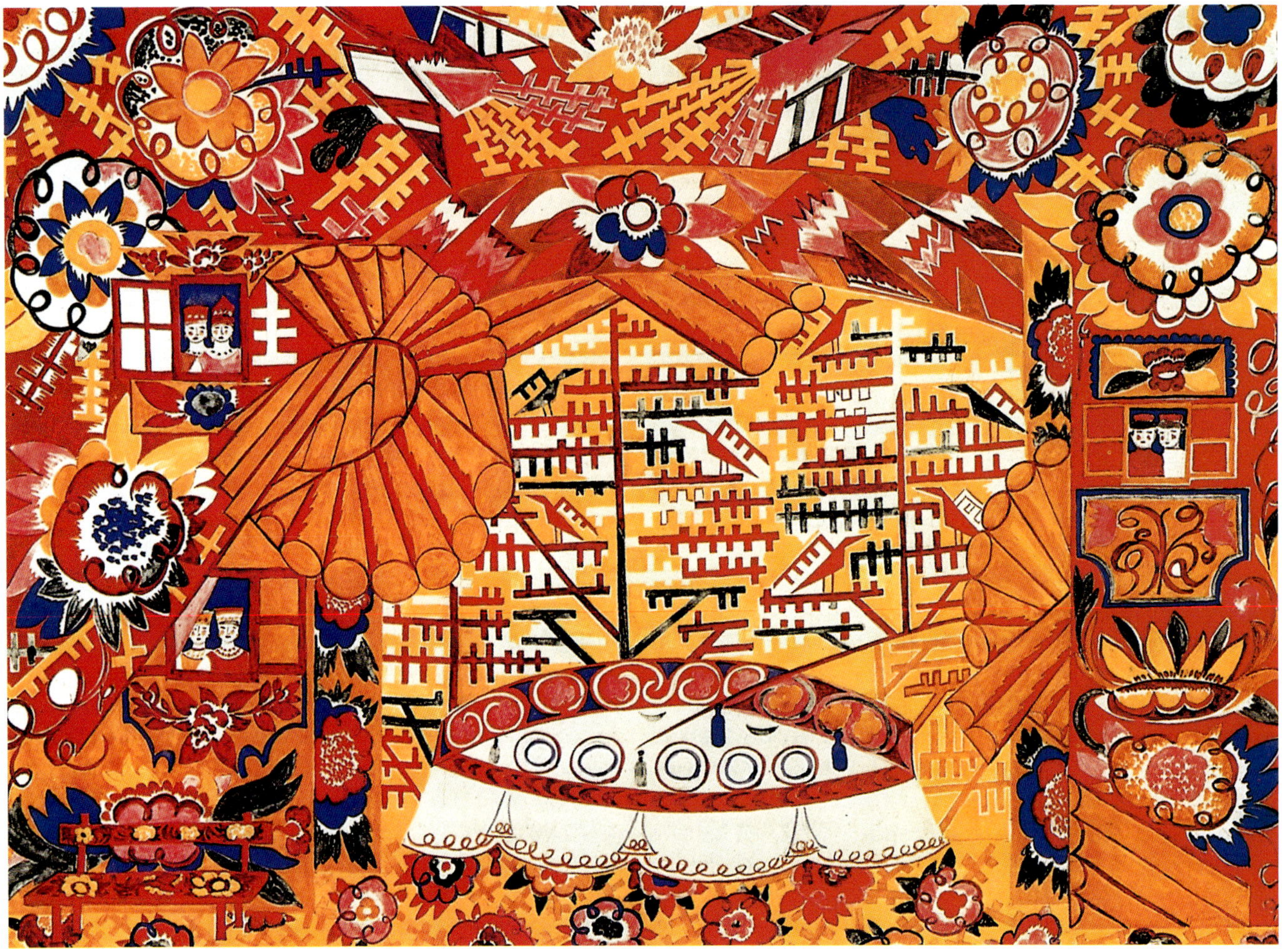

44–47 Natal'ja Gončarova Entwürfe zu Sergej Diaghilevs Inszenierung der Oper *Le coq d'or* von Rimskij-Korsakov, 1914. ↑ Bühnenvorhang; ↓ Kostümentwürfe

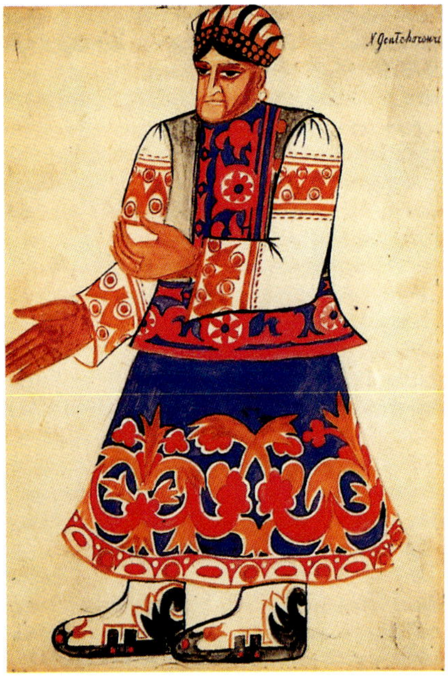

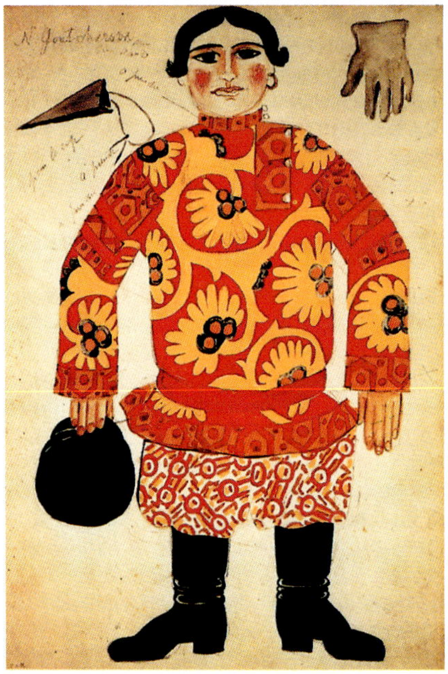

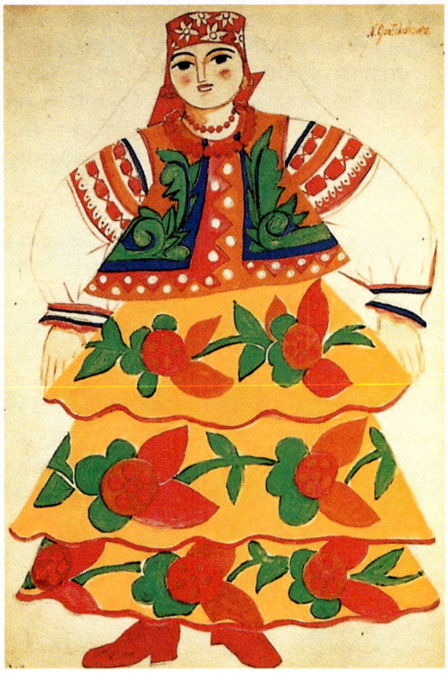

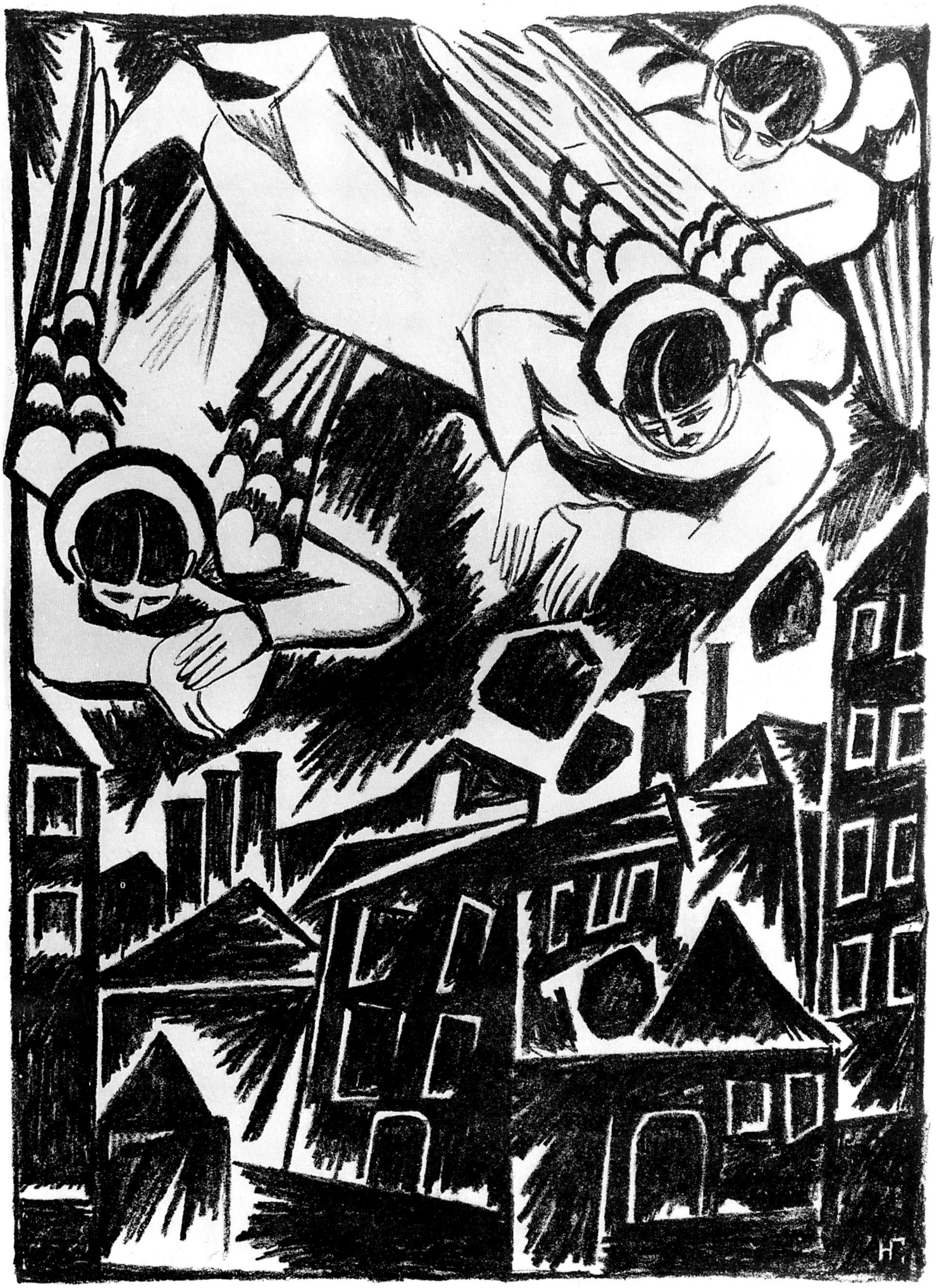

48 Natal'ja Gončarova *Dem Untergang geweihte Stadt.* Aus: *Mystische Schrecken des Krieges,* 1914

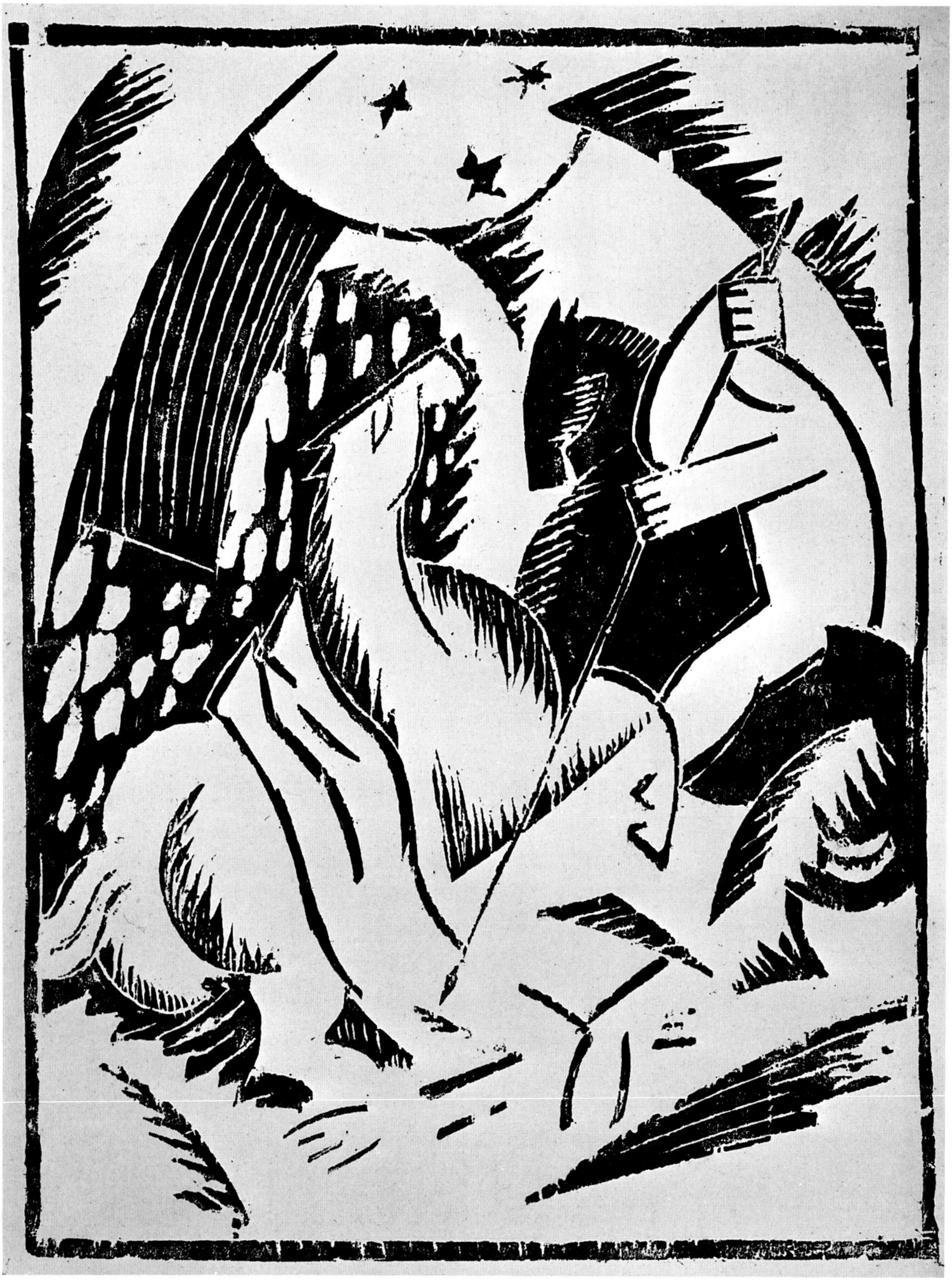

49 Ol'ga Rozanova Illustration zu Aleksej Kručënychs Buch *Der Krieg,* 1916

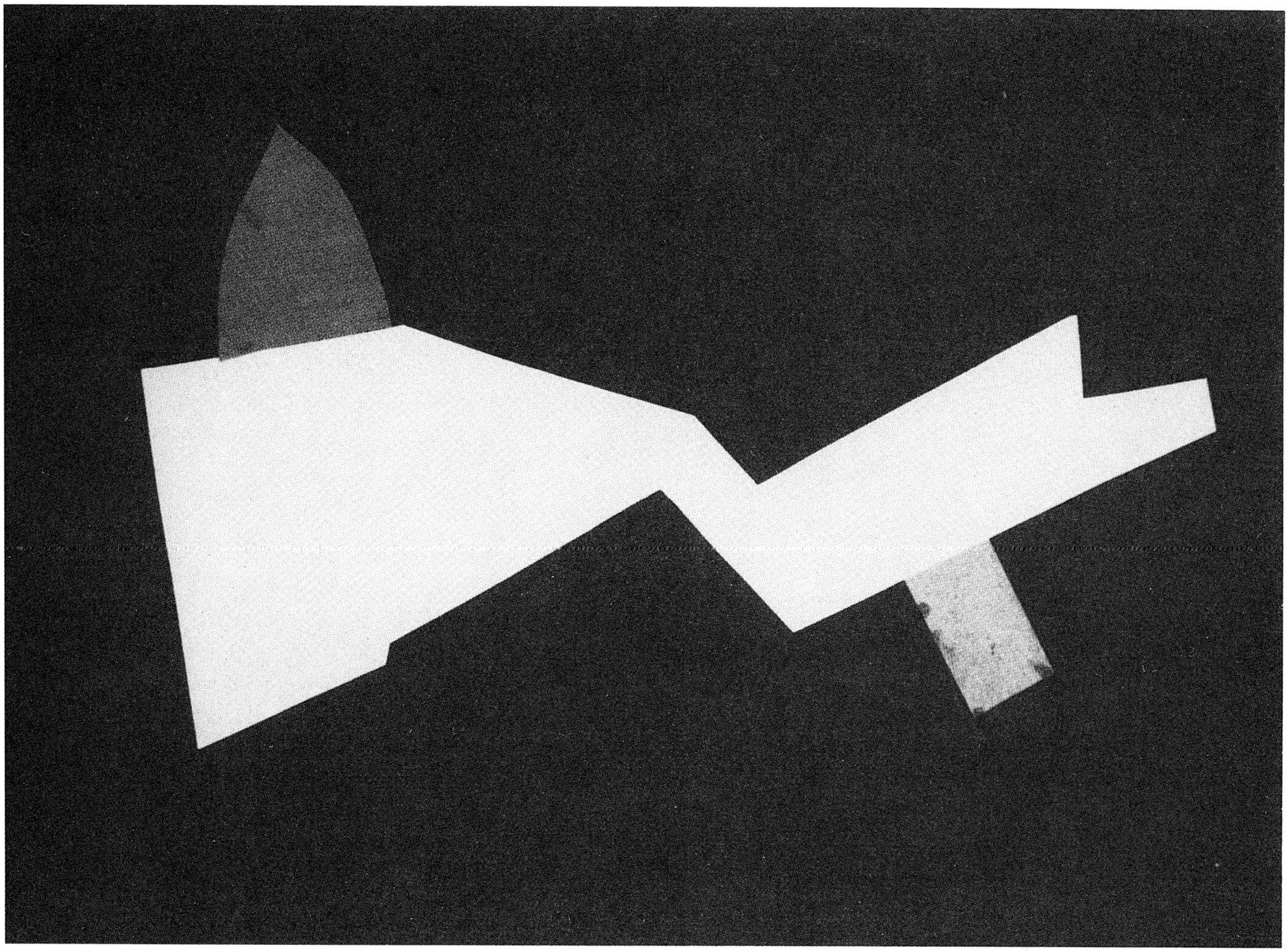

50 Ol'ga Rozanova und Aleksej Kručënych
Der Universale Krieg, 1916
Collage Nr. 9 aus einem Zyklus,
bestehend aus Gedichten und
Collagen

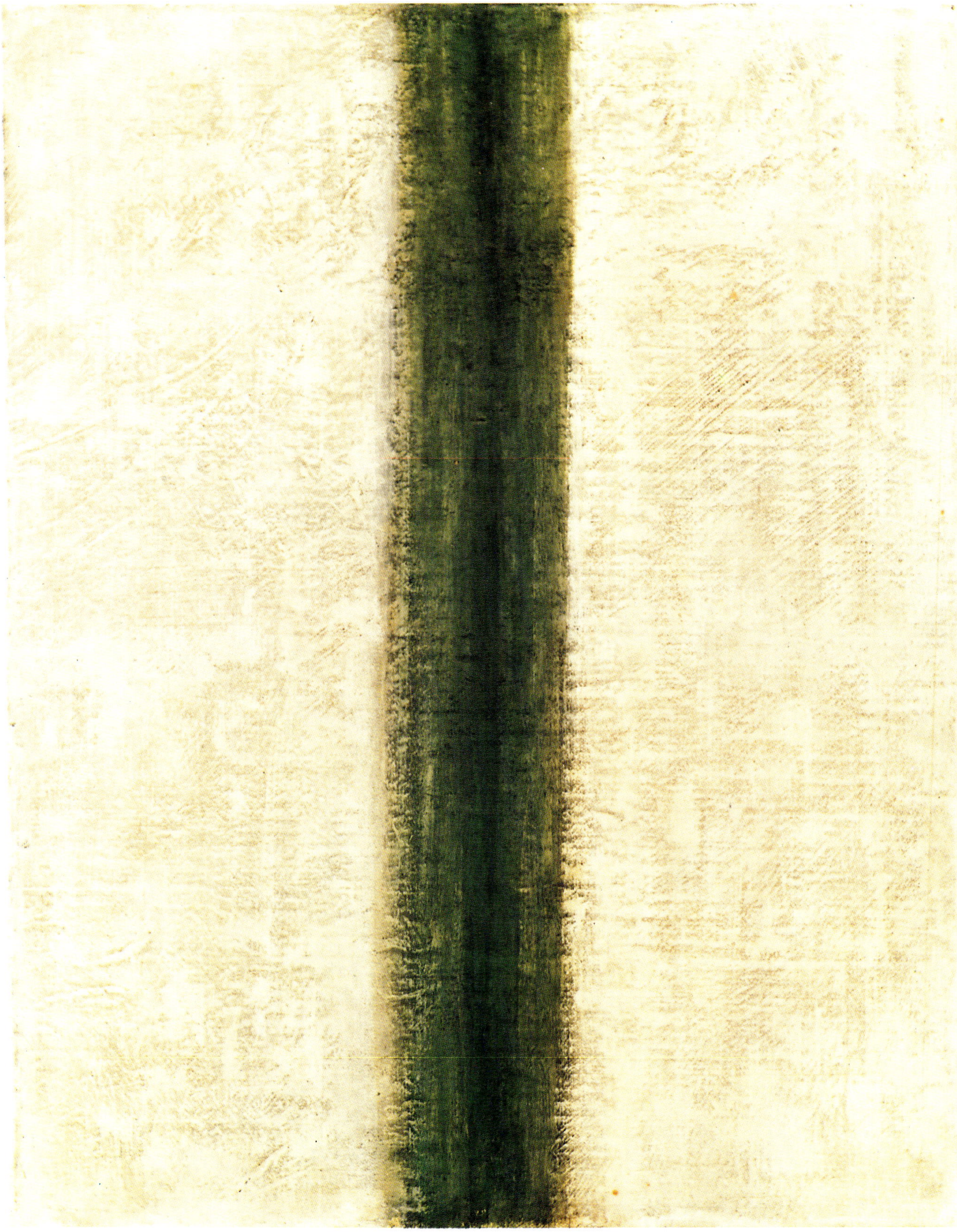

51 Ol'ga Rozanova *Ohne Titel (Grüner Streifen)*, 1917

OL'GA ROZANOVA

»Nach näherer Beschäftigung mit den wesentlichen Grundlagen der Neuen Kunst kommt man nicht umhin, die noch nie dagewesene Vielfältigkeit und Anzahl der künstlerischen Bestrebungen zu erkennen.«

Ol'ga Rozanova

Der Verstärkung revolutionärer Tendenzen im Bereich der Künste ging die Suche nach neuen Formen des Ausdrucks einher. Der rasche Übergang vom Impressionismus zum Kubismus in der russischen Kunst steht für die Tatsache, daß »die russischen Künstler - wie auch die Volksseele, die sie aufzog - sich nie durch Besonnenheit auszeichneten ... Für sie wie für das Volk gab es in ihren tiefsten Träumen nur alles oder nichts«.[1]

Diese Beobachtung Aleksandr Bloks charakterisiert sehr genau die Künstlerinnen der russischen Avantgarde - und im besonderen Ol'ga Rozanova, die in ihrem ersten veröffentlichten Essay erklärte: »Es gibt nichts Schlimmeres auf der Welt als einen Künstler, der sich nicht verändert.«[2] Der Kunsthistoriker Vasilij Rakitin beurteilte Ol'ga Rozanova folgendermaßen: »Die Künstlerin treibt ihre Unabhängigkeit bis zur Verwegenheit, bewegt sich im Ideenstrom der Epoche und verletzt mutig und unbekümmert sogar den Kanon der festgefügten Sekten der Neuerer. Ol'ga Rozanova nimmt alles auf und ist im Grunde von niemandem abhängig. Ihr gefällt es, sich selbst zu dementieren und sich, ohne zu zögern, in Neues gleichwie in eine Untiefe zu stürzen ... Ol'ga Rozanova konnte nur der Tod zum Stehen bringen.«[3]

Ol'ga Vladimirovna Rozanova wurde 1886 in Mcensk in der zentralrussischen Provinz Vladimir geboren. Mit 18 Jahren nahm sie das Studium der Malerei auf, zunächst im Lehrstudio von Balašov. Vom selben Jahr an studierte sie an der Stroganovschen Lehranstalt für Kunstgewerbe in Moskau. 1911 wechselte sie nach St. Petersburg an die bekannte Kunstschule von Zajcev. Unter dem Einfluß dieser neuen Umgebung sollten sich ihre schöpferischen Fähigkeiten herauskristallisieren. Sie lernte sowohl Michail Matjušin kennen, einen Künstler mit ausgeprägten innovatorischen Neigungen, als auch die Mitglieder des »Verbandes der Jugend« (1910-1914), einer Vereinigung junger Avantgarde-Künstler, die eine im Vergleich zum Konservatismus der etablierten Ausstellungsgesellschaften recht freie Kunstauffassung vertraten. Ol'ga Rozanova wurde ein aktives Mitglied der Gruppe und fand sich dort in der Gemeinschaft von Künstlern wie Pavel Filonov und dem hochgebildeten und weitgereisten Letten Valdemar Metvejs, der sich Vladimir Markov nannte und zum führenden Theoretiker des »Verbandes« werden sollte.

Die Mitglieder des »Verbandes der Jugend« richteten gemeinsame Ausstellungen aus, organisierten Theateraufführungen, veröffentlichten drei bedeutende Almanache, an denen auch Ol'ga Rozanova mitwirkte, und illustrierten mehrere Gedichtbände der literarischen Avantgarde. Durch die Verbindungen der Gruppe zur Moskauer Kunstszene kam Ol'ga Rozanova mit den neuesten Arbeiten von Natal'ja Gončarova, Michail Larionov, Il'ja Maškov und David Burljuk in Berührung. Die schöpferische Aktivität innerhalb des »Verbandes« war so kraftvoll und stellte gleichzeitig eine solche Herausforderung dar, daß das Bedürfnis nach einer Weiterbildung im Ausland bei Ol'ga Rozanova erst gar nicht aufkam. Sie wurde zu einer engagierten Mitarbeiterin der russischen Avantgarde und sollte ihr Heimatland nie verlassen.[4]

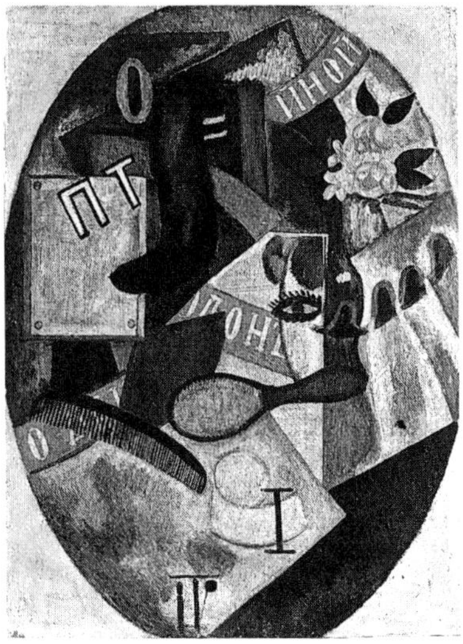

Friseurladen, 1915

In diesen Jahren stand Ol'ga Rozanova der Ästhetik des Kubo-Futurismus nahe, und ihre künstlerische Energie brach sich nicht nur in Tafelmalerei und grafischer Kunst Bahn, sondern auch in Wort und Schrift. Ihre Abhandlung »Die Grundlagen des neuen Schaffens und die Gründe seines Mißverständnisses«[5], in der sie ihre Aufgabe als Künstlerin untersuchte und genau definierte, war die polemische Erwiderung auf einen die neue Kunst attackierenden, in verächtlichem Ton gehaltenen Artikel von Aleksandr Benois. Ol'ga Rozanova engagierte sich bei Vorträgen und Diskussionen über die zeitgenössische Kunst, steuerte Illustrationen zu Publikationen des »Verbandes der Jugend« bei und beteiligte sich aktiv an der Organisation zahlreicher Ausstellungen.

Im Gegensatz zu Marija Jakunčikova und auch zu Natal'ja Gončarova, deren künstlerisches Wirken einen stärker ausgeprägten persönlichen Charakter aufwies, war Ol'ga Rozanova eine soziale Aktivistin von wegweisender Bedeutung. Benedikt Livšic erinnert sich in seinen Memoiren, daß »Ol'ga Rozanova im ›Verband der Jugend‹ eine zentrale Funktion innehatte. Sie war eine außergewöhnliche Persönlichkeit, sie wußte ganz genau, was sie in der Kunst erreichen wollte, und sie näherte sich ihrem Ziel auf Pfaden, die von denen anderer Künstler stark abwichen. Trotz unterschiedlicher Auffassungen nahmen Künstlerinnen wie Natal'ja Gončarova und Aleksandra Ėkster, die in Fragen der Kunst keine Kompromisse kannten, sie überaus ernst«[6].

In den Augen ihrer Zeitgenossen war Ol'ga Rozanova keine »reine« Futuristin. Varvara Stepanova beispielsweise sagte über sie: »Obwohl ihr Schaffen futuristische und kubistische Perioden aufweist, übernimmt Ol'ga Rozanova nicht die Essenzen dieser Stilrichtungen, sondern lediglich deren Ausdrucksmittel. Insofern kann man sie weder als Kubistin noch als Futuristin bezeichnen...«[7]

Abram Ėfros, einer der bedeutendsten zeitgenössischen Kritiker, untersuchte die intuitiven und lyrischen Komponenten ihres Werks, die besonders hervorstechen, wenn man es mit Natal'ja Gončarovas Schaffen vergleicht. Obgleich Ol'ga Rozanovas Beispiel sich bis zu einem gewissen Grad an der innovatorischen Rolle Natal'ja Gončarovas als Künstlerin und Propagandistin orientierte, betrachtete Ėfros sie als »die Kehrseite der Gončarova«. Gegen die »Lautheit« und den »Übermut« von Natal'ja Gončarovas Futurismus setzte Ėfros die »sehr leise« Ausdrucksweise von Ol'ga Rozanova, der »Futuristin des Intimen«.

In frühen Gemälden wie *Der Dichter* (Staatliche Tret'jakov-Galerie, Moskau) oder *Petroleumlampe* (Taf. 55), die beide 1912 entstanden, wird beispielhaft der futuristische Ansatz der Künstlerin deutlich. Andere Werke sind noch offenkundiger dem Futurismus zuzuordnen. Den Gemälden *Fabrik und Brücke* (1913, Hutton Gallery, New York) und *Mann auf der Straße* (1913, Sammlung Thyssen-Bornemisza, Lugano) ist die schockartige, regelmäßige Wiederkehr von zerschnittenen Motiven gemeinsam, die den Dynamismus des modernen Lebens heraufbeschwören. *Dissonanz* (1913, Hutton Gallery, New York) ist das »extremste« Bild dieser Jahre, eine in leuchtenden Farben gehaltene abstrakte Darstellung, deren kompositorischer Aufbau durch wuchtige Diagonalen in Einzelteile zerschnitten wird. Die Diagonalen lassen sofort an die »Kraftlinien« der italienischen Futuristen wie auch an die rayonistischen Bilder Natal'ja Gončarovas und Michail Larionovs denken.[8] Ol'ga Rozanovas unterschwellige Annäherung an die futuristische Ästhetik wird auch daran deutlich, daß *Fabrik und Brücke*, *Mann auf der Straße* und *Dissonanz* an der »Ersten Freien Futuristen-Ausstellung« (»Prima Esposizione Libera Futurista Internazionale«) 1914 in Rom teilnahmen. Sämtliche Werke gingen danach in den Besitz des Dichters Filippo Tommaso Marinetti über, des Begründers der futuristischen Bewegung.

Als aktives Mitglied des »Verbandes der Jugend« kam Ol'ga Rozanova in nahe Berührung mit Kazimir Malevič, der einige seiner Werke auf den Gruppenausstellungen zeigte. 1913 entdeckte Malevič den französischen Kubismus, und wenig später begann er, mit der Collagetechnik zu experimentieren – nach dem Vorbild von Pablo Picasso und Georges Braque in den *papiers collés* und den Werken des synthetischen Kubismus. In Bildern wie *Frau vor einer Plakatsäule* (1914, Stedelijk Museum, Amsterdam) übernahm Malevič typische Stilelemente des französischen Kubismus, indem er Zeitungsausschnitte, Fotografien und flache Farbfelder, die einen Collageeffekt erzeugen sollten, in die Leinwand integrierte. Bilder dieser Art gehörten zu den aufsehenerregendsten, die 1914 in Rußland gezeigt wurden, und es war nur folgerichtig, daß auch Ol'ga Rozanova diese neuen Einflüsse aufgriff.

Die Überlagerung futuristischer durch kubistische Elemente in Ol'ga Rozanovas Werk wird sichtbar in einer Reihe von Bildern, beispielsweise in *Metronom* (1913–14, Taf. 56) oder dem stärker analytisch ausgeprägten Werk *Anrichte mit Geschirr* (1914, Taf. 53). Eine der charakteristischsten Arbeiten aus dieser Periode ist *Schreibtisch* (1914, Taf. 54). Bei näherer Betrachtung wird hier – wie auch in einer Reihe vergleichbarer Bilder – deutlich, daß der Bildaufbau aus einem System von Collagen besteht. Dem *Schreibtisch* kommt eindeutig programmatische Bedeutung zu, doch auch Bilder wie *Nähtisch* (Taf. 52) und *Friseurladen*, beide von 1915, sind für diese Periode im Schaffen der Künstlerin gleichermaßen beispielhaft. Sie arbeitete die Collagentechnik weiter aus, und der Collagenzyklus zu dem Album *Der Universale Krieg* (Taf. 50) stellt einen Höhepunkt dieser Entwicklung dar.

Die Ol'ga Rozanovas gegenständlichen Arbeiten zugrundeliegende Verknüpfung von Farbfeldern sollte den Ausgangspunkt für weitergehende abstrakte Experimente in ihrem eigenen wie auch im Schaffen ihrer Künstlerkollegen bilden. 1915 entfernte sich Kazimir Malevič systematisch von der gegenständlichen Darstellung und entwickelte seine unter der Bezeichnung »Suprematismus« bekanntgewordene abstrakte Stilrichtung. Ol'ga Rozanova trat in Malevič' Fußstapfen und malte 1915–16 ihre ersten nichtgegenständlichen Bilder. Sie spielte auch eine aktive Rolle bei der Gründung der Gruppe »Supremus«, deren Mittelpunkt Malevič war. Die Zielsetzung der Gruppe, der Ljubov' Popova, Aleksandra Ėkster, Nadežda Udal'cova, Ivan Kljun und andere angehörten, ging dahin, den Suprematismus in allen Bereichen der Kunst durchzusetzen. Zu diesem Zweck planten Malevič und Ol'ga Rozanova, eine Zeitschrift namens »Supremus« herauszugeben. (Anm. d. Ü.: Die Zeitschrift ist nie erschienen.)

Trotz der engen Verbindung zu Malevič und anderen Künstlern der Gruppe und ungeachtet der Tatsache, daß einige ihrer Werke, etwa *Suprematismus* (1916, Taf. 61), den Namen der neuen Stilrichtung aufgriffen, bewahrte Ol'ga Rozanova ihre Unabhängigkeit. Dies kommt in Titeln wie *Gegenstandslose Komposition* (Taf. 60) von 1916 deutlich zum Ausdruck. Eine besondere Bedeutung in ihrer Kunst kam nunmehr der Harmonie der Farben zu, und die Form gewann für sie die Bedeutung eines Energieträgers.

Varvara Stepanova definierte als erste die Unterschiede zwischen den suprematistischen Arbeiten Kazimir Malevič' und Ol'ga Rozanovas. In ihrer Rückschau auf die Gedächtnisausstellung zu Ehren der Künstlerin im Januar 1919 in Moskau stellte sie fest: »Malevič baute seine Arbeiten auf der Anordnung des Quadrats auf, wohin-

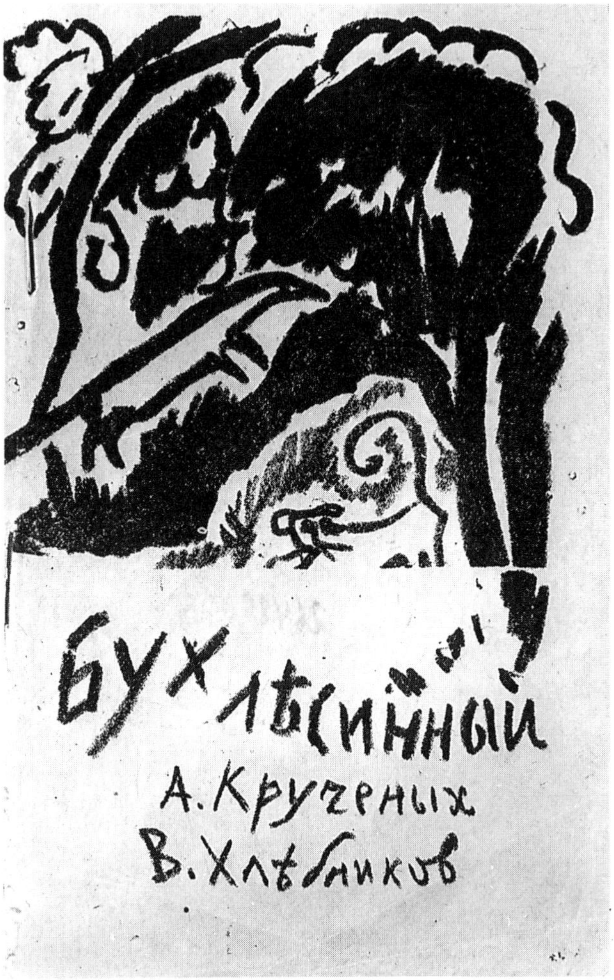

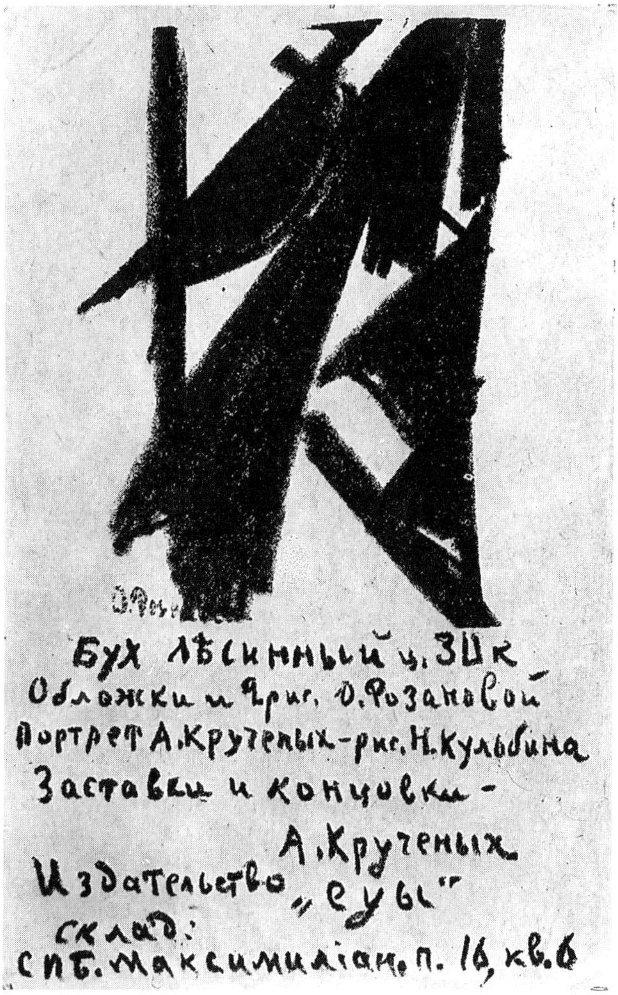

Umschlagentwürfe zu dem Buch *Buch lesinyj (Baumstammkrachen)* von Aleksej Kručёnych und Velimir Chlebnikov, 1913

gegen Ol'ga Rozanova die Farbe in den Vordergrund stellte.«[9] In vielen ihrer Bilder verwendete sie als Basis die Farbe Schwarz, die sie mit Gelb oder einem dunklen beziehungsweise einem hellen Blau kombinierte. Ihre Art der Farbanordnung auf der Leinwand war nicht nur spannungsreich, sondern besaß durchaus auch dekorativen Charakter. Doch sollte dies nicht die letzte Entwicklungsstufe darstellen, denn vor ihrem verfrühten Tod im Jahr 1918 beschritt die Künstlerin nochmals einen neuen Pfad. In ihrem 1917 entstandenen, bemerkenswerten Gemälde *Ohne Titel (Grüner Streifen)* (Taf. 51) teilte sie den cremefarbenen Untergrund der Leinwand mit einem grünen Streifen und nahm damit auf einen Schlag die Entwicklung der amerikanischen Farbfeldmalerei der fünfziger und sechziger Jahre vorweg. In solchen Ansätzen unterscheidet sich Ol'ga Rozanovas Werk beträchtlich von vergleichbaren Experimenten, die zu dieser Zeit in Frankreich oder in Italien durchgeführt wurden.

Gleichermaßen innovatorisch war ihre Kreativität bei der Gestaltung und Illustration futuristischer Publikationen. Ein besonderes Charakteristikum des russischen Kubo-Futurismus war die intensive Zusammenarbeit von Dichtern und Malern. Einerseits illustrierten Künstler der russischen Avantgarde zahlreiche poetische Werke von Aleksej Kručёnych und Velimir Chlebnikov, andererseits regten die Sprachtheorien und -experimente der Dichter die Künstler zu Versuchen der malerischen Umsetzung dieser neuen Ansätze an. Kručёnychs Theorie und praktische Umsetzung des »Transrationalismus« beziehungsweise der »transrationalen Sprache« proklamierte die Befreiung des Wortes von seiner ursprünglichen Bedeutung und mündete in reine »Lautpoesie«. Das Äquivalent dazu bildete Malevič' Suprematismus, bei dem Farbe und Form ihrer darstellenden Funktion enthoben waren.

Ähnlich wie die lebenslange Partnerschaft zwischen Natal'ja Gončarova und Michail Larionov, die von einem intuitiven gegenseitigen Verstehen getragen war, stellte sich die Verbindung zwischen Ol'ga Rozanova und Aleksej Kručënych dar. Im zweiten Jahrzehnt des Jahrhunderts arbeiteten beide gemeinsam an einer Reihe von Büchern zur transrationalen Poesie und leiteten damit ein neues Kapitel in der Geschichte der Buchgestaltung ein, die von den Ausgaben der »Welt der Kunst« eine Brücke zu den konstruktivistischen sowjetischen Buchgestaltungen der zwanziger und frühen dreißiger Jahre schlugen.

Ol'ga Rozanova begann ihre Karriere als Grafikerin 1913 mit der Illustration des dritten und letzten vom »Verband der Jugend« herausgegebenen Almanachs. Innerhalb eines Jahres illustrierte sie nicht weniger als sechs Bände poetischen und auch theoretischen Inhalts von Kručënych und Chlebnikov, darunter so bizarre Titel wie »Baumstammkrachen« (1914), »Explodität«, »Laßt uns murren« oder »Einer

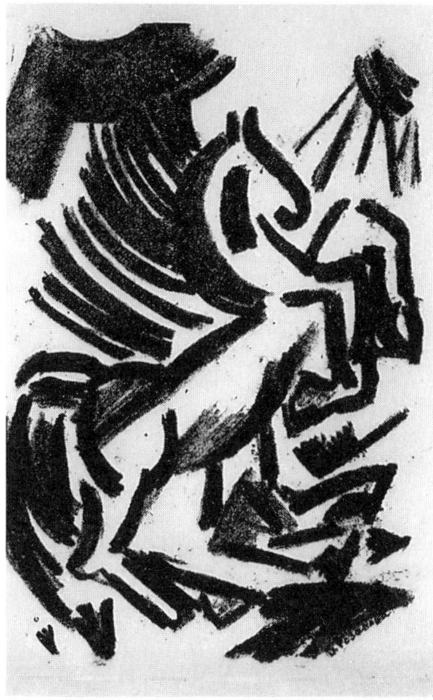

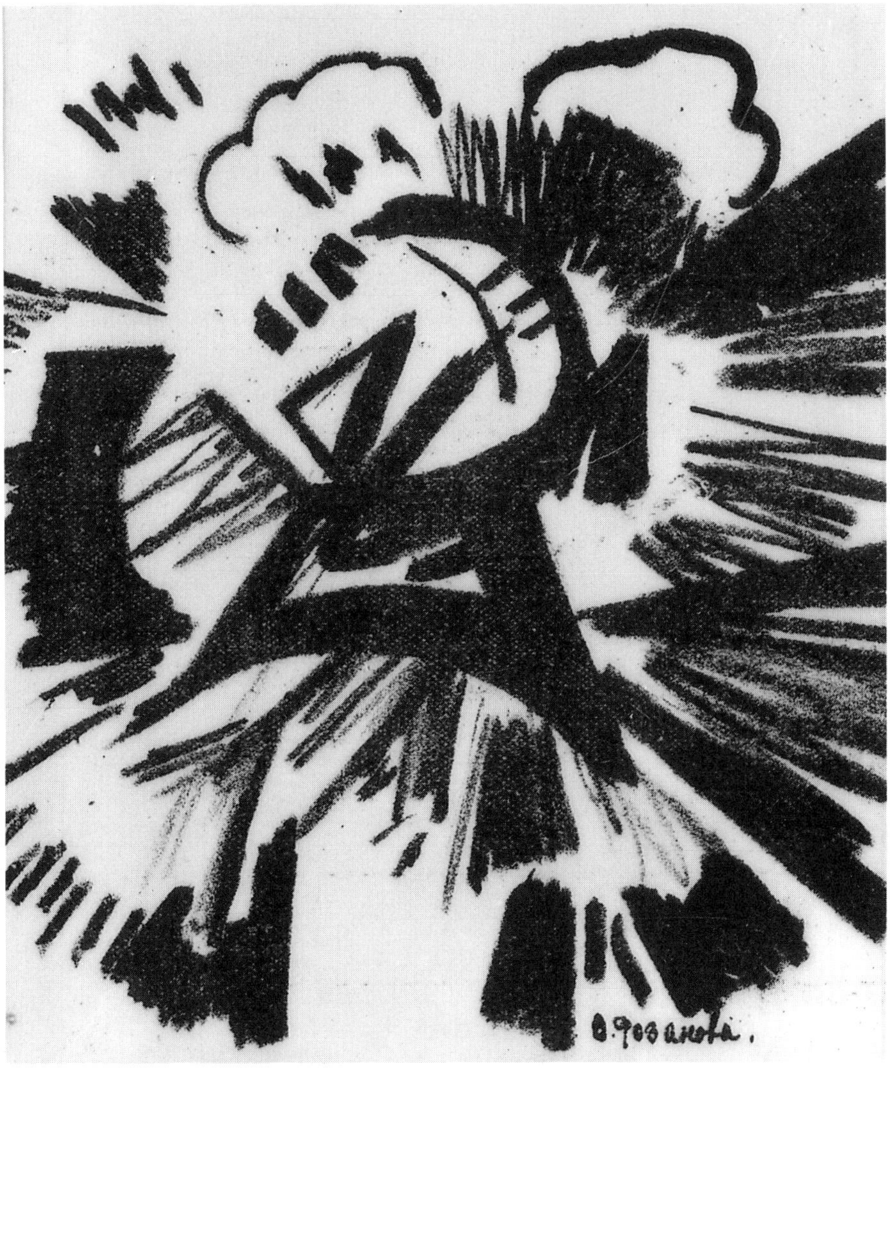

Illustrationen zu dem Buch *Vzorval' (Explodität)* von Aleksej Kručënych, 1914

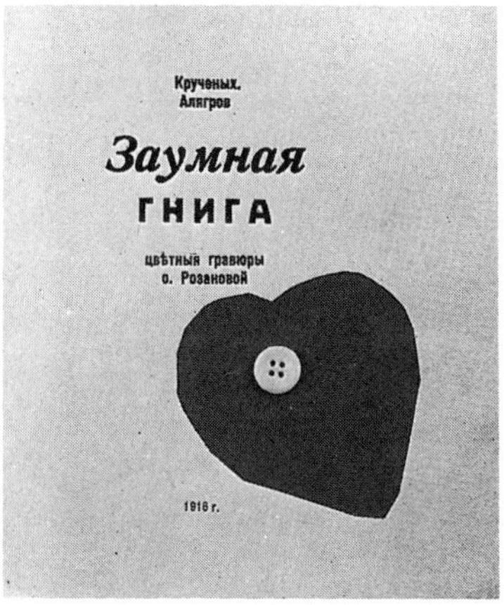

Umschlag zu *Zaumnaja gniga (Transrationales Buch)*, mit Gedichten von Aleksej Kručënych und Aliagrov (Roman Jakobson), 1916

kleinen Ente Nest aus schlechten Wörtern«. Anfangs war ihre grafische Umsetzung futuristisch geprägt. Die Lithografien zu »Explodität« sind durch kühne, die Seiten zerschneidende Linien gekennzeichnet, während ihre handkolorierten Lithografien für »Einer kleinen Ente Nest aus schlechten Wörtern« vollständig in die Texte der Gedichte integriert sind, worin sich einmal mehr ihr außergewöhnliches Gespür für Linie und Farbe zeigt.

1914 illustrierte Ol'ga Rozanova zwei weitere Bücher von Kručënych und Chlebnikov: eine zweite Ausgabe des neoprimitivistischen Gedichts »Spiel in der Hölle«, das 1912 ursprünglich von Natal'ja Gončarova und Michail Larionov gestaltet worden war, sowie das transrationale Buch *Tė li lė* (Taf. 62–64), von dem einzelne Seiten bei der »Ersten Freien Futuristen-Ausstellung« in Rom (1914) gezeigt wurden.

Der Wendung vom Futurismus zum Kubismus in der Malerei ging eine Übertragung der Collagetechnik in die Buchgestaltung einher. 1915 arbeitete Ol'ga Rozanova an zwei von Kručënych herausgegebenen Publikationen, und sie brachte beide Male Elemente der Collage ein. Den Umschlag des berühmten *Transrationalen Buches* versah sie mit einem roten Herz aus Papier, auf das ein weißer Kopf genäht war. Obwohl diese Illustrationen keine Collagen darstellten, sondern »farbige Grafiken«, die die abstrakten Möglichkeiten der Kombination von Spielkarten aufzeigten, hatte sich Ol'ga Rozanova dieser Thematik zuvor bereits in einer Serie vorbereitender Collagen angenommen, beispielsweise in *Die vier Asse* (Taf. 59).

Der zweite Band mit dem Titel *Der Krieg* gilt für ihre Entwicklung als der bedeutendere, und Nikolaj Chardžiev überliefert, daß die Künstlerin selbst diesen Band als ihre größte Leistung im Bereich der Buchgestaltung ansah.[10]

Der Krieg (Taf. 49) besteht aus vier von Aleksej Kručënych verfaßten Textseiten und zehn Linolschnitten von Ol'ga Rozanova, in denen schematisierte und abstrahierte Figuren die von der Front berichteten Schrecken darstellen. Wie beim russischen Lubok üblich, wird manchmal ein eingeblockter Text als eigenständiges kom-

Illustrationen zu dem Buch *Vojma (Der Krieg)* von Aleksej Kručënych, 1916

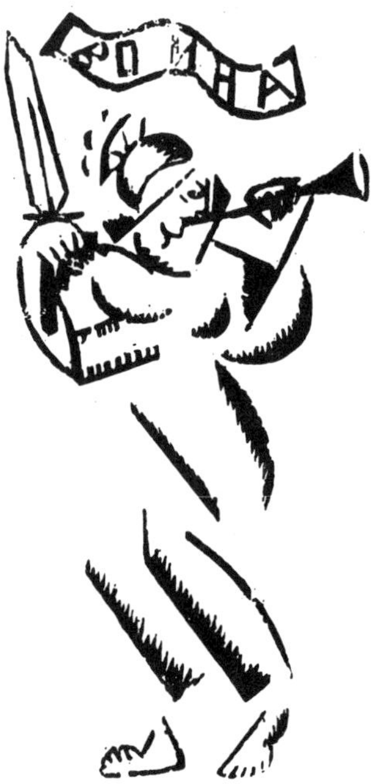

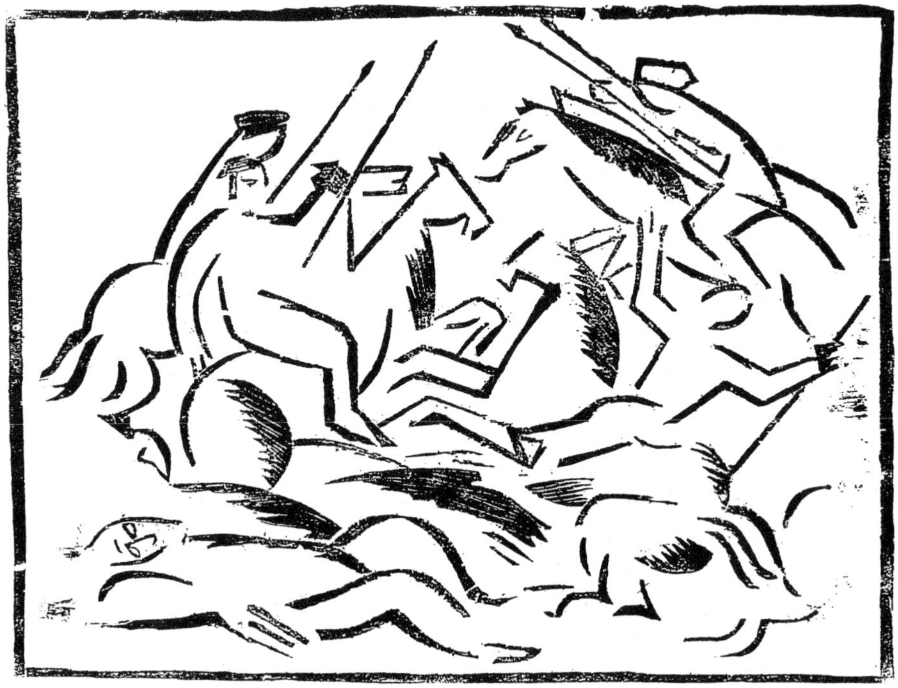

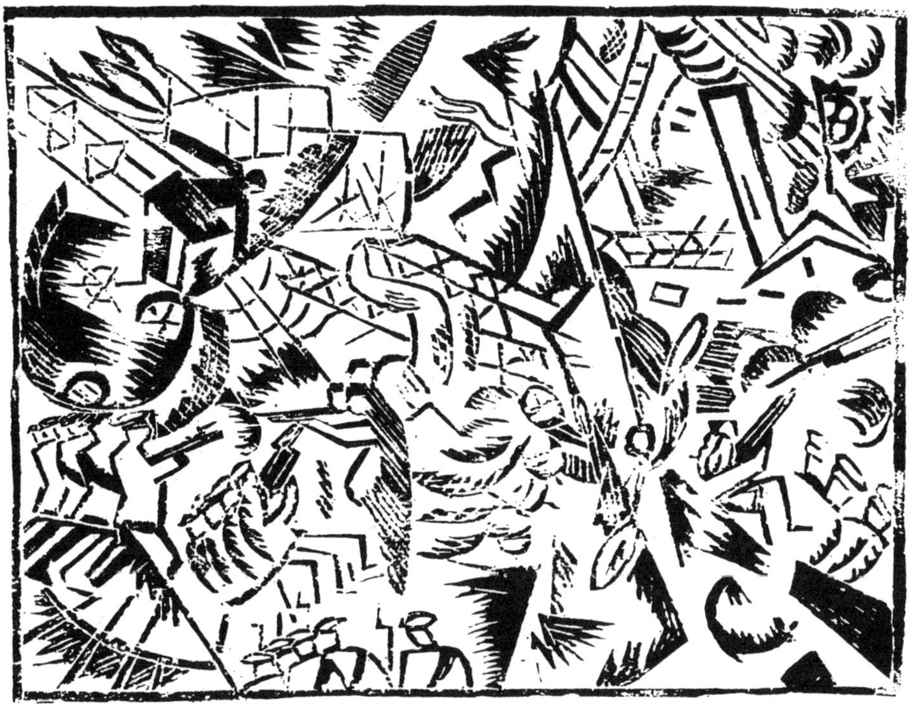

Illustrationen zu dem Buch *Vojna (Der Krieg)* von Aleksej Kručënych, 1916

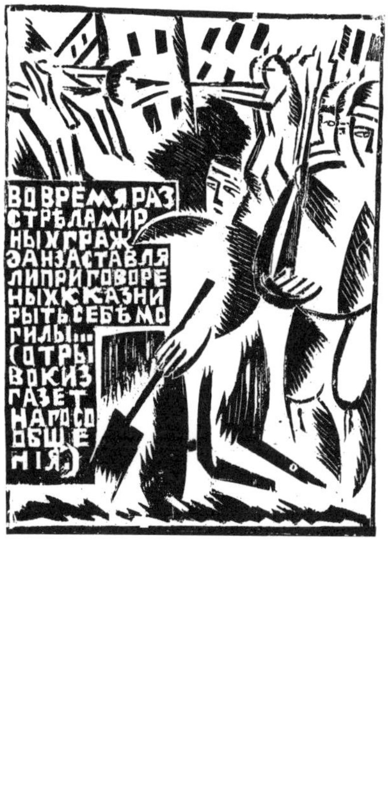
ВОВРЕМЯРАЗ
СТРѢЛАМИР
НЫХГРАЖ
ДАНЗАСТАВЛЯ
ЛИПРИГОВОРЕ
НЫХККАЗНИ
РЫТЬСЕБѢМО
ГИЛЫ...
(ОТРЫ
ВОКИЗ
ГАЗЕТ
НАГОСО
ОБЩЕ
НІЯ)

positorisches Element verwendet. Außerdem entwarf die Künstlerin zwei aus farbigen Papierformen bestehende Collagen, wovon die eine als Illustration, die andere für den Umschlag gedacht war (Taf. 57/58). Beide vereinten abstrakte geometrische Formen – in Anlehnung an den Suprematismus von Kazimir Malevič.

In ihren Briefen an den Verleger A. A. Šemšurin, der die Finanzierung des Buches angeboten hatte, beschreibt Ol'ga Rozanova ihre Annäherung an die Grafik. Die Technik des Farblinolschnittes sei aus ihrer Arbeit am *Transrationalen Buch* erwachsen, dessen Illustrationen nur als farbige Umrisse gedruckt und später mit der Hand ergänzt wurden, was ihnen eine kräftige und ursprüngliche Struktur verlieh. Obwohl einige Exemplare von *Der Krieg* unsauber gedruckt worden waren, freute sich Ol'ga Rozanova darüber, »eine Art des Drucks verbreiten zu helfen, die eindrücklich und alles andere als trivial ist«. Sie sei sich ihrer Unzulänglichkeiten durchaus bewußt, betrachte aber die Bücher »als das Beste, was ich bisher im Bereich des Drucks geleistet habe. Sie sind nicht nur technisch ausgefeilter als alles, was ich zuvor gemacht habe, sondern auch inhaltsreicher und kreativer«[11].

Die Linolschnitte zu *Der Krieg* entstanden ein Jahr nach der Veröffentlichung von Natal'ja Gončarovas Album *Mystische Schrecken des Krieges* (vgl. Taf. 48), das zweifelsohne von großem Einfluß auf Ol'ga Rozanova war. Es liegt nahe, ihre Linolschnitte mit den Lithografien Natal'ja Gončarovas zu vergleichen. Trotz bestimmter Gemeinsamkeiten, beispielsweise den Rückgriff auf die russische Holzschnitt-Tradition, unterscheidet sich das Werk Ol'ga Rozanovas von dem der Künstlerkollegin: Beide setzten die heimischen Volkstraditionen auf gänzlich verschiedene Weise um. Natal'ja Gončarova lehnt sich offen an Ikonenmalerei und Lubok-Holzschnitte an, wohingegen die Arbeiten von Ol'ga Rozanova weniger traditionsverhaftet und einer mehr subjektiven Wahrnehmung untergeordnet sind. Evgenij Kovtun erklärte: »In diesem Buch *Der Krieg* ist nichts von der Stilisierung zu finden, die dem Zyklus der Gončarova eigen ist.« Ol'ga Rozanovas Wahrnehmung der Dichtung (die in den beiden Collagen zu *Der Krieg* einen nichtgegenständlichen Ausdruck findet) steht – im Vergleich zu den Arbeiten Natal'ja Gončarovas – als Zeichen für eine »zweite Entwicklungsstufe« der russischen Avantgarde-Bewegung: Die Verschmelzung von heimischen und westeuropäischen Einflüssen stellte die Kunst der russischen Avantgarde auf eine Stufe mit der des Westens.

Ol'ga Rozanovas einzigartiger Beitrag zur Buchgestaltung des 20. Jahrhunderts kann jedoch am besten anhand ihrer abstrakten Collagen zu Aleksej Kručënychs Album *Der Universale Krieg* (Taf. 50) untersucht werden. Hier brachte die Künstlerin ihre gesamte Erfahrung als Gestalterin und Illustratorin von transrationalen Büchern ein und erreichte in dieser Collagenserie eine völlig neue Synthese zwischen Malerei und Dichtung, zwischen Wort und Bild. Kručënychs aus zwölf Gedichten bestehender Zyklus setzt sich aus Wort- und Buchstaben-»Säulen« auf zwei Seiten zu Beginn des Bandes zusammen, von denen jede mit einer von Ol'ga Rozanovas zwölf abstrakten Collagen korrespondiert. Ol'ga Rozanova »schuf« Worte, wie auch Kručënych zu einigen der Collagen einen Beitrag leistete. Auf diese Weise fand die ihrer Zusammenarbeit innewohnende gewaltige Kraft Ausdruck.

Ol'ga Rozanovas Erfolg in der gestalterischen Umsetzung von Kručënychs abstrakten Gedichten lag zu einem großen Teil in ihrem Verständnis für seine Theorien begründet. Der Poet zerstörte in seinen Gedichten logische Bedeutungsebenen durch das Außerachtlassen der Syntax sowie den Gebrauch von zerlegten Worten und vereinzelten Buchstaben. Dies eröffnete ihm ein weites Feld von Experimenten mit den Assoziationen, die einerseits durch den Klang der Gedichte beim Vortrag, andererseits durch den optischen Eindruck der Worte auf dem Papier freigesetzt wurden. Kručënychs transrationaler Sprachtheorie zufolge besitzen nämlich die Buchstaben des Alphabets eine eigenständige semantische Bedeutung. »Konsonanten stehen für das alltägliche Leben, für die nationale Eigenart, für Schwere. Vokale bilden im Gegensatz dazu die Sprache des Universums. Die Konsonanten sind mit Farben gleichzusetzen, die Vokale mit Linien ... Ein Wort ist visuell sichtbar. Zu Anfang steht sein visuelles Erscheinungsbild und nicht seine semantische Bedeutung. Man liest es nicht, sondern schaut es an, als sei seine Bedeutung unverständlich und unbekannt. Denken und Sprachvermögen bleiben hinter der Erfahrung zurück; deshalb können sich Künstler nicht nur in der allgemeinen Begriffssprache ausdrücken, sondern auch in einer persönlich geprägten Sprache (der Schöpfer ist individuell), in einer Sprache, die, frei von abstrakten Bedeutungen, nicht erstarrt, sondern transrational ist.«[12]

Eine vergleichbare Position vertritt Vasilij Kandinskij in seinem Essay »Über das Geistige in der Kunst«, wenn er schreibt: »Wie jedes gesagte Wort (Baum, Himmel, Mensch) eine innere Vibration erweckt, so auch jeder bildlich dargestellte Gegenstand. Sich dieser Möglichkeit, eine Vibration zu verursachen, zu berauben, wäre: das Arsenal seiner Mittel zum Ausdruck zu vermindern.«[13]

In den Collagen zum *Universalen Krieg* hat sich Ol'ga Rozanova von jeglichem gegenständlichen Ansatz befreit. Aus der konkreten Leidensthematik wird eine bewußte und grundsätzliche Ablehnung des Krieges – in Verbindung mit dem Bewußtsein um seine Unausweichlichkeit.

Im Vorwort des Albums erklärt Aleksej Kručënych voller Stolz: »Diese farbigen Decoupagen entstammen dem gleichen Ursprung wie die transrationale Sprache – der Befreiung der Kreativität aus unnötigen Fesseln ... Die transrationale Sprache reicht der transrationalen Malerei die Hand.«

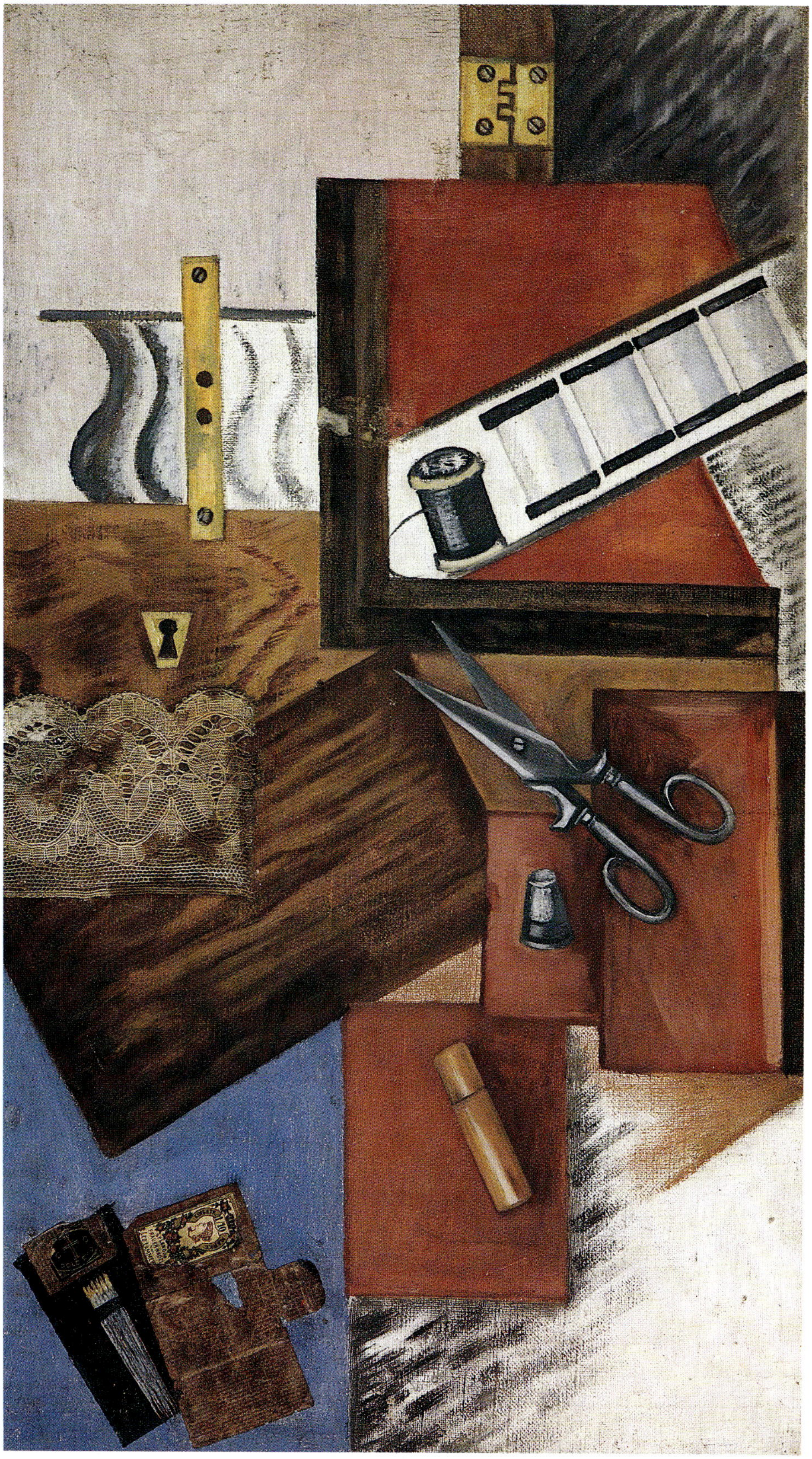

52 Ol'ga Rozanova
Nähtisch 1915

↓ 53 Ol'ga Rozanova
Anrichte mit Geschirr, 1914

→ 54 Ol'ga Rozanova
Schreibtisch, 1914

↘ 55 Ol'ga Rozanova
Petroleumlampe, 1912

⇉ 56 Ol'ga Rozanova
Metronom, 1913–14

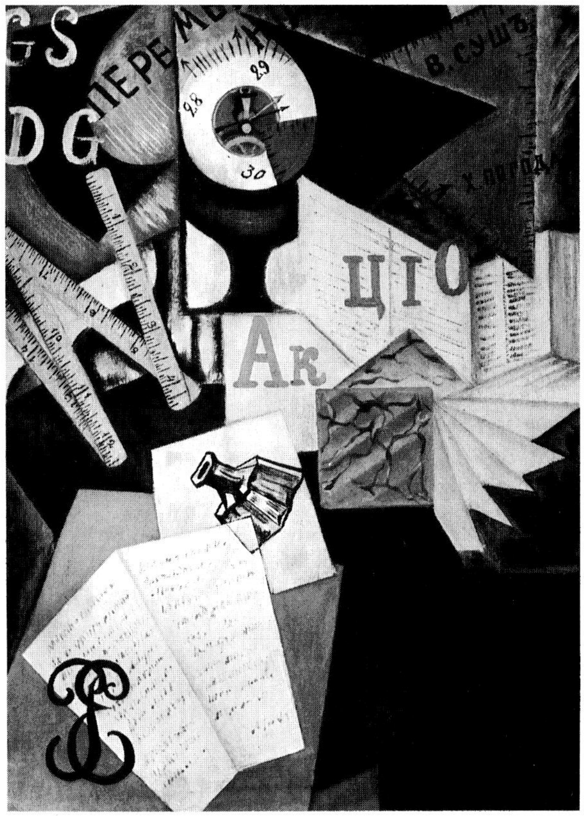

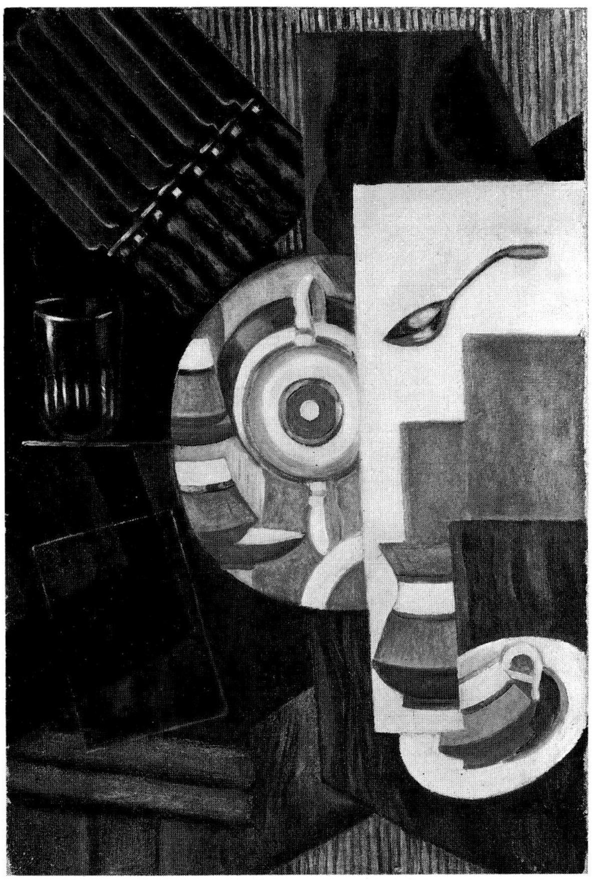

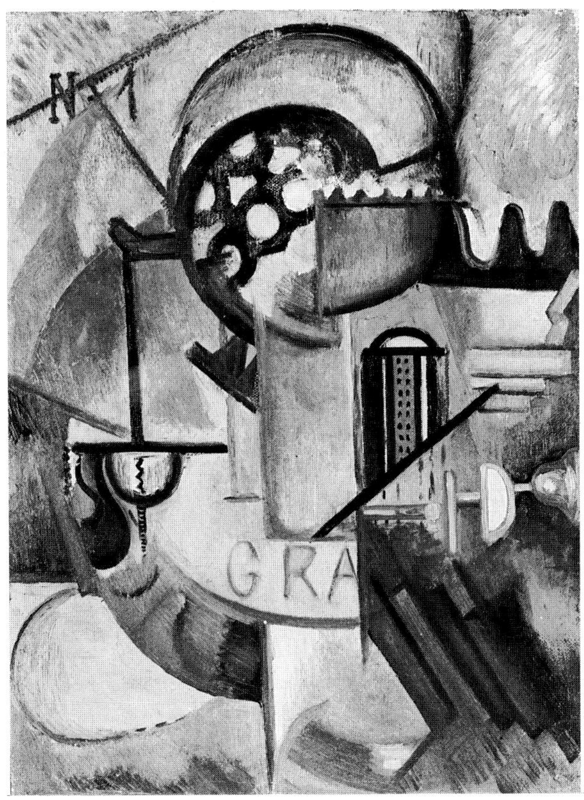

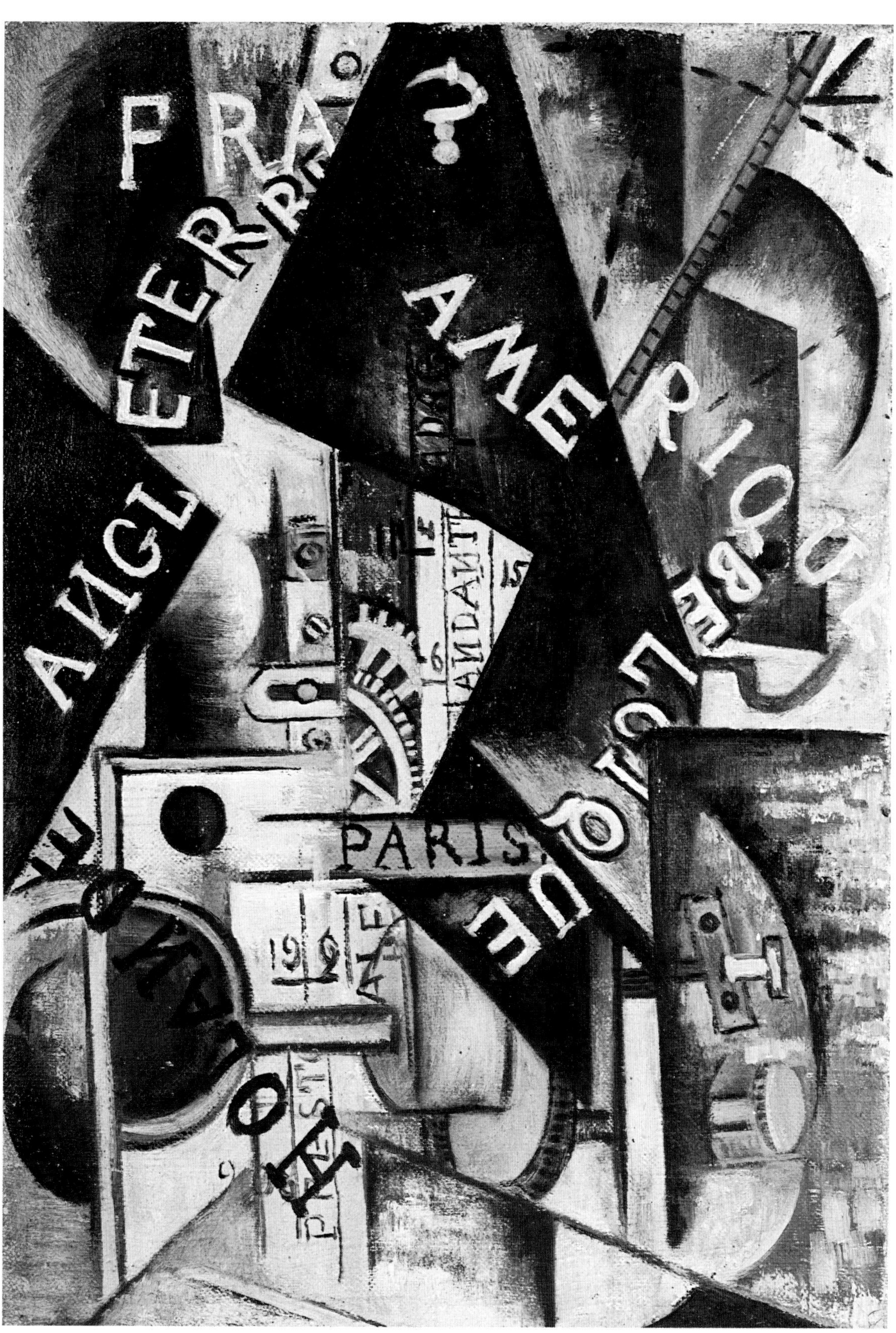
FRA
AMER
PARIS

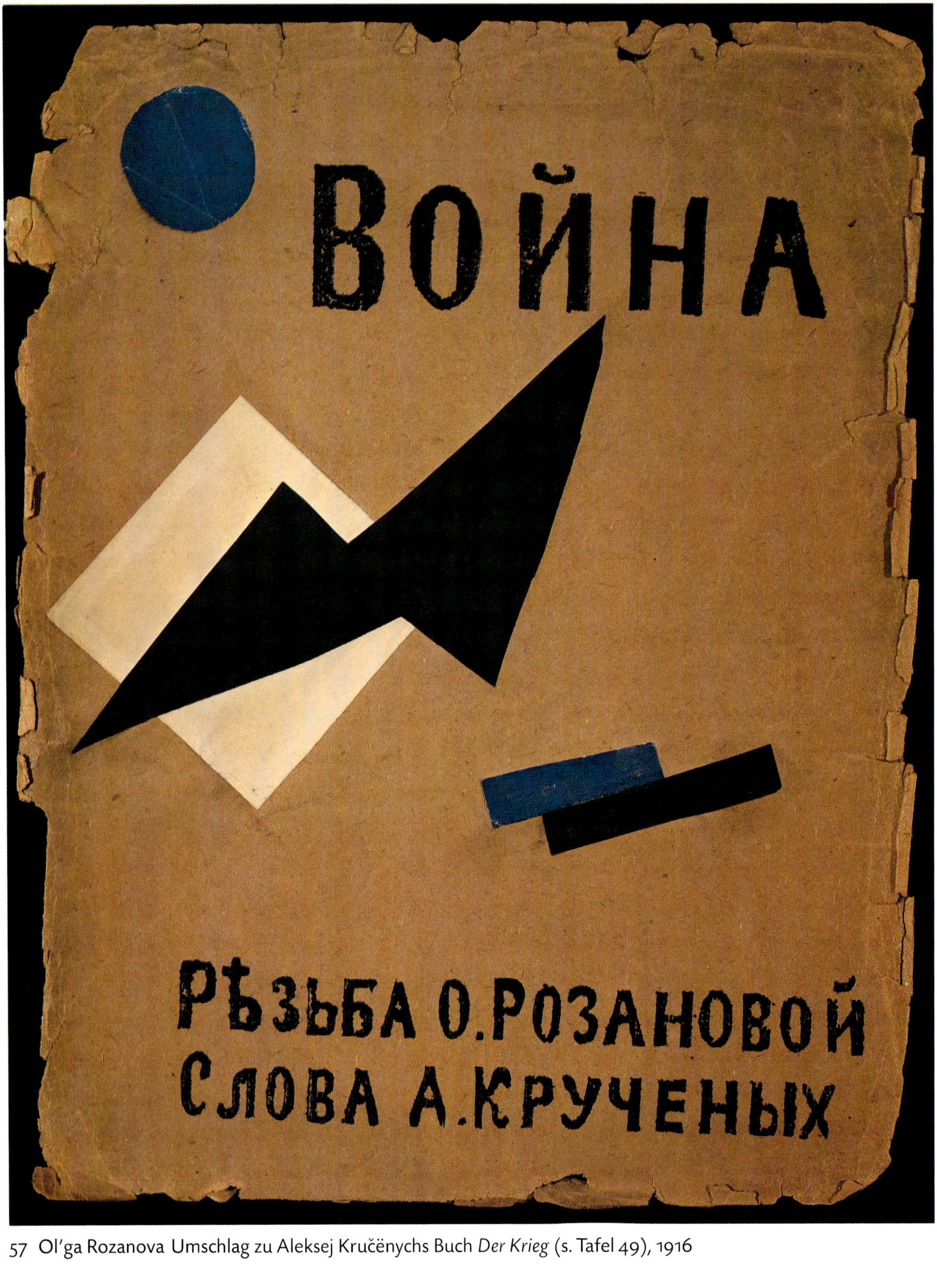

57 Ol'ga Rozanova Umschlag zu Aleksej Kručënychs Buch *Der Krieg* (s. Tafel 49), 1916

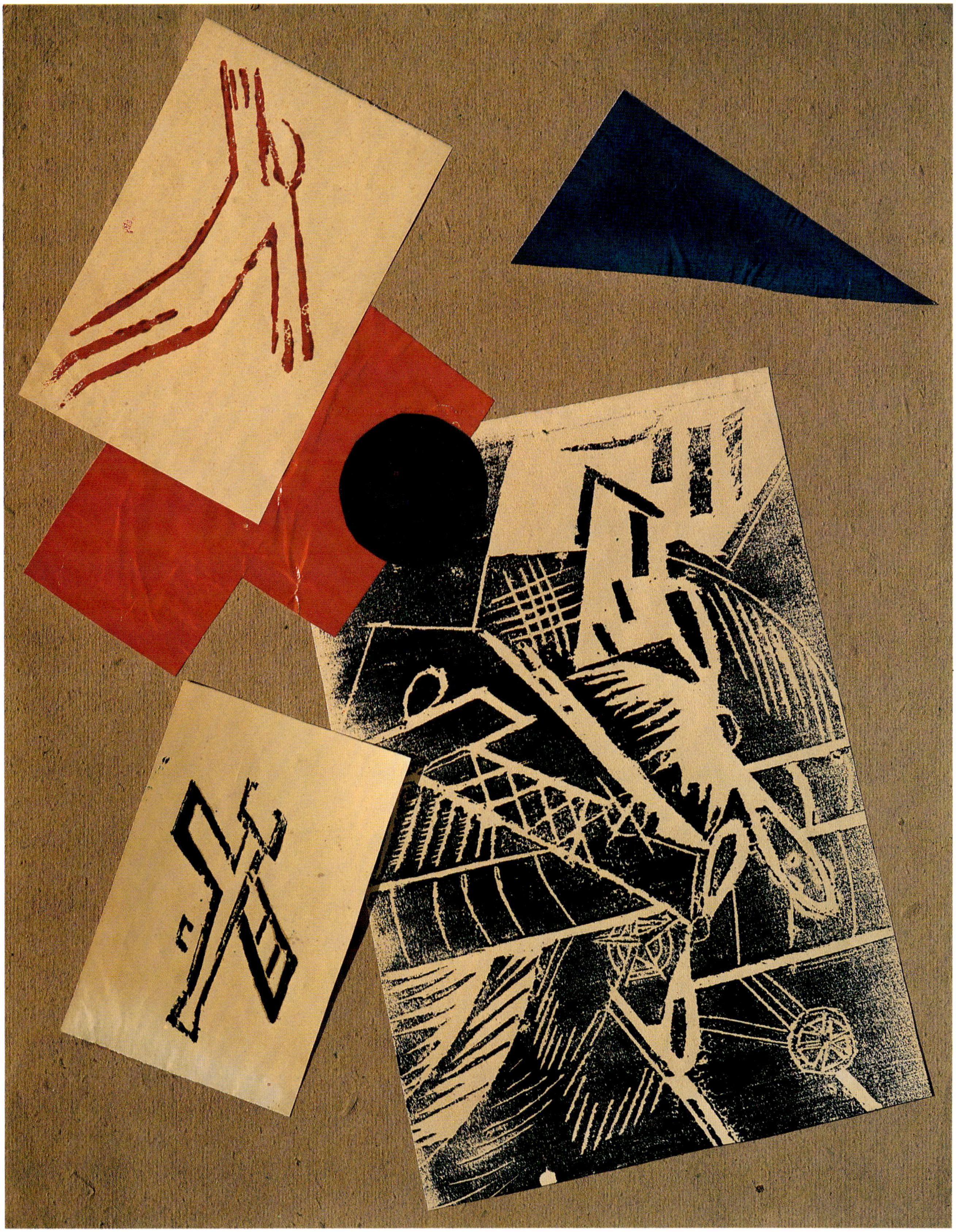

58 Ol'ga Rozanova Illustration (Seite 4) zu Aleksej Kručënychs Buch *Der Krieg,* 1916

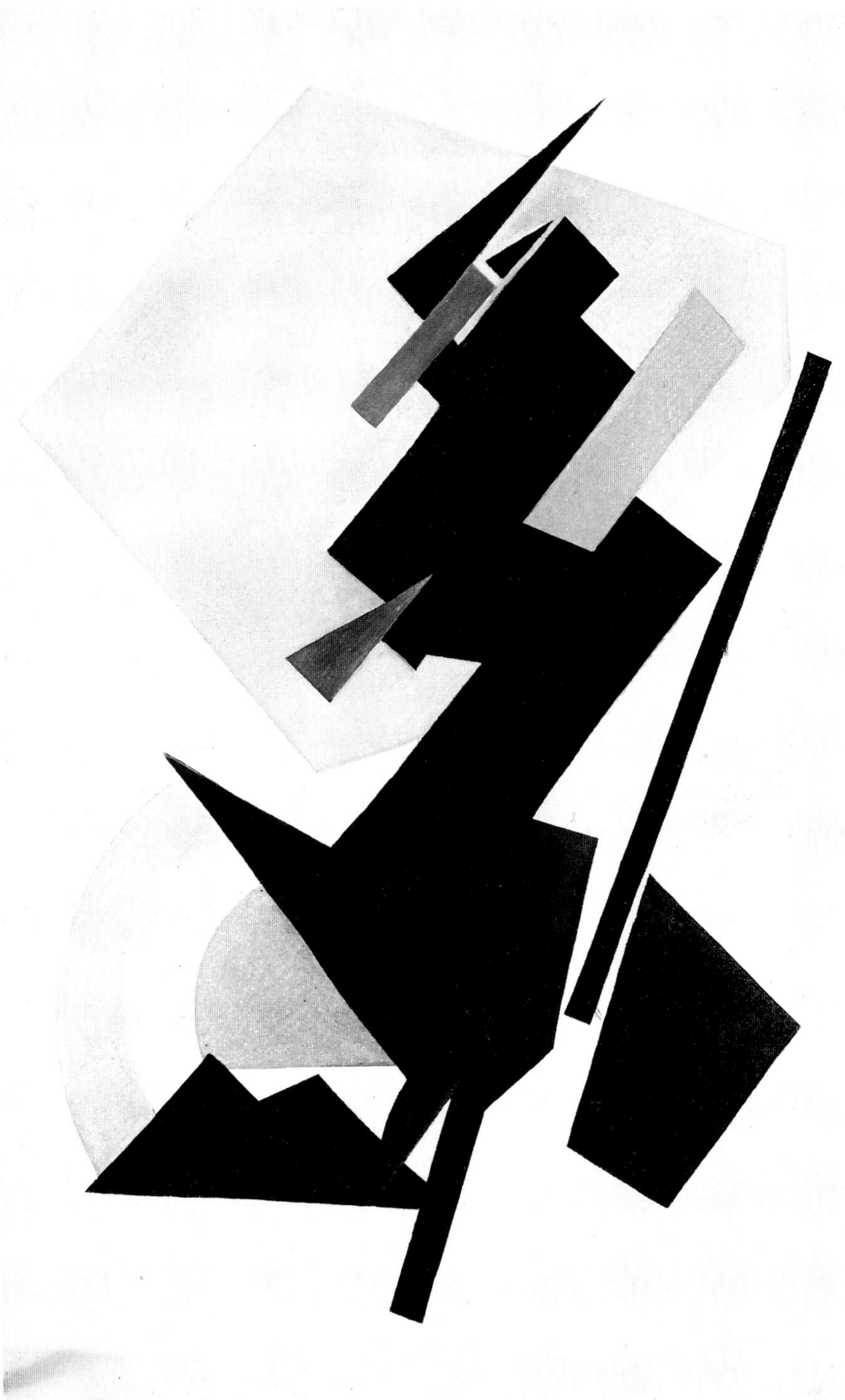

↓ 59 Ol'ga Rozanova
Die vier Asse, 1915–16

→ 60 Ol'ga Rozanova
Gegenstandslose Komposition, 1916

⇉ 61 Ol'ga Rozanova
Suprematismus, 1916

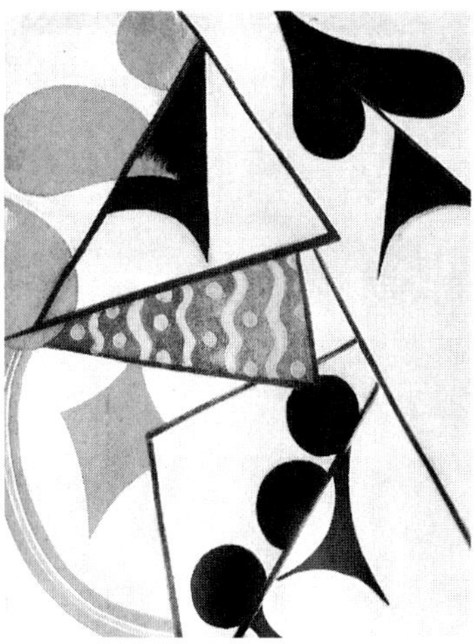

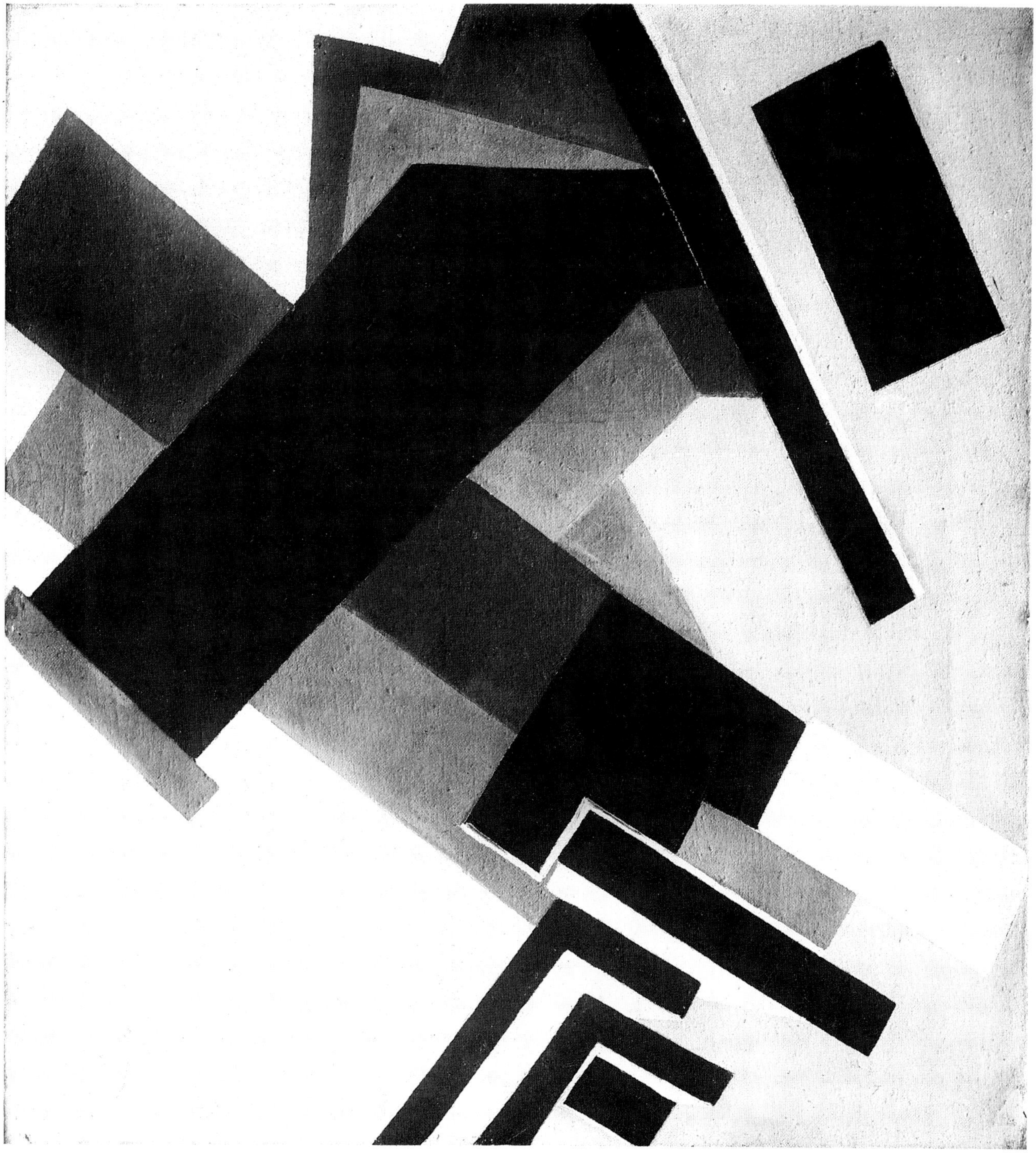

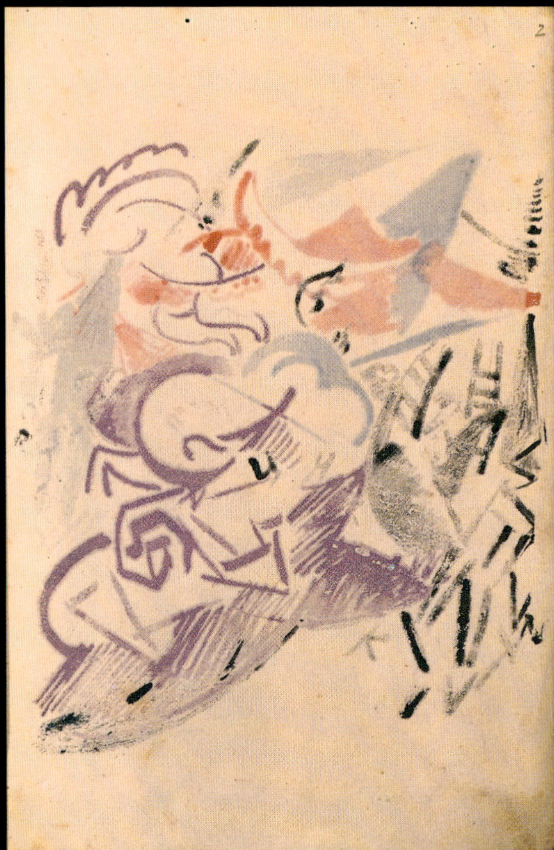

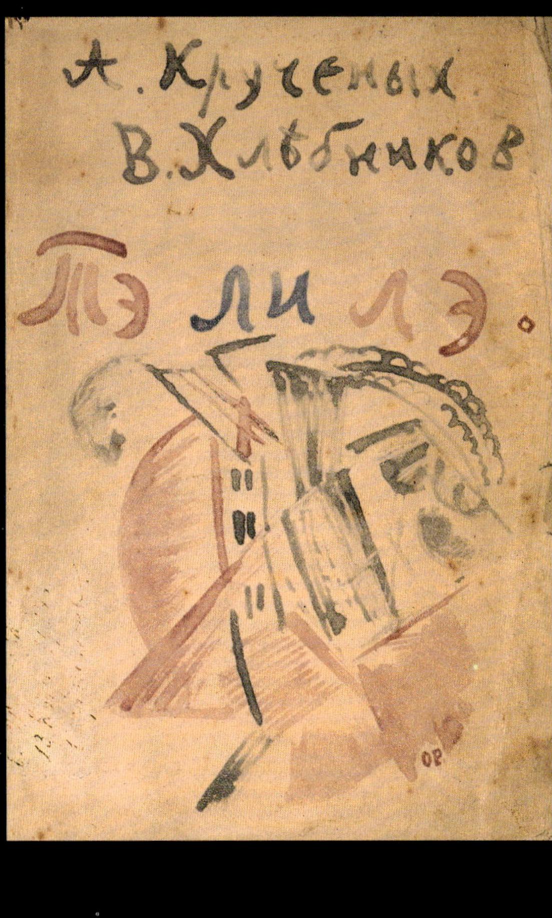
А. Крученых
В. Хлебников
Тэ ли лэ.

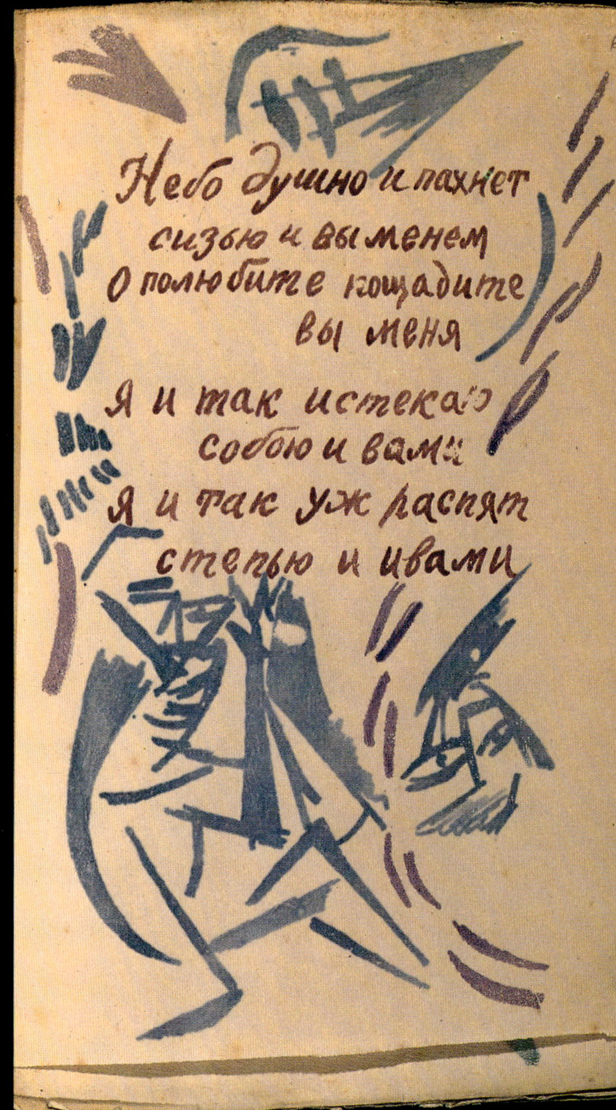
Небо душно и пахнет
сизью и вы менем
О полюбите кощадите
вы меня
Я и так истекаю
собою и вами
Я и так уж распят
степью и ивами

62–64 Ol'ga Rozanova
Illustrationen und ← Umschlag
zu *Tė li Lė*, einem transrationalen
Buch von Aleksej Kručënych und
Velimir Chlebnikov, 1914

Jedes Exemplar des Albums wurde von Hand gefertigt (Anm. d. Ü.: Die Auflagenhöhe ist nicht genau bekannt, ursprünglich waren 100 Exemplare geplant). Die Collagen setzen sich aus Stoffstücken und Formen aus halbtransparentem Buntpapier zusammen, die bis auf eine Ausnahme auf einen dunkelblauen Untergrund (der Farbe des Universums) geklebt sind.

Der Universale Krieg ist als Höhepunkt des russischen Futurismus anzusehen. »Alles, was damals entstand«, so Ol'ga Rozanova, »all unser Arbeiten und die Suche nach Neuem war von Ernsthaftigkeit getragen... Wir alle waren der vagen Stilisierung des Ästhetizismus ungeheuer überdrüssig geworden, und nicht weniger der Trabrennen des futuristischen Derby... lange schon waren wir uns einer bevorstehenden Krise bewußt gewesen und lebten doch ungerührt weiter, blind und begierig, oder lustlos und ungeduldig; wir gaben uns den Erfolgen der Vergangenheit hin. Wir nahmen die Buchseiten in ihrer Aufeinanderfolge hin, mit der gleichen Konsequenz wie die Tage, die Monate, das städtische Leben vor unseren Fenstern oder den schicksalhaften Verlauf des Krieges... Wir waren der Überzeugung, daß unsere Kunst einfach, verständlich und notwendig war... Der Krieg hinterließ auch bei uns seine Spuren: Er entriß uns die Bilder der Vergangenheit, das, was uns hätte gehören sollen; er verkürzte das eine und verlängerte das andere, und indem er das Weltgeschehen in schnellere Bahnen lenkte, wurde er zu einer ständig lauernden Bedrohung unseres Lebens, im Vergleich zu der alles andere tragisch und nichtig zugleich anmutete.«[14]

Folglich begrüßte Ol'ga Rozanova die Revolution von 1917. Sie beteiligte sich engagiert an den gemeinsamen gesellschaftlich-künstlerischen Aktivitäten und wurde Mitglied der IZO NARKOMPROS (»Abteilung für bildende Kunst am Volkskommissariat für kulturelle Bildung«) und des »Proletkult«. Gemeinsam mit Aleksandr Rodčenko leitete sie die Unterabteilung für Industriekunst und war an der Organisation der SVOMAS (»Freie Staatliche Kunstwerkstätten«) in verschiedenen Provinzstädten beteiligt.

1918 starb Ol'ga Rozanova plötzlich an Diphtherie. Zur Erinnerung an die Künstlerin organisierte die IZO NARKOMPROS noch im selben Jahr eine Gedächtnisausstellung. In seiner Einleitung zum Katalog schrieb Ivan Kljun: »Ihre Sensibilität ließ sie schon heute die Nervenstränge eines Systems empfinden, das einmal Ausdruck einer Epoche und Spiegel unserer Gegenwart sein wird.« Und Ol'ga Rozanova selbst hatte schon 1913 geäußert: »Jeder gegenwärtige Augenblick ist anders als jeder vergangene, und die zukünftigen Augenblicke tragen die unerschöpflichen Möglichkeiten neuer Offenbarungen in sich.«[15]

DOKUMENTE

Vladimir Markov an Ol'ga Rozanova – 1914
»... Jedes reine Farbpigment besitzt eine eigene Struktur, eine eigene Kraft, eine eigene Beschaffenheit... Ol'ga Rozanova wählt Farben, von lebhaftestem und unterschiedlichstem Charakter, sie verbindet Schwarz, Rot und Grün...«[16]

Aus: Ol'ga Rozanova, »Die Grundlagen des neuen Schaffens und die Gründe seines Mißverständnisses«, 1913
»... Zur Wiedergabe bedarf es der Wahrnehmung, und die ist von ›Fühlen‹ und ›Sehen‹ abhängig. Einzig das Prinzip der Intuition erlaubt uns, die Welt zu begreifen. Und einzig das Vermögen der Abstraktion, der Berechnung kann als Folge des Bestrebens nach Darstellung der Welt ein Bild schaffen. Für den Schaffensprozeß gilt folgende Reihenfolge:
1. das intuitive Element;
2. die individuelle Transformation des Sichtbaren;
3. die abstrakte Schöpfung.
... Nur die zeitgenössische Kunst hat die ganze Substanz der Prinzipien freigesetzt, zum Beispiel des Dynamismus, des Volumens und des Gleichgewichts im Bild, der Prinzipien von Schwere und Leichtigkeit, der linearen und flächenmäßigen Verschiebung, des Rhythmus als normierende Aufteilung des Raums, der Einebnung, der Dimension von Ebene und Oberfläche, der Komposition, der chromatischen Beziehung sowie vieler anderer Beziehungen. Es genügt uns, diese Prinzipien aufzuzählen, die die Neue Kunst von der Alten unterscheiden, um uns vom qualitativen und nicht nur quantitativen Charakter des Neuen Prinzips zu überzeugen, der den Beweis für den ›eigenen‹ Charakter der Neuen Kunst gibt...

Indem sie sich selbst in ihrem fatalen Schrecken vor jeder wunderbaren und intensiven Erneuerung treu bleiben, zittern die Herren Kritiker und Veteranen der Alten Kunst und fürchten um die Werte ihrer mageren künstlerischen Darstellungen; um dieses erbärmliche Eigentum wie auch ihre Situation zu erhalten, schrecken sie vor keinem Mittel zurück. Sie schwärzen die Junge Kunst an, um ihren Triumphzug aufzuhalten, und beschuldigen sie noch dazu der Leichtfertigkeit und der Unbeständigkeit.

Es ist Zeit, endlich zu verstehen, daß die Zukunft der Kunst nur gesichert ist, wenn der Durst nach einer ewigen Erneuerung in der Seele des Malers unstillbar wird; wenn der elende individuelle Geschmack in ihm die Kraft verloren hat, ihn befreit von der Notwendigkeit, immer dieselben Refrains zu singen... Es ist endlich Zeit, dem Ausbruch der Kritik Grenzen zu ziehen und ernsthaft zu erkennen, daß allein die jungen Ausstellungen eine Bürgschaft für die Erneuerung der Kunst darstellen. Man muß denjenigen seine Verachtung zeigen, für die ein guter Schlaf und das Wiederkäuen der Vergangenheit den Platz des Wertes einnehmen.«[17]

Ol'ga Rozanovas Stellungnahme zu der nie erschienenen Zeitschrift »Supremus«, 1918.
»Wir wollen die Malerei von ihrer Unterwürfigkeit gegenüber den gebrauchsfertigen Formen der Gegenwart befreien und sie in erster Linie zu einer schöpferischen, nicht zu einer nachahmenden Kunst machen.

Der ästhetische Wert eines abstrakten Bildes liegt in der Vollkommenheit des malerischen Inhalts.

Die Aufdringlichkeit der konkreten Realität hatte auf den Künstler eine hemmende Wirkung, so daß als Ergebnis schlichte Vernunft über phantasievolle Intuition triumphierte; vielmehr haben halbherzige Versuche charakterlose Kunstwerke hervorgebracht, aus widerstreitenden Weltanschauungen hervorgegangene Bastarde der Kunst.«[18]

Collage Nr. 1 und 2 aus dem Album *Vselenskaja vojna (Der Universale Krieg)*, 1916

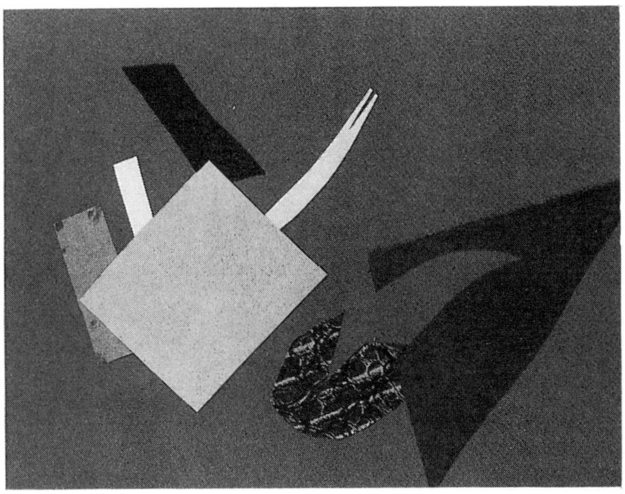

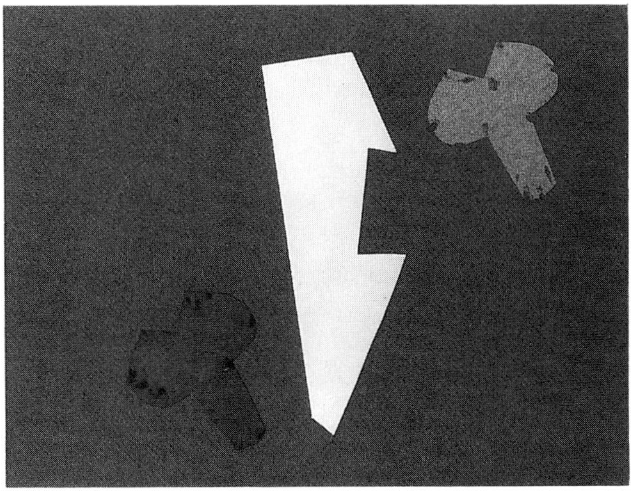

LJUBOV' POPOVA

»... nicht mehr als eine Reihe vorbereitender Experimente zu materiellen Konstruktionen.«

Ljubov' Popova

Das Leben von Ljubov' Popova währte nur unmaßgeblich länger als das von Ol'ga Rozanova, doch sollten diese fünf Jahre entscheidend für die volle Entfaltung ihres schöpferischen Talents sein. Die geradezu verschwenderisch begabte Künstlerin drang von der Oberfläche der Leinwand in die Dreidimensionalität des Raumes vor, und sie wandte sich von der Ateliermalerei mehr und mehr zum Design.

Ljubov' Popova gehört zu den Künstlerinnen der Avantgarde, die überkommene Traditionen der »Schönen Kunst« ablehnten und sich unter dem Banner des Konstruktivismus der Industriekunst zuwandten. Die Künstlerin war Zeitzeugin bedeutender Umwälzungen in Gesellschaft, Politik und Kunst, die in ihrem Werk eine eindrucksvolle individuelle Umsetzung erfuhren. Ihre Arbeiten in den Bereichen der Malerei wie auch des Bühnenbildes muten noch heute völlig modern an.

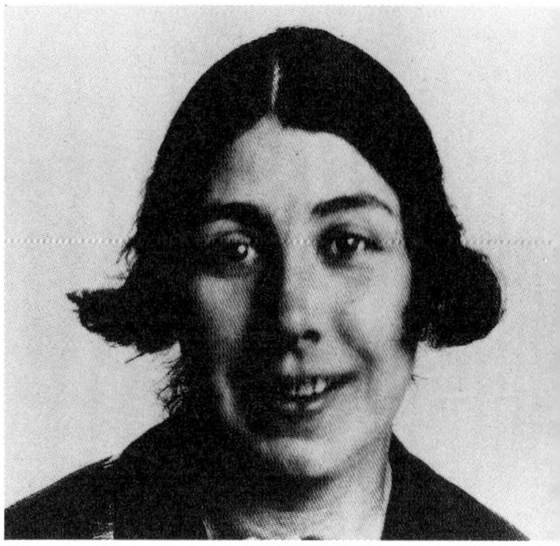

Ljubov' Popova

Ljubov' Sergeevna Popova wurde 1889 in Ivanovskoe bei Moskau geboren. Sie war die Tochter eines reichen Moskauer Kaufmanns, der wie der Vater Natal'ja Gončarovas eine Leinmühle sein eigen nannte. Ihre Kindheit verbrachte sie auf dem Familiengut Krasnovidovo, wo sie Privatunterricht erhielt. 1902 übersiedelte die Familie nach Rostov. Dort besuchte das junge Mädchen einige Jahre die höhere Schule, bis sich die Familie 1906 in Moskau niederließ. Die Eltern Ljubov' Popovas waren hoch gebildet und förderten die Kunst. Sie unterstützten die künstlerischen Neigungen ihrer Tochter, die ab 1907 die private Kunstschule von Stanislav Žukovskij und Konstantin Juon besuchte. Dadurch kam sie mit dem Impressionismus in Berührung. Einflüsse dieser beiden Lehrer spiegeln sich in ihren frühesten Werken wider, besonders in der Wahl der Bildthemen: das russische Landleben, dargestellt anhand von dörflichen Landschaften, Wäsche waschenden Frauen, dem Aufschichten des Heus auf den Feldern; hinzu kamen etliche Stilleben. Zu dieser Zeit war Ljubov' Popova gänzlich der Tradition verhaftet.

In Juons Atelier begegnete sie Ljudmila Prudkovskaja, der Schwester Nadežda Udal'covas, mit der sie im Sommer 1908 gemeinsam auf Krasnovidovo arbeitete. Ein Jahr später besuchte sie zum erstenmal Kiev, wo einerseits die Ikonenmalerei, andererseits die Arbeiten des symbolistischen Malers Michail Vrubel eine große Faszination auf die Künstlerin ausübten.

In diesen Jahren blühte das künstlerische Leben in Rußland auf. Junge Maler wandten alteingesessenen Ausstellungsgesellschaften den Rücken zu und begannen, ihre eigenen Werkschauen zu organisieren. Die Künstlervereinigung »Das Goldene Vlies«, deren Zeitschrift Ljubov' Popovas Vater unterstützte, machte Rußland mit westeuropäischer Kunst vertraut. Vor diesem Hintergrund ist ihre Reifezeit zu betrachten. Um 1910 zeigt sich deutlich der Einfluß von Natal'ja Gončarova, Paul Gauguin, Vincent van Gogh und Paul Cézanne im Werk der Künstlerin. Zahlreiche Reisen hinderten sie jedoch damals daran, eine aktive Rolle in der russischen Kunstwelt zu übernehmen.

1910 besuchte sie mit ihrer Familie Italien. Die Werke Giottos und Pinturicchios hinterließen einen tiefen Eindruck bei ihr. Im Sommer reiste sie nach Pskov und Nov-

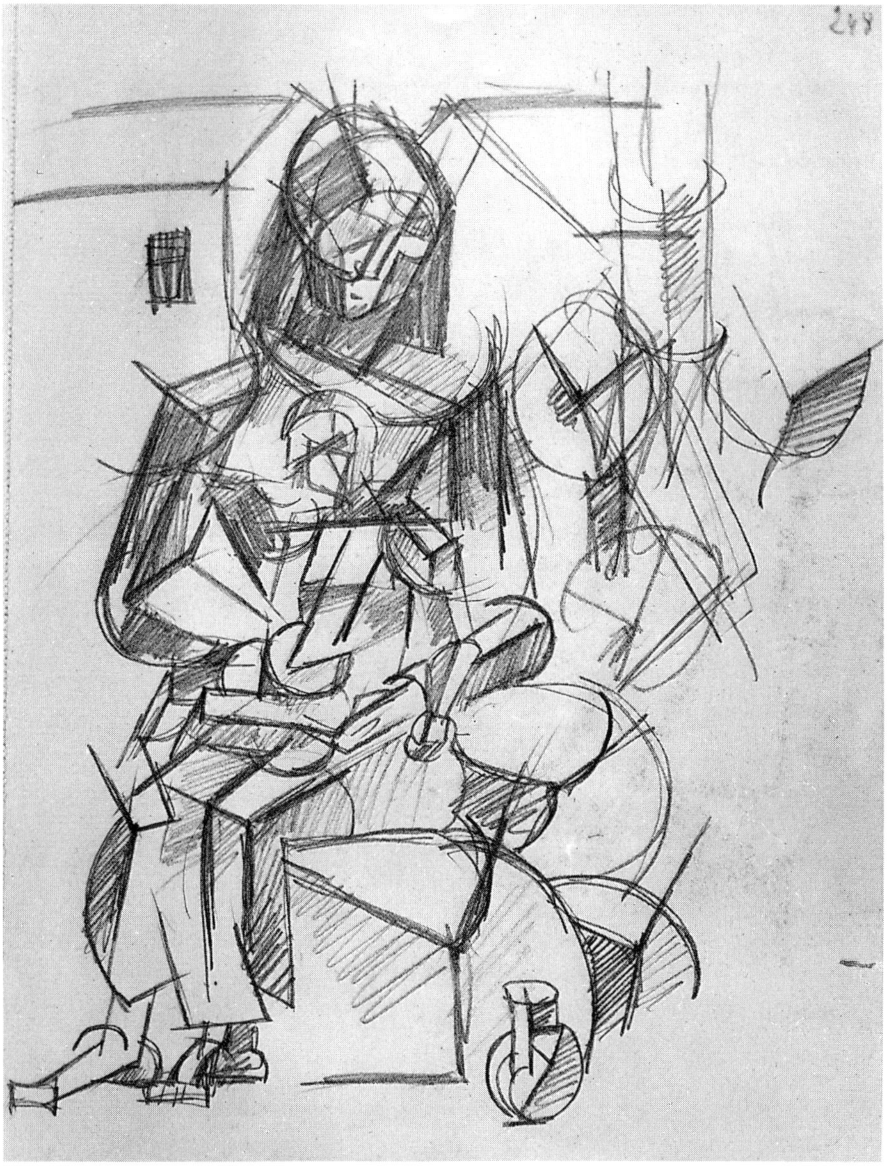

Weiblicher Akt, um 1913

gorod und 1911 erstmals nach St. Petersburg, wo sie von den Schätzen der Eremitage völlig überwältigt wurde. Im Herbst desselben Jahres unternahm sie eine Rundreise durch alte russische Städte wie Rostov, Jaroslavl', Suzdal', Pereslavl' und Kiev. Naturgemäß schlugen sich die auf diesen Reisen empfangenen Eindrücke von russischer Kunst und Architektur in ihrem weiteren Schaffen nieder. Wie die meisten ihrer avantgardistischen Zeitgenossen hatte Ljubov' Popova ein sehr kritisches Verhältnis gegenüber der reichen Tradition ihres Landes, und ihre kühnen formalen Experimente späterer Jahre erwuchsen aus einer Ablehnung ihrer kulturellen Wurzeln.

Nach ihrer Rückkehr aus Kiev bezog Ljubov' Popova ein gemeinsames Atelier mit Ljudmila Prudkovskaja, Nadežda Udal'cova und Vera Pestel'. Im Herbst 1912 schlossen sich Ljubov' Popova und Nadežda Udal'cova dem von Vladimir Tatlin eingerichteten Studio »Der Turm« an, in dem auch Viktor Bart und Aleksandr Vesnin arbeiteten. Zu dieser Zeit füllte Ljubov' Popova ihre Skizzenbücher mit Aktstudien, um die Anatomie zu ergründen – wie übrigens auch Tatlin. Ihre Gemälde, die Aktmodelle darstellen, datieren ebenfalls aus dieser Periode und lassen in der Behandlung der Form den Einfluß sowohl Michail Vrubels als auch Cézannes erkennen. Damals waren nahezu alle fortschrittlichen Künstler von Cézanne beeindruckt, und die Kunstsammler Sergej Ščukin und Ivan Morozov hatten in ihren Sammlungen eine beeindruckende Auswahl seiner Werke zusammengetragen.

Unter dem Eindruck dieser Sammlungen reisten Ljubov' Popova, Nadežda Udal'cova und Vera Pestel' 1912 nach Paris. Auf den Rat Aleksandra Ėksters hin, die die Stadt und deren Kunstszene sehr gut kannte, besuchten die jungen Künstlerinnen die Académie »La Palette«, wo die kubistischen Maler Henri Le Fauconnier und Jean Metzinger lehrten. Auch die Bildhauerin Vera Muchina weilte zu dieser Zeit in Paris. Sie und Ljubov' Popova waren Freundinnen geworden, und so besuchten sie gemeinsam die Ateliers von Malern und Bildhauern wie beispielsweise Aleksandr Archipenko. In Paris vertiefte und verfeinerte Ljubov' Popova unter dem Einfluß des Kubismus ihre früheren Bemühungen um eine Analyse der menschlichen Gestalt. Und als sie 1913 nach Moskau zurückkehrte, um gemeinsam mit Vladimir Tatlin und Aleksej Morgunov zu arbeiten, hatte ihr malerischer Ansatz eine Veränderung erfahren.

Ihr Bild *Zwei Figuren* (1913, Taf. 65) charakterisiert ihre damalige Entwicklungsstufe und erinnert lebhaft an Vorbilder Metzingers. Es ist in kräftigen, leuchtenden Farben gehalten, die Figuren befinden sich in einem Raum mit Blick auf eine Landschaft. Die Reduktion der Figuren auf grundlegende Formkörper sowie die Fragmentierung der Bildoberfläche lassen eine zunehmende Vertrautheit mit kubistischen Ideen erkennen. Das Bild zieht die Blicke des Betrachters auf sich, konfrontiert ihn mit den Widersprüchen zwischen Oberfläche und Tiefe, gerader Linie und Arabeske und dem »Dynamismus« der zerschneidenden Diagonalen, der gegen die statische Beschaffenheit von Stilleben ausgespielt wird.

Kurz vor dem Ausbruch des Ersten Weltkriegs fuhr Ljubov' Popova ein weiteres Mal nach Paris, diesmal in Begleitung von Vera Muchina und Iza Burmejster. Die drei jungen Frauen bereisten gemeinsam Frankreich und Italien. Vera Muchina erinnerte sich, daß »Ljubov' Popovas Reaktion auf Italien heftig, ja leidenschaftlich war. Wenn

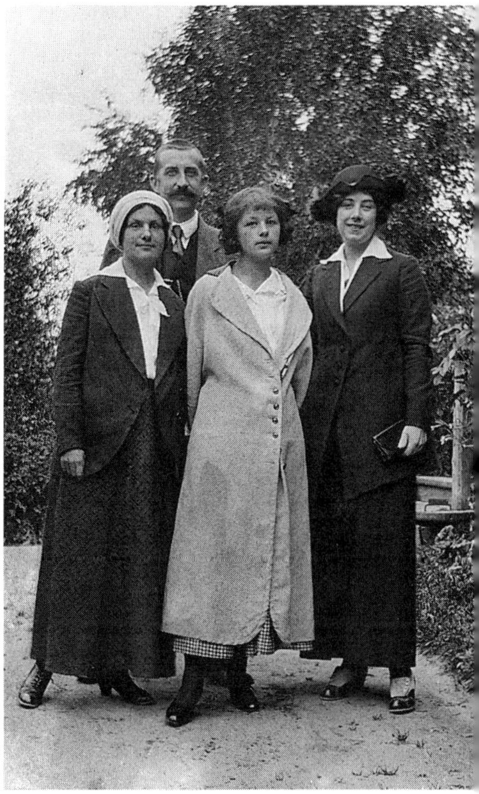

Ljubov' Popova (rechts) mit Nadežda Udal'cova (links) und deren Schwester, 1915

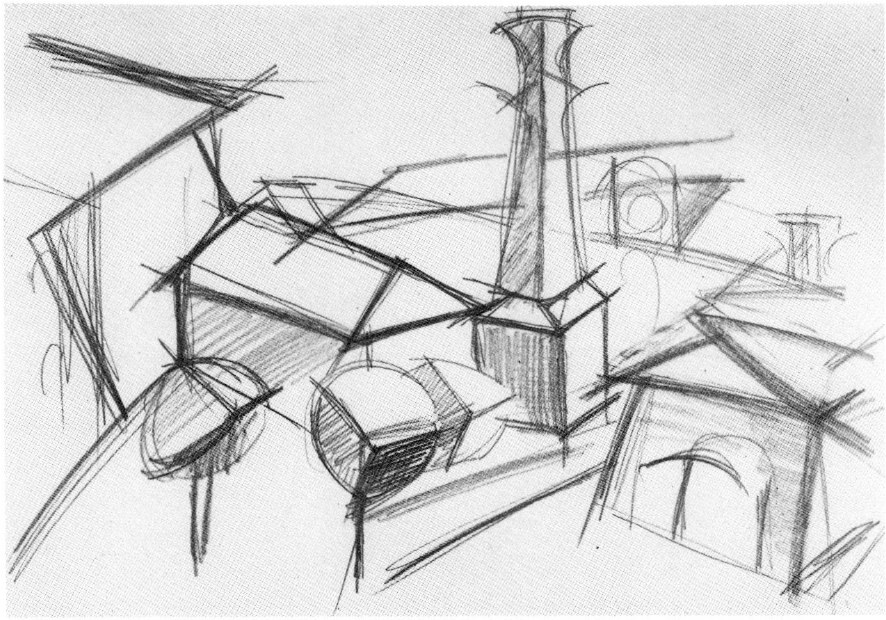

Stadtlandschaft mit Schornstein, 1912

sie sich für etwas Bestimmtes interessiert, beispielsweise für die Wechselwirkung von Farben, konzentriert sie ihre gesamte Aufmerksamkeit auf dieses Thema, sucht überall danach. Wenn sie bei einem großen Künstler keine Antwort auf diese Frage findet, läßt sie ihn unbeachtet«[1]. In dieser Zeit reifte auch die Idee zu dem Bild *Italienisches Stilleben* (1914, Taf. 69), das sowohl kubistische als auch futuristische Elemente aufweist, in der Gestaltung einem kubistischen Stilleben mit Buchstaben als Collage-element entspricht. Doch verleihen die Verwendung von vollständigen Wörtern wie »Des Canons« sowie Buchstabenfragmente, die auf die futuristische Zeitschrift »Lacerba« hinweisen, dem Gemälde einen Gehalt und einen Dynamismus, der typisch für den Futurismus ist. Alle Bilder aus dieser Periode weisen zudem eine gewisse dekorative Übereinstimmung auf, die durch sich durchdringende Rundungen und Flächen, rhythmische Wiederholungen und kräftige Farbkombinationen von Rot, Dunkelblau und Gelb erzielt wird.

Alles bisher Erfahrene brachte Ljubov' Popova 1914 in die Ausstellung des »Karo-Buben« ein, wo sie erstmals Bilder wie beispielsweise *Zwei Figuren* zeigte. Ähnlich wie bei den anderen Mitgliedern der Vereinigung lag ein entscheidender Aspekt ihrer Bilder auf dem dynamischen Bildaufbau und ihrer malerischen und dekorativen Beschaffenheit. Unmittelbar nach dieser Ausstellung setzte Ljubov' Popovas Reifeprozeß zur Unabhängigkeit ein. Andere Künstler scharten sich um sie, sie wurde zu einem Mittelpunkt künstlerischer Aktivitäten und veranstaltete wöchentliche Treffen, bei denen Nadežda Udal'cova, Aleksandr Vesnin sowie der Künstler und Kritiker Aleksej Griščenko ihre Arbeiten vorstellten.

Von diesem Zeitpunkt an beteiligte sich die Künstlerin an zahlreichen, vorwiegend futuristischen Ausstellungen. Im März 1915 nahm sie – neben Malevič, Tatlin, Puni, Ol'ga Rozanova, Nadežda Udal'cova und Aleksandra Ėkster – an »Tramway V« (»Straßenbahn W«) teil. Im Dezember desselben Jahres folgte, wiederum in Petrograd, die »Letzte futuristische Gemäldeausstellung: 0,10«, auf der Malevič sein berühmtes *Schwarzes Quadrat* zeigte. Im März 1916 stellte sie in der Ausstellung »Magazin« (»Der Laden«) (s. S. 116) in Moskau aus, und auch an der Ausstellung des »Karo-Buben« im selben Jahr war sie beteiligt.

Je mehr sich Ljubov' Popova innerhalb der avantgardistischen Bewegung engagierte, desto stärker wurde sie mit den innovatorischen und sich schnell entwikkelnden Theorien ihrer Künstlerkollegen konfrontiert. Die Jahre 1914 bis 1916 markieren einen Wendepunkt in ihrem Werk: Die Künstlerin löste sich von den malerischen Bestrebungen des Kubo-Futurismus. Bilder wie *Violine* (Staatliche Tret'jakov-Galerie, Moskau) oder *Stilleben mit Teetablett* (Privatsammlung, Moskau), beide aus dem Jahr 1915, zeigen Collage-Elemente, eingesetzte Buchstaben und verschiedene aufgeklebte Versatzstücke. Die Collagetechnik gab Ljubov' Popova – wie vor ihr schon Ol'ga Rozanova – die Möglichkeit, den Inhalt eines Bildes »fühlbar« zu machen und gleichzeitig Dinge räumlich darzustellen. Damals versuchte sich die Künstlerin an von ihr so benannten »plastischen Gemälden« – faszinierenden, farbenfrohen Bildreliefs, in denen bunte Collage-Elemente aus der Bildoberfläche plastisch heraustreten und greifbare, nicht nur durch Maltechniken vorgetäuschte Raumebenen entstehen. Einige dieser »plastischen Gemälde«, etwa *Porträt einer Dame* (1915, Sammlung Ludwig, Köln), wurden 1916 in Moskau auf der Ausstellung des »Karo-Buben« gezeigt.

Obwohl die »plastischen Gemälde« eine große Faszination ausüben, ist doch Ljubov' Popovas Schaffen im Bereich der Porträt- und Figurenmalerei in dieser Phase bedeutender, wie etwa das 1915 entstandene *Bildnis eines Philosophen* (Taf. 71) belegt, eine Darstellung ihres Bruders. In diesem Bild sind erneut französische Einflüsse zu finden, es erinnert insbesondere an den *Mann im Café* des in Paris lebenden Spaniers Juan Gris. Ljubov' Popovas Neuerung besteht jedoch abermals in der Verschmelzung der Figur mit den sie umgebenden Gegenständen und dem Hintergrund zu einer Einheit. Die durch miteinander verknüpfte Ebenen erzeugte räumliche Dichte sollte auch die Grundlage ihres späteren Weges in die Abstraktion bilden. Die Künstlerin schrieb über diese Periode: »Auf das Prinzip der Abstrahierung von Teilen eines Gegenstandes folgt mit logischer Unausweichlichkeit die Abstraktion des Gegenstandes an sich. Das ist der Weg zur Gegenstandslosigkeit.«[2]

Von ähnlicher Bedeutung für ihre Entwicklung ist Ljubov' Popovas Interesse am synthetischen Kubismus, das sich 1916 in Bildern wie *Kolonialwarenladen* (Taf. 70) niederschlägt, wo die formal harmonische Verknüpfung verschiedener, aber untereinander verbundener Ebenen im Vordergrund steht. Von hier war es nur mehr ein kleiner, folgerichtiger Schritt zu dem von Malevič propagierten gegenstandslosen Suprematismus.

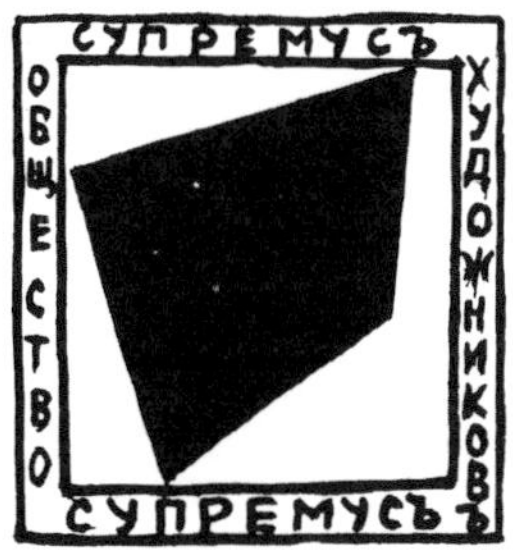

Umschlagentwurf für die Zeitschrift *Supremus*, 1916–17

Von Interesse ist in diesem Zusammenhang auch Ljubov' Popovas Umgang mit Farbe. Für die italienischen Futuristen stand die Farbe in Zusammenhang mit den Gegenständen ihrer Gemälde, während für die Künstlerin und ihre russischen Kollegen der Farbe eine eigenständige Bedeutung zukam.

Einen entscheidenden Schritt hin zur Gegenstandslosigkeit stellt die Bilderserie *Malerische Architektonik* (Taf. 66, 67) aus den Jahren 1916–1918 dar, die neben suprematistischen Bildern von Malevič und anderen bei der Ausstellung des »Karo-Buben« gezeigt wurden. Ljubov' Popova identifizierte sich fest mit dieser Richtung, indem sie der Gruppe »Supremus« beitrat, die sich im Atelier von Nadežda Udal'cova traf. Einige Entwürfe für die Zeitschrift »Supremus« finden sich in der Sammlung Costakis.

Die Serie *Malerische Architektonik* offenbart ein Interesse an der Darstellung von Oberflächen, verknüpft mit der Energie einer inneren Spannung: Die farbigen Formen, Linien und die Räumlichkeit verbinden sich zu einer formalen Einheit. Anfänglich handelte es sich um gänzlich statische Kompositionen, die aus sich überschneidenden planen Flächen bestanden; aber sehr bald erhielten sie einen geradezu bestürzenden Dynamismus durch die Schrägstellung der Ecken und das Ineinandergleiten der Ebenen. In diesen späteren Bildern scheinen sich Flächen voller pulsierender Farbigkeit um innere Raumachsen zu drehen.

Obwohl die *Malerische Architektonik* eine gewisse Nähe zum Suprematismus aufweist, unterscheiden sich Malevič und Ljubov' Popova doch in drei wesentlichen Aspekten:

1. Ljubov' Popova offenbarte eine andere Annäherung an den Raum. Malevič' Quadrate und Rechtecke treiben der Unendlichkeit der Hintergrundebene entgegen und überschneiden sich willkürlich, wohingegen Ljubov' Popova die Ebenen fest eingliedert und sie in einem greifbaren, abgegrenzten Raum verankert. Der Umgang mit dem Raum deutet in ihren Arbeiten nicht die kosmische Unendlichkeit des Suprematismus an, sondern vermittelt eher ein Gefühl für Konstruktion und eine formale Beziehung innerhalb des Rahmens.

2. Während Malevič in seinen suprematistischen Bildern völlig auf eine Strukturierung der Oberfläche verzichtet, stellt Ljubov' Popova diese in den Vordergrund und bedient sich ihrer, um beispielsweise den Rauminhalt der Zylinder in der *Maleri-*

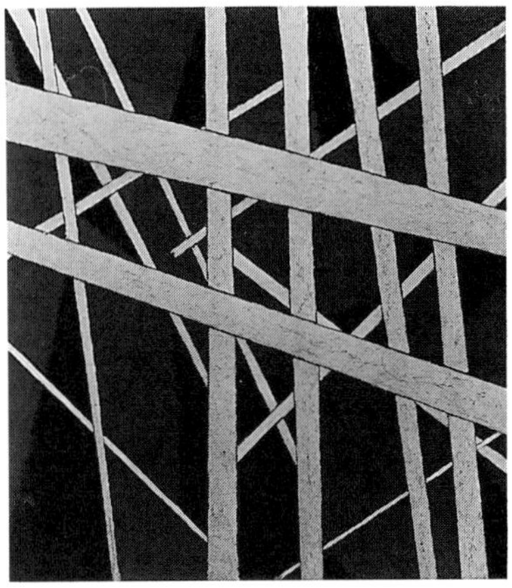

Raum-Kraft-Konstruktion, 1921

schen Architektonik (Taf. 66, 67) hervorzuheben oder um die Spannung und Dynamik ihrer *Komposition* (Taf. 72) von 1918 zu erhöhen.

3. Für Malevič besaß die Farbe in erster Linie eine symbolische Bedeutung, während sie für Ljubov' Popova einen gleichzubehandelnden Aspekt der Malerei darstellte: Sie sollte in einer harmonischen Beziehung zu den formalen Aspekten stehen. In ihren hier zu betrachtenden Werken erreichte die Künstlerin eine vom Aufbau der Farben her exakte und gleichermaßen emotional anrührende Übereinstimmung.

Ljubov' Popovas Terminus »Architektonik« charakterisiert ihre gegenstandslosen Bilder in idealer Weise, da er den architektonischen und konstruktiven Prozeß wie auch die logische Wechselbeziehung der einzelnen Teile untereinander veranschaulicht, der sich in diesen Arbeiten zeigt. Dmitri Sarab'janov charakterisierte das Werk der Künstlerin folgendermaßen: »Mit titanischer Energie wirft sie Flächen in den Bildraum, stellt sie übereinander, verschmilzt und verstärkt sie. Sie baut ihre Bilder, und ihre Konstruktionen erstehen wie Fassaden prachtvoller Gebäude.«[3]

Ljubov' Popovas Bestreben, in ihren *Malerischen Architektoniken* Farbe, Form und Struktur miteinander zu verschmelzen, scheint im besonderen durch ihre Beschäftigung mit der Architektur des Islam beeinflußt worden zu sein. Die Künstlerin hatte sich bereits mit historischer russischer Architektur auseinandergesetzt, als sie 1916 Samarkand besuchte, wo sie den bedeutenden Mausoleenkomplex an der Gräberstraße Schah-i Sinda besichtigte. Aus Samarkand schrieb sie an Aleksandr Vesnin: »Die Architektur ist erstaunlich! Sie ist ausschließlich dekorativ. Die Fassade läßt nicht auf die Ebenen und Formen des Gebäudes schließen. Doch die Maße, die Ausgewogenheit der Proportionen, die Schönheit der Farben und Ornamente haben eine einzigartige Wirkung.«[4] Die islamische Architektur erreichte für Ljubov' Popova einen nichtfigurativen Ausdruck des grundlegenden, universalen Gleichgewichts, nach dem sie selber in ihren *Malerischen Architektoniken* strebte, von denen einige den Titel *Schah-Zinda* tragen. Die Verbindung von Eindrücken aus der Ikonenmalerei und der östlichen Kunst ermöglichte es der Künstlerin, neue Ausdrucksformen zu finden.

Im März 1918 heiratete Ljubov' Popova den russischen Kunsthistoriker Boris von Ėding, und im November wurde ein Sohn geboren. Im darauffolgenden Sommer besuchte die Familie Rostov am Don, wo sich eine Tragödie ereignete. Boris von Ėding starb an Typhus, seine Frau erkrankte zugleich an Fleckfieber und an Unterleibstyphus. Schwerkrank kehrte sie nach Moskau zurück und verkaufte all ihre Bilder. In den Jahren 1919/20 vollendete die Künstlerin nur wenige Bilder, darunter die vier *Malerischen Konstruktionen* (Staatliche Tret'jakov-Galerie, Moskau), in denen sich die Linien- und Kreisformen auf einander überschneidenden Ebenen in einer bisher nicht dagewesenen Ungezwungenheit zu bewegen scheinen.

Ljubov' Popovas malerische Entwicklung gipfelte in den Jahren 1921 bis 1922 in der Ausführung mehrerer *Raum-Kraft-Konstruktionen* (s. Taf. 75), ihren letzten Arbeiten im Bereich der Tafelmalerei, von der sich die Künstlerin unmittelbar danach abwandte. Nach der Revolution von 1917 betrachteten viele Künstler die traditionelle Malerei als »bourgeois« und elitär und forderten, sie durch eine Produktionskunst zu ersetzen. Dieser Standpunkt wurde hauptsächlich von den Konstruktivisten vertreten, die den Tod der Kunst verkündeten.[5] Aleksej Gan, ein führender Theoretiker der Konstruktivisten, proklamierte: »Die Kunst ist tot. Für sie ist kein Platz im Arbeitsalltag. Arbeit, Technik, Organisation – das ist die Ideologie von heute.«[6] Da Ljubov' Popova der konstruktivistischen Ideologie eng verbunden war, wandte auch sie sich von der Malerei

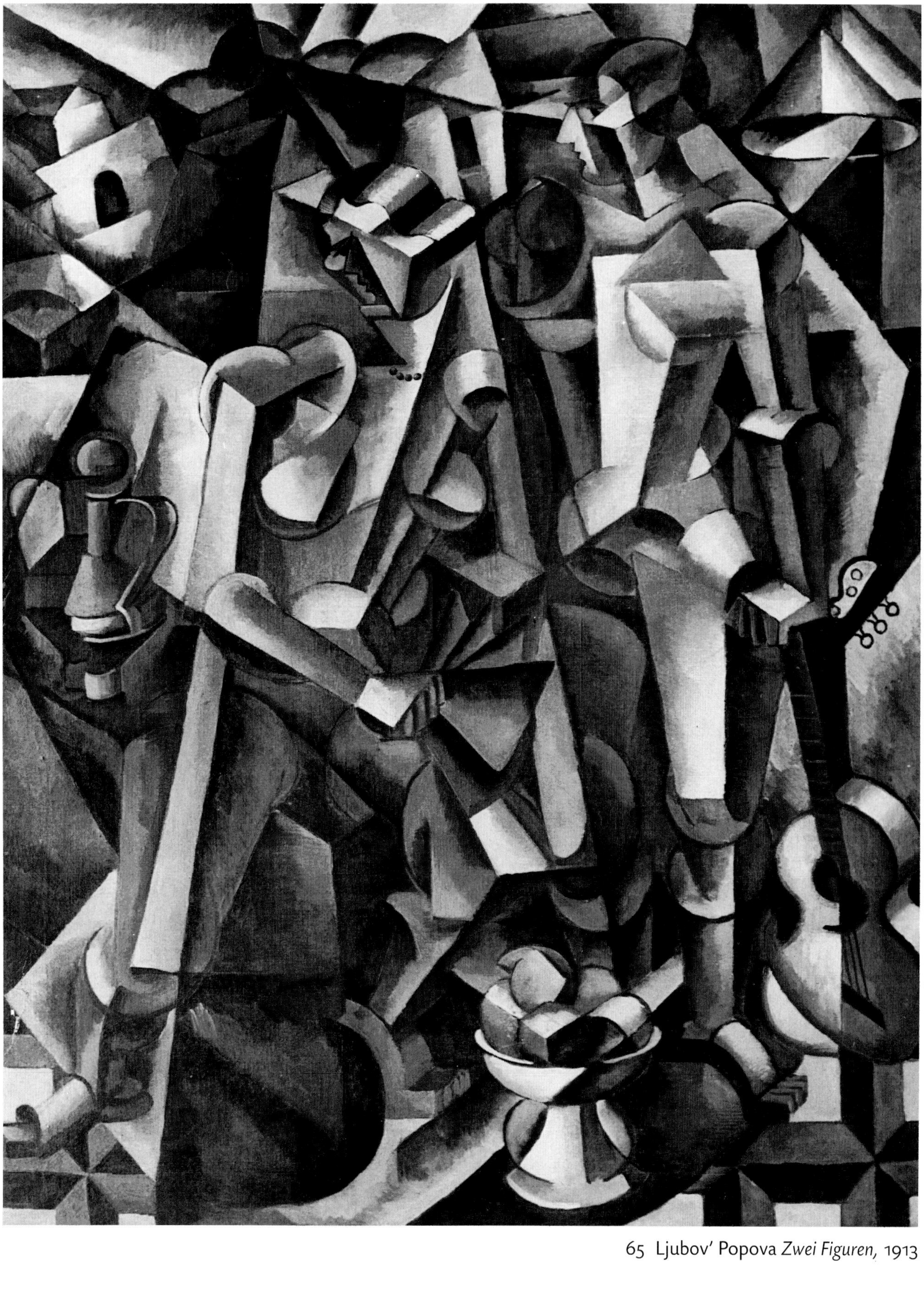

65 Ljubov' Popova *Zwei Figuren,* 1913

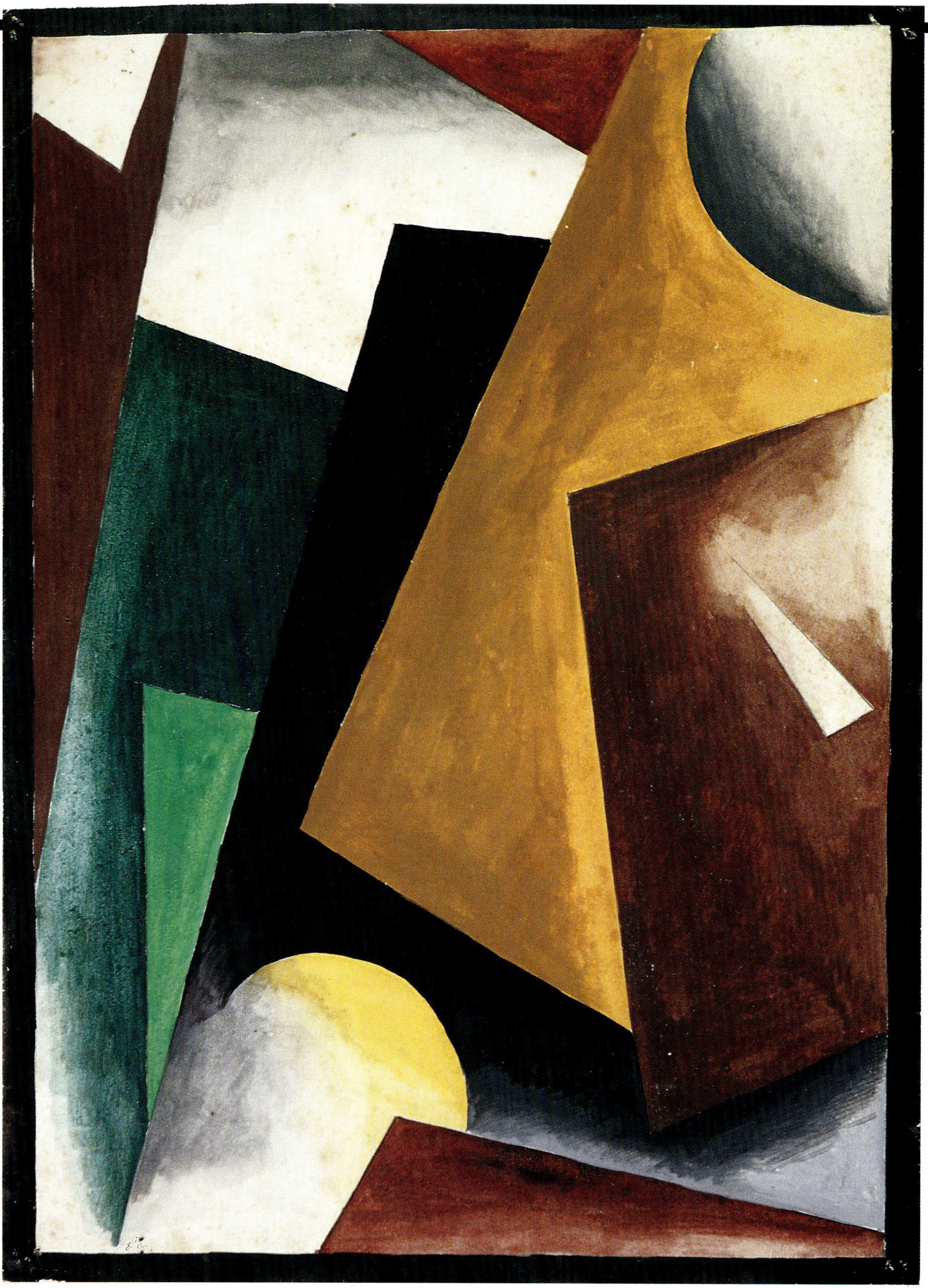

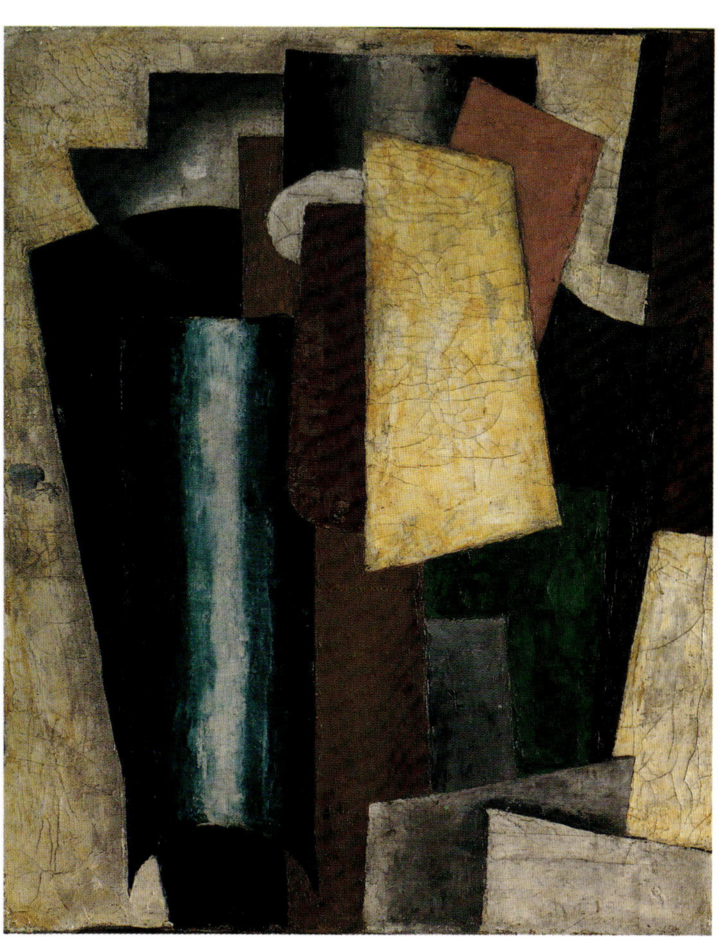

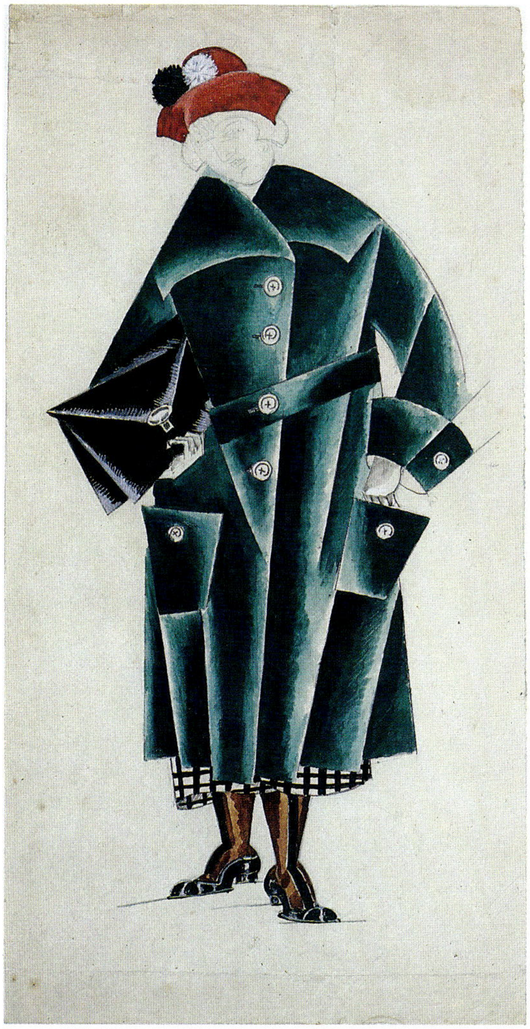

⇇ 66 Ljubov' Popova
Malerische Architektonik, 1918

↑ 67 Ljubov' Popova
Malerische Architektonik, 1916

← 68 Ljubov' Popova
Kostümentwurf zu Anatolij Lunačarskijs Stück *Kancler i slesar (Der Kanzler und der Schlosser)*, 1921 aufgeführt

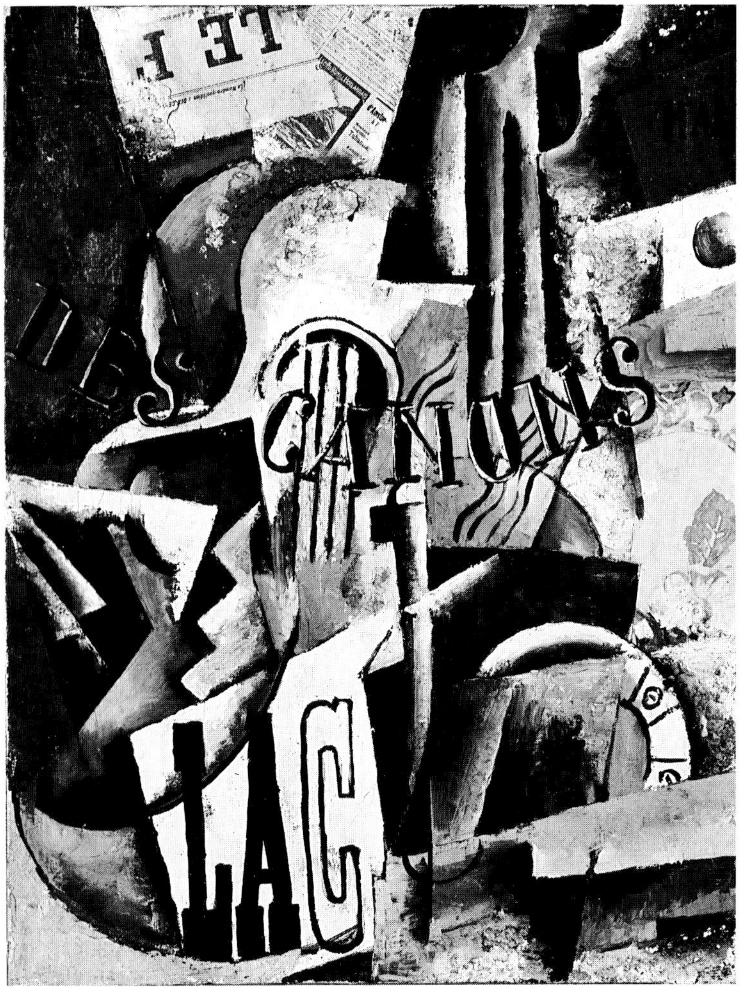

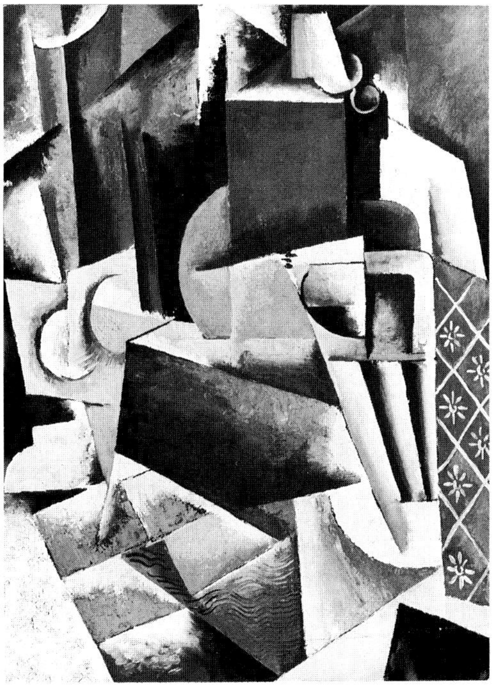

↑ 69 Ljubov' Popova
Italienisches Stilleben, 1914

→ 70 Ljubov' Popova
Kolonialwarenladen, 1916

⇉ 71 Ljubov' Popova
Bildnis eines Philosophen
(Popovas Bruder), 1915

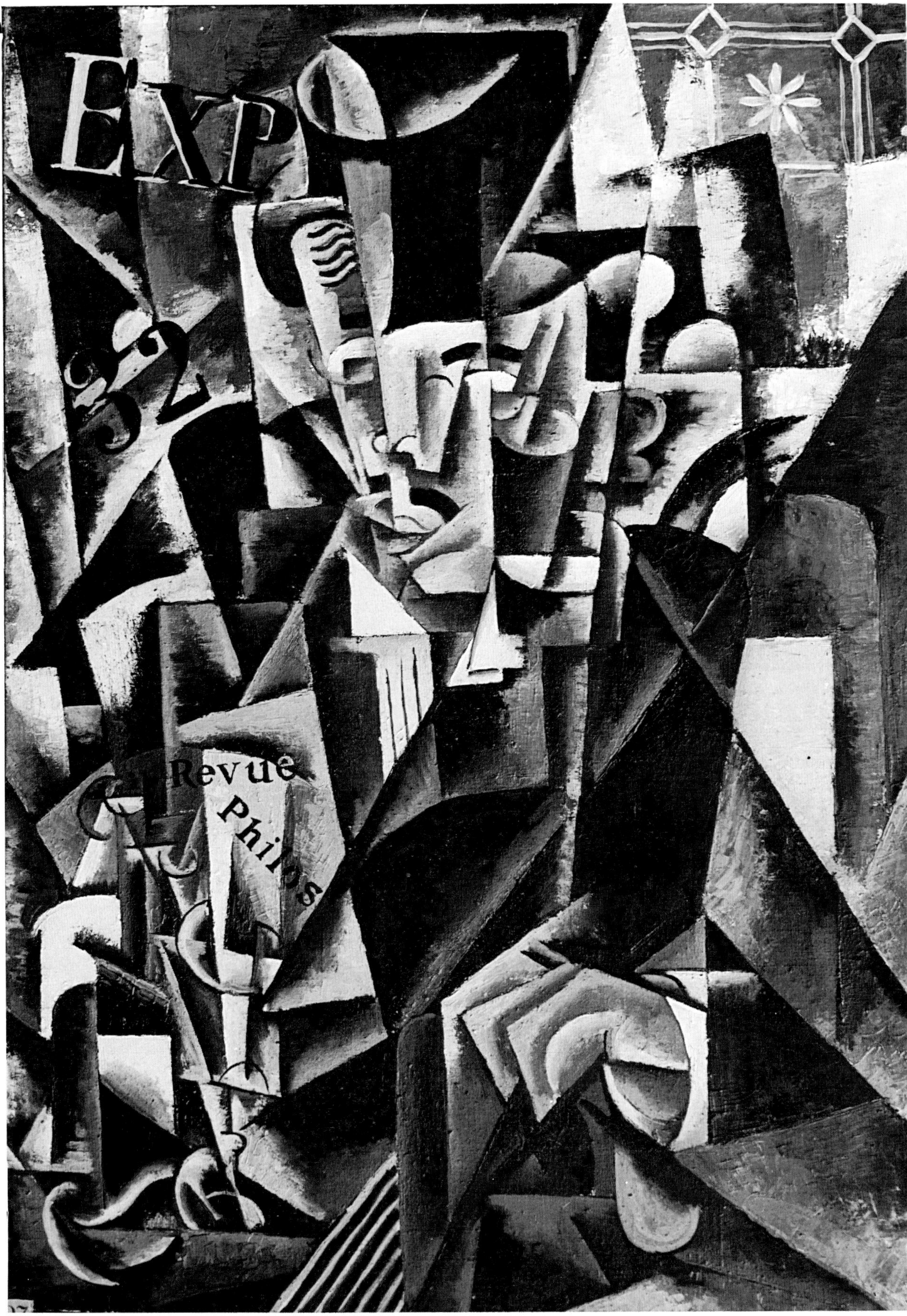
EXP
Revue
Philos

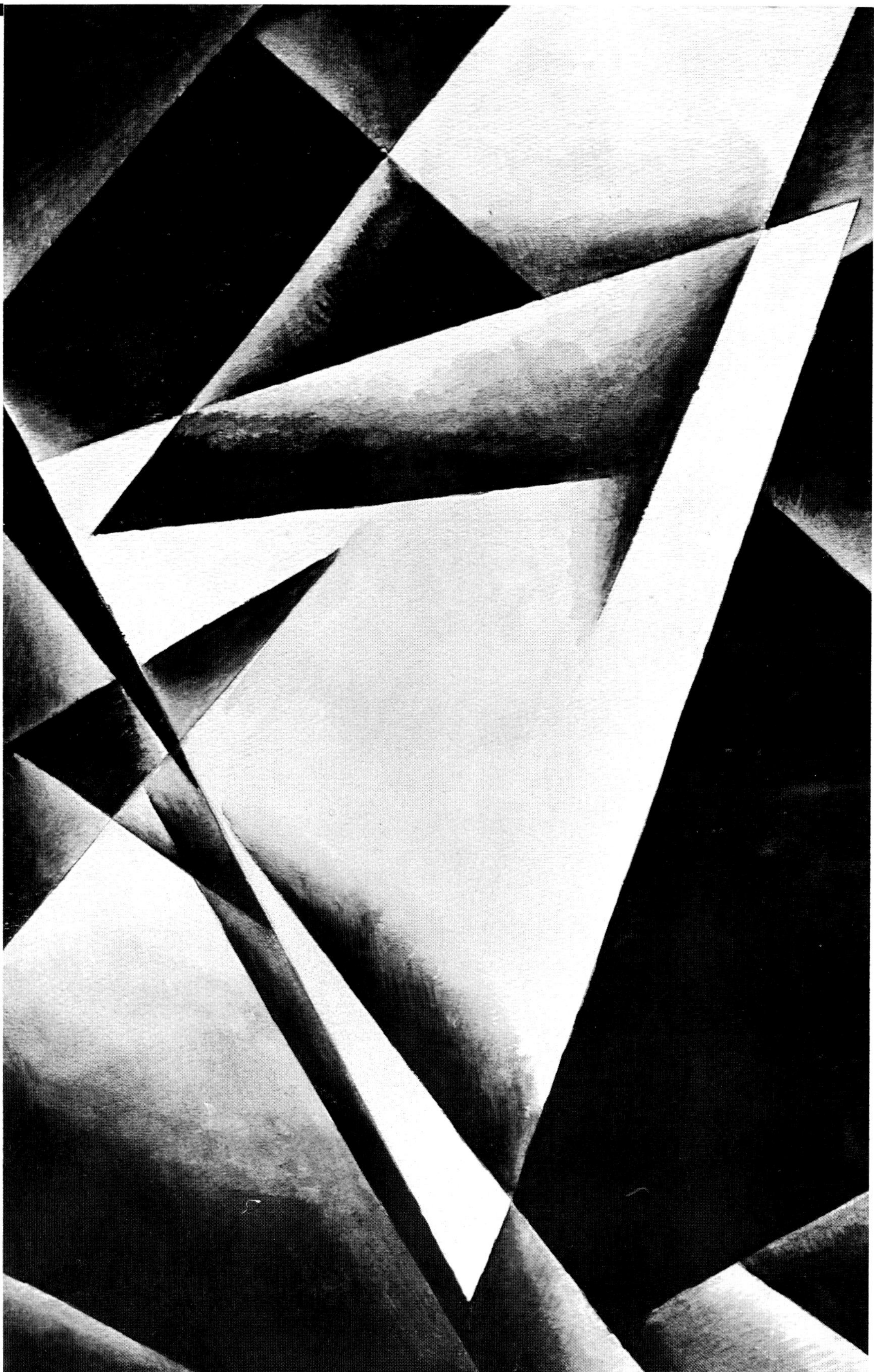

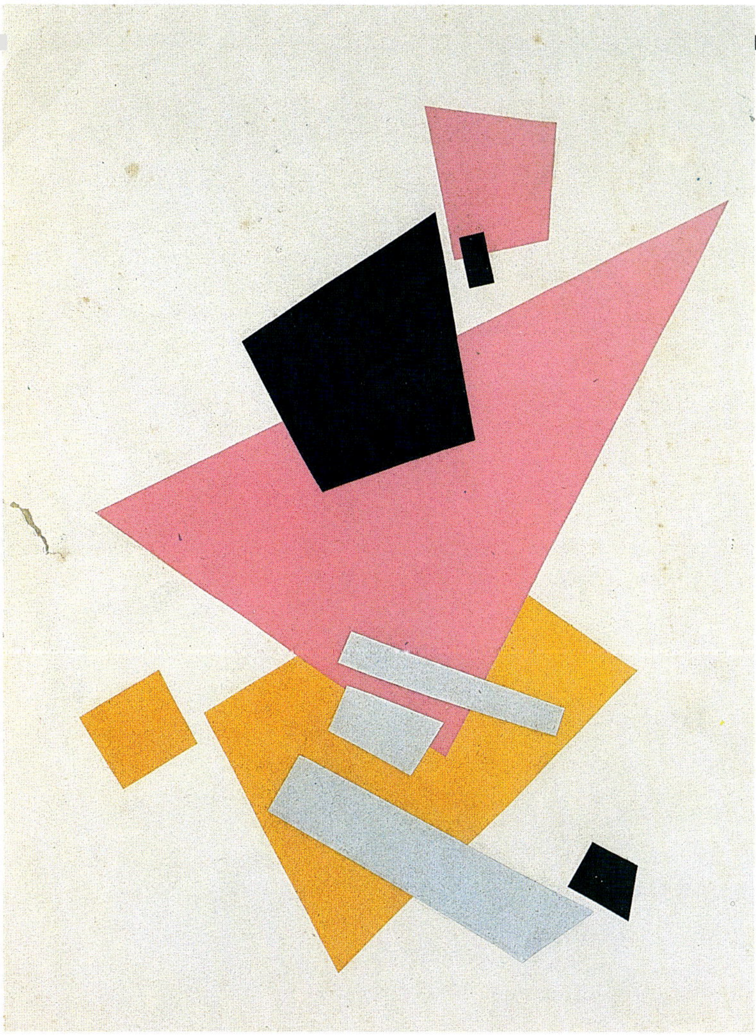

⇇ 72 Ljubov' Popova
Komposition, 1918

← 73 Ljubov' Popova
Ohne Titel, um 1917

↓ 74 Ljubov' Popova
Suprematistischer Entwurf für die Stickereiwerkstatt in Verbovka bei Kiev

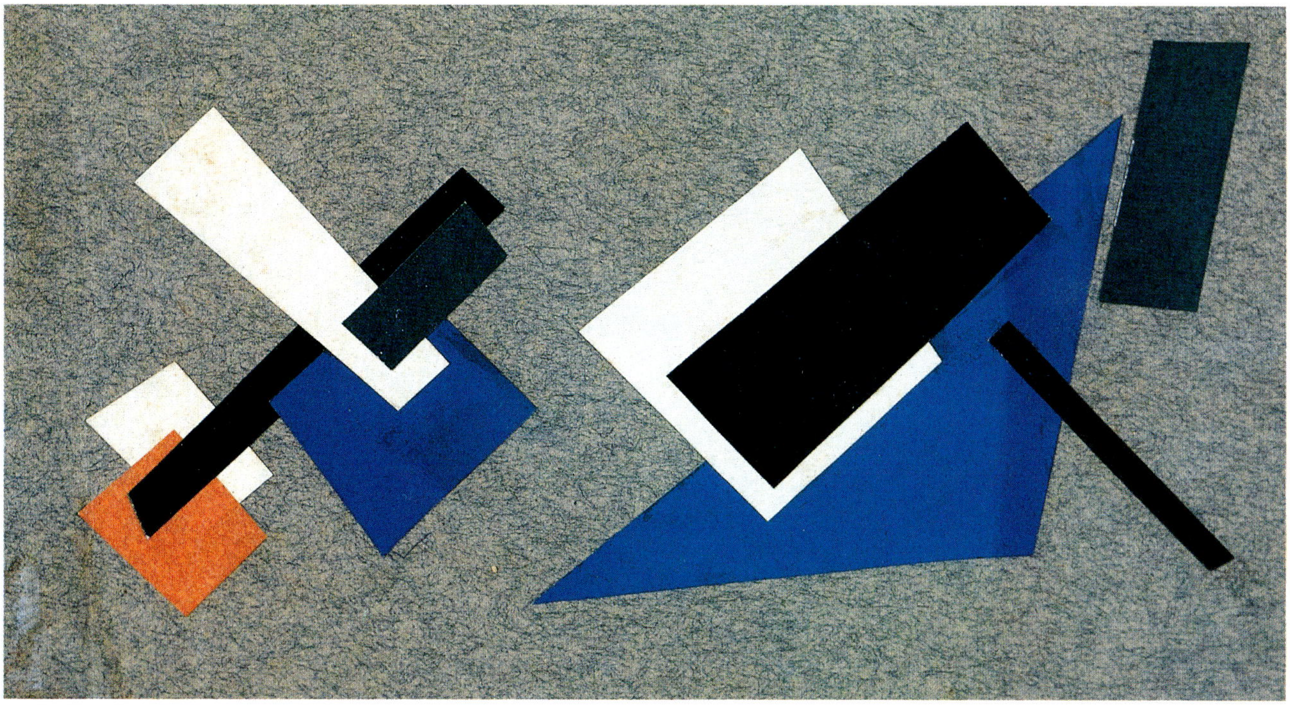

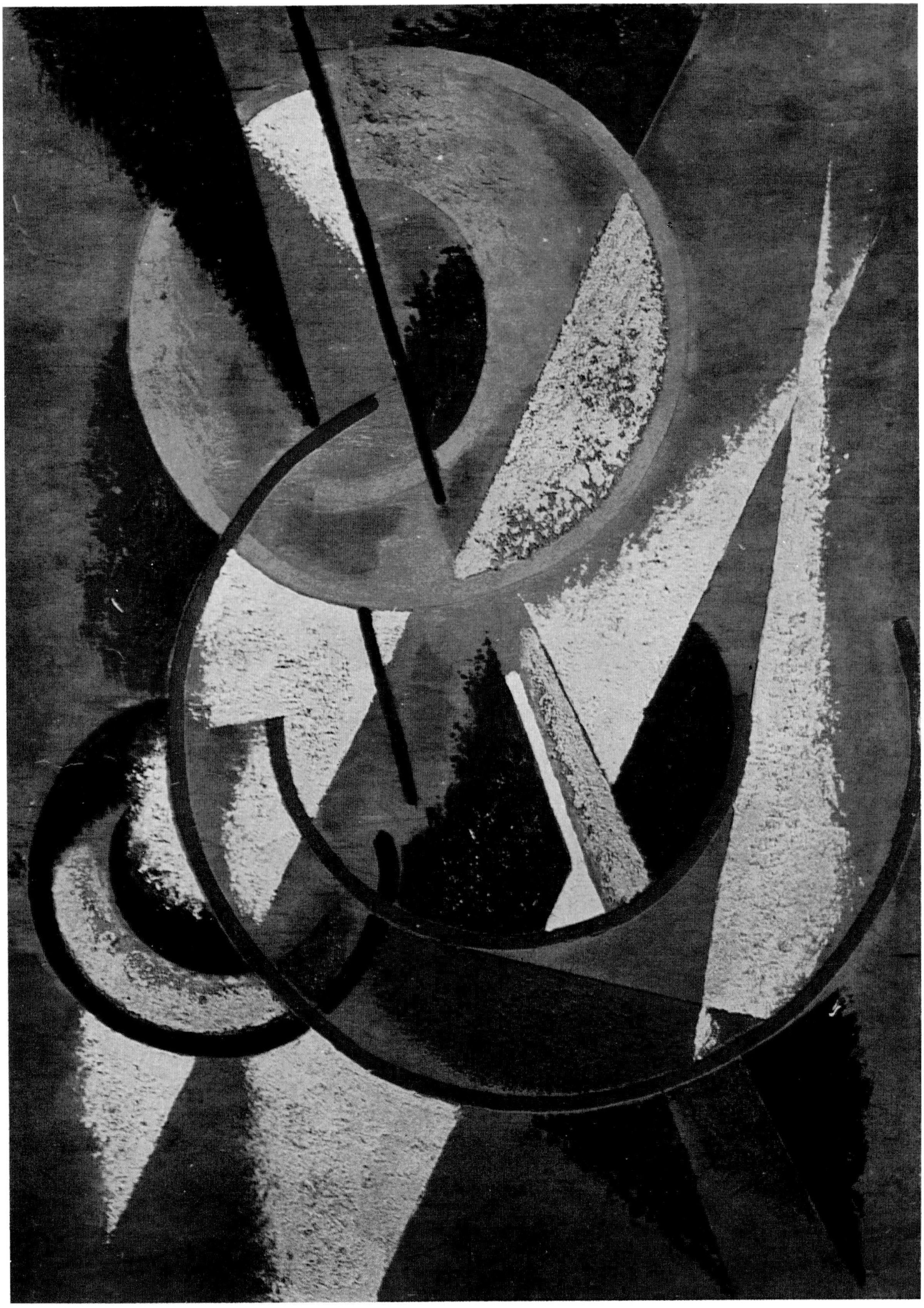

75 Ljubov' Popova *Raum-Kraft-Konstruktion,* 1921

ab. Im Katalog zur Moskauer Ausstellung »5 × 5 = 25« (1921) nennt sie ihre *Raum-Kraft-Konstruktionen* »nicht mehr als eine Reihe vorbereitender Experimente zu materiellen Konstruktionen«. Von diesem Zeitpunkt an widmete sie sich fast ausschließlich dem Design.

Ljubov' Popova begrüßte die Revolution als unvermeidliches, wegweisendes Geschehen und nahm engagiert an ihrem Verlauf teil. 1918 wurde sie aktives Mitglied der SVOMAS, der »Freien Staatlichen Kunstwerkstätten«, die nach 1920 als VChUTEMAS (»Höhere Staatliche Künstlerisch-Technische Werkstätten«) bekannt wurden. Hier begann sie, sich der Kunst von einer neuen Sichtweise her zu nähern, indem sie deren Problematik in ihrem direkten Zusammenhang mit der alltäglichen Umgebung analysierte. Vergleichbare Ansätze finden sich bei ihren progressivsten Künstlerkollegen, auch bei Ol'ga Rozanova, Varvara Stepanova und Nadežda Udal'cova.

Il'ja Ėrenburg führte aus, daß die Zeiten nunmehr nicht Kunst in ihrer traditionellen Form forderten, sondern die Schaffung schöner Dinge, »um das Leben in einen organisierten Prozeß zu verwandeln und damit die Kunst zu vernichten«.[7] In Artikeln und Vorträgen aus diesen Jahren kommt immer wieder zum Ausdruck, daß die Malerei zu etwas »Altmodischem, Angepaßtem und dem Industriezeitalter Unangemessenem« geworden sei und daß »sich alle Aufgaben der schönen Künste auf die Beziehung des Künstlers zur Maschine konzentrieren sollten, auf das Verhältnis der künstlerischen zur maschinellen Methode, Materialien zu bearbeiten«.[8]

1920 arbeitete Ljubov' Popova am »Institut für Künstlerische Kultur« (INChUK) in Moskau, einer Brutstätte konstruktivistischer Theorien. Die Künstlerin stimmte mit der Auffassung überein, daß »die Kunst für immer gestorben war… sie ist für nie-

Umschlagentwurf für die erste Nummer der Zeitschrift *K novym beregam muzykal'nogo iskusstva (Zu neuen Ufern in der Musik),* 1923 (links)

Umschlagentwurf für die erste Nummer der Zeitschrift *Musikal'naja nov' (Musikalisches Neuland),* 1923 (rechts)

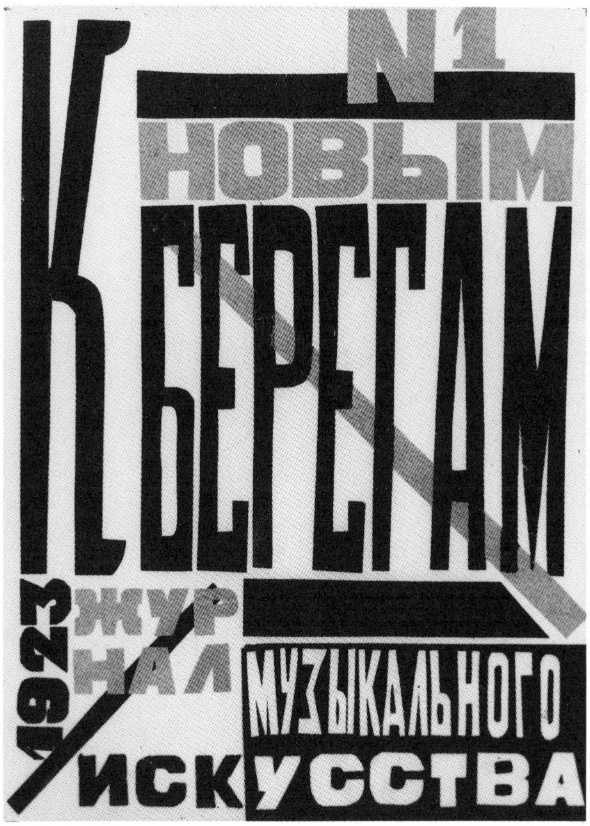

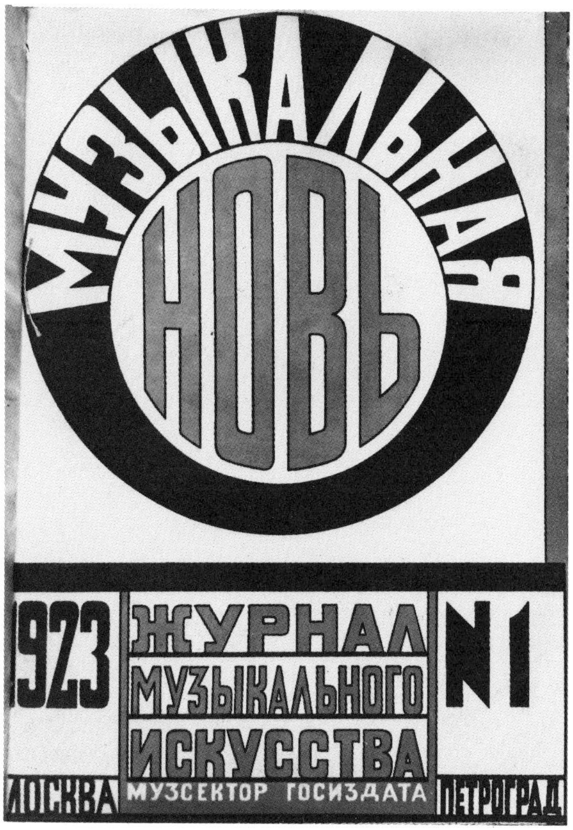

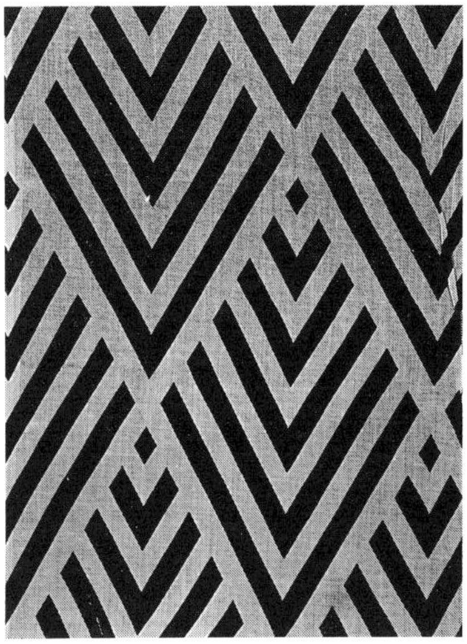

Stoffmusterentwurf

manden mehr von Nutzen«.[9] Überall wurden Forderungen danach laut, »die Malerei aufzugeben und zur Produktion von Gegenständen der Alltagskultur überzugehen«.[10]

Die letzten Jahre ihres künstlerischen Schaffens widmete Ljubov' Popova ausschließlich Arbeiten im Designbereich. Sie schuf Grafiken für Bücher und Zeitschriften wie »Muzykal'naja Nov'« (»Musikalisches Neuland«), und 1923 wurde sie zur Leiterin des Designstudios der Ersten Staatlichen Textilfabrik bestellt, wo sie zahlreiche faszinierende und gänzlich neuartige Entwürfe im Bereich des Textil- und Modedesigns fertigte.

Ihr wohl bedeutendster Beitrag zum Konstruktivismus ist im Bereich des Bühnenbilds zu sehen. Erste Experimente in diesem Medium stammen aus dem Jahr 1920, als sie Entwürfe für Aleksandr Tairovs »Romeo und Julia«-Aufführung am Moskauer Kammertheater erarbeitete. Doch Tairov entschied sich für die Entwürfe von Aleksandra Ėkster. Im folgenden arbeitete Ljubov' Popova für das von der Künstlerin und Puppenspielerin Nina Simonovič-Efimova begründete und geleitete Puppen- und Schattenspieltheater »Petruška« in Moskau. Einige ihrer Entwürfe zu Aleksandr Puškins heiterem »Märchen vom Popen« sind erhalten. Ljubov' Popovas Interesse für das Puppentheater hielt an, und 1921 plante sie gemeinsam mit Aleksandra Ėkster und Ivan Efimov die Gründung einer Werkstatt zur Herstellung von Marionetten.

Ihre ersten Entwürfe zu einer herkömmlichen Theaterinszenierung gestaltete Ljubov' Popova für das Stück *Der Kanzler und der Schlosser* (Taf. 68), verfaßt von Anatolij Lunačarskij, dem damaligen Volkskommissar für das Bildungswesen. Die Premiere fand im Mai 1921 im ehemaligen Korš-Theater in Moskau statt. Die Entwürfe der Künstlerin, die auf ihren architektonischen Kompositionen basierten, fanden keinen sonderlich großen Anklang.

Ljubov' Popova näherte sich dem Theater und dem Bühnenbild zunehmend von einem konstruktivistischen Ansatz her, das heißt sie verstand beide als Gestaltungsformen mit eigener Gesetzmäßigkeit. In der Zusammenarbeit mit dem Theaterdirektor und Regisseur Vsevolod Mejerchol'd sollten ihre Theorien in eine Reihe von konstruktivistischen Bühnenbildentwürfen münden, die auch heute noch bemerkenswert modern erscheinen. Zudem sicherten diese Arbeiten der Künstlerin die größte Anerkennung.

Ihren größten Erfolg im Bereich der Theaterarbeit feierte Ljubov' Popova mit ihren außergewöhnlichen Bühnenbildkonstruktionen und Kostümen für Fernand Crommelyncks Posse »Der großmütige Hahnrei«, die Mejerchol'd am 25. April 1922 herausbrachte. In diesen Entwürfen griff sie Prinzipien der *Raum-Kraft-Konstruktionen* auf, die jedoch durch an Fachwerk erinnernde hölzerne Gitterkonstruktionen, verschiedene Ebenen mit Drehtüren und drei den Raum zwischen den Podesten ausfüllenden Rädern, die sich drehten, eine Umsetzung in wirkliches Material sowie eine dreidimensionale Darstellung erfuhren. Die freistehenden und beweglichen Elemente des Bühnenbilds drückten den Gedanken aus, industrielle Entwicklung sei der Schlüssel zur gesellschaftlichen Weiterentwicklung. Entsprechend agierten die Schauspieler nach den Gesetzen der Biomechanik Mejerchol'ds, das heißt sie verzichteten auf überflüssige Gesten und den Ausdruck individueller Emotionen zugunsten einer unpersönlichen, fast mechanischen Spielweise. Ljubov' Popovas und Vsevolod Mejerchol'ds Vorstellungen stimmten völlig überein, die Inszenierung wurde zu einem uneingeschränkten Erfolg. Die revolutionäre Annäherung der Künstlerin an das Bühnenbild wurde mit Begeisterung aufgenommen und brachte ihr die Bezeichnung »Mutter des szenischen Konstruktivismus« ein.[11]

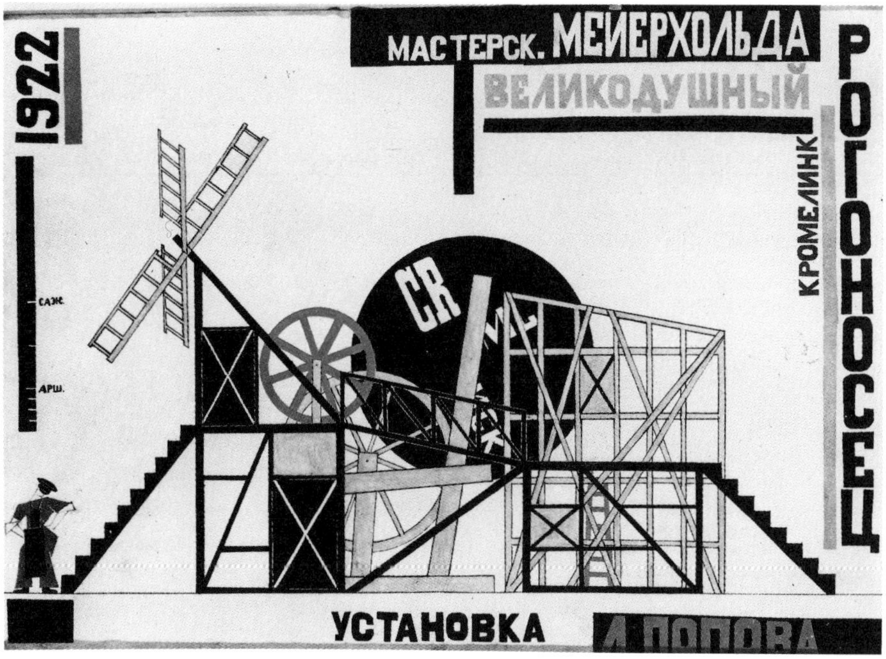

Bühnenbildentwurf für Vsevolod Mejerchol'ds Inszenierung von Fernand Crommelyncks Stück *Der großmütige Hahnrei,* 1922

1923 setzte Ljubov' Popova die Zusammenarbeit mit Mejerchol'd fort und schuf vergleichbar bemerkenswerte Bühnenbilder für die Inszenierung von »Die Erde bäumt sich«, einem von Sergej Tret'jakov bearbeiteten Versdrama Marcel Martinets. Die Künstlerin benutzte wiederum eine Art Gerüst, das eine Krankonstruktion darstellte. Auf eine eingefügte Leinwand wurden während der Vorstellung Parolen projiziert.

Am 25. Mai 1924 wurde Ljubov' Popovas konstruktivistisches Lebenswerk jäh unterbrochen: Sie starb in Moskau an Scharlach. Obwohl sie eine glühende Verfechterin des Produktivismus und des konstruktivistischen Gedankenguts war, lag doch die Bedeutung ihrer Kunst »nicht in den Dogmen ideologischer Direktiven, sondern in ihrer vitalen Kreativität, deren niemals erlahmende Energie sich gegenüber jeglichen Hindernissen und Vorschriften durchsetzte. Von größter Bedeutung war der Geist kreativen Schaffens, der Erneuerung und der Wißbegier.«[12]

Als Kind ihrer Zeit schlug Ljubov' Popova in ihrer kurzen Laufbahn einen Weg ein, der sie von der gegenständlichen Darstellung zur Abstraktion, von der Malerei zur Produktion führte. Diesem Pfad sollten Künstlerinnen wie Aleksandra Ėkster und Nadežda Udal'cova folgen.

DOKUMENTE

Aleksandr Rodčenko über die Ausstellung »Magazin«, Moskau 1916

»Ich lernte Tatlin bei Vesnin kennen, zu dem ich mit Varvara (Stepanova) wegen eines Keilrahmens gegangen war. Varvara und ich lebten in einem kleinen Raum von zehn Quadratmetern, und ich hatte beschlossen, etwas Großformatiges zu malen, aber ich hatte kein Geld und keine Keilrahmen... deshalb wollte ich einen in der Größe von eineinhalb auf einen Meter leihen. Es war auch schwierig, die richtige Leinwand zu kaufen, also kaufte ich billiges Kattun, das ich grundierte und in Ermangelung einer Staffelei am Bett befestigte.

Tatlin betrachtete meine Arbeiten, befand sie für gut und sagte: ›Wir haben eine Ausstellungsvereinigung gegründet, der Tatlin, Ljubov' Popova, Nadežda Udal'cova, Aleksandra Ėkster, Vera Pestel', Kljun, Bruni, Malevič und wenn Sie möchten, auch Sie angehören, Rodčenko. Wir haben alle Geld für die Ausstellung beigesteuert, aber da Sie wahrscheinlich über keine Mittel verfügen, können Sie als Mitarbeiter – wie übrigens auch ich – daran teilnehmen. Ich bin der Organisator und Arrangeur, und Sie können mein Assistent sein und außerdem Eintrittskarten verkaufen... Sind Sie einverstanden?‹

Natürlich, antwortete ich. Wir mieteten für einen Monat einen leerstehenden Laden in der Petrovskaja-Straße Nr. 17 und begannen, unsere Arbeiten aufzuhängen. Das Geschäft bestand aus zwei Räumen, einem großen und einem kleineren dahinter. Im ersten Raum hängten wir Tatlins Relief-Bilder, Popova, Ėkster, Udal'cova, Bruni, Kljun und Malevič. Im anderen hingen Bilder von Marija Vasil'eva, mir und Pestel'... Tatlin stellte, wie schon erwähnt, einige Relief-Bilder und Gemälde aus, Nadežda Udal'cova zeigte einige kubistische Sachen. Desgleichen Popova, Kljun, Malevič, Pestel'...

Popova, eine der betuchten Künstlerinnen, betrachtete uns mit Herablassung, so als sähe sie uns als unpassenden Umgang an, ihrer nicht würdig. Später, während der Revolution, veränderte sie sich völlig und wurde zu einer wahren Kameradin.«[13]

Aus dem Beitrag Ljubov' Popovas zum Katalog »X. Staatliche Ausstellung: Gegenstandsloses Schaffen und Suprematismus«, Moskau 1919

(+)
Malerei

1 *Architektoniken*
a) malerischer Raum (Kubismus)
b) Linie
c) Farbe (Suprematismus)
d) Energetik (Futurismus)
e) Textur

2 Die Notwendigkeit der Transformation mittels Weglassung von Formteilen (begann im Kubismus)

(-)
Nicht Malerei, sondern die Darstellung der Wirklichkeit

1 *Akonstruktivität*
a) Illusionismus
b) Bildung
c) Gefühle
d) Anerkennung

Konstruktion in der Malerei = die Summe der Energie ihrer Bestandteile.

Die Oberfläche ist festgelegt, aber die Formen sind volumetrisch.

Die Linie als Farbe und als Andeutung der transversalen Fläche gehört zu der Konstruktion und dirigiert ihre Kräfte.

Die Farbe ist durch ihr Gewicht Bestandteil der Energetik.

Energetik = Richtung des Volumens + Flächen und Linien oder ihre Andeutungen + sämtliche Farben.

Die Textur ist die Oberflächenbeschaffenheit eines Bildes.

Der Form kommt in ihrer Abfolge nicht überall die gleiche Bedeutung zu. Das künstlerische Bewußtsein muß jene Elemente auswählen, die für den malerischen Kontext unerläßlich sind und alles Überflüssige sowie alles, was von keinem künstlerischen Wert ist, weglassen.

Folglich kann die Darstellung des Konkreten – künstlerisch weder deformiert noch transformiert – kein Gegenstand der Malerei sein. Bilder von malerischem und nicht figurativem Wert sind das Ziel der gegenwärtigen Malerei.«[14]

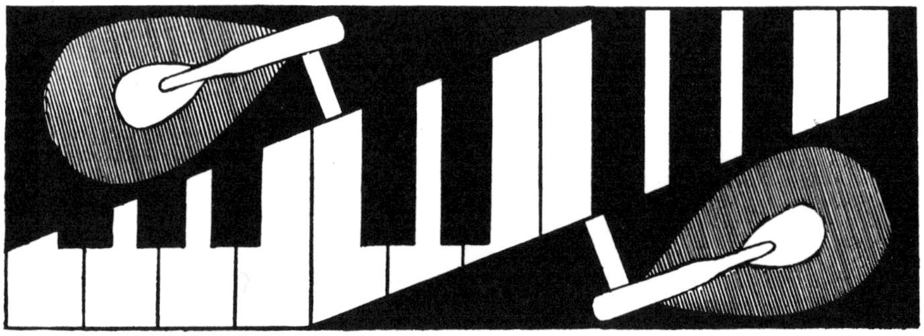

Schlußvignette von *Muzykal'naja nov'* *(Musikalisches Neuland)*, 1923

ALEKSANDRA ĖKSTER

»... Teil eines Gesamtvorhabens von Experimenten mit Farbe...«
Aleksandra Ėkster

Im vorrevolutionären Rußland stammten auffällig viele außergewöhnliche und hochbegabte Künstlerinnen aus der Ukraine und aus Weißrußland – unter ihnen Aleksandra Ėkster, Varvara Stepanova und Nadežda Udal'cova. Möglicherweise wurde ihr Bewußtsein durch die reichen Traditionen der Volkskunst geprägt, die ihnen den zu beschreitenden Weg wiesen. In dieser Beziehung ist Aleksandra Ėkster typisch für viele russische Künstlerinnen dieser Zeit. Benedikt Livšic war sich dessen bewußt, als er diese Künstlerinnen als »skythische Reiterinnen« bezeichnete, die aus dem Südwesten herangaloppierten, um die westlich orientierten Städte Moskau und St. Petersburg herauszufordern. Livšic führte weiter aus: »Die Einimpfung französischer Kultur versah diese wirklichen Amazonen nur mit einer großen Widerstandskraft gegenüber dem ›Gift‹ aus dem Westen. Nur aus ästhetischen Erwägungen schnitten sie sich nicht die rechte Brust ab und ersetzten sie durch eine Tube Farbe.«[1]

Aleksandra Aleksandrovna Ėkster wurde 1882 in Belostok in der Nähe von Kiev geboren. In den Jahren vor dem Ersten Weltkrieg spielte sie eine wesentliche Rolle im kulturellen Leben Kievs. An der dortigen Akademie der schönen Künste erhielt sie von 1906 bis 1907 ihre erste künstlerische Ausbildung. 1908 studierte sie an der Académie de la Grande Chaumière in Paris. Nach ihrer Rückkehr nahm sie in Kiev an der berühmten Ausstellung »Das Band« teil, die von David Burljuk, Michail Larionov und Natal'ja Gončarova organisiert wurde. Die Ausstellung stellte einen Vorläufer der futuristischen Werkschauen dar und löste als erste einen Proteststurm aus. Aleksandra Ėksters Arbeiten waren zur damaligen Zeit, wie Livšic bemerkte, »harmlose Gemälde in der Manier der Pointillisten, die zaghaft Signacs Experimente kopierten«[2]; doch waren sie neuartig genug, um den Ärger der Betrachter zu erregen.

Aleksandra Ėkster fühlte sich als Künstlerin keiner besonderen Ideologie oder Gruppe verbunden, und so pflegte sie mit den verschiedensten Strömungen der russischen Avantgarde Umgang. Überdies nahm sie durch den ständigen Wechsel zwischen Kiev, Moskau, St. Petersburg und Paris an zahlreichen Ausstellungen sowohl in ihrer Heimat als auch im Ausland teil. In St. Petersburg freundete sie sich mit Nikolaj Kul'bin an und zeigte 1910 bei dessen Moskauer Ausstellung »Das Dreieck« mehrere Arbeiten. Der Umgang mit den jungen Künstlern St. Petersburgs mündete wie von selbst in die Unterstützung der Künstlervereinigung »Verband der Jugend«, an deren Ausstellungen sie 1910 und 1913 teilnahm. In Moskau schloß sich Aleksandra Ėkster dem »Karo-Buben« an und war von 1910 bis 1914 auf sämtlichen Ausstellungen dieser Vereinigung vertreten. Ihre Freundschaft mit David Burljuk und Benedikt Livšic brachte sie in Kontakt mit der russischen kubofuturistischen Bewegung. 1914 wirkte sie nicht nur an der Gestaltung mehrerer futuristischer Bücher mit, sondern zeigte auch ihre Arbeiten bei der von Larionov und Natal'ja Gončarova organisierten Ausstellung »Nr. 4« in Moskau. In Paris arbeitete sie mit den kubistischen Malern und Dichtern zusammen. Mit Fernand Léger hatte sie vertrauten Umgang, und zu ihren näheren Bekannten zählten Pablo Picasso, Guillaume Apollinaire, Robert Delaunay und der futuristische Maler Ardengo Soffici. Die russische Avantgarde behandelte

Aleksandra Ėkster aufgrund ihrer westlichen Beziehungen mit größtem Respekt und betrachtete sie als Autorität in bezug auf westliche Entwicklungen.

Aleksandra Ėksters Bilder der Vorkriegsperiode heben sich von denen ihrer Künstlerkollegen durch die Ursprünglichkeit der Farbwirkung, architektonische Rhythmen und den gesamten kompositorischen Ansatz ab. Werke wie *Brücke in Sèvres* (1912, Taf. 76) sind in kubistischer Manier ausgeführt, doch brachte Aleksandra Ėkster immer eine fesselnde strukturelle Dynamik der Farben und Formen mit ein. Ihr außerordentliches Gespür für Farbzusammenhänge unterscheidet ihre Bilder von denen ihrer kubistischen Zeitgenossen und verleiht ihnen zusätzlich einen Gefühlswert, der den streng konsequenten und analytischen Werken Picassos oder Braques mangelt. Livšic bemerkte in diesem Zusammenhang: »Eines der kubistischen Prinzipien bestand darin, die Farbabstufungen einander anzupassen, und das hemmte Aleksandra Ėksters stark ausgeprägte koloristische Veranlagung. Léger tadelte Asja (Ėkster) mehr als einmal wegen der übermäßigen Leuchtkraft ihrer Bilder.«[3]

Aleksandra Ėkster war eine viel zu bedachte Künstlerin, um mit wehenden Fahnen in das Lager der italienischen Futuristen überzuwechseln. Sie nahm deren Einfluß langsam auf. 1914 reiste sie nach Italien, wo sie – neben Ol'ga Rozanova – Bilder bei der »Ersten Freien Futuristen-Ausstellung« in Rom zeigte. Mehrere ihrer Werke aus dieser Periode, beispielsweise *Florenz* (Taf. 77), sind italienischen Sujets gewidmet und unterscheiden sich gänzlich von ihrem vorherigen Schaffen. In ihrer leuchtenden Farbigkeit und den architektonischen Bezügen erinnern sie an Robert Delaunays Stadtlandschaften. Aleksandra Ėksters abstrakte Arbeiten zeigen jedoch allesamt einen konstruktivistischen Ansatz. *Florenz* setzt sich aus einer genauen »Aufzählung« der Einzelheiten einer Stadtlandschaft zusammen. Interessanterweise griff die Künstlerin in diesem Bild durch die Einfügung des geschriebenen Worts ein futuristisches Motiv auf. In diesem Fall dient aber das Wort »Firenze« nicht so sehr der Verschlüsselung des Bildes, sondern führt im Gegenteil in dessen vielschichtigen Inhalt ein. Bilder wie das 1915 entstandene *Stadt bei Nacht* (Taf. 78) stellen eine Weiterentwicklung der Stadtlandschaft-Thematik dar und sind von einer stärkeren dynamischen Ausprägung.

Während des Krieges blieb die Künstlerin in Rußland, und ihre Nähe zu russischen Entwicklungen in diesen Jahren drückt sich in einem Bild wie *Stilleben mit Ei* (Taf. 90) von 1915 aus. Diese Annäherung an eine Malweise, die verschiedene, in keinerlei Beziehung zueinander stehende Dinge miteinander verbindet, erinnert an die transrationalen Bilder dieser Epoche, an Arbeiten von Kazimir Malevič, Ivan Puni und Ol'ga Rozanova. Diese hatten ihre malerische Grundlage in den *papiers collés* von Picasso und Braque, doch bezog sich ihre inhaltliche Aussage auf die Sprachexperimente von Aleksej Kručënych und Velimir Chlebnikov. Beide Dichter waren der Überzeugung, daß die Ausdruckskraft von Wörtern und Vorstellungsbildern nur durch deren Loslösung von ihren ursprünglichen Bedeutungen zu erschließen sei. Dies erreichten sie, indem sie die Worte zerstörten, sie aus ihren logischen Zusammenhängen herausrissen und in neue, ungewöhnliche Verbindungen stellten. Es ist aufschlußreich, den malerischen Ansatz Aleksandra Ėksters in *Stilleben mit Ei* mit dem Ol'ga Rozanovas in *Friseurladen* von 1915 (vgl. S. 82) zu vergleichen. Beide Werke ähneln einander in der Konzeption.

Fast selbstverständlich geriet die Künstlerin zu dieser Zeit in die Einflußsphäre der Gruppe um Malevič. 1915 beteiligte sie sich an der Ausstellung »Tramway V« in

Petrograd, und schon ein Jahr später war sie eine begeisterte Verfechterin von Malevič' Suprematismus geworden. Sie stellte auch bei Tatlins »Magazin« aus.

Aleksandra Ėksters nichtgegenständliche Gemälde, zum Beispiel *Nonfigurative Komposition* (Taf. 79) von 1917 und *Farbige Konstruktion* (Taf. 80) von 1921, basieren auf einem System planarer Kontraste. Die Verbindung zu Malevič wie auch zu Tatlin wird in diesen Bildern deutlich sichtbar, doch sind Aleksandra Ėksters Bilder – ähnlich denen von Ol'ga Rozanova und Ljubov' Popova – völlig eigenständig; sie legen das Hauptgewicht auf die Beziehungen zwischen Textur, Struktur und Farbe.

Die Oberflächen ihrer nichtgegenständlichen Bilder sind in ihrer Textur aufgrund unterschiedlicher Farbkonzentrationen äußerst komplex. Die Oberfläche scheint sich zu bewegen, zu pulsieren, und dies erweckt gefühlsmäßige Assoziationen an Aufruhr, Agitation, Rebellion und Inspiration. Hinter diesem scheinbaren Ikonoklasmus verbirgt sich jedoch eine tiefe Verehrung für Nicolas Poussin. G. Kovalenko ist der Auffassung, daß Aleksandra Ėkster in ihren radikalsten Arbeiten »nach einem Dialog mit der Kunst der Vergangenheit suchte, die sie nicht als etwas Hemmendes ansah (wie zeitgenössische Manifeste formulierten), sondern als einen Ansporn zur Weiterentwicklung«.[4] In dieser Hinsicht bediente sie sich Poussins Gespür für Rhythmik, seiner Behandlung des Raums, seiner unmittelbaren, aber höchst empfindsamen Manier der Kombination von kalten und warmen Farben. Wahrscheinlich bestimmte diese Begeisterung für Poussin ihren eigenen Umgang mit Farbe, der alle analytischen Formexperimente Aleksandra Ėksters verbindet. Nach Jakov Tugendchol'd besaß Aleksandra Ėkster ein Gespür für Verschmelzung, das ihrem Gefühl für Zergliederung stets übergeordnet war. Auch in ihren abstrakten Bildern erreicht sie diese Verschmelzung durch die verbindende Zusammensetzung der Farben.

Zu dieser Sensibilität für Farben gesellte sich in dieser Zeit eine stärkere Auseinandersetzung mit den Beziehungen zwischen Linien und Flächen. Die *Farbige Konstruktion* von 1921 stellt eine produktive Verschmelzung der individuellen Prinzipien Aleksandra Ėksters mit denen des Konstruktivismus dar.

Im selben Jahr nahm die Künstlerin gemeinsam mit Varvara Stepanova, Aleksandr Vesnin, Ljubov' Popova und Aleksandr Rodčenko an der Ausstellung »5 × 5 = 25« in Moskau teil, wo sie mehrere Arbeiten unter dem allgemeinen Titel *Flächen- und Farbkonstruktionen* zeigte. Erläuternd schrieb sie im Katalog: »Die gegenwärtigen Arbeiten sind Teil eines Gesamtvorhabens von Experimenten mit Farbe. Sie tragen bei zur Lösung der Fragen über die Beziehungen der Farben untereinander, ihre wechselseitigen Spannungen, des ihnen innewohnenden Rhythmus und schließlich des Übergangs zu einer Farbkonstruktion, die auf den Gesetzen der Farben selber beruht.«[5]

Aleksandra Ėkster beschritt den für russische Künstlerinnen der Avantgarde üblichen Weg – von Kubismus und Futurismus zu Suprematismus und Konstruktivismus. Doch verdienen auch andere Aspekte in ihrer Laufbahn Erwähnung, insbesondere ihr entschiedenes Eintreten für die Revolution. 1918 richtete sie ein eigenes Atelier in Kiev ein und engagierte sich gemeinsam mit ihren Schülern für die sogenannte Agitationskunst. Zu dieser Zeit gingen zahlreiche junge Künstler völlig in der Propagandaarbeit auf und gestalteten ihre Umgebung körperlich greifbar um, durch Entwürfe und Dekorationen, die die Botschaft der Revolution verkündeten. Aleksandra Ėkster und ihre Schüler gehörten zu den Künstlern, die für die dekorative Gestaltung der berühmten »Agitationszüge« verantwortlich waren. Diese Züge dienten als Bildungs- und Werbeträger und verfolgten den Zweck, die Revolution auch in den entferntesten Teilen Rußlands zu verbreiten. Normalerweise führte jeder dieser Züge einen Vorführwagen mit sich, in dem Filme über Lenin oder Trockij (Trotzkij) gezeigt wurden; außerdem waren sie mit revolutionären Manifesten, Pamphleten und Flugblättern ausgerüstet. Ursprünglich verbreiteten diese Züge Nachrichten von der Revolution in den weit verstreuten Städten und Dörfern; später jedoch wurden sie als Propagandaträger eingesetzt, deren Aufgabe darin bestand, die Rolle der Roten Armee im Bürgerkrieg zu bejubeln. Einige der von Aleksandra Ėkster und ihren Schülern bemalten Züge übermittelten eindrucksvolle Bilder von der Revolution und den klangvollen Parolen ihrer Anführer, während andere von suprematistischen Kompositionen bedeckt waren, die den Waggons einen festlichen, auf gewisse Weise phantastischen Charakter verliehen. In ihrer Agitationskunst offenbarte Aleksandra Ėkster ihre natürliche Begabung als Designerin, die allerdings erst in ihren innovatorischen Arbeiten für Aleksandr Tairovs Kammertheater in Moskau voll ausgeschöpft werden sollte.

Tairov war ein erbitterter Gegner des »naturalistischen« Theaters, das durch Konstantin Stanislavskijs Moskauer Künstlertheater vertreten wurde. Tairov propagierte statt dessen ein von der Literatur befreites, »entfesseltes« Theater, das die verschiedenen Aspekte einer theatralischen Inszenierung zu einem Ganzen verschmelzen sollte. Zwangsläufig kam dem Bühnenbild innerhalb dieses Konzepts eine wichtige Rolle zu. Nach Tairovs Vorstellung hatten das Bühnenbild, die Kostüme und die Schauspieler eine sich zusammenfügende plastische Einheit zu bilden; und schon die Gestaltung des Raumes sollte die inneren Konflikte und Spannungen der Handlung ausdrücken, die sich in ihm vollziehen würde. Tairovs Schlüsselwort hieß »Rhythmus«, und dem Bühnenbild kam die Aufgabe zu, mit der Inszenierung eine rhythmische Einheit zu bilden, einen einheitlichen Ausdruck des dramatischen Geschehens zu ermöglichen. Wie Vsevolod Mejerchol'd völlig mit Ljubov' Popova übereinstimmte, so fand Tairov in Aleksandra Ėkster eine kongeniale Interpretin seiner Theaterkonzeption.

Aleksandra Ėksters Name ist mit zahlreichen innovatorischen Experimenten verbunden. Doch darf darüber nicht vergessen werden, daß sie auch in der Tradition ihres Landes verwurzelt war. Ihre geistige Bindung an die Vergangenheit fand nicht nur in ihren Gemälden, sondern auch in ihren Bühnenbildern Ausdruck. In diesem Punkt ähnelte sie dem symbolistischen Dichter Innokentij Annenskij, der überkommene Mythen durch freie, modernisierende Bearbeitungen wiederbelebte. Die Methode, die tiefe Gefühlswelt der Vergangenheit in zeitgenössisch anschaulicher Form darzustellen, war von großem Einfluß auf die Wahrnehmung der Künstlerin. Aus diesem Grund beauftragte Tairov Aleksandra Ėkster 1916 mit Bühnenbildentwürfen für seine Inszenierung von Annenskijs Stück *Famira Kifared* (Taf. 82, 83), das auf der alten griechischen Sage um den thrakischen Barden Famira basierte, der von den Musen geblendet wurde, da er sie zu einem Wettstreit auf der Lyra herausgefordert hatte.

Dies war Aleksandra Ėksters erste Arbeit für das Theater überhaupt. In ihren Entwürfen verfocht sie eine gänzlich neuartige und moderne Annäherung an die Rolle der bildenden Kunst auf dem Theater. Ihre geschickte Ausführung der sichtbaren Elemente dieser Inszenierung, mit der sie im Bühnenbild ein wahrnehmbares Gegenstück zu der rhythmischen Spannung zwischen apollinischer Zurückhaltung und dionysischer Lustbarkeit schuf, machten sie zu der führenden Bühnenbildnerin im Rußland der damaligen Zeit. Nach Tairov war es Aleksandra Ėkster zu danken, daß

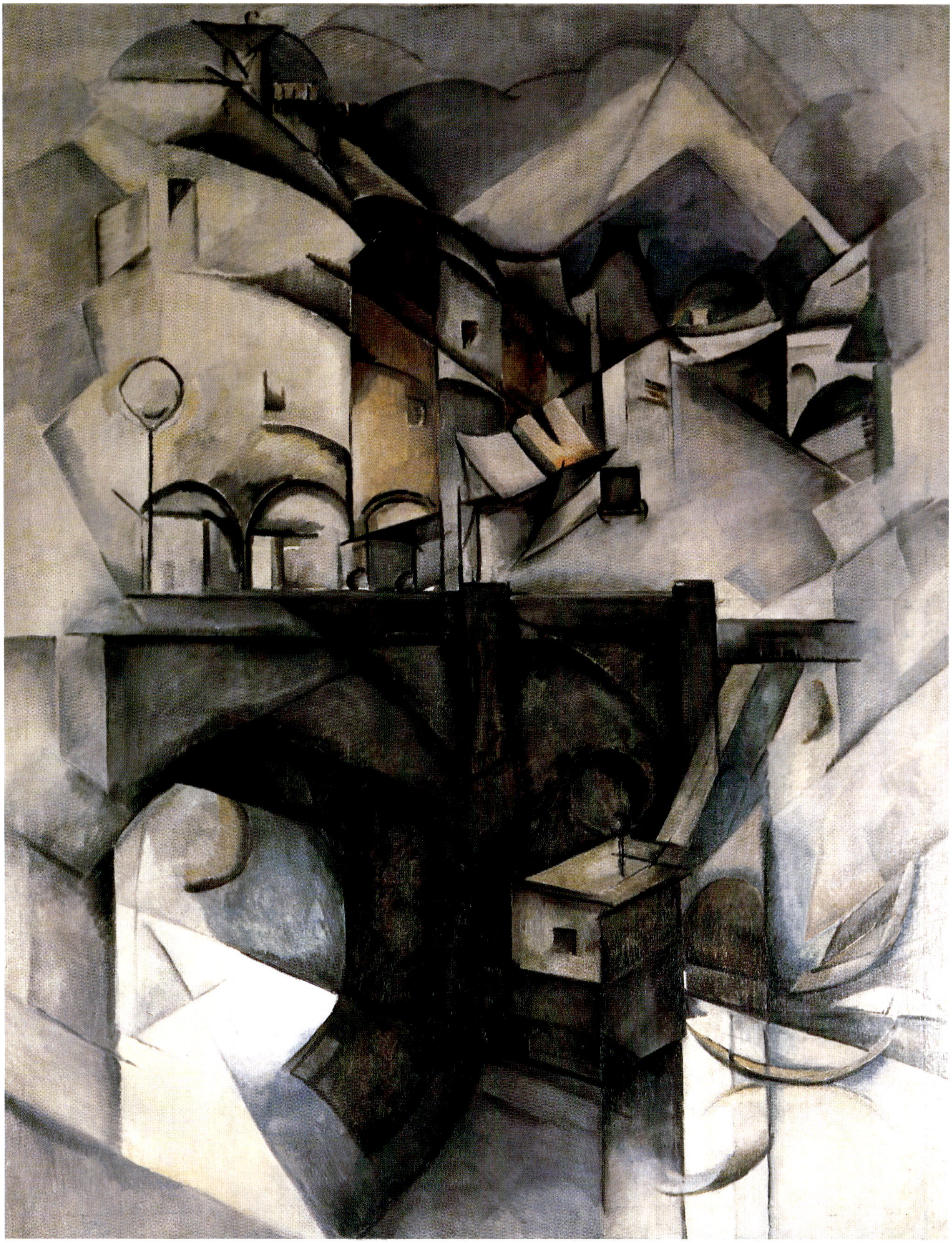

76 Aleksandra Ėkster *Brücke in Sèvres,* 1912

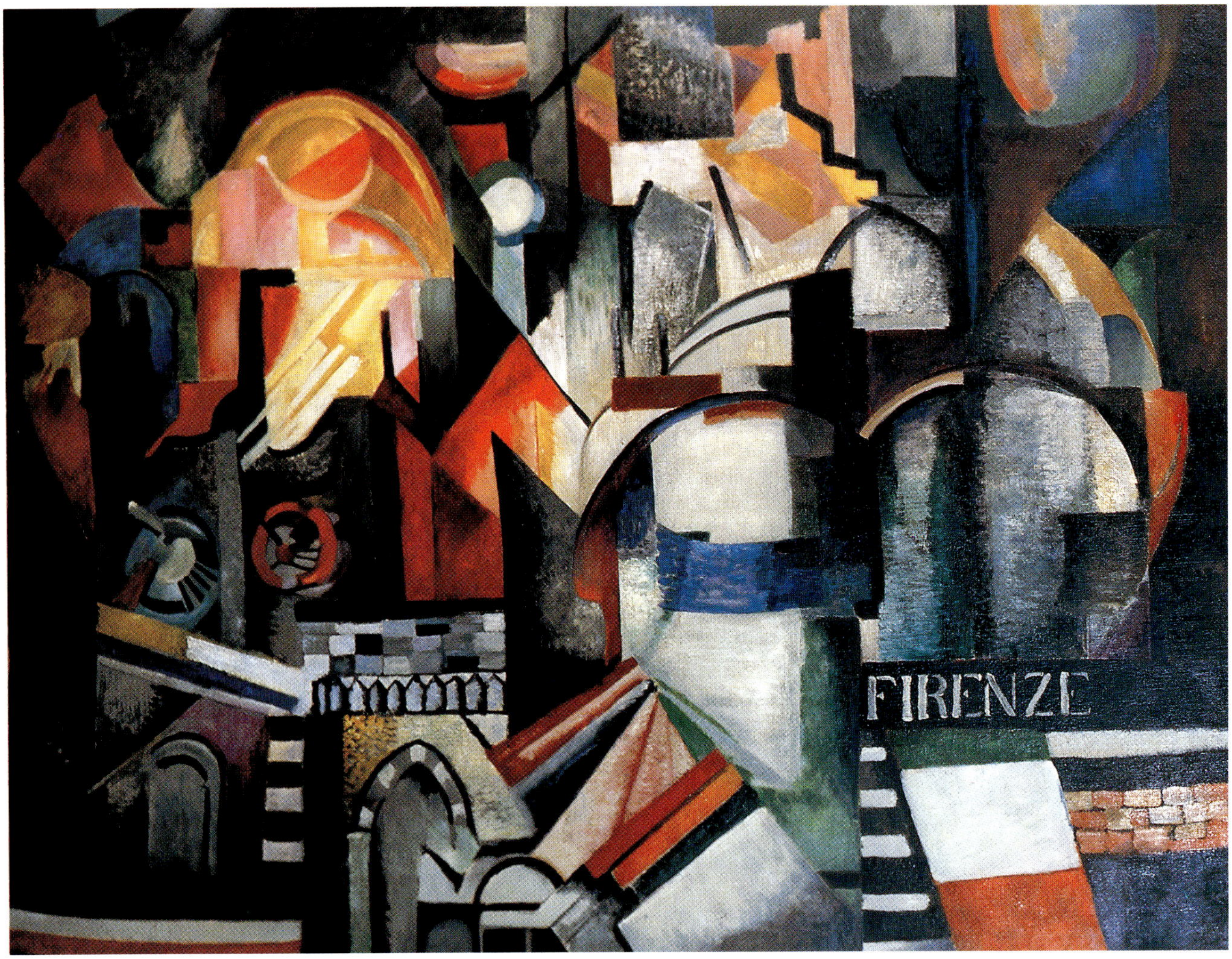

↑ 77 Aleksandra Ėkster
Florenz, 1914–15

→ 78 Aleksandra Ėkster
Stadt bei Nacht, 1915

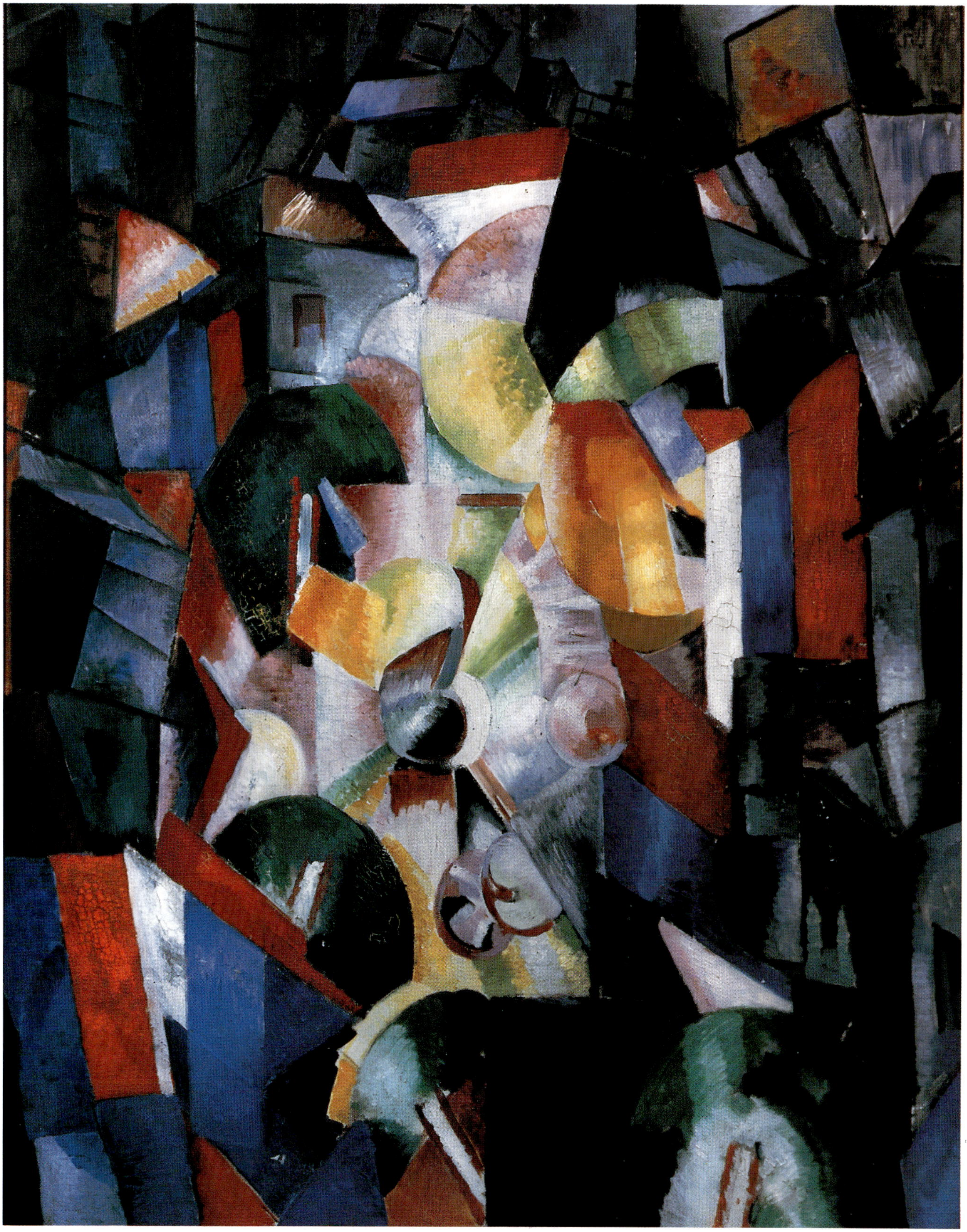

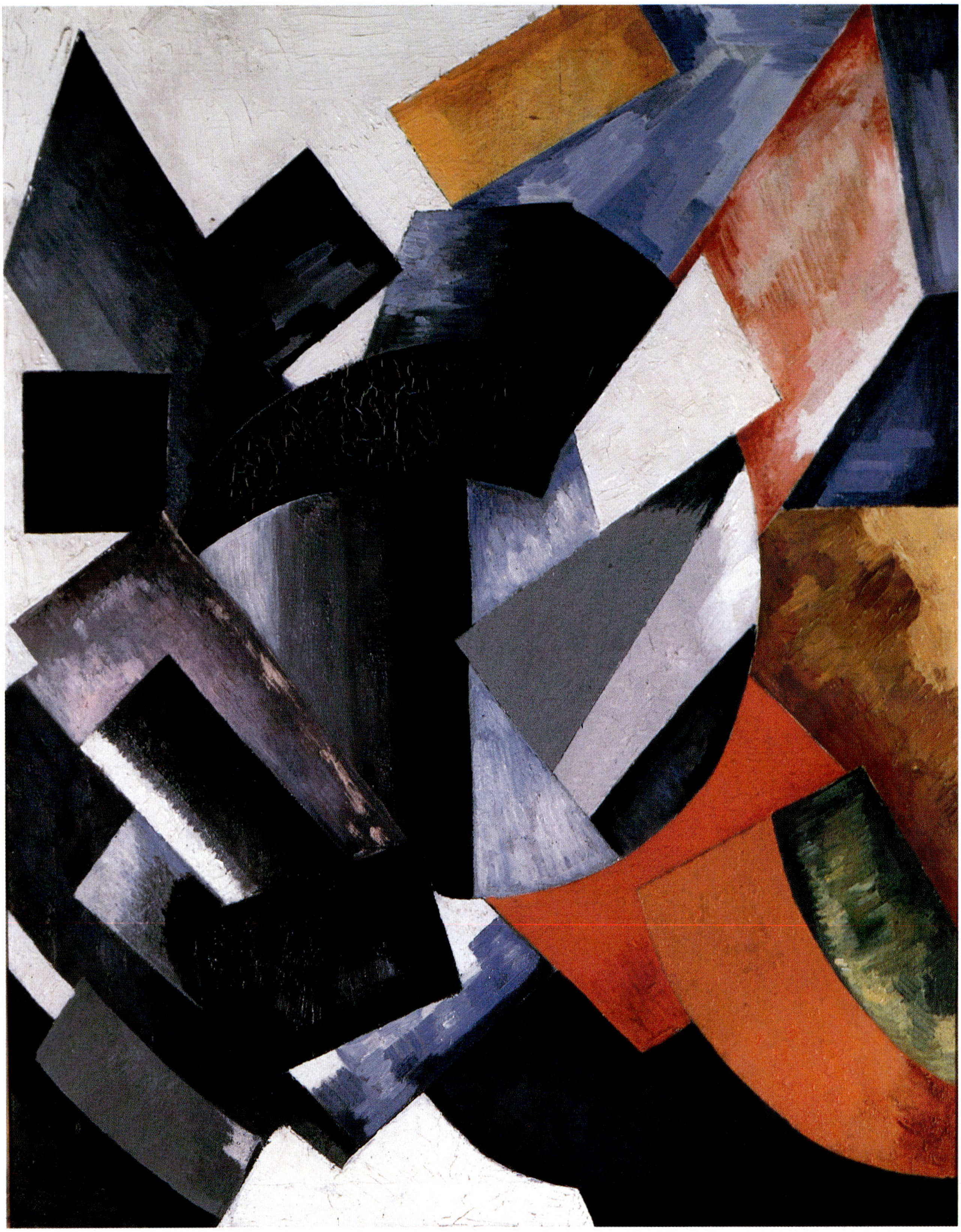

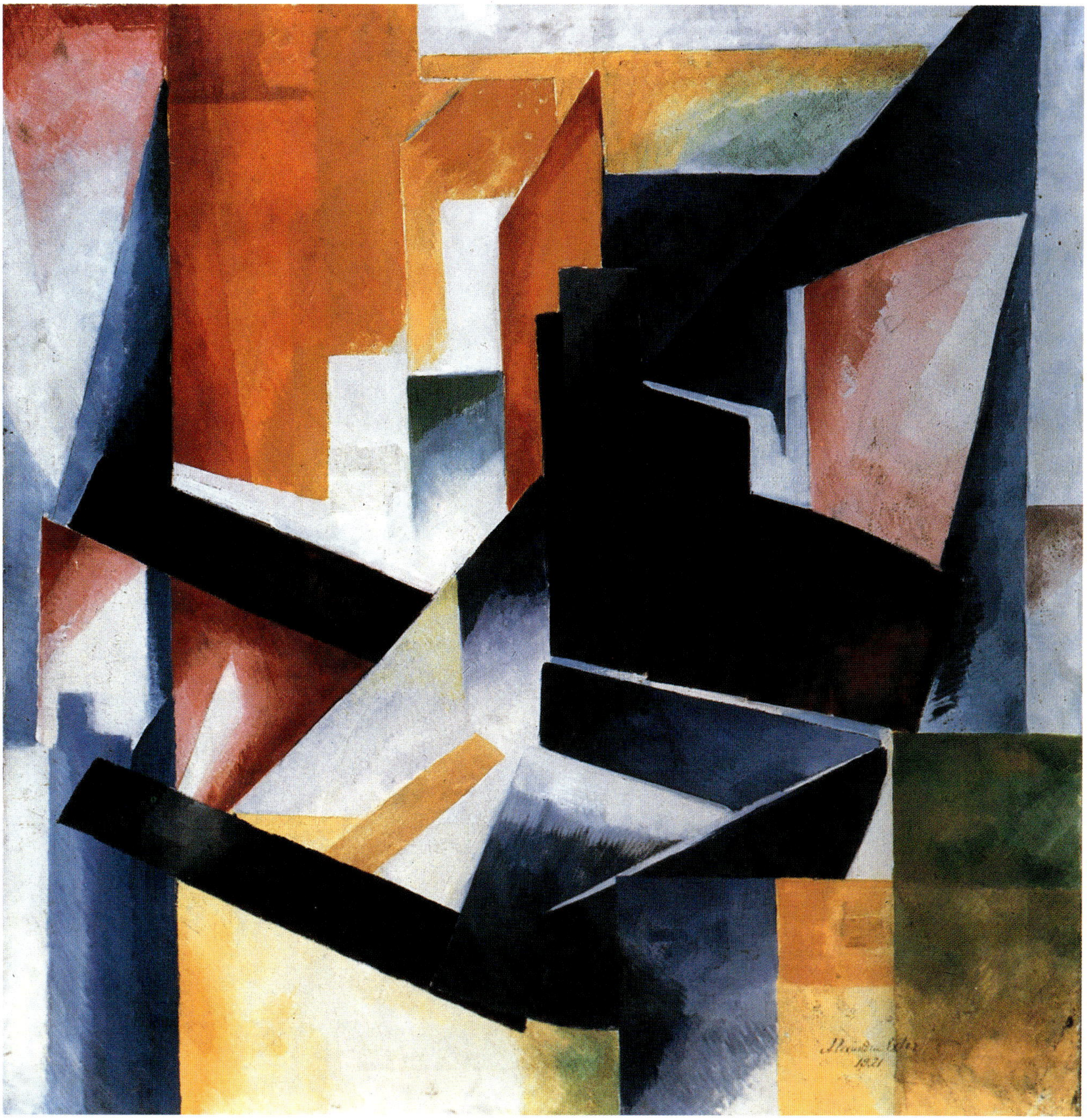

← 79 Aleksandra Ėkster
Nonfigurative Komposition, 1917

↑ 80 Aleksandra Ėkster
Farbige Konstruktion, 1921

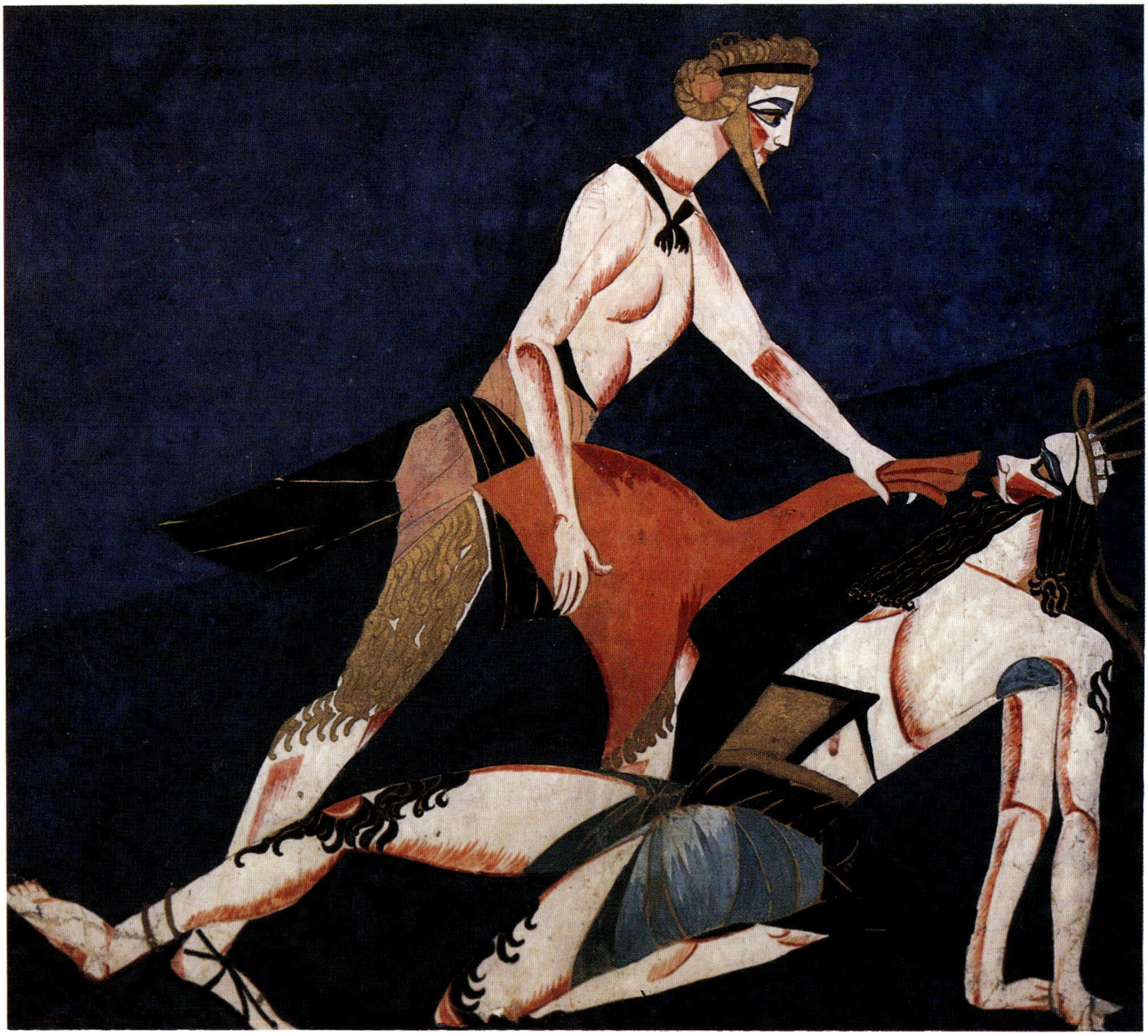

↑ 81 Aleksandra Ėkster
Entwurf von Faunskostümen zu dem Stück *Famira Kifared* von Innokentij Annenskij, 1916

→ 82 Aleksandra Ėkster
Plakat für *Famira Kifared,* 1916 in Aleksandr Tairovs Moskauer Kammertheater aufgeführt

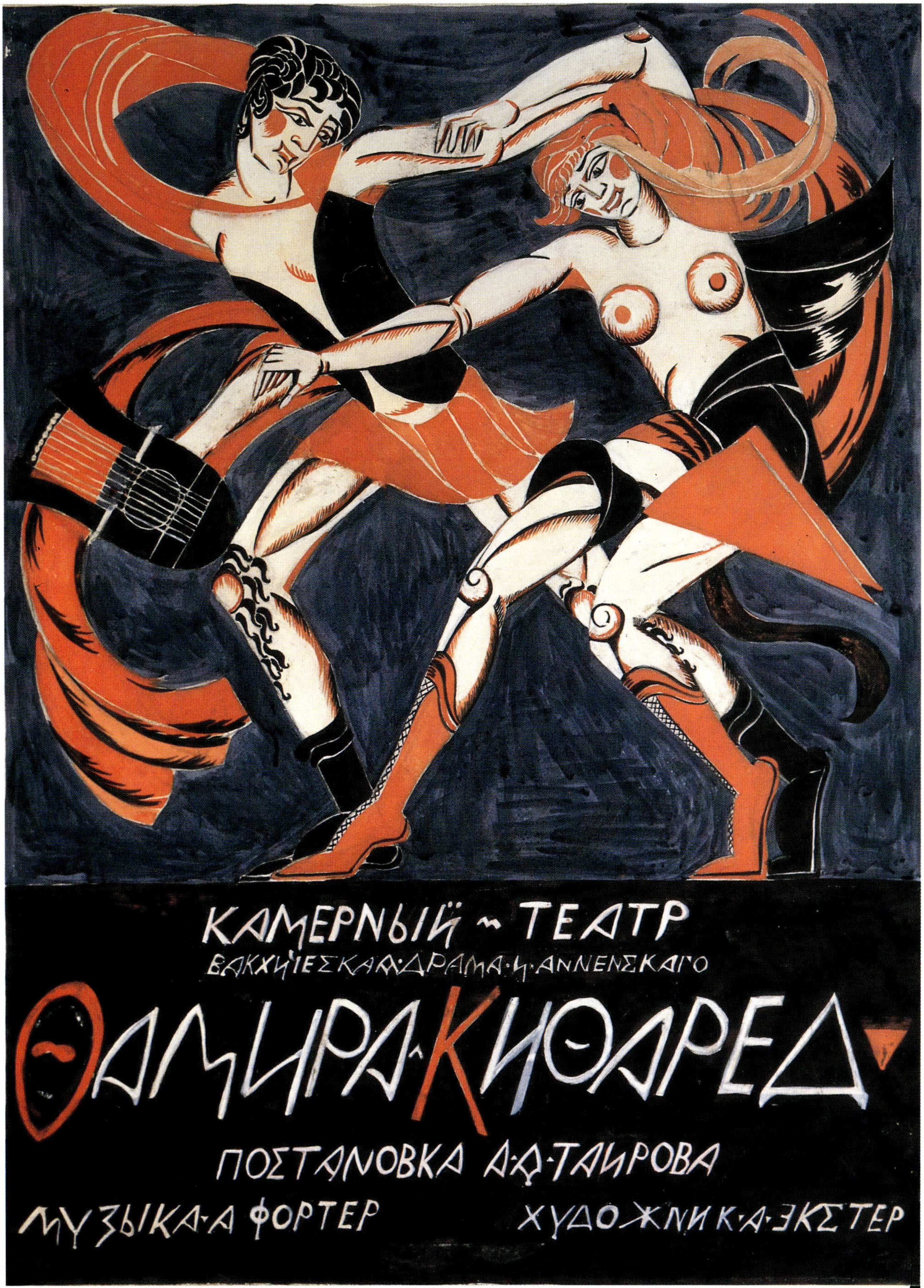
КАМЕРНЫЙ ~ ТЕАТР
ВАКХИЧЕСКАЯ·ДРАМА·И·АННЕНСКАГО
ѲАМИРА·КИѲАРЕД
ПОСТАНОВКА А·Я·ТАИРОВА
МУЗЫКА·А ФОРТЕР
ХУДОЖНИК·А·ЭКСТЕР

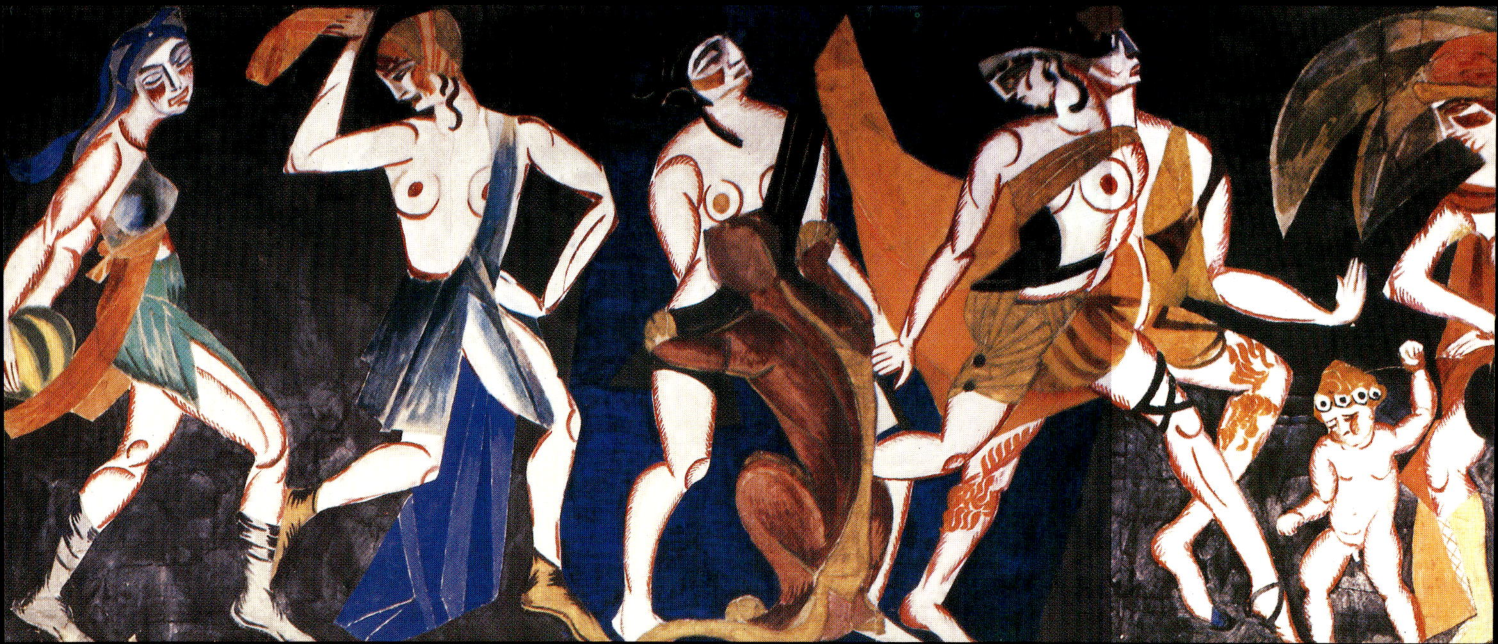

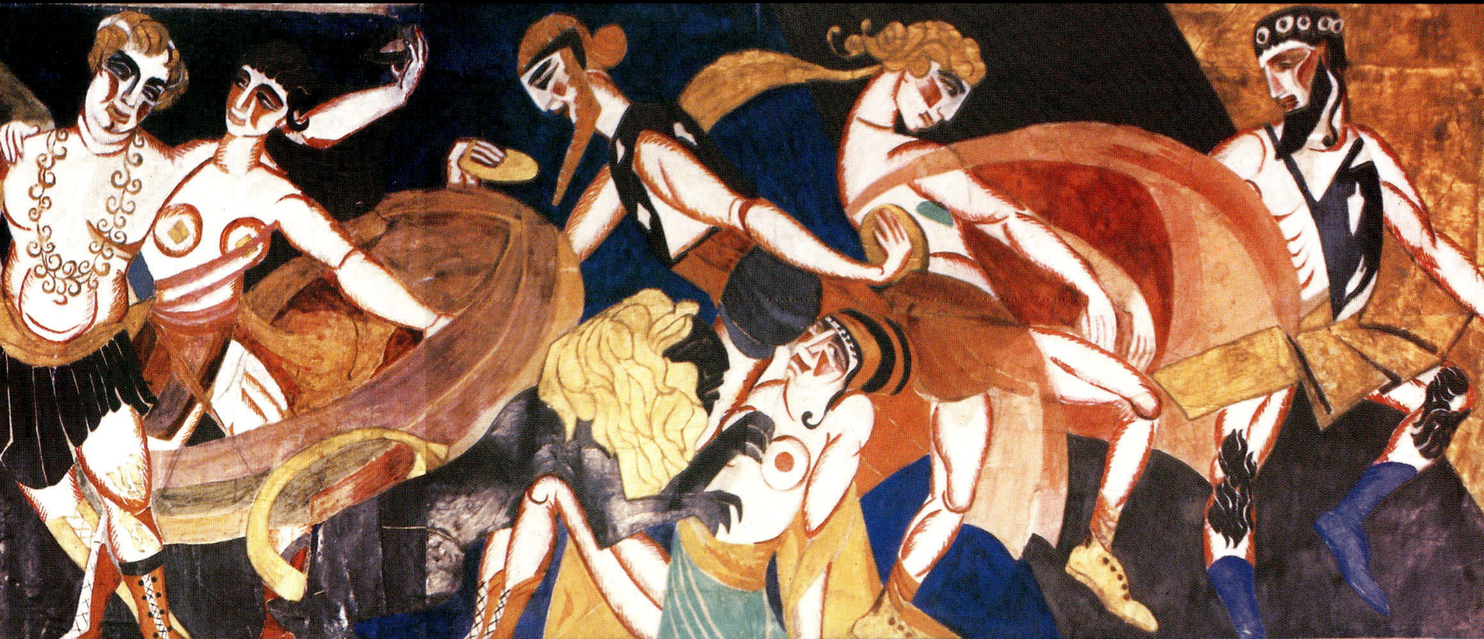

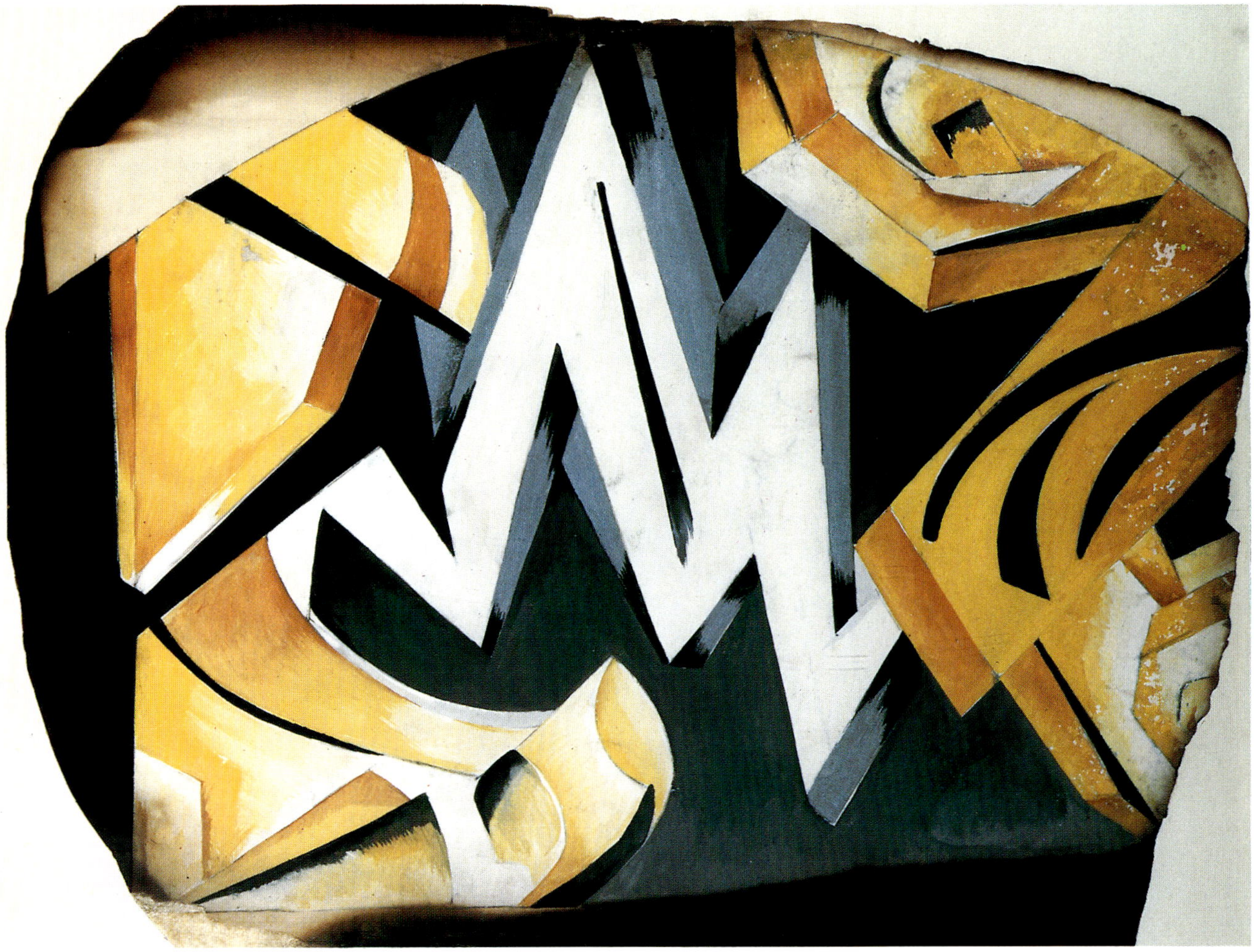

↑ 84 Aleksandra Ėkster
Vorhangentwurf für William Shakespeares *Romeo und Julia,* 1921 in Aleksandr Tairovs Moskauer Kammertheater aufgeführt

→ 85 Aleksandra Ėkster
Kostümentwurf für *Romeo und Julia. Die erste Maske auf dem Ball,* 1921

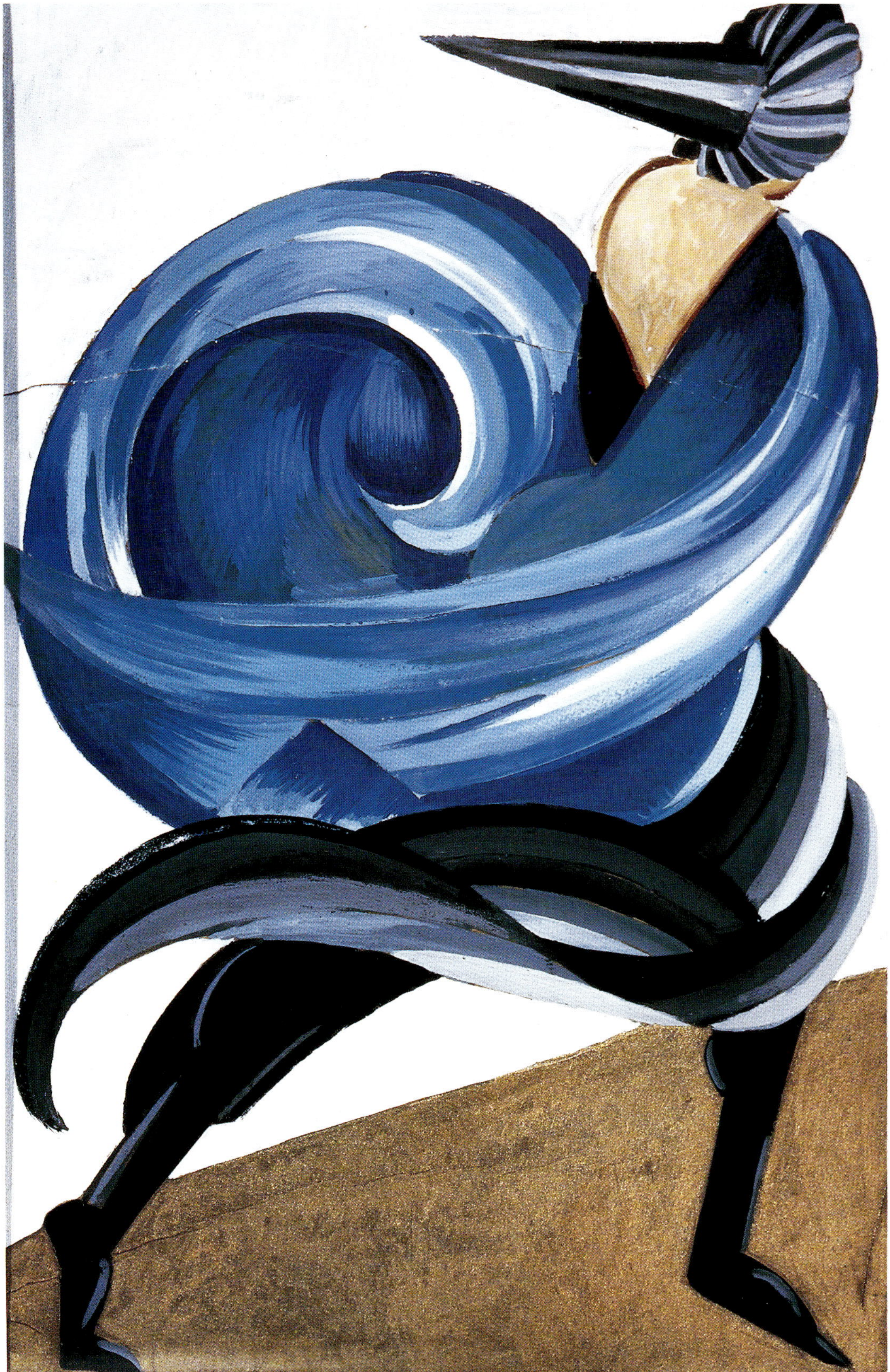

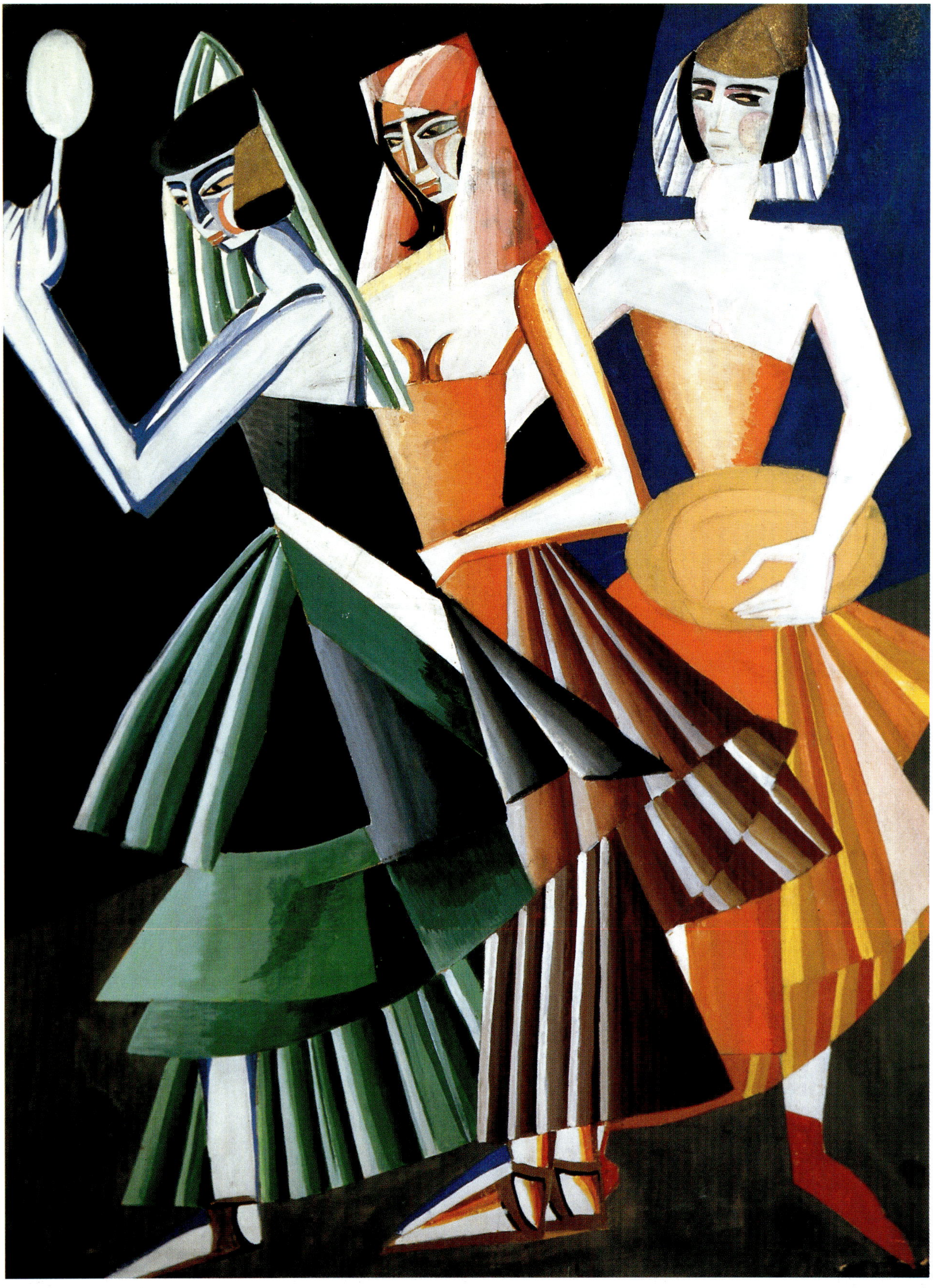

86 Aleksandra Ėkster Kostümentwurf für den *Tanz der sieben Schleier* in Oscar Wildes *Salome,* 1917 in Aleksandr Tairovs Moskauer Kammertheater aufgeführt

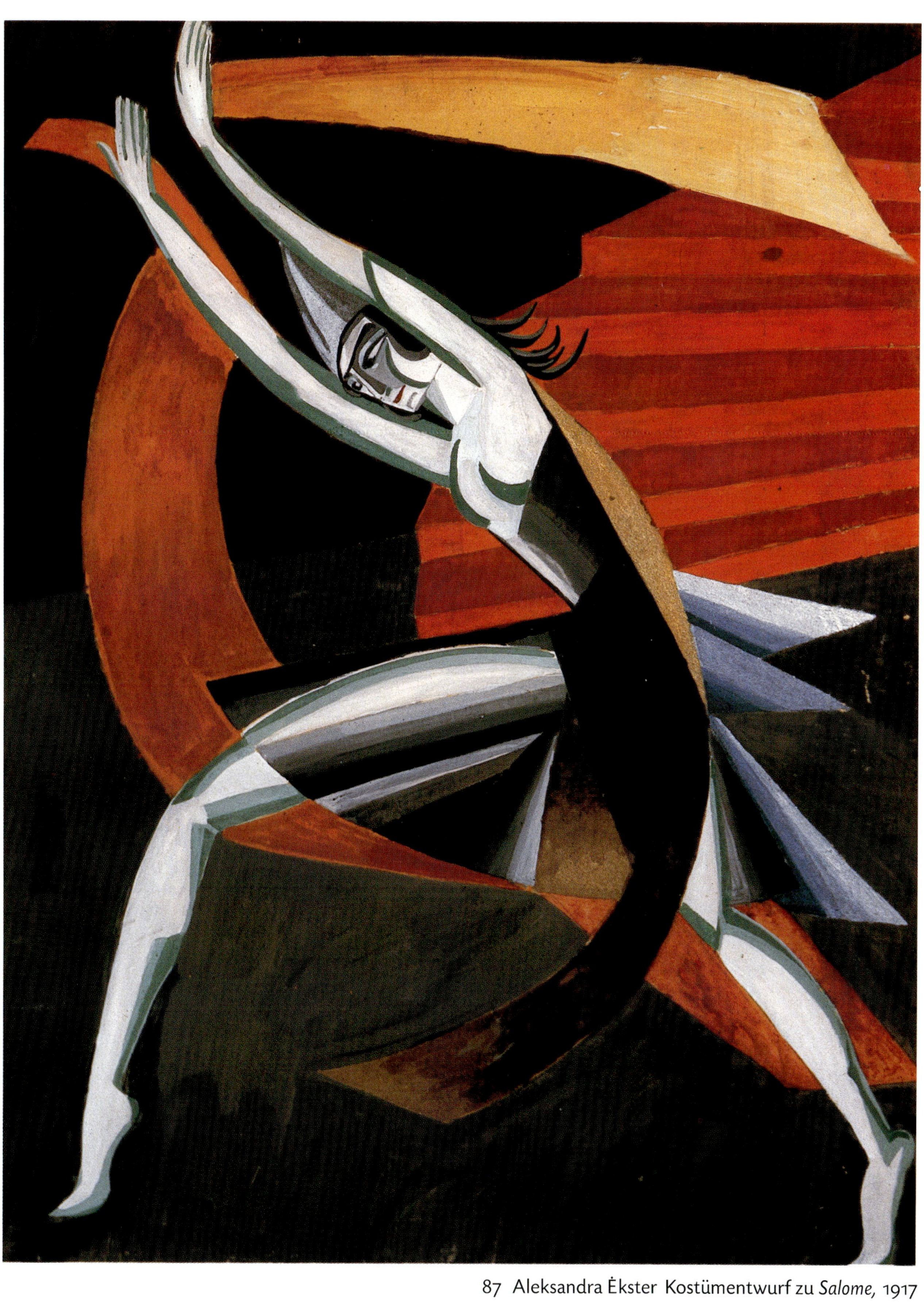

87 Aleksandra Ėkster Kostümentwurf zu *Salome,* 1917

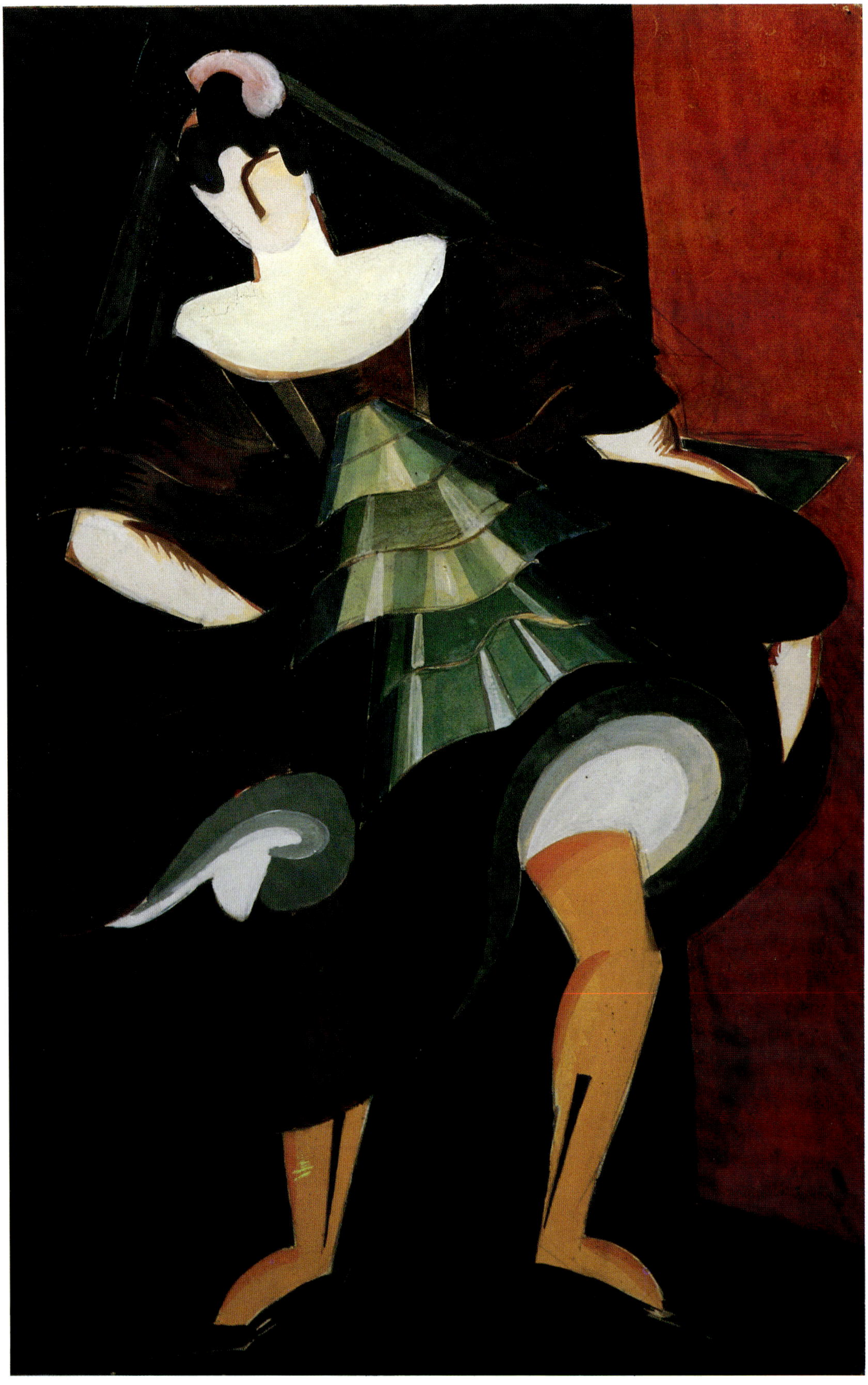

88 Aleksandra Ėkster Kostümentwurf für *Spanische Tänzer,* 1920

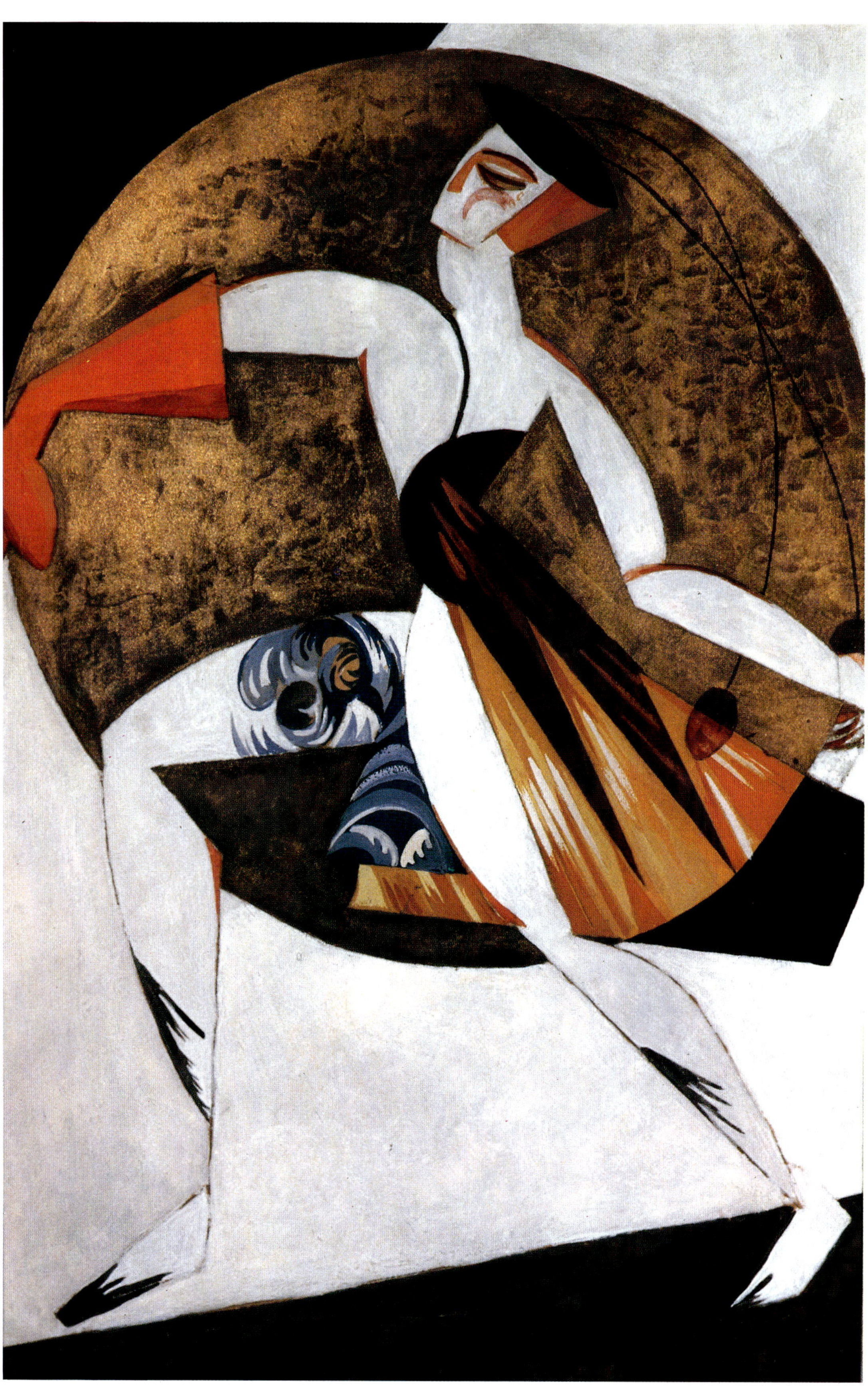

89 Aleksandra Ėkster Kostümentwurf aus der Serie *Tänze,* 1920

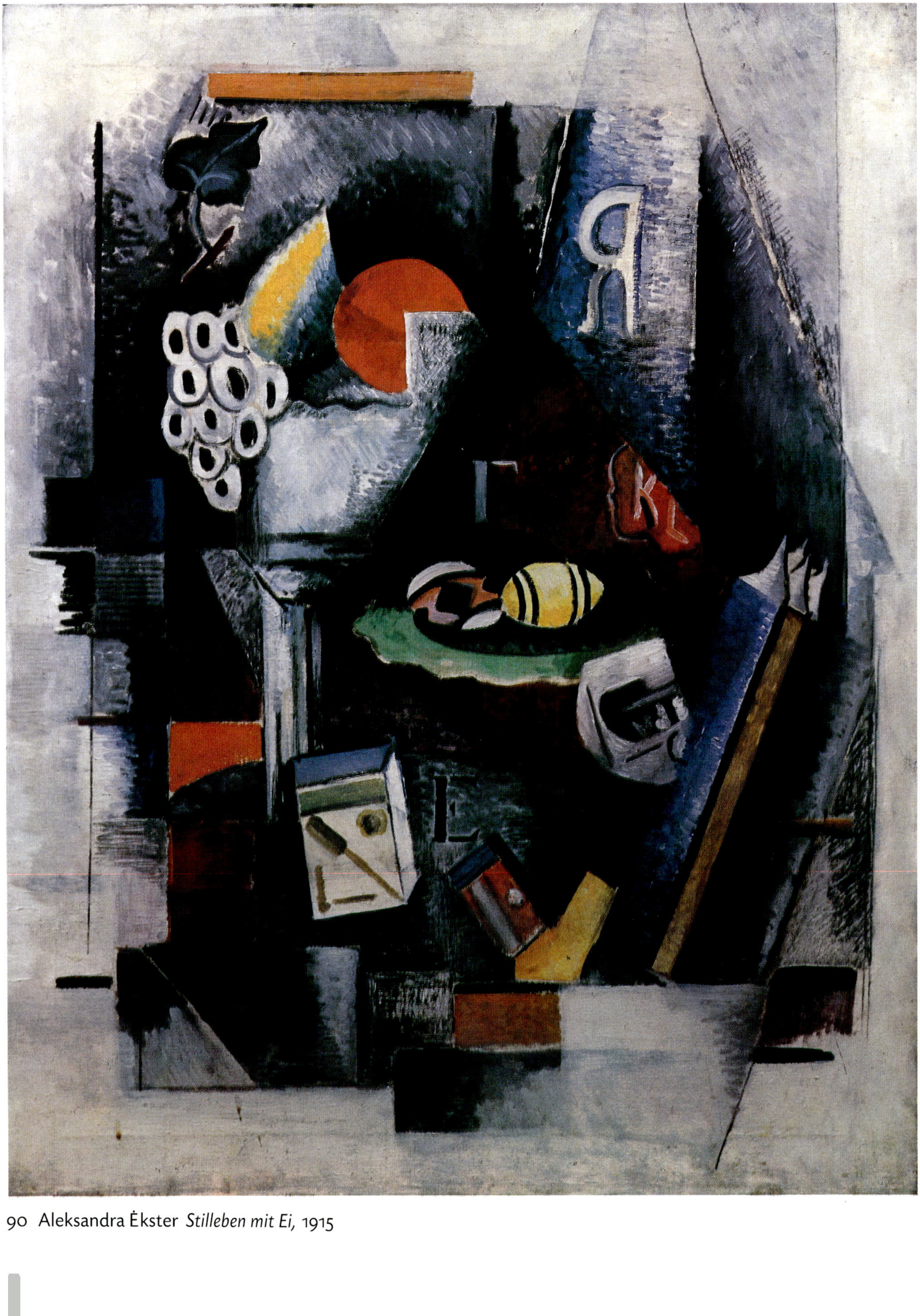

90 Aleksandra Ėkster *Stilleben mit Ei,* 1915

mit *Famira Kifared* die erste Inszenierung gelang, die sein Konzept des »entfesselten« Theaters verwirklichte.

Aleksandra Ėksters Bühnendekoration bestand aus konischen Formen und Kuben, die die Zypressen des alten Griechenland beziehungsweise die Felsen versinnbildlichten. Die Kuben waren schwarz und golden bemalt und standen für die zwischen apollinischen und dionysischen Kräften bestehende Spannung. Die Künstlerin setzte auch farbige Beleuchtung ein, benutzte sich kreuzende Lichtbündel, um durch das Spiel der Farben einen greifbaren Raum zu erzeugen. In Tairovs Augen steigerten Beleuchtung und Bühnendekoration die dramatische Handlung, indem sie die Bewegungen der Schauspieler unterstrichen und die Atmosphäre emotional aufluden. Auch den Kostümen kam eine entscheidende Bedeutung für den übergreifenden Rhythmus des Stücks zu. Die Satyrn, die die dionysische Kraft verkörperten, trugen Kostüme, die den Gegensatz zwischen Rolle, äußerer Form und Struktur betonten. Sie waren mit Perücken und falschen Brüsten ausgestattet, was auf ihre Sinnlichkeit hindeutete. Zusätzlich hob Aleksandra Ėkster nach Art attischer Vasenmalerei die Beinmuskulatur der Schauspieler auf den Kostümen hervor, um ihre Körperlichkeit zu betonen. Unter allen Charakteristika ihrer Gestaltung war es der Umgang mit den Linien, der Aleksandra Ėksters Theaterarbeiten eine plastische Klarheit verlieh.

Diese Versuche im Bereich des Bühnenbildes standen in einem engen Zusammenhang mit den kühnen Experimenten ihrer Gemälde dieser Jahre. Die Künstlerin war, wie vor ihr schon Natal'ja Gončarova, eine vorzügliche Ateliermalerin, deren Beziehung zu malerischem Aufbau und dreidimensionalen Raumlösungen die Experimente im realen Raum der Bühne vorbereiteten. John Bowlt führt hierzu aus: »Aber im Gegensatz zu vielen ihrer Kolleginnen, insbesondere zu denen, die bei Djagilevs ›Ballets Russes‹ mitwirkten, interessierte sich Aleksandra Ėkster nicht für die illusionistischen und dokumentarischen Funktionen des Bühnenbildes und des Kostüms, sondern vielmehr für das Gesamtkonzept eines materiell gestalteten Raumes als Element der Komposition.«[6]

1917 erarbeitete Aleksandra Ėkster Entwürfe für die Aufführung von Oscar Wildes *Salomé* am Moskauer Kammertheater (Taf. 86, 87), die sich als enormer Erfolg herausstellten. Durch die Verwendung von Vorhängen verschiedener Formen und Farben, die in bestimmten Szenen zum Einsatz kamen, brachte die Künstlerin eine neuartige Dynamik ein, als wollte sie die emotionale Spannung noch erhöhen. Wiederum muß man die Ursprünge dieser Umsetzung in ihren damaligen Bildern suchen, die nicht als Experimente um ihrer selbst willen anzusehen sind, sondern den Einsatz der Farben als Gefühlsträger innerhalb des Mediums Bühne vorbereiteten. Von vergleichbarer Lebendigkeit sind ihre Kostümskizzen, etwa zum *Tanz der sieben Schleier* (Taf. 86). Diese waren wie sämtliche Kostüme für diese Inszenierung den Schauspielern und ihrer jeweiligen Rolle auf den Leib geschneidert. Wie Ronny Cohen schrieb, »besaß Salomé durch die Verknüpfung von visuellen und emotionalen Empfindungen eine unmittelbare Wirkung in einer Heftigkeit, die nichts weniger als modern war«.[7]

In den folgenden Jahren wurde Aleksandra Ėkster auch mit Bühnenbildentwürfen für das Ballett betraut. Besonders interessant sind ihre Kostümentwürfe *Spanische Tänzer* und *Tänze* von 1920 (Taf. 88, 89). Beide Arbeiten deuten darauf hin, daß die Künstlerin ihre Kostüme nicht als eigenständige Schöpfungen verstand, sondern als Bestandteile eines umfassenderen Gestaltungskonzepts. Der abstrakte Hintergrund, vor dem die Tänzer agieren, enthüllt nicht nur Aleksandra Ėksters In-

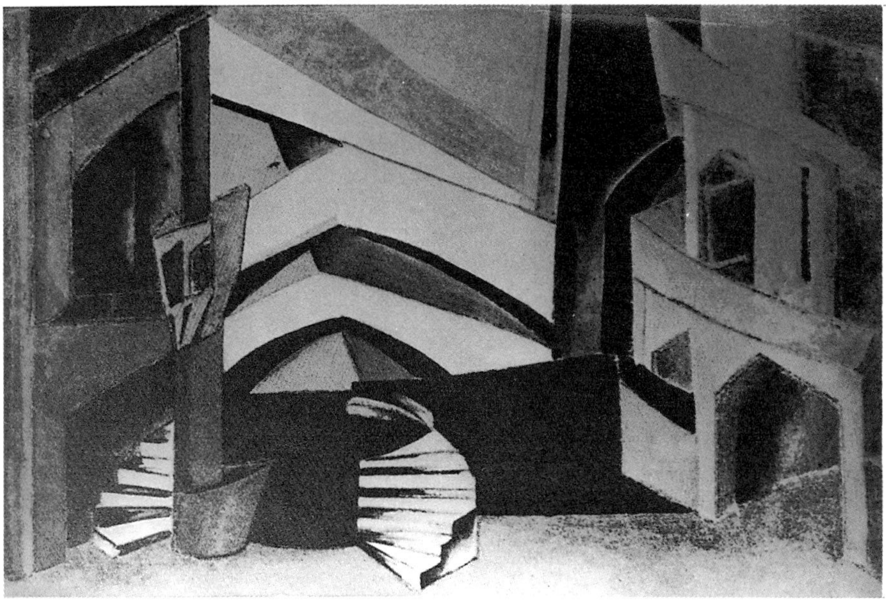

Bühnenbildentwurf
für *Romeo und Julia,* 1921

teresse an einem Gleichklang von Farbe und Form, sondern auch an einem Zusammenwirken von Bewegung, Kostüm und Bühnendekoration.

Die letzten und fundamentalsten Entwürfe für das Moskauer Kammertheater entstanden 1921 für die Inszenierung von *Romeo und Julia* (Taf. 84, 85). Wie bei »Salomé« erinnern die Entwürfe für Bühnenbild und Vorhang (Staatliches Bachrušin-Theatermuseum, Moskau) an ihre Gemälde dieser Periode, zum Beispiel an *Farbige Konstruktion* von 1921. In ihren Bildern wie auch in ihren Bühnenbildentwürfen finden sich Diagonalvernetzungen von Lichtstrahlen und Keilen, die nach Cohens Ansicht als visuelle Entsprechungen der verschlungenen und spannungsreichen Beziehungen innerhalb der Tragödienhandlung anzusehen sind. Das endgültige Bühnenbild zu »Romeo und Julia« bestand aus einer dreidimensionalen Konstruktion voller Dynamik, die aus Strickleitern, verschiedenen Plattformen, Geländern sowie aus schiefen Ebenen bestand; zum Leben erweckt wurde diese Konstruktion durch die kühne Durchdringung ihrer Teile und die Farben der auf ihnen spielenden Lichtbündel. Die verschiedenen Vertikalebenen stellten entsprechend viele Schauplätze dar, deren Wechsel durch rasch aufzurollende und herabzulassende Vorhänge ermöglicht wurde. Die Kostümentwürfe, etwa *Die erste Maske auf dem Ball* (Taf. 85), zeigen, daß die Künstlerin den Schauspieler als eine Art lebende, auf der Bühne agierende nichtgegenständliche Konstruktion betrachtete. Dieser neuartige, höchst originelle Ansatz sicherte den Beifall der Kritiker, die von Aleksandra Ėksters Umsetzung eines Renaissance-Dramas in eine zeitgenössische Form bezaubert waren.

Auch der Film fand das Interesse der Künstlerin, und 1924 arbeitete sie gemeinsam mit Isaak Rabinovič an der Dekoration und den Kostümen für den Film »Aėlita« des Regisseurs Jakov Protazanov. Ein Jahrzehnt zuvor hatte Natal'ja Gončarova die Ausstattung eines futuristischen Films übernommen und auch eine Rolle darin gespielt. Mittlerweile waren die technischen Möglichkeiten des Mediums stärker ausgereift, und Aleksandra Ėkster legte eine Reihe von aufsehenerregenden Entwürfen vor, die »Aėlita« auf eine Stufe mit Meisterwerken des Science-fiction-Films stellten, zum Beispiel mit dem Stummfilmklassiker »Metropolis« von Fritz Lang aus dem Jahr 1926.

Umschlagentwurf für Jakov Tugenchol'ds Buch
Die Kunst von Degas, 1922

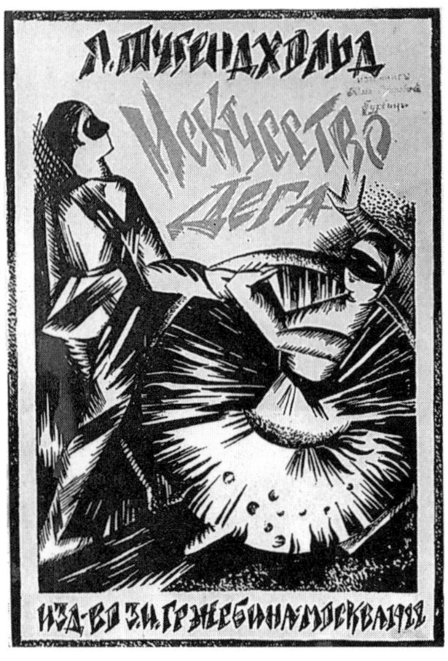

Noch 1924 emigrierte Aleksandra Ėkster nach Paris, wo sie sich als aktives Mitglied den dortigen Avantgardekreisen anschloß und Bühnenbild und Malerei an Fernand Légers Académie d'Art Moderne lehrte. Das künstlerische Leben in Paris stand in voller Blüte, und die russische Künstlerin spielte darin eine wesentliche Rolle. Doch verlor ihre Kunst allmählich ihre »raison d'être«, da Aleksandra Ėkster vom revolutionären Kontext des neuen Rußland abgeschnitten war. Die heroische Phase ihrer Laufbahn war zu Ende.

1926 wurde sie mit Entwürfen zu einer Folge von 40 Marionetten für einen Film von Peter Gad beauftragt, der aber nie realisiert wurde. Die Künstlerin hatte bereits für das Puppen- und Schattenspieltheater »Petruška« von Nina Simonovič-Efimova in Moskau gearbeitet, doch offenbarte sich ihre wahre Begabung in diesem Bereich erst jetzt. Die 20 erhaltenen Puppen legen Zeugnis von ihrer geistreichen Kunstfertigkeit und durchdachten Kinetik ab. Die Marionetten haben eine Größe von durchschnittlich 60 Zentimetern und setzen sich aus verschiedenen Materialien zusammen: Holz, Stoffe, Blech, Metalle, Karton, Kunststoff, Glas, Bänder und Garne. In ihrem ausgefallenen Erscheinungsbild vereinen sich von Léon Bakst beeinflußte Elemente mit kubistischen Motiven, suprematistischen Formen und einer konstruktivistischen Mechanik; jede Figur ist genauestens auf den darzustellenden Charakter abgestimmt. So setzt sich der *Roboter* aus farbkräftigen Kuben und Zylindern zusammen und ist von untersetzter Gestalt, während *Longhi II* sich durch ihr Kleid einprägt, dessen Rock aus lose miteinander verbundenen Rauten besteht, die ihren Bewegungen etwas hinreißend Kapriziöses verleihen. *Dame in Rot* und *Amerikanischer Polizist* zeigen das Anmaßende und Grelle des modernen Lebens, während sich *Arlecchino und Colombina* in der Manier typischer Commedia-dell'arte-Figuren durch temperamentvolle Gestik auszeichnen.

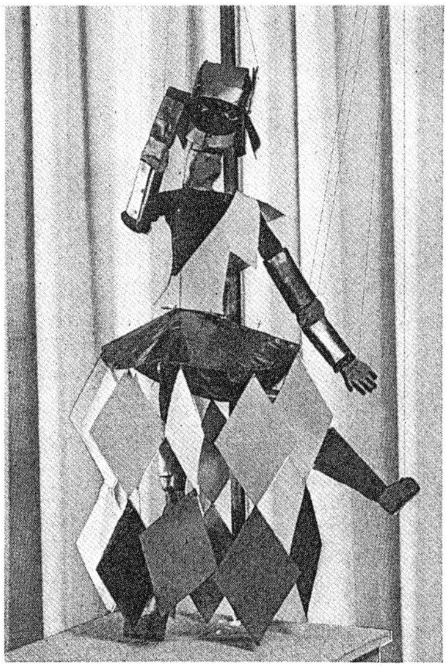

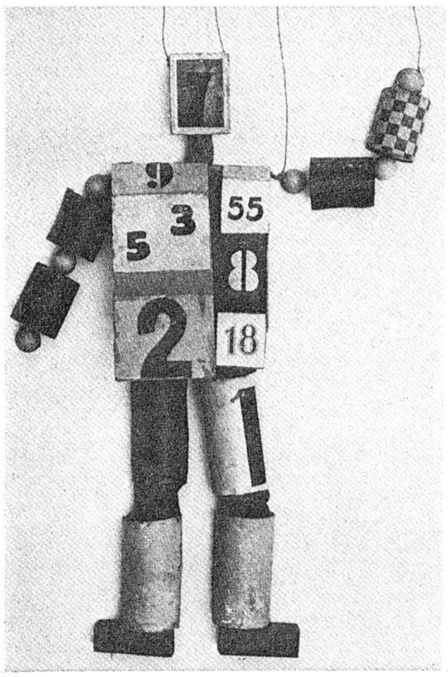

Puppen *Longhi II* und *Roboter*, 1926

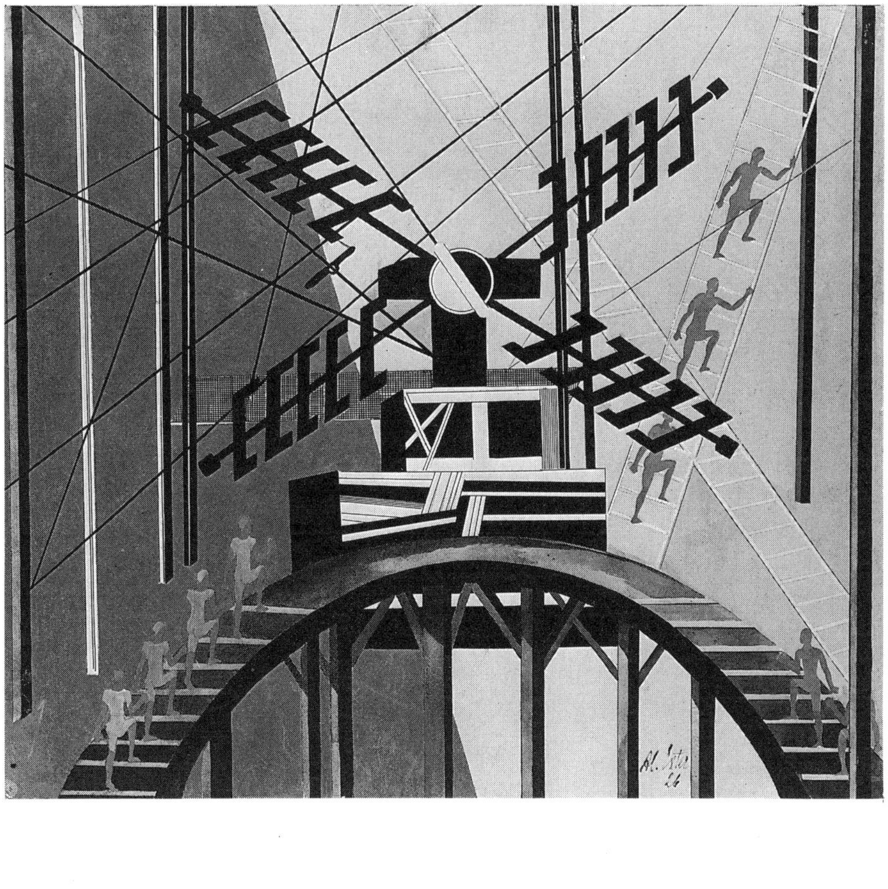

Gymnastique, 1926

Viele Mitglieder der russischen wie auch der französischen Avantgarde beschäftigten sich zu dieser Zeit mit der Herstellung von Marionetten, doch verwirklichten die von Aleksandra Ėkster eine besonders gelungene Synthese aus Malerei, Konstruktion, Struktur, Bewegung, Oberflächenbeschaffenheit und Farbe. Wenn John Bowlt sagt, daß diese Marionetten die ganze Psychologie Aleksandra Ėksters ausbreiten[8], erinnert das an den Ausspruch George Sands, die Marionette sei ein Kind ihres Schöpfers.

Benedikt Livšic hat Aleksandra Ėkster als eine der Amazonen der Avantgarde bezeichnet. Die Stichhaltigkeit dieser Beurteilung kann nur ermessen, wer das breitgestreute künstlerische Spektrum dieser Frau betrachtet. Aleksandra Ėkster spielte vor wie auch nach der Revolution eine entscheidende Rolle im Dialog zwischen Rußland und Westeuropa. Ihre gewagten Neuerungen machten vor keinem Bereich der Kunst halt. Als Malerin genoß sie die Achtung der französischen Kubisten, der italienischen Futuristen und der russischen Avantgarde. Als Bühnenbildnerin setzte sie nicht nur Maßstäbe für die Entwicklung des revolutionären Theaters, sondern beeinflußte auch entscheidend diejenigen, die sie in ihrem Atelier in Kiev unterrichtete. Die Bühnenbildner Aleksandr Vesnin, Michail Andreenko, Isaak Rabinovič sowie die Maler Aleksandr Tyšler und Pavel Čeličev übernahmen ihre wegweisenden ästhetischen Grundsätze. Überdies prägte Aleksandra Ėkster ihre Zeitgenossinnen, die sich den schönen, den dramatischen und den angewandten Künsten zugewandt hatten. Die Lücke, die ihre Emigration nach Paris hinterlassen haben dürfte, sollte durch nachfolgende »skythische Reiterinnen« geschlossen werden, die sich ihre Ziele zu eigen machten.

DOKUMENTE

Aleksandra Ėkster: »Einfachheit und Praktikabilität in der Kleidung«, in »Krasnaja niva« (»Rotes Kornfeld«), Moskau 1923

»Das Tempo des zeitgenössischen Lebens macht eine Minimierung von Zeit und Energie innerhalb der Produktion erforderlich. Der gegenwärtigen ›Mode‹, die den Launen von Geschäftsleuten unterworfen ist, sollten wir Kleidungsstücke gegenüberstellen, die in ihrer Einfachheit gleichermaßen praktisch wie schön sind. Das Kleid für den allgemeinen Bedarf sollte in seinem Grundschnitt auf die einfachsten geometrischen Formen wie Rechteck, Viereck und Dreieck zurückgreifen; die Wirkung der Form erfährt durch den Rhythmus der Farben eine Variation. Die Kleider sind überaus praktisch, da sie aus einer Kombination von Einzelteilen bestehen. Indem sie das eine Teil an- oder das andere auszieht, verändert die Trägerin in entscheidender Weise sowohl das Erscheinungsbild als auch die Bestimmung. Aus ganz gewöhnlichen Stoffen hergestellt – Baumwolleinen, Satin, Seide, Wollstoffe –, sind diese Kleidungsstücke leicht veränderbar und keinen Abnutzungserscheinungen unterworfen. Und seitdem die Einzelteile in verschiedenen Farben angeboten werden, kann die Trägerin ganz nach Belieben sowohl die Silhouette der Kleider als auch ihre Farbigkeit verändern.

Legt man den Überwurf eines ›Ausgehkostüms‹ ab, verwandelt es sich in einen Freizeitanzug. Zieht man wiederum eine weiße Bluse aus, befindet sich darunter der Arbeitskittel. Ein dunkles Unterkleid dient zugleich als einfaches Hauskleid, das die nötige Bewegungsfreiheit gewährleistet; zieht man jedoch das Oberkleid darüber, wird es zur Freizeitkleidung. Eine Arbeitsjacke für den Mann, mit Ledertaschen und Ärmelaufschlägen aus farbigem Leinen für den Sommer, ist zu dem Zweck der Bewegungsfreiheit bei jeglicher körperlicher Arbeit entworfen – die Ledertaschen sind zum Aufbewahren der Werkzeuge gedacht.

Alle Entwürfe sind von Silhouette, Material und Schnitt her gesehen einfach, so daß sich die Anzahl der für die Herstellung benötigten Näherinnen verringert.«[9]

VARVARA STEPANOVA

»Wir sind Praktiker, und in dieser Tatsache liegt das Unterscheidungsmerkmal unseres kulturellen Bewußtseins.«[1]
Osip Brik

Ol'ga Rozanova war in die Fußstapfen von Natal'ja Gončarova getreten und hatte deren Erkenntnisse verdichtet, wandte sich dann aber dem Suprematismus zu. Ljubov' Popova hatte eine Periode suprematistischer Experimente bis zur architektonischen Strukturierung des malerischen Raums durchlaufen, und nur ihr früher Tod hielt sie vom nächsten Entwicklungsschritt ab. Diesen Schritt vollzog Varvara Stepanova, die sich von der Ateliermalerei zur Entwurfsarbeit in den verschiedensten Kunstbereichen wandte, getragen von dem Glauben an einen engen Zusammenhang zwischen der Kunst und der Gestaltung eines neuen Lebens. Varvara Stepanova war jünger als Ol'ga Rozanova und Ljubov' Popova und erreichte ihre künstlerische Reife erst in den Jahren nach der Revolution. Sie erlebte sowohl die Geburt als auch das Erlöschen der konstruktivistischen Idee und konnte an deren Übergreifen in den Designbereich in jeder Beziehung partizipieren.

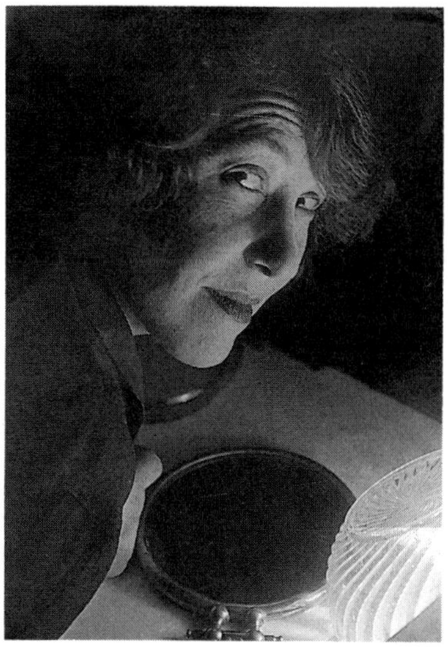

Varvara Stepanova, 1928

Varvara Fëdorovna Stepanova wurde 1894 in Kovno (heute Kaunas) geboren. Sie war eine begabte Schülerin und schloß die höhere Schule mit einer Goldmedaille ab. 1911 studierte sie Malerei an der Kazaner Kunstschule. Hier lernte sie ihren späteren Mann Aleksandr Rodčenko kennen, mit dem sie ihr ganzes Leben hindurch eng zusammenarbeitete. 1912 wechselte sie nach Moskau und studierte bei Konstantin Juon. 1913 besuchte sie Kurse für angewandte Kunst an der Stroganovschen Lehranstalt für Kunstgewerbe. Das war für ihre weitere Entwicklung von Bedeutung, denn von allen führenden Mitgliedern der russischen Avantgarde, die sich in den zwanziger Jahren mit Produktionskunst befaßten, war sie die einzige mit einer regulären Ausbildung. Ab dem Alter von 19 Jahren beteiligte sie sich, ohne einer bestimmten Gruppe beizutreten, an Ausstellungen wie dem »Moskauer Salon« von 1914. In den Kriegsjahren arbeitete sie, um sich ihren Lebensunterhalt zu verdienen, als Buchhalterin und später als Sekretärin in einer Fabrik für Metallwaren.

In den auf die Revolution folgenden Jahren galt ihr besonderes Interesse der Dichtung, und sie schrieb mehrere transrationale Gedichte in der Manier Aleksej Kručënychs. Zu dieser Zeit setzte auch ihr eigentlicher künstlerischer Reifeprozeß ein. Nach Ol'ga Rozanovas Tod im Jahr 1918 illustrierte Varvara Stepanova Kručënychs Buch »Gly-Gly«, wobei sie chinesische Tuschezeichnungen mit Collagen verband. Außerdem erarbeitete sie ein System aus sich auftürmenden figurativen Fragmenten und Versatzstücken von Fotografien, in dem sich die künftige Grafikdesignerin ankündigte. Die Künstlerin illustrierte auch eigene Werke und die transrationalen Gedichte von Ol'ga Rozanova. Bezeichnend für ihre Art der »visuellen Poesie« sind die ausgefallenen Beiträge zu den Büchern *Zigra ar* (Taf. 92/93) und »Rtny chomle« (1918). Diese Bücher bestehen aus Blättern mit nichtgegenständlichen Gouachen und Collagen auf der Grundlage sich durchschneidender Rhythmen. Der Inhalt der Gedichte ist semantisch bedeutungslos, und doch eignet der Verbindung von visuellem Erscheinungsbild und Klangfarbe der Wörter ein besonderer Reiz. Die jeweilige Faktur von Wort und Bild ist von beachtlicher dichterischer Qualität.

Im Katalog der »Zehnten Staatlichen Ausstellung: Gegenstandsloses Schaffen

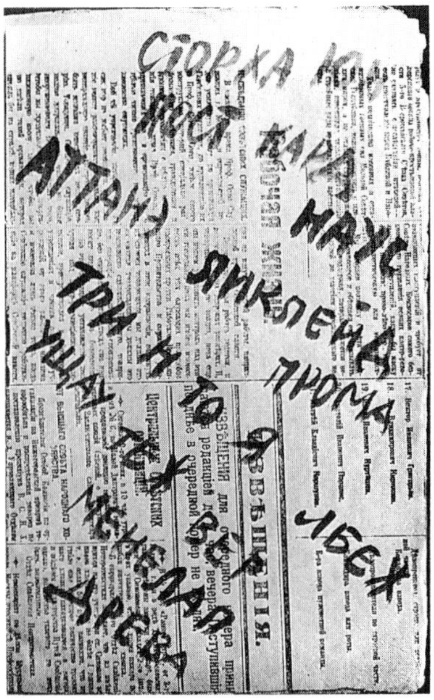

Aus *Gaust čaba,* 1918

und Suprematismus« von 1919 gibt Varvara Stepanova zu ihren ausgestellten grafischen Arbeiten folgende Erklärung ab: »Ich verbinde die neue Bewegung der nichtgegenständlichen Dichtung – Klänge und Buchstaben – mit einer malerischen Wahrnehmung, die dem Klang der Dichtung zu einer neuen lebendigen visuellen Aussage verhilft. Indem ich durch die malerische Grafik die leblose Monotonie aneinandergereihter Buchstaben zerstöre, erreiche ich eine neue Art künstlerischer Schöpfung. Auf der anderen Seite habe ich durch die Wiedergabe der gegenstandslosen Poesie der beiden Bücher ›Zigra ar‹ und ›Rtny chomle‹ mit den Mitteln der malerischen Grafik den Klang als neue Wesensart der Grafik eingeführt und dadurch ihre quantitativen Möglichkeiten vergrößert.«[2]

Varvara Stepanovas Umsetzung von »visueller Poesie« geht auf die vorrevolutionären Bücher der Futuristen zurück, die sich gegen die Ansicht vom Buch als einem schönen und ästhetischen Gegenstand gewendet und zugleich eine feste Verbindung zwischen der Poesie und der bildenden Kunst geknüpft hatten. Dennoch stellt Varvara Stepanovas Arbeit in diesem Bereich etwas Neuartiges dar. Bücher wie *Gaust čaba* (1918) wurden als »Anti-Bücher« bezeichnet, da sie billiges Zeitungspapier verwendete, dessen bedruckte Seiten ihrer Funktion als Bedeutungsträger durch die handschriftlich in Wasserfarbe ausgeführten Buchstaben der Künstlerin beraubt wurden. Ihre transrationalen Gedichte standen im Gegensatz zu dem prosaischen Charakter der Zeitungsseiten. Zusätzlich waren die Zeitungsseiten um 180 Grad gedreht, und die darauf schräggestellten Collagen und Gedichte machten sie vollends unleserlich. Doch damit nicht genug, stellte die Künstlerin die Titelseite an das Buchende. Das Buch war im wahrsten Sinne des Wortes unlesbar. Nach Evenij Kovtun bestand die einzige Ähnlichkeit von Arbeiten wie *Gaust čaba* mit einem herkömmlichen Buch darin, daß man die Seiten umblättern konnte.[3]

Zu dieser Zeit war die Künstlerin eine Verfechterin der Gegenstandslosigkeit. In ihrem überzeugenden Beitrag zum Katalog der »Zehnten Staatlichen Ausstellung« schrieb sie: »Das gegenstandslose Schaffen stellt vorläufig nur den Beginn einer neuen großen Epoche dar, eines noch nicht dagewesenen Schöpfertums, dessen Bestimmung ist, die Türen zu Geheimnissen zu öffnen, die tiefer reichen als die von Wissenschaft und Technik.«[4] Dennoch sind die Gemälde dieser Periode fast ausnahmslos abstrakt, allen voran ein sehr lebensvoller Zyklus mit dem Titel *Figuren.* Auf einer Fotografie von 1921, die das gemeinsame Atelier von Varvara Stepanova und Aleksandr Rodčenko zeigt (Taf. 91), sind über dreißig Bilder aus diesem Zyklus zu sehen. Der *Trommler* von 1921 (Taf. 99) stellt eine überzeugende Verknüpfung von Zeichnung und Gemälde dar. Das konstruktivistische Erscheinungsbild der *Figuren* wird durch die ausdrucksstarken und komplexen Linien erzeugt, die die geometrischen Formen umranden, aus denen sich die *Figuren* zusammensetzen. Ebenso auffällig ist das Gespür der Künstlerin für Textur und ihre Vorliebe für eine taktile Beschaffenheit der Oberfläche, die sich auch in ihrer späteren Entwicklung zur Textildesignerin zeigen sollte. Mehrere der *Figuren*-Bilder waren bei der »Neunzehnten Staatlichen Ausstellung« 1920 in Moskau zu sehen, während andere bei der »Ersten Russischen Kunstausstellung« 1922 in der Galerie van Diemen in Berlin gezeigt wurden.

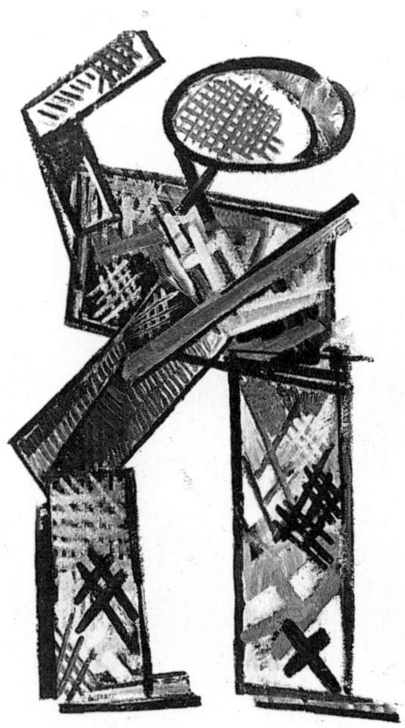

Figur, 1920

Die *Figuren*-Serie trug wesentlich zu der herausgehobenen Stellung Stepanovas in der nachrevolutionären Kunst bei. Bei der »Neunzehnten Staatlichen Ausstellung« gab es viele positive Reaktionen. Die Künstlerin schrieb in ihrem Tagebuch: »Šor war bei der Eröffnung von meinen Arbeiten so hingerissen, daß es fast peinlich war...

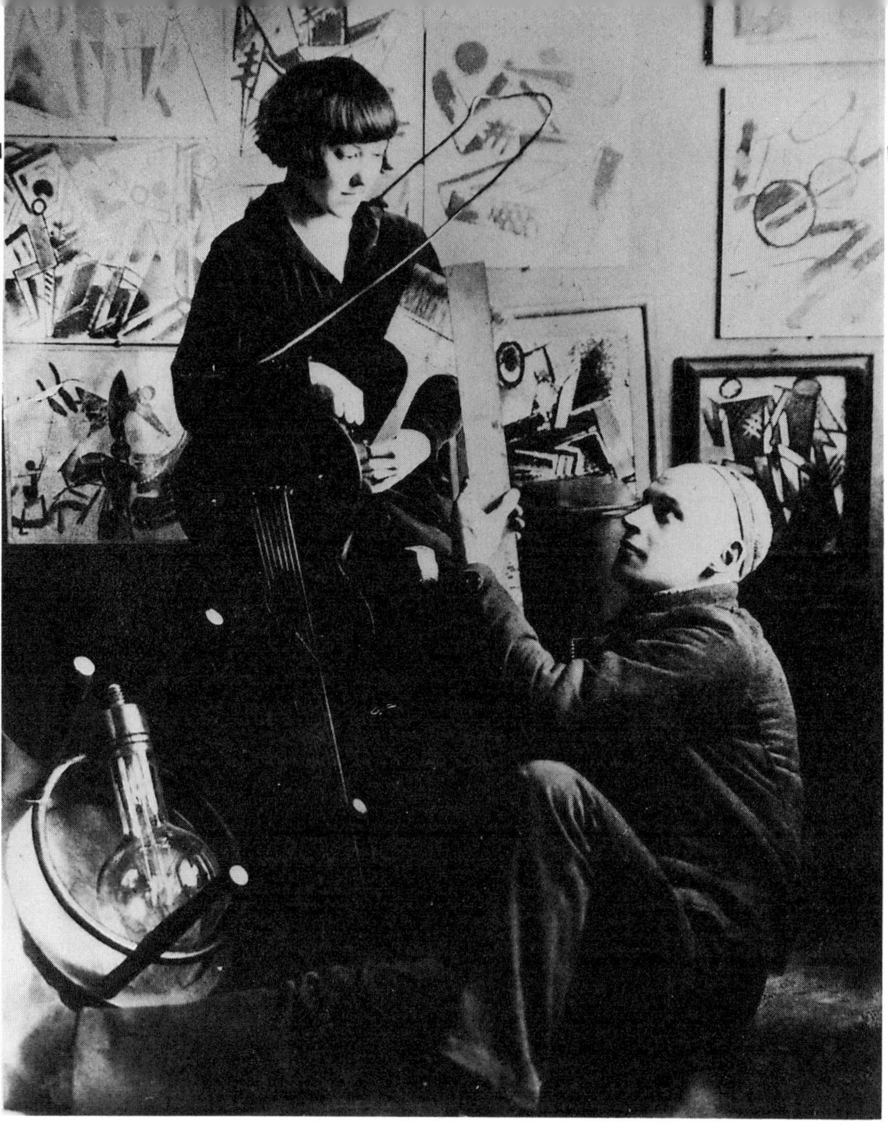

Varvara Stepanova und Aleksandr Rodčenko in ihrem Atelier

Osmërkin hat anerkannt, daß ich eine wirkliche Malerin sei, er sagte, er habe nie gedacht, daß ich so malen könne... Überhaupt gratulierten mir alle, als hätte ich Geburtstag. Šemšurin war der Meinung, ich würde meine Farben mischen – im krassen Gegensatz zu Rodčenko (Farbe direkt aus der Tube zu benutzen, ist ein Kennzeichen des Neuerers) –, aber das mache die Sujets der Bilder langweilig. Seiner Meinung nach ist letzteres ohnehin eine Eigenschaft weiblichen Schaffens. Chagall stellte einen enormen Unterschied in unserer beider Arbeit fest... wie Šemšurin und Šor schien er ernsthaft neugierig, was ich als nächstes vorhätte.«[5]

Unter den vielen Ausstellungen, an denen sich Varvara Stepanova in diesen Jahren beteiligte, war die wahrscheinlich bedeutendste »5 × 5 = 25«, die unter der Schirmherrschaft des »Instituts für Künstlerische Kultur« (INChUK) im September 1921 in Moskau stattfand. Varvara Stepanova nahm unter dem Pseudonym Varst daran teil, neben Ljubov' Popova, Aleksandr Rodčenko, Aleksandra Ėkster und Aleksandr Vesnin. Jeder Künstler war mit fünf Werken vertreten, die als »Absage an die reine Malerei«[6] verstanden wurden, und jeder erklärte im Katalog seine persönliche Auffassung. Ljubov' Popova bezeichnete ihre Arbeiten als »eine Reihe vorbereitender Experimente zu materiellen Konstruktionen« (s. S. 103), während Varvara Stepanova Bilder in der Art des *Trommlers* (Taf. 99) ausstellte und in ihrem Beitrag den Tod der Komposition verkündete: »Die Komposition stellt die bewußte Annäherung des Künstlers an sein Werk dar. Technik und Industrie haben die Kunst mit dem

Problem der Konstruktion als einem aktiven Prozeß und nicht als Akt kontemplativer Reflexion konfrontiert. Der unantastbare Wert des Kunstwerks als etwas Einzigartiges ist zerstört worden. Das Museum, das eine Schatzkammer dieser ›geheiligten‹ Wesenheit war, wird nun in ein Archiv umgewandelt.«[7]

Die Ausstellung »5 × 5 = 25« markierte einen Wendepunkt in der Geschichte des Konstruktivismus, da sich von diesem Zeitpunkt an die Mitglieder der Gruppe zunehmend von der Ateliermalerei abwandten, um sich der neuen Ästhetik des Produktivismus zu widmen. Auch für Varvara Stepanova stellte sich die Frage, wie sie ihre Ideen so schnell und so breitgestreut wie möglich in die zeitgenössische Kunst einbringen könnte. Die Antwort darauf fand sie im Textil-, Bühnen- sowie im grafischen Design.

Sowohl Varvara Stepanova als auch Ljubov' Popova betrachteten das Design für Kleidung und Textilien als folgerichtige Ausweitung ihrer Bindung an den Produktivismus. Nach Rowell und Rudenstine »formulierten sie in den Jahren 1922 und 1923 eine Theorie und Methodik, die beides verband. In erster Linie betonten sie die funktionellen Aspekte von Kleidung, und obwohl sie viel Phantasie in die Ausführung ihrer Entwürfe steckten, lehnten sie rein ›ästhetische‹ Erwägungen ab«.[8] Das Thema der Arbeitskleidung war bereits 1919 in der »Abteilung für bildende Kunst am Volkskommissariat für kulturelle Bildung« (IZO NARKOMPROS) diskutiert worden. Nach dieser Debatte erklärten die Konstruktivisten dem Konzept der »Alltagskleidung« den Krieg und setzten sich statt dessen für die Idee der *prozodežda* (der »Prosa-Kleidung«) ein, die jeweils ganz spezifische Kleidungsentwürfe für die in verschiedenen Bereichen tätigen Arbeiter verlangte. Diese Kleidung sollte sowohl im Beruf als auch in der Freizeit ihren Zweck erfüllen. Die Beschaffenheit konstruktivistischer Kleidung war Anfang der zwanziger Jahre auch im INChUK Gegenstand von hitzigen Diskussionen, in deren Verlauf Varvara Stepanova kurz und prägnant ihre Einstellung erklärte: »Ein Grundprinzip ist für den Entwurf zeitgenössischer Kleidung ausschlaggebend: Bequemlichkeit und Zweckmäßigkeit. Es gibt nicht nur eine Kategorie der Kleidung, sondern je eine bestimmte Kleidung für jeden einzelnen Beruf.«[9]

Besonderen Spaß hatte Varvara Stepanova am Entwurf von Berufskleidung für Chirurgen, Feuerwehrmänner und Piloten. Doch gehören einige ihrer bemerkenswertesten Entwürfe in den Bereich der Sportkleidung, wo sie ein dem Zweck entsprechendes leichtes Material mit kühnen Farbkontrasten kombinierte, die eine leichte Identifikation auf dem Sportfeld gewährleisteten. Auf diese Weise erfüllte sie den Grundgedanken von Osip Brik, nach dem »das äußere Erscheinungsbild einer Sache von seinem ökonomischen Zweck und nicht von abstrakten ästhetischen Überlegungen bestimmt wird«.[10]

Ende 1923 oder Anfang 1924 begannen Varvara Stepanova und Ljubov' Popova für die Erste Staatliche Textilfabrik in Moskau zu arbeiten, wo sie ihre experimentellen Entwürfe in praktische Kleidung für den alltäglichen Gebrauch umsetzten. Von 150 Entwürfen Varvara Stepanovas wurden letztlich über 20 in die Produktion übernommen. Dem Engagement von Künstlern war es zu danken, daß die konstruktivistische Ästhetik in die industrielle Massenproduktion Einzug hielt und die Erzeugnisse des Konstruktivismus tatsächlich den Markt erreichten, für den sie gedacht waren. Hier begegnen wir wieder der »taktilen« Wahrnehmung der Kunst, die die Künstlerinnen der postrevolutionären Periode mit denen der zaristischen Zeit, etwa Elena Polenova, Marija Teniševa und Marija Jakunčikova verband.

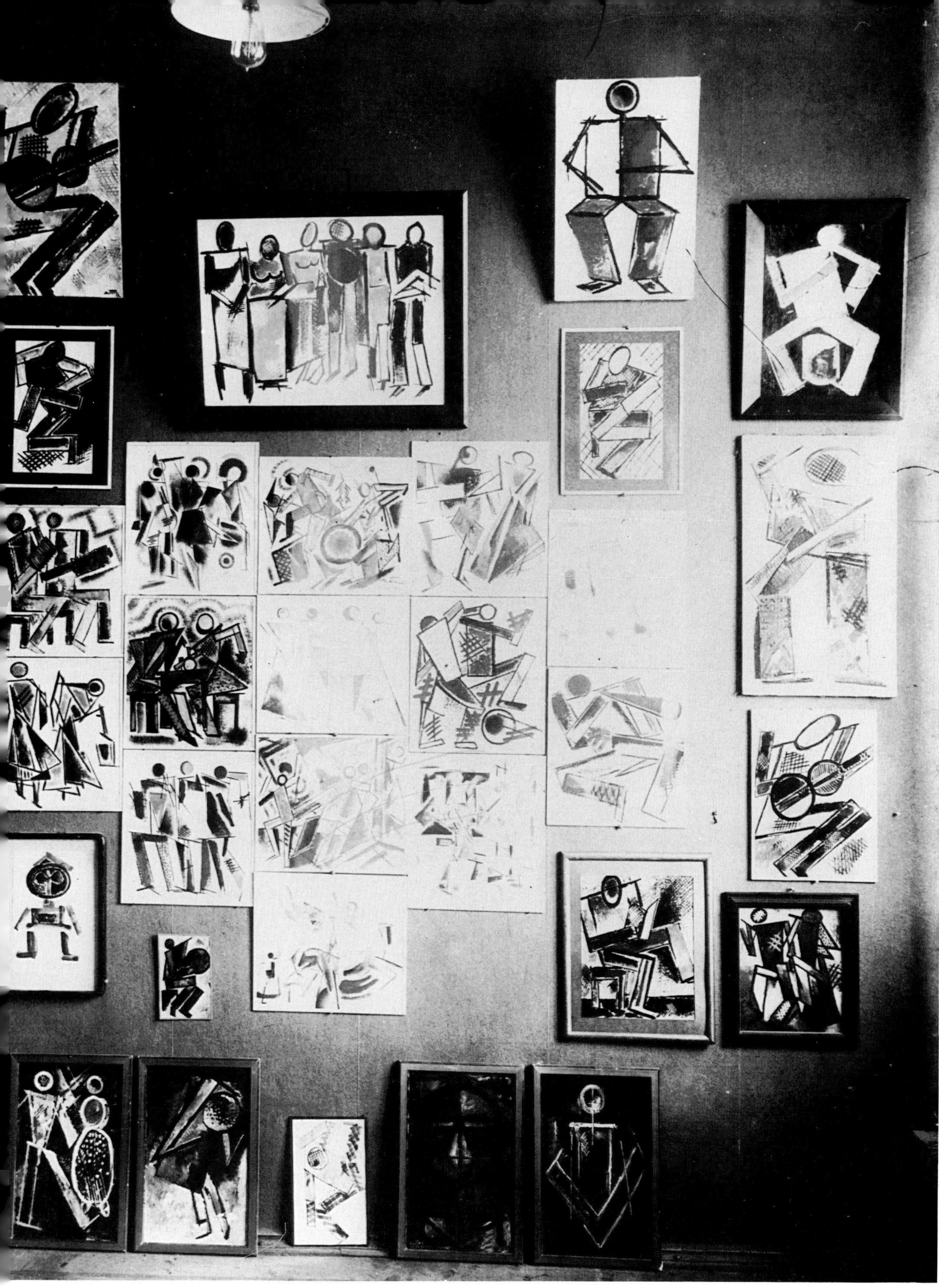

91 Arbeiten von Varvara Stepanova in dem Atelier, das sie mit Aleksandr Rodčenko teilte

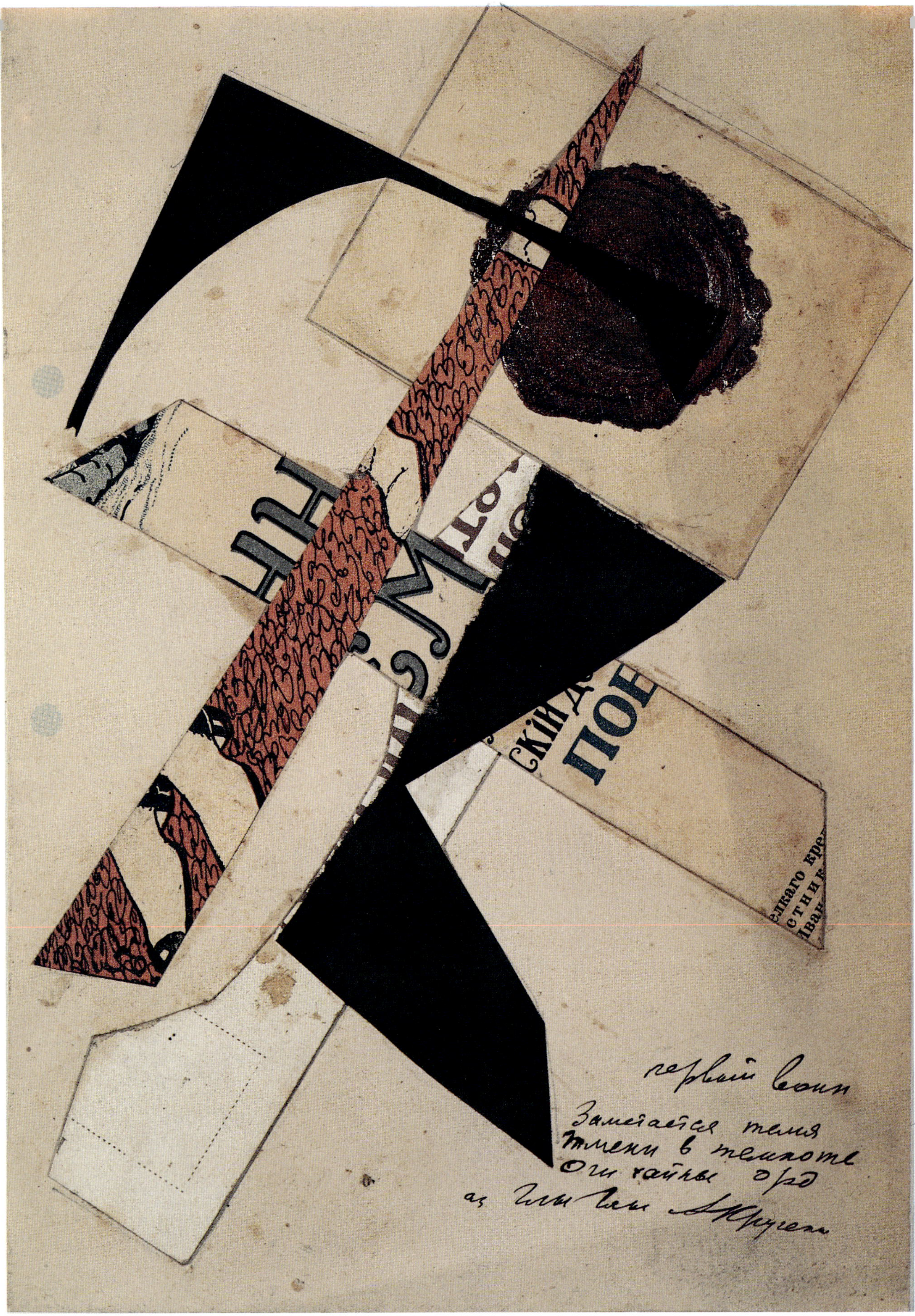
СКІЙ
ПОЕ

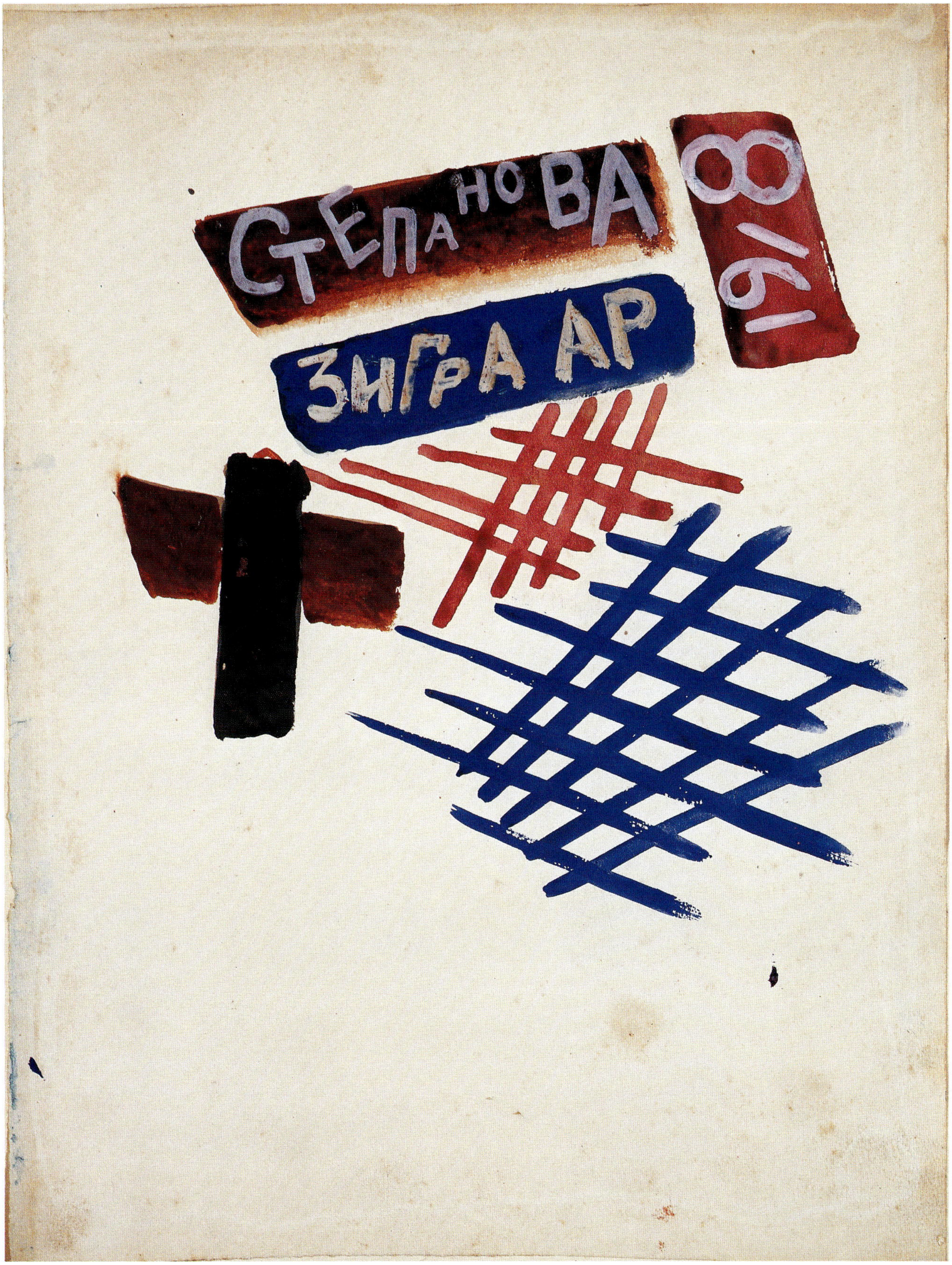

← 92 Varvara Stepanova Illustrationen zu dem transrationalen Werk *Zigra ar,* 1918
↑ 93 Varvara Stepanova Umschlagentwurf zu *Zigra ar,* 1918

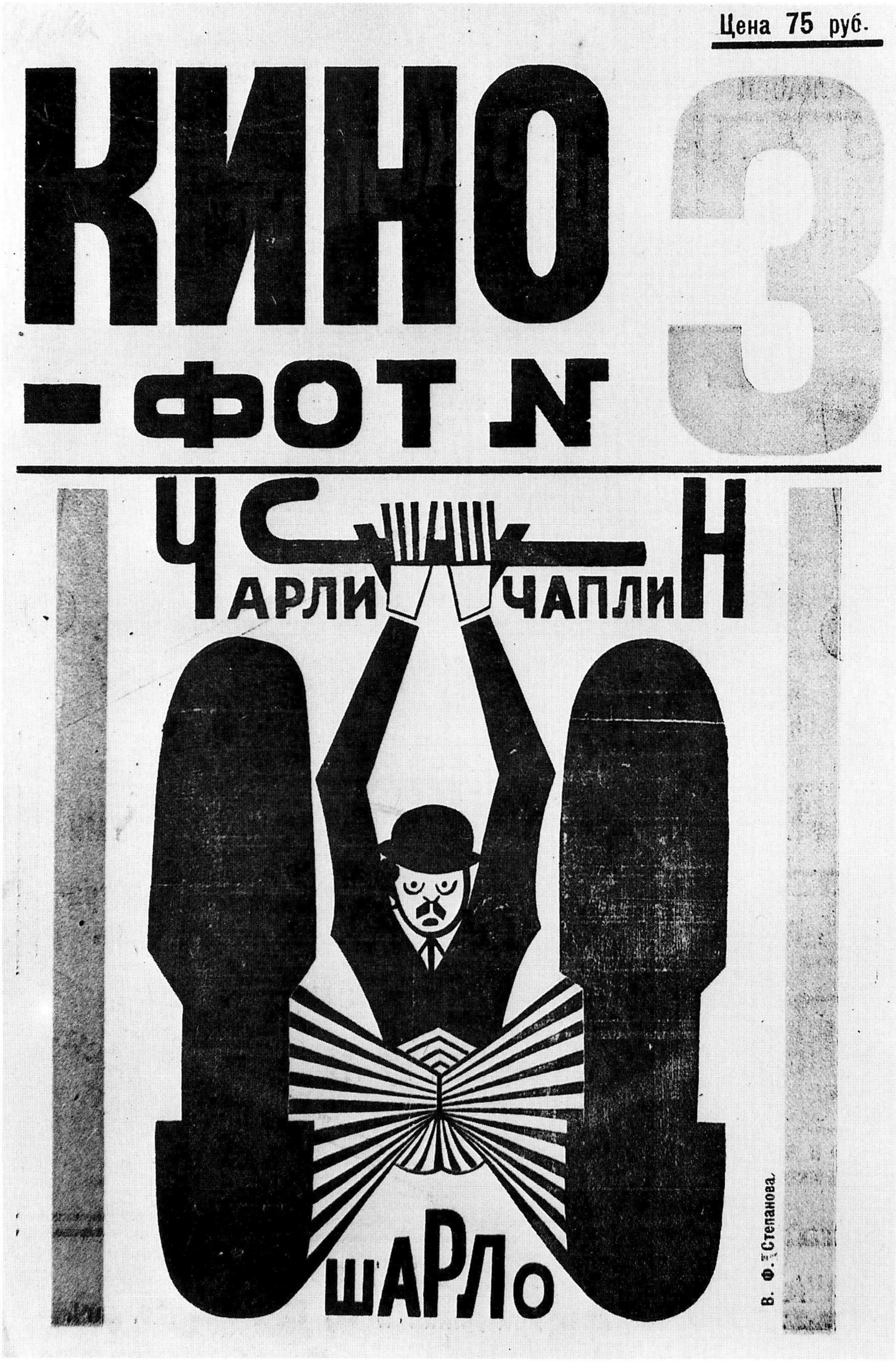

94 Varvara Stepanova Umschlag für die Zeitschrift *Kino-fot (Film-Foto),* Nr. 3, 1922

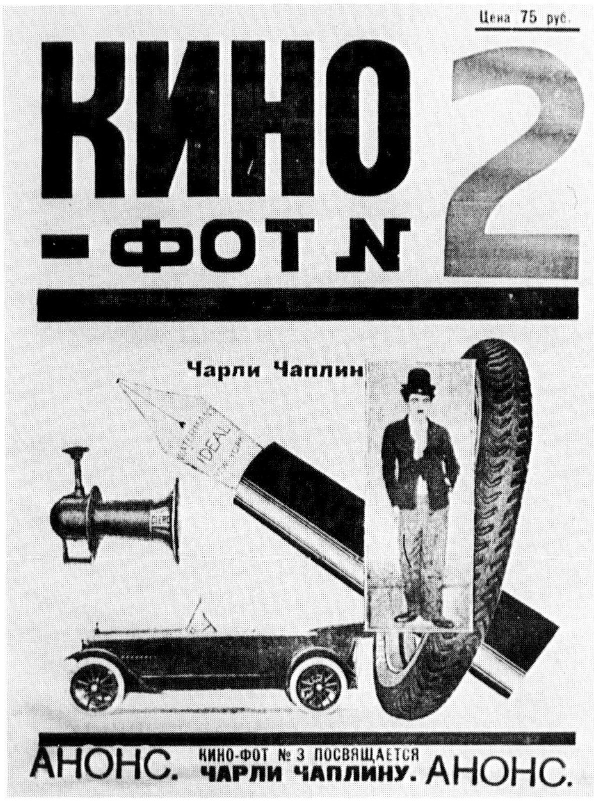

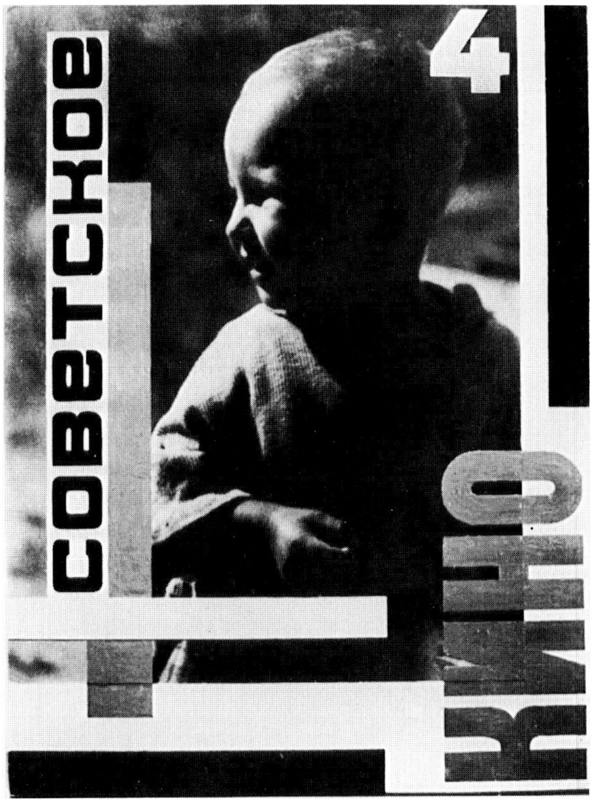

↑ 95 Varvara Stepanova Umschlag für die Zeitschrift *Kino-fot (Film-Foto),* Nr. 2, 1922
↗ 96 Varvara Stepanova Umschlag für die Zeitschrift *Sovetskoe Kino (Sowjetischer Film),* Nr. 4, 1926

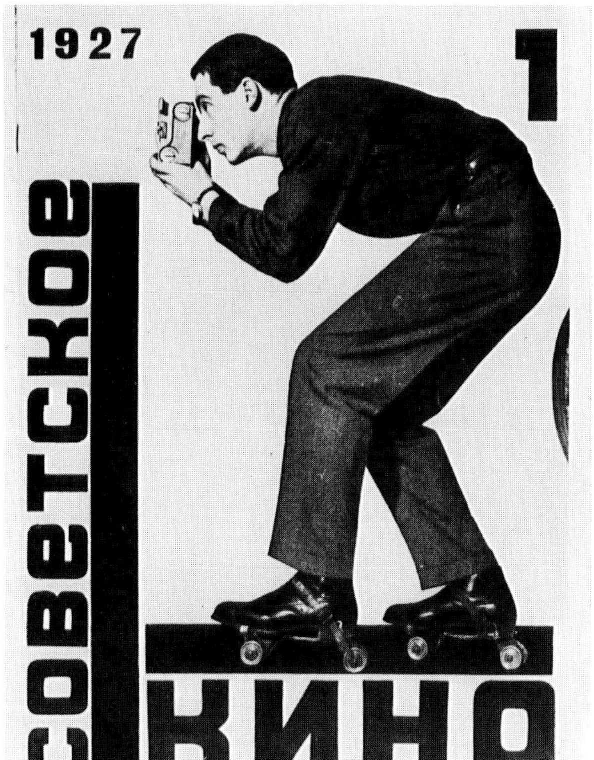

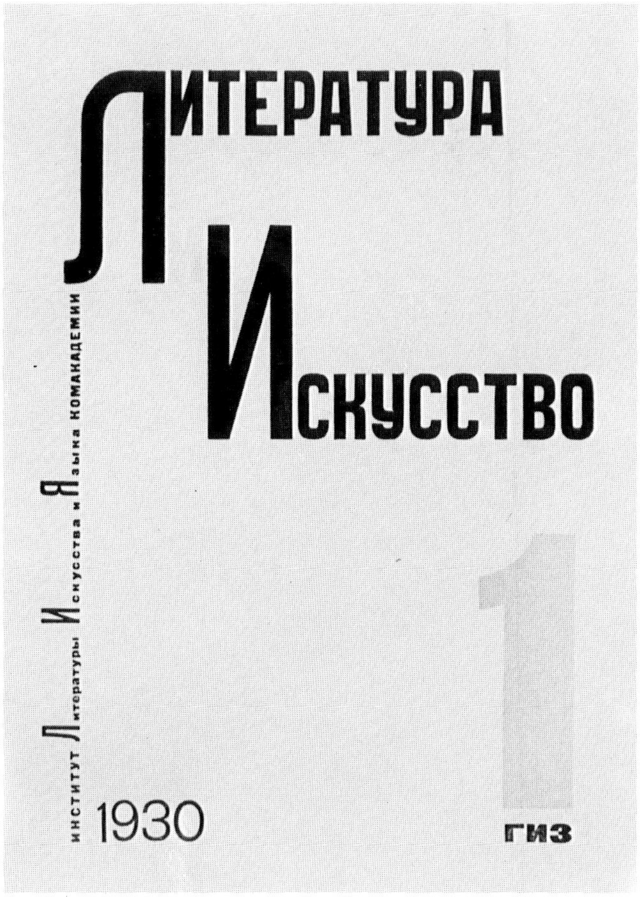

↑ 97 Varvara Stepanova
Umschlag für die Zeitschrift *Sovetskoe Kino (Sowjetischer Film),* Nr. 1, 1927
→ 98 Varvara Stepanova
Umschlag für die Zeitschrift *Literatura iskusstvo (Literatur Kunst),* Nr. 1, 1930

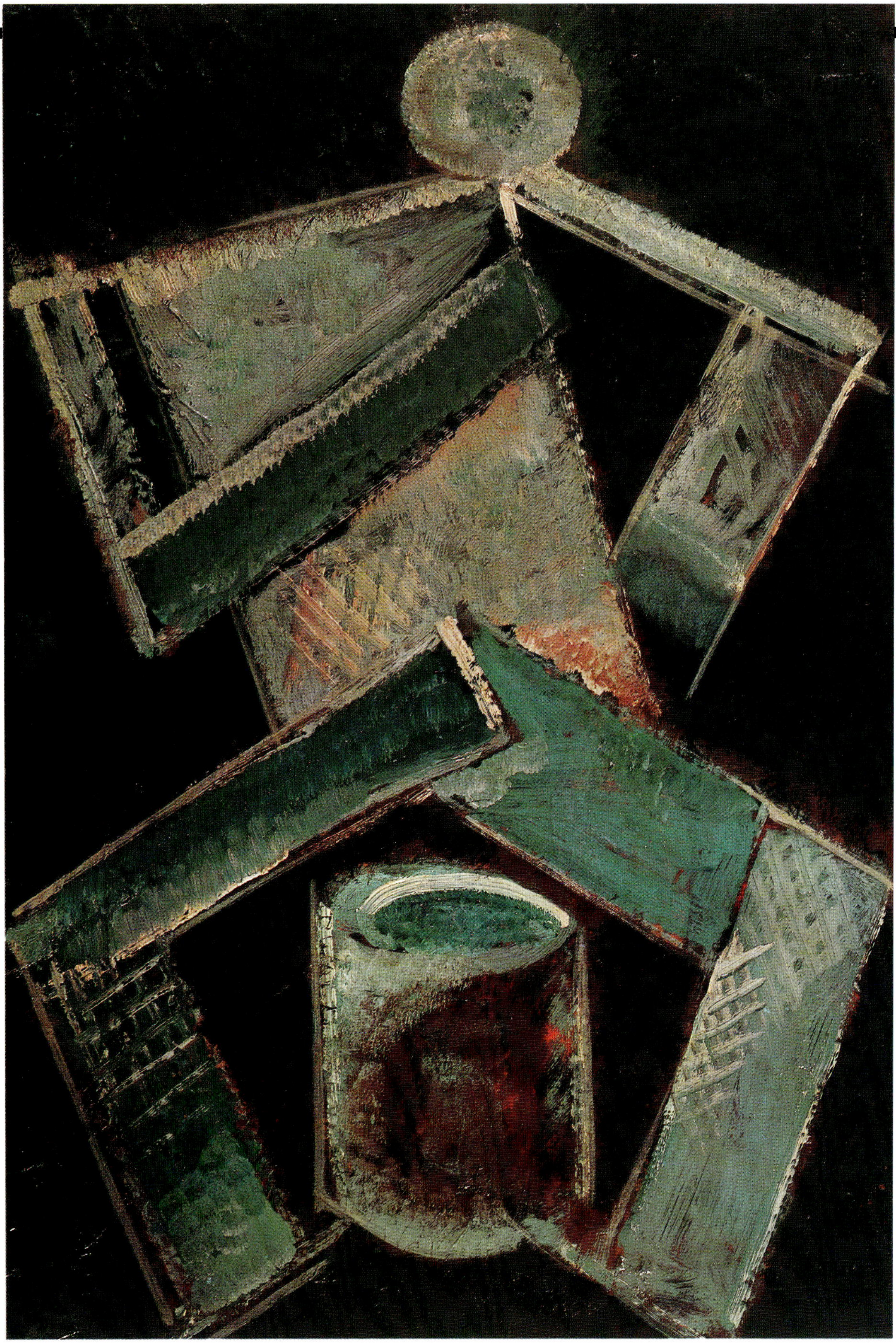

99 Varvara Stepanova *Trommler,* 1920

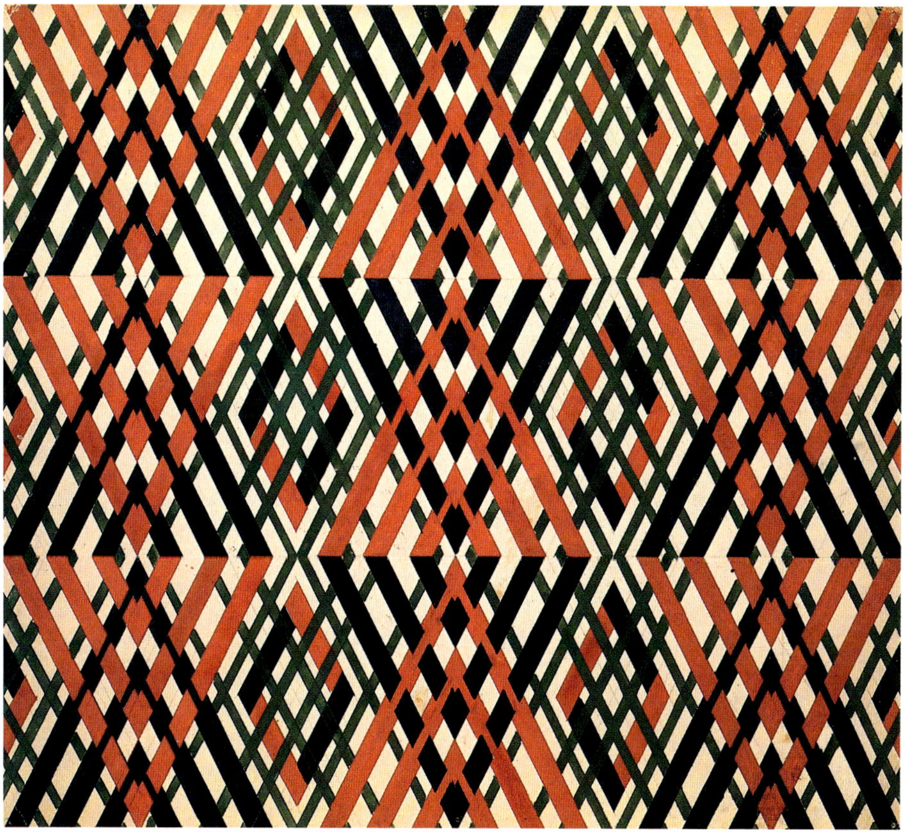

← 100 Varvara Stepanova
Textilmusterentwurf, 1924

↙ 101 Varvara Stepanova
In einem nach eigenem Entwurf gefertigten Kleid, 1924

↓ 102 Varvara Stepanova
Entwürfe für Sportkleidung, zwanziger Jahre

⇉ 103–105 Varvara Stepanova
Kostüm- und Möbelentwürfe zu dem Stück *Tarelkins Tod* von Aleksandr Suchovo-Kobylin, 1922. (Oben) Kostüm und Entwurf des verwandelbaren Tisches; (oben rechts) der zur Schaukel verwandelte Tisch; (rechts) Kinder auf der Schaukel

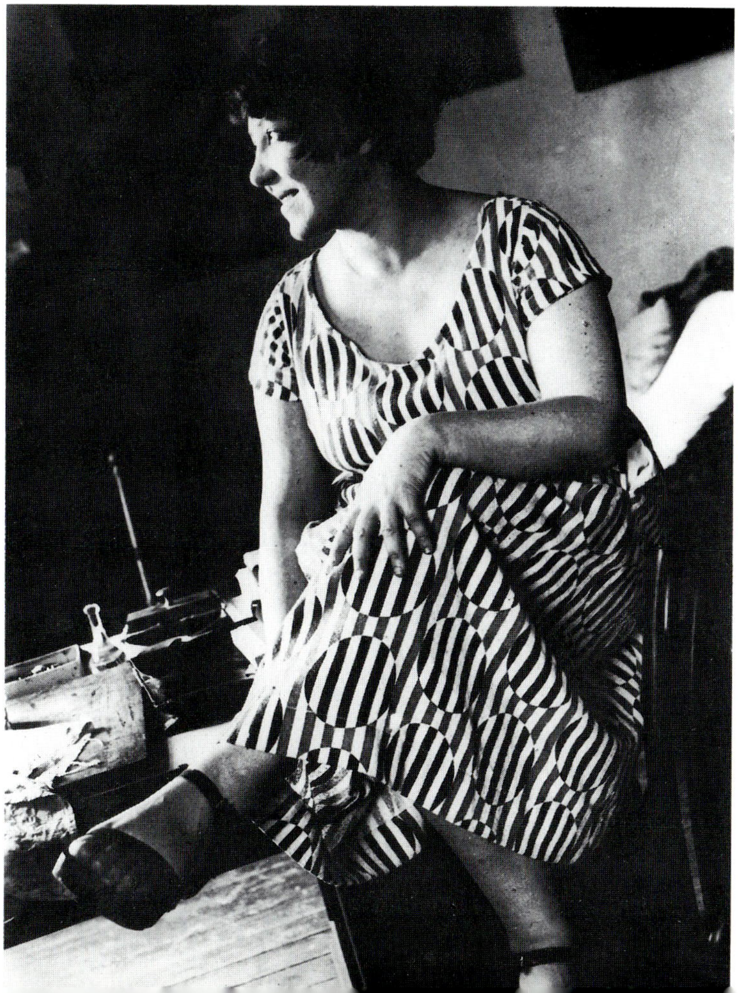

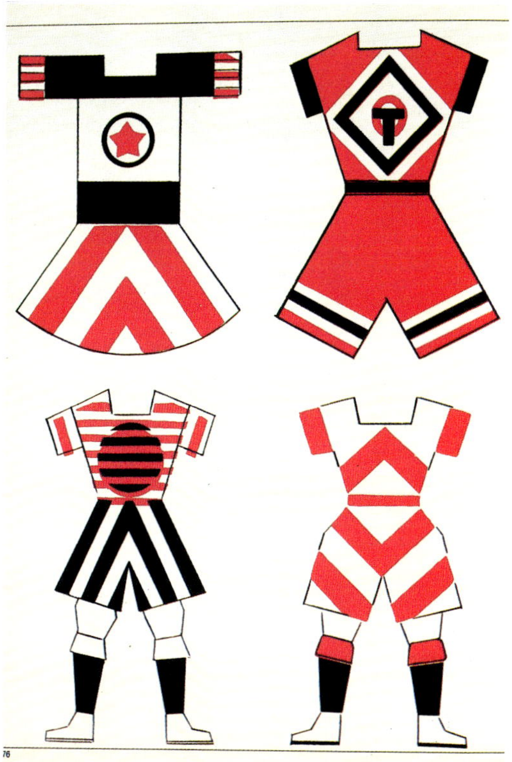

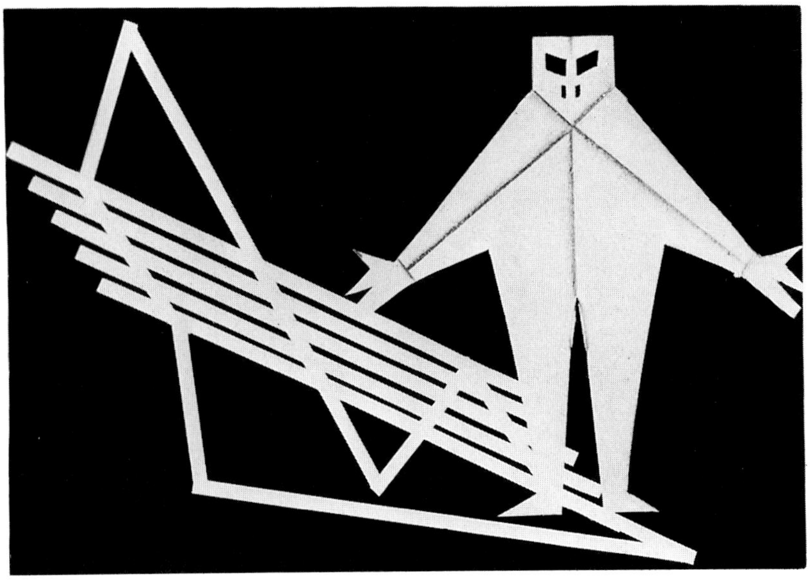

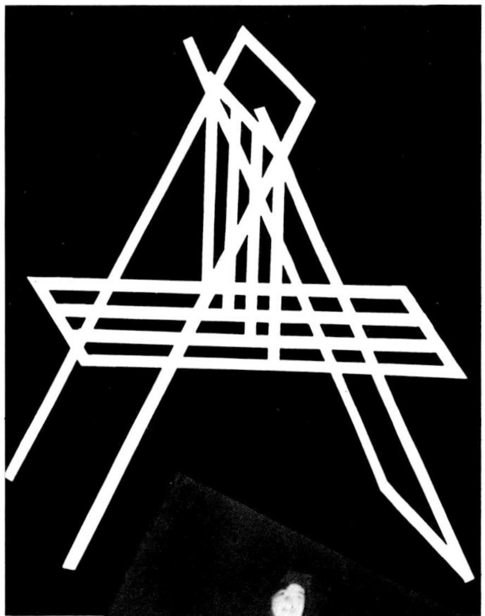

↓ 106/107 Varvara Stepanova
↓ Umschlag des Programmheftes zu der Veranstaltung *Abend des Buches,* 1924,
↘ Szene im *Abend* mit Darstellern

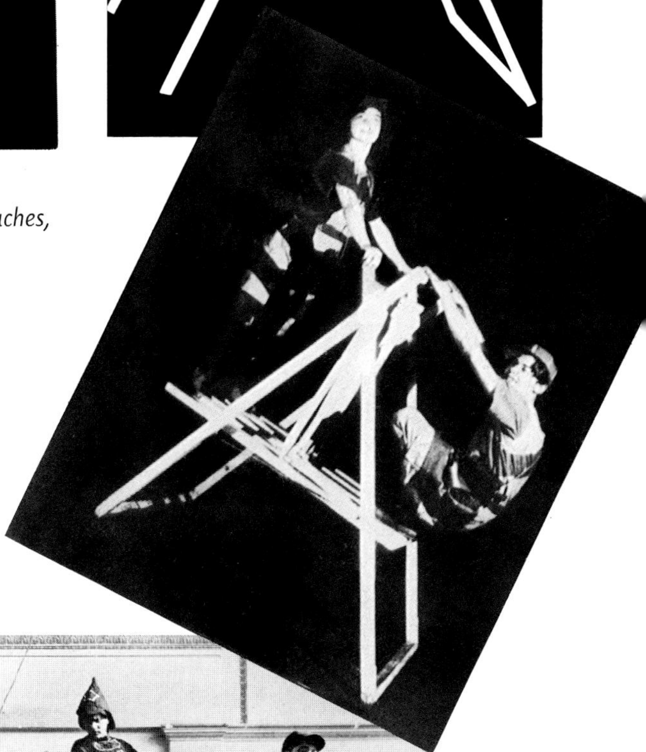

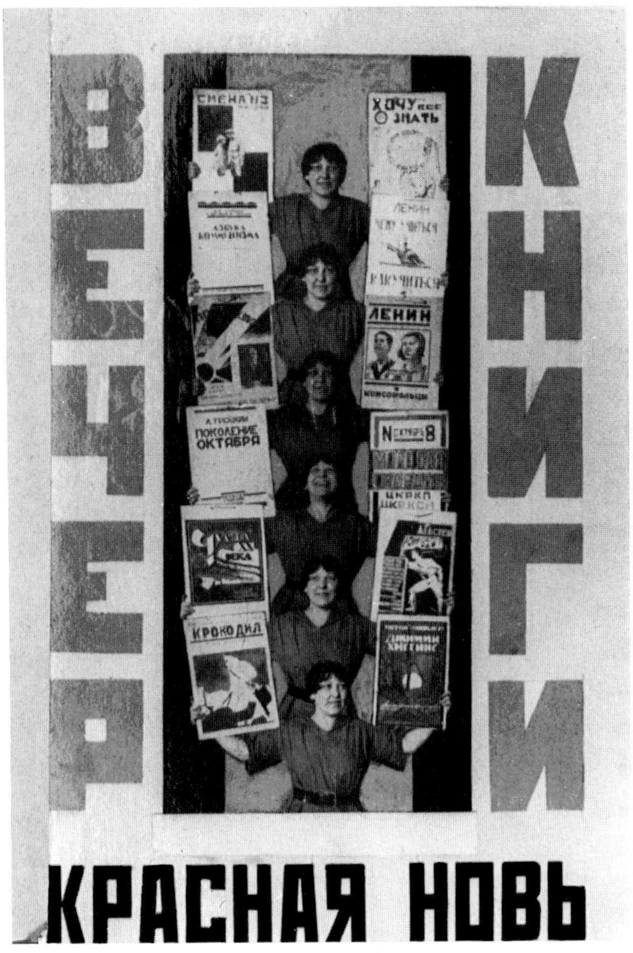

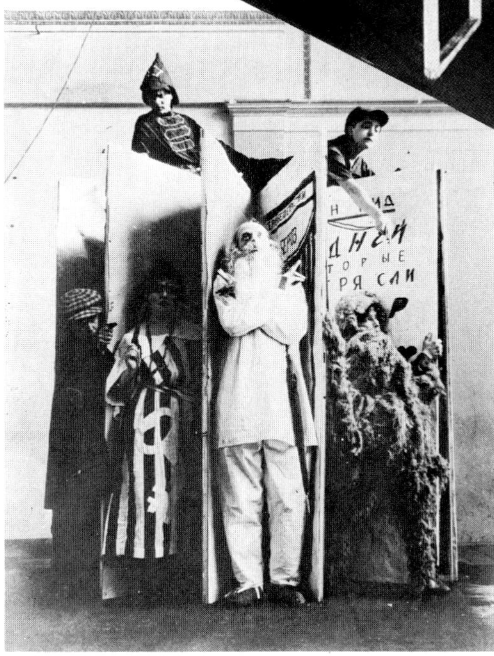

Wie ihre Vorläuferinnen ging Varvara Stepanova zahlreiche soziale Verpflichtungen ein und engagierte sich im Lehrberuf. Neben ihrer Tätigkeit für die Textilfabrik lehrte sie als Professorin in der Textilabteilung der »Höheren Staatlichen Künstlerisch-Technischen Werkstätten« (VChUTEMAS) die Grundlagen des Kleidungs- und Stoffmusterdesigns. Außerdem bekleidete sie in den zwanziger Jahren mehrere Verwaltungs- und Lehrposten innerhalb der neuen künstlerischen Vereinigungen, die sich nach der Revolution formierten. Von 1919 bis 1922 war sie stellvertretende Leiterin des literarisch-künstlerischen Sektors der IZO NARKOMPROS, von 1920 bis 1921 wissenschaftliche Sekretärin des INChUK, von 1920 bis 1922 gehörte sie dem Vorstand der Sektion der Darstellenden Künste in der Gewerkschaft der Kunstschaffenden an und lehrte von 1920 bis 1925 an der Krupskaja-Akademie für Sozialistische Erziehung.

Zur selben Zeit begann ihre Zusammenarbeit mit Vsevolod Mejerchol'd: Sie entwarf Bühnenbild und Kostüme für Aleksandr Suchovo-Kobylins antizaristisches Stück *Tarelkins Tod* (Taf. 103–105), das am 24. November 1922 in Moskau zur Aufführung kam. Varvara Stepanovas konstruktivistische Entwürfe stehen in deutlicher Beziehung zu Ljubov' Popovas Arbeiten für die Inszenierung des »Großmütigen Hahnrei« aus demselben Jahr. Mejerchol'd räumte ein, daß zwischen beiden Künstlerinnen eine Rivalität bestand und Varvara Stepanova bewußt versuchte, Ljubov' Popova in diesem Bereich zu übertrumpfen.[11] Für die Bühnendekoration erdachte die Künstlerin eigenwillig konstruierte weiße Möbelstücke, die locker im Raum verteilt wurden. Jedes Möbel setzte sich aus gewöhnlichen Holzleisten zusammen. Einige hatten Klappmechanismen, so daß sie verschiedene Funktionen erfüllen konnten. Es gab gitterähnliche Stühle, aus Streben zusammengesetzte Wandschirme und einen Fleischwolf, der das Polizeirevier darstellte. Die leichte, gitterartige Struktur der Bühnenelemente ließ deutlich den konstruktivistischen Ansatz erkennen. Sie wurden als »Hilfsmittel für das Spiel auf der Bühne« oder, in Varvara Stepanovas Worten, als »Ausrüstungsgegenstände«[12] angesehen.

Die Kostümentwürfe zu »Tarelkins Tod« zeigten gleichfalls Varvara Stepanovas Bestreben nach einer Maximierung der Aussage durch Sparsamkeit der Mittel. Hierin befand sie sich im Einklang mit Mejerchol'ds Inszenierungsstil, bei dem zum Beispiel auf Schminke verzichtet und die konventionellen Gesten der Schauspieler durch das Prinzip der Biomechanik, das heißt einer auf Gesetze ökonomischer Rationalität abgestimmten Darstellungsweise ersetzt wurden. Alma Law schreibt in einem Aufsatz über die Inszenierung: »In der heutigen Zeit können wir diese außergewöhnliche Inszenierung als einen Meilenstein erkennen und als eines der faszinierendsten Beispiele in der Geschichte des Konstruktivismus auf der Bühne. Damals jedoch gefiel »Tarelkin« so gut wie niemandem.«[13]

Vielbeachtet waren auch Varvara Stepanovas Beiträge zur Gestaltung zeitgenössischer Zeitschriften. 1922 arbeitete sie an Umschlagentwürfen für die Zeitschrift *Kino-fot* (Taf. 94/95), und von 1923 bis 1925 war sie ständige Mitarbeiterin des Magazins »LEF«, dem Organ einer Gruppe von futuristischen Schriftstellern und konstruktivistischen Künstlern sowie Kritikern, die 1923 von Vladimir Majakovskij gegründet und als »Linke Front der Künste« bekannt wurde. Obwohl diese Gruppe durch Treffen und Veranstaltungen von sich reden machte, erregte sie doch die meiste Aufmerksamkeit durch die Publikation ihrer Zeitschrift, in der eine Ideologie des »Kommunistischen Futurismus« und die Zielsetzung, »die Produktionskunst zu entästhetisieren«, proklamiert wurden. Zu den bedeutendsten Mitarbeitern von »LEF« zählten die Kritiker Osip Brik und Boris Arvatov, Künstler wie Ljubov' Popova,

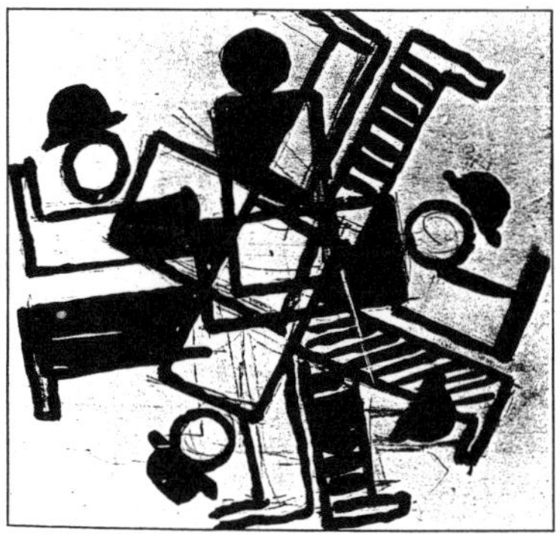

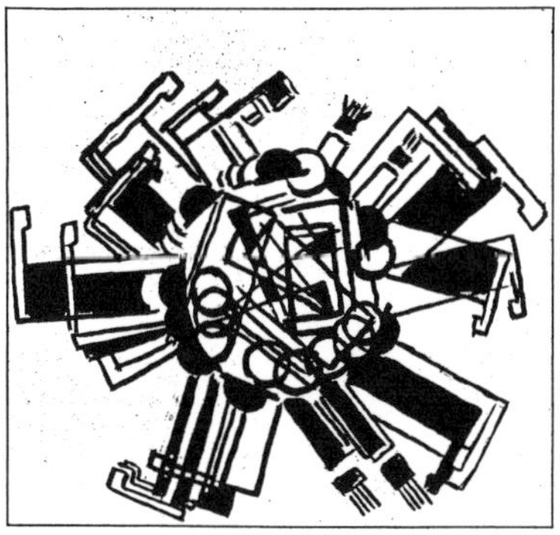

Charlie Chaplin schlägt Purzelbäume, 1922

Aleksandr Rodčenko und Varvara Stepanova sowie Schriftsteller wie Vladimir Majakovskij, Aleksej Kručënych und Viktor Šklovskij. Sogar Schriftsteller wie Boris Pasternak, die keine Mitglieder der »Linken Front der Künste« waren, reichten Beiträge ein.

Für die Zeitschrift kamen Varvara Stepanova und Rodčenko besondere Bedeutung zu. Rodčenko entwarf die Titelbilder der einzelnen Ausgaben, während seine Partnerin sich um technische Fragen kümmerte, aber auch eigene Arbeiten beisteuerte und Artikel über die Arbeiten der Konstruktivisten schrieb. In der dritten Ausgabe von »LEF« im Juli 1923 beschäftigte sie sich mit dem »Schaffen der jungen Konstruktivisten«, in der Hoffnung, damit der Kritik entgegenzutreten, das Magazin sei nur an rein formalen Kriterien interessiert.

Varvara Stepanova, Rodčenko und Majakovskij beteiligten sich im sozialen und politischen Bereich an mehreren staatlichen Kampagnen, die der Bildung der Allgemeinheit dienen sollten. In diesen Kontext gehört auch Varvara Stepanovas *Abend des Buches* (Taf. 106/107) von 1924, ein Schauspiel, das im Club der Krupskaja-Akademie für Sozialistische Erziehung zur Aufführung kam. Die Vorstellung hatte den Konflikt zwischen vor- und nachrevolutionären Helden der Literatur zum Inhalt, die in von der Künstlerin entworfenen Kostümen nacheinander aus den Seiten eines riesenhaften Buches heraustraten. Der *Abend des Buches* war ein ausgesprochener Erfolg und wurde von der Presse begeistert aufgenommen. In diesen Jahren arbeitete Varvara Stepanova – nicht nur in der Buch- und Zeitschriftengestaltung – eng mit Majakovskij zusammen, dessen Texte für Werbeplakate von ihr gemeinsam mit Rodčenko grafisch umgesetzt wurden.

1925 begann der Niedergang von »LEF« infolge wiederholter Angriffe, die Zeitschrift sei für die breite Bevölkerung unverständlich. »LEF« wurde noch im selben Jahr eingestellt. 1927/28 gelang Majakovskij jedoch eine Wiederbelebung des Magazins unter dem Titel »Novy LEF« (»Neuer LEF«). Dieselben Schriftsteller und Künstler, die zuvor für »LEF« gearbeitet hatten, kamen hier wieder zu Wort. Erneut arbeiteten Varvara Stepanova und Rodčenko gemeinsam an Inhalt und Produktion, doch blieb die Zeitschrift unpopulär und wurde erneut eingestellt. Varvara Stepanova hatte mittlerweile Aufträge von publikumswirksameren Magazinen erhalten: Von 1926 bis 1932 arbeitete sie für *Sovetskoe kino* (»Sowjetischer Film«), *Literatura iskusstvo* (»Literatur Kunst«) (Taf. 96–98), »Rote Studentenschaft«, »Buch und Revolution«, »Moderne Architektur«, »Im Ausland«, »Klassenkampf« und »Der Wechsel«. 1933 übernahm sie Typografie und Gestaltung der auflagenstarken »Kolchos-Zeitung«. Auf der Höhe ihres Schaffens errang die Künstlerin 1925 internationales Ansehen durch ihre Teilnahme an der »Exposition Internationale des Arts Décoratifs et Industriels Modernes« in Paris. Varvara Stepanovas Arbeiten wurden in den Abteilungen »Theater«, »Textildesign«, »Grafik« und »Buchgestaltung« gezeigt und standen in ihrer Gesamtheit für die erfolgreiche Wendung von der Malerei zur konstruktivistischen Annäherung an die Produktionskunst.

Nach Meinung Osip Briks liegt der Erfolg von Künstlerinnen wie Varvara Stepanova in ihrer Einsicht begründet, daß »das Bedrucken von Stoffen der gleichen künstlerischen Kultur entspringt wie ein Gemälde und es jeder Grundlage entbehrt, eine Trennlinie zwischen beidem zu ziehen«.[14] Brik bezieht sich konkret auf Varvara Stepanova und Ljubov' Popova, wenn er sagt: »Nur jene Künstlerinnen, die ein für allemal mit der Ateliermalerei gebrochen und sich praktisch mit der Produktionskunst auseinandergesetzt haben, sind fähig, sich erfolgreich und produktiv mit den Problemen der heutigen künstlerischen Kultur auseinanderzusetzen.«[15]

Aus konstruktivistischer Sicht war Varvara Stepanova demnach auf ganzer Linie erfolgreich. Doch Ende der zwanziger Jahre änderten sich die Verhältnisse: Die Konstruktivisten waren, im Zeichen des Sozialistischen Realismus, in zunehmendem Maße Angriffen wegen ihrer formalen Experimente ausgesetzt. Varvara Stepanova wie auch Aleksandr Rodčenko gaben diese Anfang der dreißiger Jahre auf, um sich in der Hauptsache auf die Herausgabe von Fotoalben wie »15 Jahre Sowjetischer Film«, »10 Jahre Usbekistan«, »Moskau wird rekonstruiert«, »Die erste Reiterarmee« und »Sowjetische Luftfahrt« zu konzentrieren. Varvara Stepanova übernahm wichtige Aufgaben wie die typografische Gestaltung, das Seitenlayout und neue Entwürfe der Publikationen. Ihre Fähigkeiten auf den Gebieten des Entwurfs, der Montage und Collage waren zwar nicht neu, drängten unter den Zeitumständen jedoch in den Vordergrund. Die zunehmende Nivellierung der Künste, die in der zweiten Hälfte der dreißiger Jahre ihren Anfang nahm, wurde immer deutlicher; die Vorwürfe des Formalismus häuften sich, und wie bei vielen talentierten Künstlern wurden auch bei Varvara Stepanova frühere Tendenzen und Experimente als unvereinbar mit der sowjetischen Kunst und ihrer Geschichte »ausgegrenzt«.

DOKUMENTE

Aleksandr Rodčenko an Varvara Stepanova – Kazan, 20. März 1915
»Varja!
... Ich befreie die Kunst (sogar die futuristische) von dem, woran sie sich so lange sklavisch gehalten hat ... ich ziehe es vor, gewöhnliche Dinge ungewöhnlich umzusetzen ... Ich habe den einzigen originellen Weg gefunden. Ich werde die Dinge wie Seelen zum Leben bringen ... Ich werde die Menschen für Dinge sterben lassen und die Dinge zum Leben erwecken; die Seelen der Menschen lege ich in die Dinge, und die werden zu Seelen.
Dein Rodčenko«[16]

»Sie war eine wahre Künstlerin«. – Der Künstler Solomon Telingater über Varvara Stepanova
»In den Jahren 1923–24 hielt sich Varvara Stepanova in Moskau auf, wo sie Leute traf, die Eindrücke und Einflüsse auf ihr Schaffen hinterlassen mußten ... bedeutende Menschen wie Majakovskij, Mejerchol'd sowie Rodčenko, mit dem sie sich für ihr Leben verband, dazu eine ganze Reihe anderer Künstlerkollegen. Es folgte [die Arbeit an der Zeitschrift] ›LEF‹, die ihr gesamtes künstlerisches Schaffen prägte. Damals (1920) war ich an den VChUTEMAS, und unser Leben war davon bestimmt, daß fast jeder Künstler bestrebt war, etwas Neues zu schaffen. Es war die Zeit, in der Varvara Stepanova zunehmend Selbstvertrauen gewann ... Es gab eine große, von Majakovskij geleitete und beeinflußte Gruppe, die sich die Verknüpfung ihrer Arbeit mit den Forderungen nach einer neuen Gesellschaftsordnung, nach einer Verbindung der Kunst mit den Bedürfnissen der Arbeitenden auf die Fahne geschrieben hatte. So entstand die Losung ›Kunst in die Produktion‹. Die Künstler unternahmen den Versuch, ihre Arbeit im weitesten Sinne mit der Produktion zu verbinden – mit Textilien, Typografie, Arbeiten mit Metall etc. Zuerst entwarf Varvara Stepanova Textilmuster und Kleidung, dann wandte sie sich der Typografie zu. Sie machte das, was Volk und Staat brauchten.

Wenn ein Künstler nicht im Verborgenen arbeitet, sondern sich mit der Erfüllung alltäglicher Bedürfnisse des Volkes auseinandersetzt, wird die ästhetische Qualität des Alltags verbessert. Meiner Meinung nach trifft das auf alles zu, was Varvara Stepanova tat. Es ist bezeichnend, daß sie ihr Leben nicht nur mit der Produktionskunst verknüpfte, sondern daß letztere zu ihrem Leben wurde ... Sie besaß den Vorteil praktischer Erfahrung, und man traf sie zu jeder Tages- oder Nachtstunde über einem Manuskript oder einem Entwurf an ... Ihre zahlreichen Stoffmusterentwürfe zeichnen sich durch Ausdrucksstärke und Klarheit aus. Sie haben vieles mit dem gemeinsam, was wir in der Volkskunst lieben. Und wie sie mit Typografie umging! ... Sie benutzte die Schrift, ohne allzuviel Bedeutungsschwere hineinzulegen, ohne zu große Akzentsetzung, wie sie damals von vielen Künstlern vertreten wurde ... Was von Bedeutung war, teilte sich dem Leser nachdrücklich, ohne Umschweife und gleichzeitig in aller Einfachheit mit ...«[17]

Aus dem Tagebuch von Varvara Stepanova, 1910
»... Gestern kam Anti [Rodčenko] auf Kritiker zu sprechen – momentan existiert keine richtige Kritik, da unsere Kritiker gar nicht erst versuchen, die Essenz dessen, was sie behandeln, zu erfassen. Es ist ihnen wichtiger, aus ihrem Schreiben Kunst zu machen, Literatur. Und sie denken mehr über die Schönheit ihrer Worte als über deren Gehalt nach. Aus diesem Grund ist der Leser beeindruckt oder verstört – nicht von dem Werk, das in dem Buch, dem Artikel oder was auch immer behandelt wird, sondern von dem Geschriebenen.

Vasilij [Kandinskij] scheint uns zu mögen, obwohl er wahrscheinlich unsere ewige Unordnung nicht schätzt. Gestern ging ich nach oben, um eine Tasse zu leihen (Franketti war vorbeigekommen, und da wir nur zwei Tassen besitzen, konnten wir ihm nichts anbieten, woraus er hätte seinen Tee trinken können). Nanny [Nina Kandinskij] sagte, ich sei wegen einer Tasse gekommen, und Vasilij antwortete, sie solle uns, ohne zu fragen, geben, was auch immer wir bräuchten.«[18]

Varvara Stepanova in »Večernaja Moskva« (»Moskauer Abendzeitung«), 1929
»Bis heute beschränkt sich die Aufgabe des Künstlers in der Textilindustrie vornehmlich auf Dekoration, auf den Entwurf von Mustern für fertige Stoffe. Der Künstler fungiert als eine Begleiterscheinung und wird weder bei der Anwendung neuer Möglichkeiten des Färbens noch bei der Entwicklung neuer Gewebestrukturen oder Materialien zu Rate gezogen. In einer industrialisierten Fabrik ist er nichts anderes als ein einfacher Handwerker... Die Bedeutung eines Künstlers in der Textilindustrie ist nicht zu vergleichen mit der eines Konstrukteurs in einer Automobilfabrik – welche Kleidungsentwürfe innerhalb des letzten Jahrzehnts sind schon in der Qualität mit einem Ford der Nachkriegszeit vergleichbar.

Der einzige richtige Weg für den Künstler bestünde darin, sich nach dem Entwurf mit der Herstellung und der Färbung des Stoffes zu beschäftigen. Ein ›modisches‹ Erscheinungsbild wird selten durch ein Stoffmuster erzeugt – die Form eines Kleidungsstücks ist für das verwendete Material und Muster entscheidend.

Es wäre ein Fehler anzunehmen, daß Mode ein verzichtbares Element darstellt, daß sie durch einen wahllosen und unnötigen Charakter gekennzeichnet ist. Mode greift in ihren Linien und Formen die jeweilige Zeit auf... Zur Zeit kann man eine amüsante Erscheinung festhalten: In der Herrenmode sind stärkere Veränderungen festzustellen als in der Mode für Frauen, was die Emanzipation der letzten zehn Jahre widerspiegelt... In der Herrenmode ist eine ziemlich gefährliche Tendenz festzustellen, da hier alles, was an Kriegszeiten erinnern könnte, zum Beispiel Taschen bei Feldjacken, vermieden wird. Rationalisierungstendenzen sind auf die Sportkleidung beschränkt. Ein merkwürdiger Dualismus hat in die Herrenmode Einzug gehalten, der ein charakteristisches Zeichen für die Instabilität der kapitalistischen Gesellschaft darstellt. In der europäischen Damenmode findet sich dieser Dualismus bei dem exklusiven Modellkleid, das nur einmal getragen wird und im Zweifelsfall noch nicht einmal zusammengenäht, sondern geheftet ist, wie man es bei Couture-Schauen sehen kann.

Wenn die Aufgabe von Mode in der kapitalistischen Gesellschaft darin besteht, deren wirtschaftliches Niveau zu spiegeln, so besteht sie im Sozialismus darin, eine auf die verschiedenen Bereiche abgestimmte Form der Bekleidung zu entwickeln. Jeglicher technische Fortschritt sollte seinen Niederschlag auch in der Mode finden... Von größter Bedeutung ist die Kenntnis des Alltagslebens seitens des Künstlers. Er muß sich herauszufinden bemühen, was mit dem Stoff geschieht, nachdem er die Fabrik verlassen hat.«[19]

NADEŽDA UDAL'COVA

»Unsere Gruppen standen in Opposition zur bürgerlichen Gesellschaft; während die Poeten des Futurismus ihre Verse gegen sie abschossen, zertrümmerten wir sie in unseren Bildern –...«[1]

Nadežda Udal'cova

Nadežda Udal'cova nahm innerhalb der russischen Avantgarde eine herausragende Stellung ein. In den Jahren vor der Revolution arbeitete sie eng mit Künstlern wie Kazimir Malevič, Vladimir Tatlin und Ljubov' Popova zusammen, nahm an vielen, mittlerweile historisch zu nennenden Ausstellungen teil und war maßgeblich an der Verbreitung des Kubismus wie auch an der Entwicklung des Suprematismus beteiligt. Nach der Revolution arbeitete sie unermüdlich an den neuen Kunstschulen, unterrichtete, hielt Vorlesungen und Vorträge. Doch anders als ihre konstruktivistischen Künstlerkollegen blieb sie eine glühende Verfechterin der Tafelmalerei. Die Künstlerin zeichnete sich immer durch Entschlossenheit und Eigenwilligkeit aus. Als in den frühen zwanziger Jahren ihre Experimente im Bereich der gegenstandslosen Malerei ihren eigenen Ansprüchen nicht gerecht wurden, scheute sie sich nicht, zu einem figurativen Ansatz zurückzukehren. Gemeinsam mit ihrem Ehemann Aleksandr Drevin bereiste sie Armenien, das Altaj-Gebirge und den Ural, wo sie Bilder in fast impressionistischer Manier schuf. 1938 beendete Drevins Tod in einem Konzentrationslager nicht nur eine von tiefem gegenseitigen Verstehen getragene Ehe, sondern gleichzeitig auch eine schöpferische Gemeinschaft. Nadežda Udal'cova nahm diesen Schicksalsschlag mit der gleichen unerschütterlichen Gelassenheit hin, die sie ein Vierteljahrhundert zuvor schon gegenüber den Gegnern der Neuen Kunst gezeigt hatte.

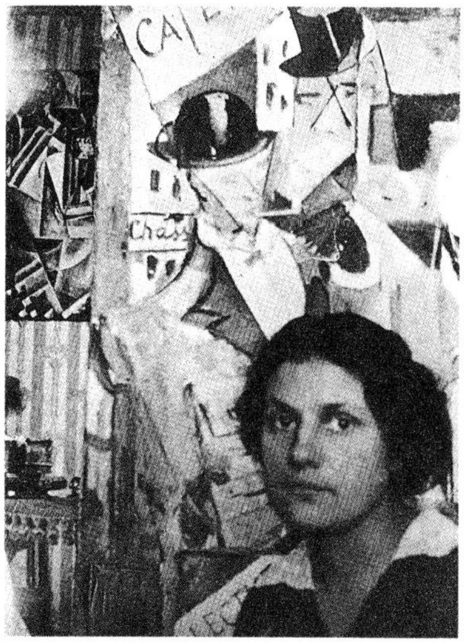

Nadežda Udal'cova vor einer Studie zu *Das Restaurant*, 1915

Nadežda Andreevna Udal'cova wurde 1885 in Orël geboren.[2] Ihr Vater, ein strenger und wortkarger Offizier, widmete seinen Kindern nur wenig Aufmerksamkeit. Von der Mutter hingegen erfuhren sie liebevolle Zuwendung. Vera Nikolaevna hatte eine gute Erziehung genossen und besaß eine Vorliebe für humanitäre Wissenschaften. Von Kindheit an ermutigte sie ihre vier Töchter zu einem Studium der Kunst. In ihrer Autobiographie erzählt Nadežda Udal'cova: »Folgende Episode gehört zu meinen frühesten Kindheitserinnerungen: Meine Schwester und ich sitzen an einem großen Tisch und zeichnen irgend etwas mit Buntstiften. Malen war so etwas wie unser zweites Leben, in dem wir Erwachsene und Kinder erfanden und ihr Leben darzustellen versuchten. Auf unseren Zeichnungen spiegelte sich das uns umgebende Leben wider, und in ihnen lebten die von uns gelesenen Bücher.«[3]

Im Alter von sechs Jahren zog die kleine Nadežda mit ihrer Familie nach Moskau. Sie erinnerte sich daran, daß sie sehr behütet aufwuchs, was ihrer Meinung nach zu ihrer späteren Introvertiertheit beitrug. Sie las sehr viel und schloß die Schule mit Auszeichnung ab. Danach war sie fasziniert von der Idee, Philosophie zu studieren, entschied sich dann jedoch für eine künstlerische Laufbahn. Wie viele begabte Künstler ihrer Generation begann Nadežda Udal'cova ihre Ausbildung an der Moskauer Schule für Malerei, Bildhauerei und Architektur, um dann 1906 ihr Studium an der von Konstantin Juon geleiteten Kunstschule fortzusetzen.

Der Wechsel zur Malerei verlief alles andere als reibungslos: »1906 trat ich in die Schule Juons ein, zu einem Zeitpunkt, als ich den Zwiespalt zwischen meiner eigenen

Malerei und den Bildern der anderen besonders deutlich empfand, denn meine naiv anmutenden Skizzen nach der Natur waren tot. Die Begegnung mit Nikolaj Ul'janov brachte mich auf dem Weg der Selbstfindung ein bedeutendes Stück weiter.«[4] Unter dem Einfluß ihres Lehrers Ul'janov und seiner ermutigenden Worte entschied sie sich schließlich für die Malerei. Zu diesem Entschluß trug auch der Besuch einer posthumen Ausstellung der Gemälde des Symbolisten Viktor Borisov-Musatov bei, dessen Eigenart der bildlichen Darstellung die Künstlerin faszinierte: »... hier ging es nicht um das Kopieren, sondern um Gestalten.«[5] Die Vorstellung einer sinnbildlich angereicherten Kunst im Gegensatz zum traditionellen, rein darstellenden Ansatz gewann für Nadežda Udal'cova zunehmend an Bedeutung, und so begab sie sich auf die Suche nach einer neuen »Bildhaftigkeit«, die ihre Wahrnehmung des Lebens auszudrücken vermochte. Überkommene künstlerische Lehrmethoden erwiesen sich für sie und ihre Zeitgenossen als unzulänglich. Die Malerin erinnerte sich später: »Damals war folgendes Rätsel in aller Munde: ›Was ist ein Sperling?‹ Die Antwort war: ›Ein Sperling ist eigentlich eine Nachtigall, die das Konservatorium abgeschlossen hat.‹«[6]

1908 reiste Nadežda Udal'cova ins Ausland. Im Dresdner Zwinger hinterließen die Werke Tintorettos auf sie einen besonders nachhaltigen Eindruck. Nach ihrer Rückkehr lernte sie Sergej Ščukin kennen und bekam Gelegenheit, seine bedeutende Sammlung moderner und zeitgenössischer französischer Gemälde zu studieren. In ihrem Tagebuch notierte sie: »Die Franzosen der Ščukin-Sammlung haben mich tief erschüttert. Es gab sie also, Kunst als Schöpfung – kein bloßes Abfotografieren, kein reizloses, triviales Reproduzieren. Cézanne, van Gogh, Gauguin: Kunst als Erschaffen neuer, nicht gewußter Formen, neue Sicht dessen, was wir Welt nennen.«[7]

Zu dieser Zeit stand das künstlerische Leben Rußlands in einer zuvor nie dagewesenen Blüte. In Moskau fanden die berühmten Ausstellungen des »Goldenen Vlies« statt, Nikolaj Kul'bin arbeitete gemeinsam mit den um ihn versammelten Künstlern in St. Petersburg, die junge Avantgarde begann Aufsehen zu erregen, beispielsweise durch Ausstellungen wie »Das Band« in Kiev. Woche für Woche entstanden neue Ateliers, in denen sich Künstler zwanglos trafen, gemeinsam malten sowie die neuesten Ideen aus dem Westen diskutierten. 1909 wechselte Nadežda Udal'cova ins Atelier von Istvan Kiš, wo sie sich mit den Schwierigkeiten moderner Kunst auseinandersetzte. Sie erinnerte sich später: »In vielem bin ich Kiš verpflichtet. Diese Suche nach strenger Form, die maßvolle Beschränkung des Kolorits ermöglichten mir eine rasche Anverwandlung kubistischer Formen und meine Weiterentwicklung als Malerin. Ich lernte Vladimir Favorskij und Konstantin Istomin kennen. Ich beschäftigte mich mit grundlegenden Fragen der Malerei, von Form und Raum.«[8]

Im November 1912 fuhr Nadežda Udal'cova gemeinsam mit ihrer Freundin Ljubov' Popova, die sie durch ihre Schwester Ljudmila Prudkovskaja kennengelernt hatte, nach Paris (s. S. 114). Die beiden Künstlerinnen blieben ein Jahr lang in der französischen Kunstmetropole und studierten an der Académie »La Palette« bei den klassischen Vertretern des Kubismus: Jean Metzinger, Henri Le Fauconnier und Dunoyer des Segonzac. Diese Zeit war für beide ein wesentlicher Abschnitt in ihrer Entwicklung. Nadežda Udal'cova bemerkte in ihrem Tagebuch über diese Zeit: »Hier, im Atelier Metzingers und Le Fauconniers, gewinnen meine Zielvorstellungen erste Gestalt ... Bewußtmachung der Umweltphänomene, Transparenz der Konstruktion, Vertrautwerden mit Raumkomposition, Valenz und Relation großer Massen – all das, was ich so lange und pausenlos gesucht hatte: Dies war nicht das ermüdende und überflüssige Kopieren irgendwelcher Modelle, dies war, wie es mir damals schien, schöpferische Kunst.«[9]

Nadežda Udal'covas Atelierarbeiten aus dieser Zeit schließen Arbeiten wie *Weiblicher Akt* (Taf. 113) von 1913 ein, eine kubistisch geprägte Aktstudie, deren planare Formenzergliederung eine deutliche Anlehnung an Ljubov' Popovas Skizzen derselben Periode aufweist. Doch entstanden auch viele Skizzen in den Straßen von Paris, in Versailles und den Museen. Ihre Briefe an ihren ersten Mann Aleksandr Udal'cov sind voll von diesen Eindrücken: »Ich streifte durch Paris und zeichnete dabei alte Gebäude«; oder: »Ich habe einen wunderschönen Morgen im Musée Cluny verbracht, wo ich Emailarbeiten malte.« Schließlich: »Ich gehe jetzt in den Louvre, um zu zeichnen.«[10] Ihre Zeichnung *Am Ufer der Seine* (Taf. 112) ist ein besonders schönes Beispiel aus dieser Periode, dessen Ausarbeitung in Form einer kubistischen Landschaft in der Manier Metzingers oder Le Fauconniers unschwer vorstellbar ist.

Die Künstlerin war »verzaubert von dieser Stadt, ihren kubischen Gebäuden, ihren Straßen und Viadukten, die mit dem Dampf ihrer Lokomotiven, mit ihren Flugzeugen und Luftschiffen ein phantastisches, originales Kunstwerk darstellte. Diese Architektur mit ihren silbergrauen oder ockerfarbenen Häusern findet in Picassos kubistischen Konstruktionen ihren unmittelbaren Niederschlag.«[11]

Neben der Beschäftigung mit den neuesten Kunstentwicklungen nahmen Nadežda Udal'cova und Ljubov' Popova auch die Gelegenheit wahr, die Werke der Alten Meister zu studieren: »Ich ging sehr oft in den Louvre, wo ich Poussin, Leonardo da Vinci, die Holländer, aber auch die Renaissancebilder von Raffael und Michelangelo studierte; ich besuchte das Musée Cluny, wo die bunten *vitraux* von Matisse mir halfen, den großen Künstler zu verstehen.«[12]

Nach ihrer Rückkehr nach Moskau im Winter 1913 arbeiteten beide Künstlerinnen in Vladimir Tatlins Atelier, das unter dem Namen »Der Turm« bekannt wurde. Hier ermutigten gleichgesinnte Künstler wie Aleksandr Drevin und Aleksej Griščenko die beiden, an der Verbreitung des Kubismus mitzuwirken. Ein paar Monate später steuerte Nadežda Udal'cova eine ihrer *Kubistischen Kompositionen* zu der Ausstellung des »Karo-Buben« in Moskau bei, doch sollte es noch bis 1915 dauern, bis sie ihr eigentliches avantgardistisches Debut gab. In diesem Jahr nahm die Künstlerin an den bedeutendsten Ausstellungen teil und machte sich als ausgereifte Kubistin einen Namen. Bei »Tramway V« in Petrograd im Februar 1915 stellte sie acht kubo-futuristische Bilder aus – neben den transrationalen Gemälden von Kazimir Malevič, den Konterreliefs von Vladimir Tatlin und den kubistischen Arbeiten von Ljubov' Popova und Ivan Puni. Zur »Letzten futuristischen Gemäldeausstellung 0,10« steuerte sie ihr kubistisches Gemälde *Flasche mit Glas* (Staatliche Tret'jakov-Galerie, Moskau) bei, das Tatlin erwarb und 1916 in der Ausstellung »Magazin« zeigte.

Die Bilder, die Nadežda Udal'cova bei »Tramway V« ausstellte, stammten sämtlich aus dem Jahr 1914 und vermittelten die ganze Bandbreite ihres Schaffens. Dazu gehörten *Restauranttisch* (Staatliche Tret'jakov-Galerie, Moskau) und *Das Restaurant* (Staatliches Russisches Museum, Leningrad), wobei das erstgenannte Werk eine Vorstudie des letzteren darstellte. *Das Restaurant* war augenscheinlich inspiriert durch Erinnerungen an die Pariser Atmosphäre und Lebensart. In ihrem Versuch, die Geschäftigkeit und Modernität der Stadt darzustellen, griff die Künstlerin nicht nur auf klassische Elemente des Kubismus zurück, zum Beispiel die kunstgerechte Handhabung von sich gegenseitig durchdringenden Ebenen und einer Vielfalt von Farben,

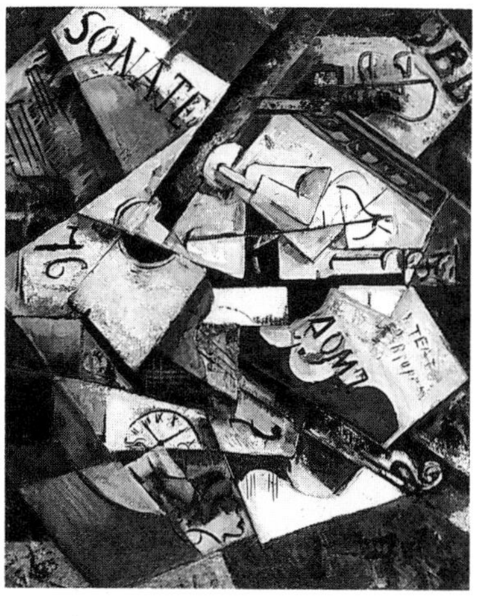

Musikinstrumente, 1915

in die einzelne Gegenstände eingestreut waren, sondern sie bediente sich überdies der rhythmischen Dynamik futuristischer Kraftlinien. Das Bild kann zu Recht als kubo-futuristisch bezeichnet werden, doch unterscheidet die strenge kubistische Formenzergliederung, die der Komposition zugrunde liegt, das Werk Nadežda Udal'covas von dem ihrer Zeitgenossinnen Natal'ja Gončarova, Ol'ga Rozanova und Ljubov' Popova. Die vorbereitende Studie in Öl mit dem Titel *Restauranttisch* war rein kubistisch und eiferte in Thematik, Bildaufbau, Stil und der zurückhaltenden Farbpalette den analytischen Bildern von Picasso und Braque nach. Die Zeichnung *Studie zu Restauranttisch«* (Taf. 114) spiegelt Nadežda Udal'covas Vorliebe für eine strenge Zergliederung von Gegenständen wider, was sie von der stärker intuitiv und emotional geprägten Vorgehensweise ihrer Künstlerkolleginnen unterscheidet.

Eine ganze Reihe von kubistischen Arbeiten schlossen sich an, in denen Nadežda Udal'cova die Vorbilder Metzingers und Le Fauconniers schrittweise durch die Techniken von Picasso und Braque ersetzte. *Kubistische Komposition: Küche* (Taf. 109) von 1915 weist die gleiche vertikale Struktur auf, die im Werk Picassos zu finden ist; ähnliches gilt für die Facettierung der Form und des sie umgebenden Raums. In Bildern wie *Kubistische Komposition: Blauer Krug* (Taf. 108), *Musikinstrumente* und *Kubistische Komposition: Am Morgen* (Taf. 110) springen Zeitungsüberschriften aus dem Bild heraus in eine abstrakte Ebene, die Farben bleiben zurückgenommen und die Gegenstände sind auch hier einer rigorosen Zergliederung unterworfen. In diesen Bildern findet sich jedoch auch eine starke Betonung der Textur, wie sie für den synthetischen Kubismus charakteristisch ist. *Kubistische Komposition: Am Morgen* enthält einige Zeitungsschnipsel, während in *Kubistische Komposition: Blauer Krug* die Farbe wirkt, als sei sie mit irgendeinem Mittel verdickt worden, um den Eindruck einer rauhen Oberflächenbeschaffenheit zu erwecken. Das Bild *Musikinstrumente* ist besonders beeindruckend. Ein simulierter Rahmen, der durch eine weitaus gröbere Behandlung der Leinwandränder als der Bildinnenfläche vorgetäuscht wird, umgibt die kubistische Umsetzung von Musikinstrumenten.

In ihrer »Autobiographie« erinnerte sich Nadežda Udal'cova später an die Reaktion der Kritiker auf diese Bilder: »Und immer goß die Presse, um bei der Wahrheit zu bleiben, ihren Dreckkübel über unsere Veranstaltungen aus. Lumpen, Zigeuner usw. waren die gebräuchlichsten der an unsere Adresse gerichteten Epitheta.«[13] Als Reaktion darauf verfaßte die Künstlerin den Aufsatz »Gesellschaft, Kritik und ihre Beziehung zur zeitgenössischen russischen Kunst«, in dem sie Kritiker wie Aleksandr Benois entschlossen zur Rede stellte: »Und man möchte schreien: ›Wie lange noch! Wie lange noch wird alles Neue in der Kunst nur mit Spott, Mißtrauen und Verachtung aufgenommen? Wo doch die Naturwissenschaft die Evolutionstheorie längst akzeptiert hat, da soll ausgerechnet die Kunst auf der Stelle treten und sich in alten Wahrheiten ausleben?‹«[14] Dieser Aufsatz war in seiner Polemik genauso kraftvoll wie in seiner Argumentation überzeugend – vergleichbar Ol'ga Rozanovas zwei Jahre zuvor veröffentlichter Verteidigung der Avantgarde (S. 82). Wieder einmal bewiesen die Künstlerinnen der Avantgarde, daß sie nicht nur fähig waren, ihre Meinung zu verteidigen, sondern auch eine klare Darstellung der theoretischen Grundlagen ihrer künstlerischen Arbeit zu geben.

Aleksandr Rodčenko erinnerte sich, daß »Nadežda Udal'cova häufig vorbeikam und in einer ruhigen und gewinnenden Weise über den Kubismus sprach ... Sie verstand das Wesen des Kubismus besser als irgendein anderer und arbeitete ernsthafter als alle übrigen«[15].

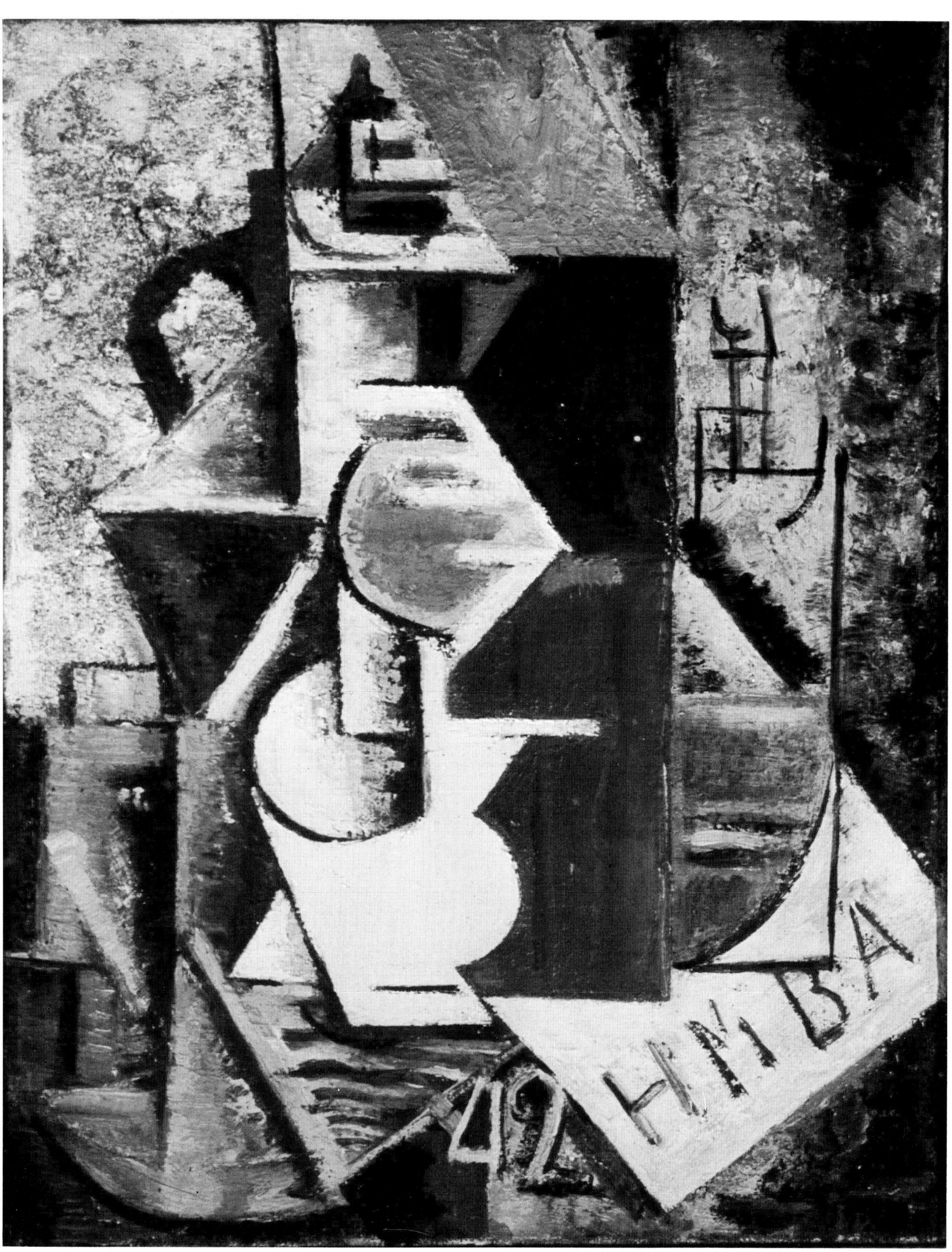

108 Nadežda Udal'cova *Kubistische Komposition: Blauer Krug,* 1915

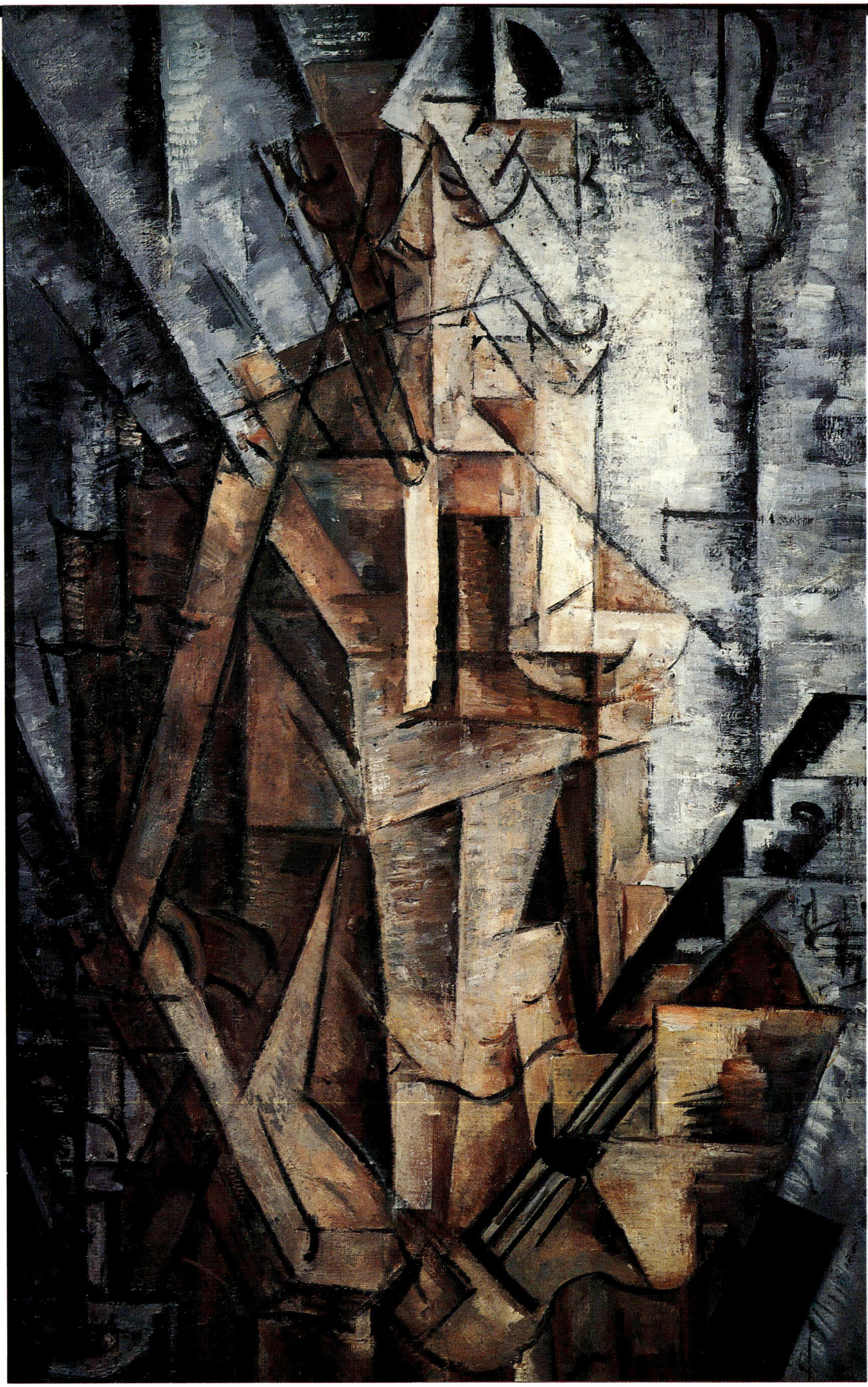

109 Nadežda Udal'cova *Kubistische Komposition: Küche,* 1915

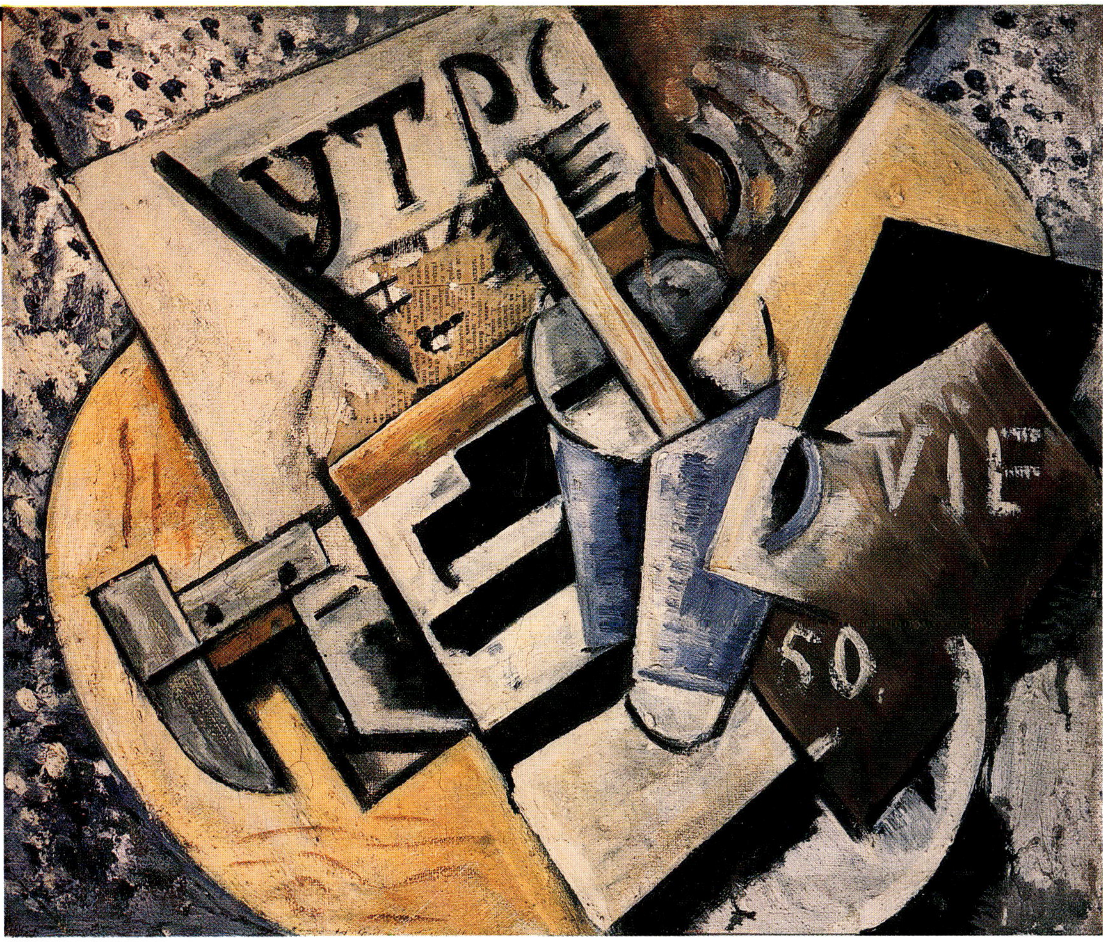

110 Nadežda Udal'cova *Kubistische Komposition: Am Morgen,* 1915

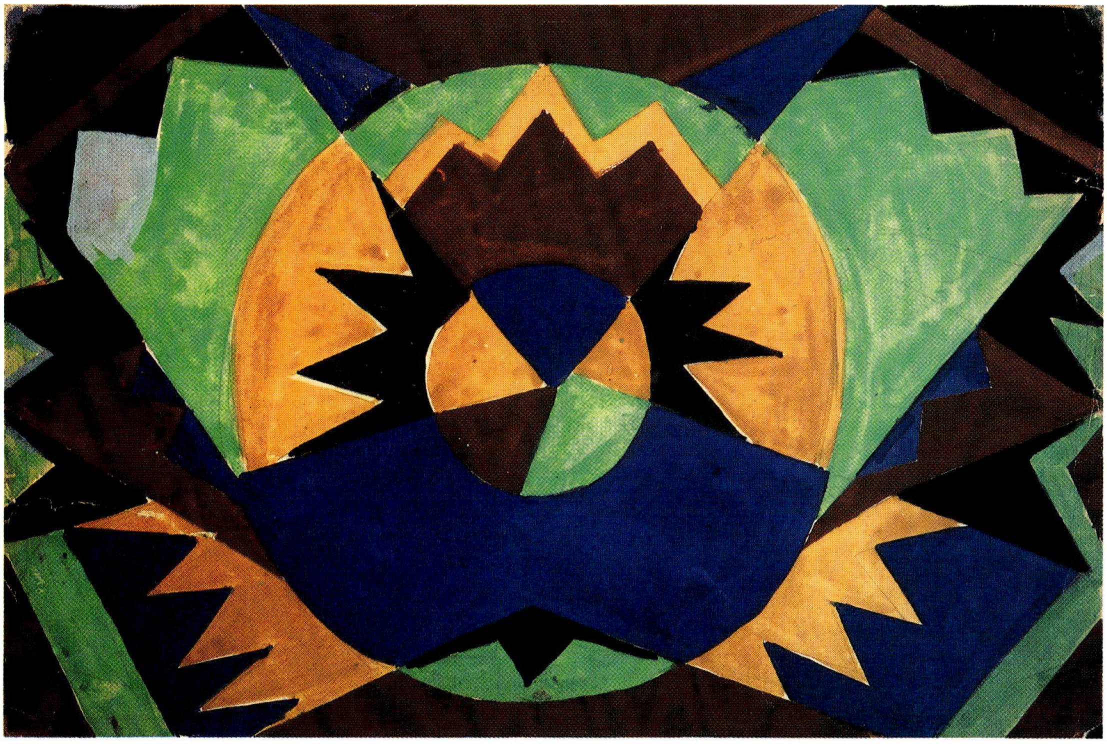

111 Nadežda Udal'cova *Dekorative Komposition,* 1916

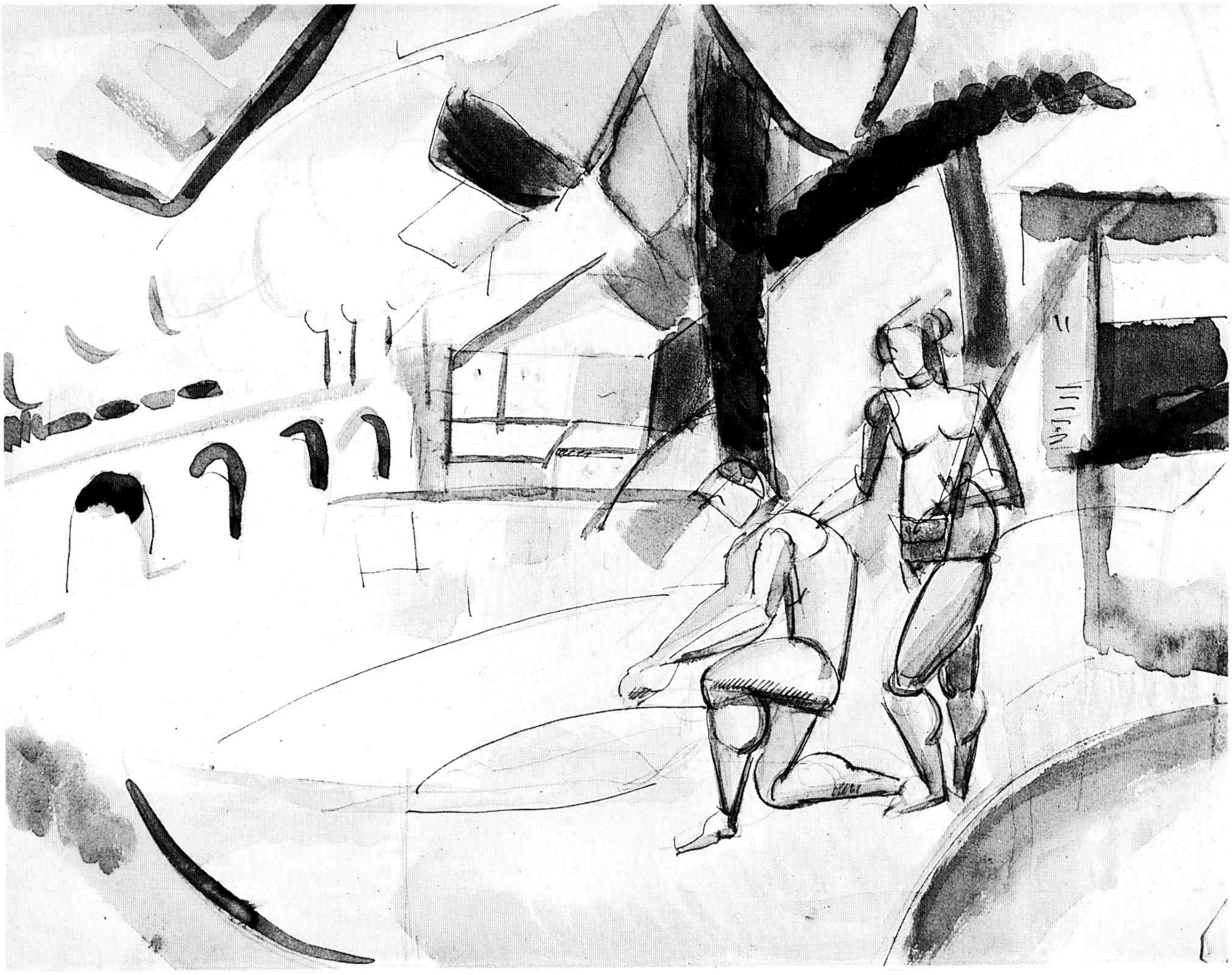

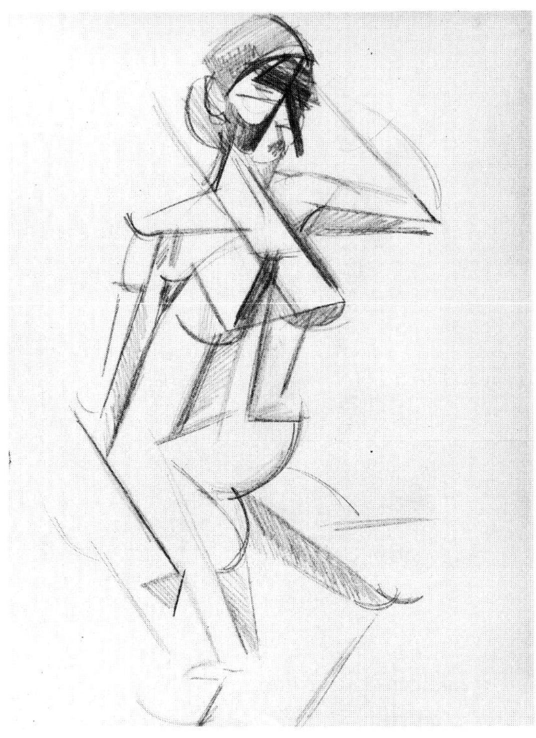

↑ 112 Nadežda Udal'cova
Am Ufer der Seine, 1912

→ 113 Nadežda Udal'cova
Weiblicher Akt, 1913

⇉ 114 Nadežda Udal'cova
Studie zu *Restauranttisch,* 1914

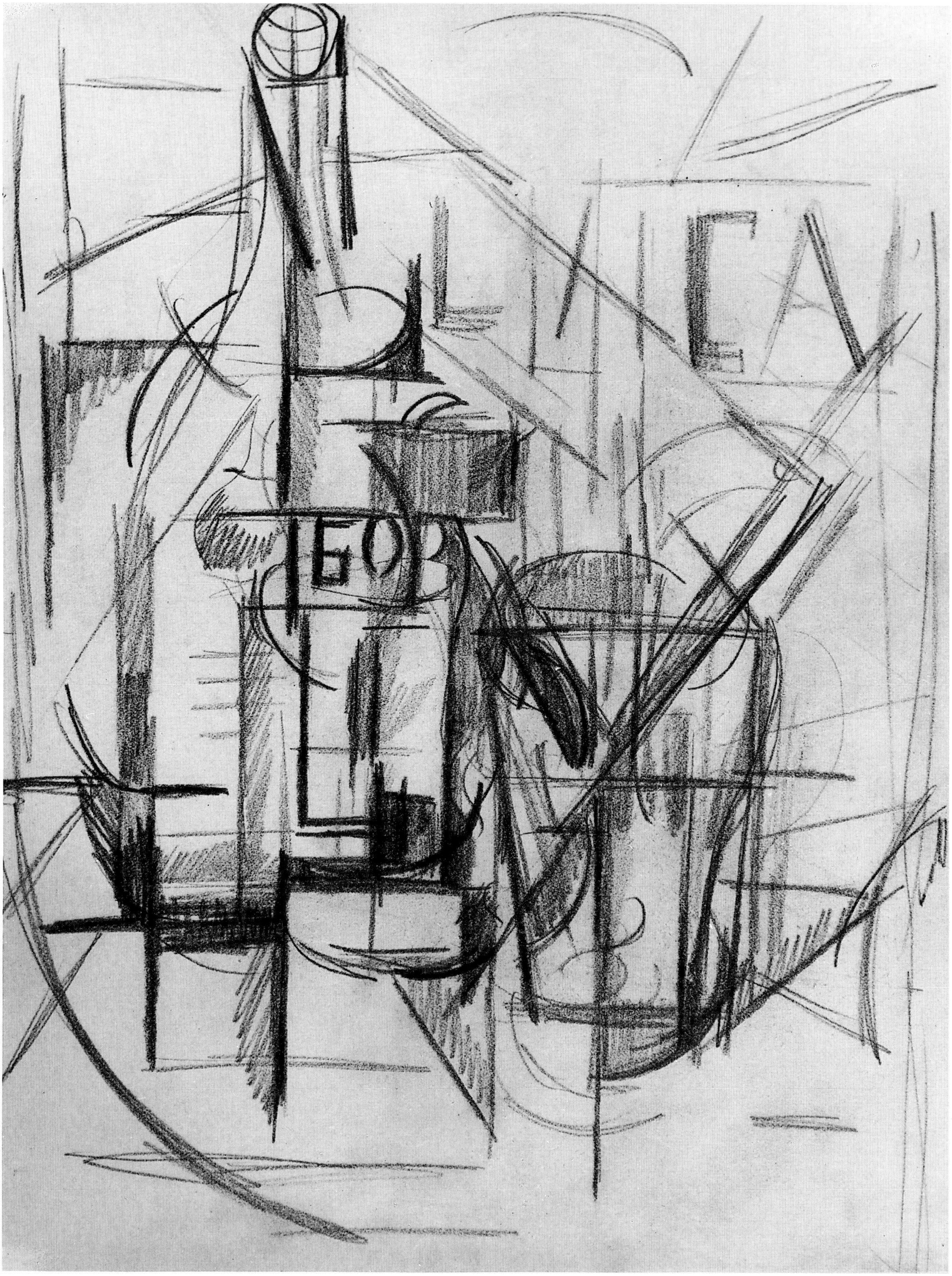

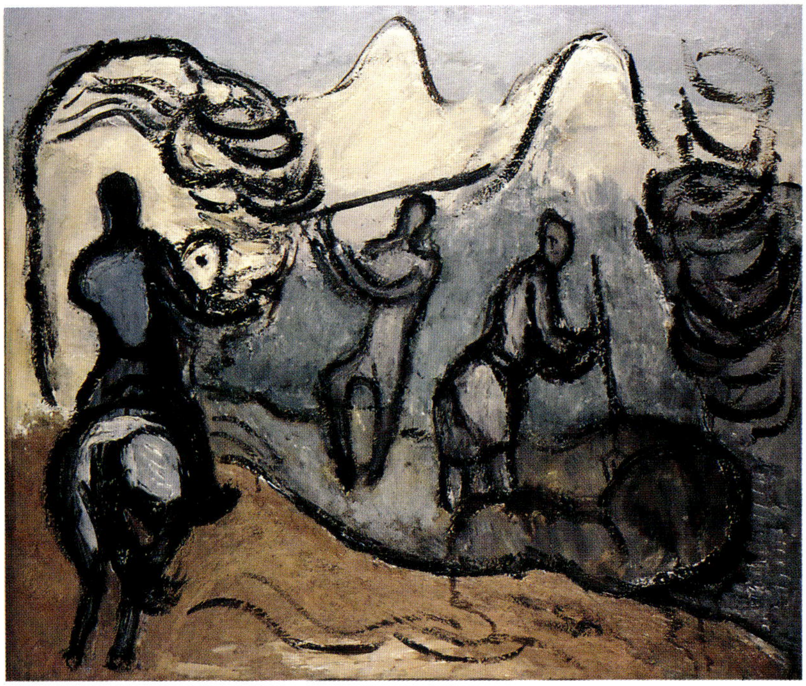

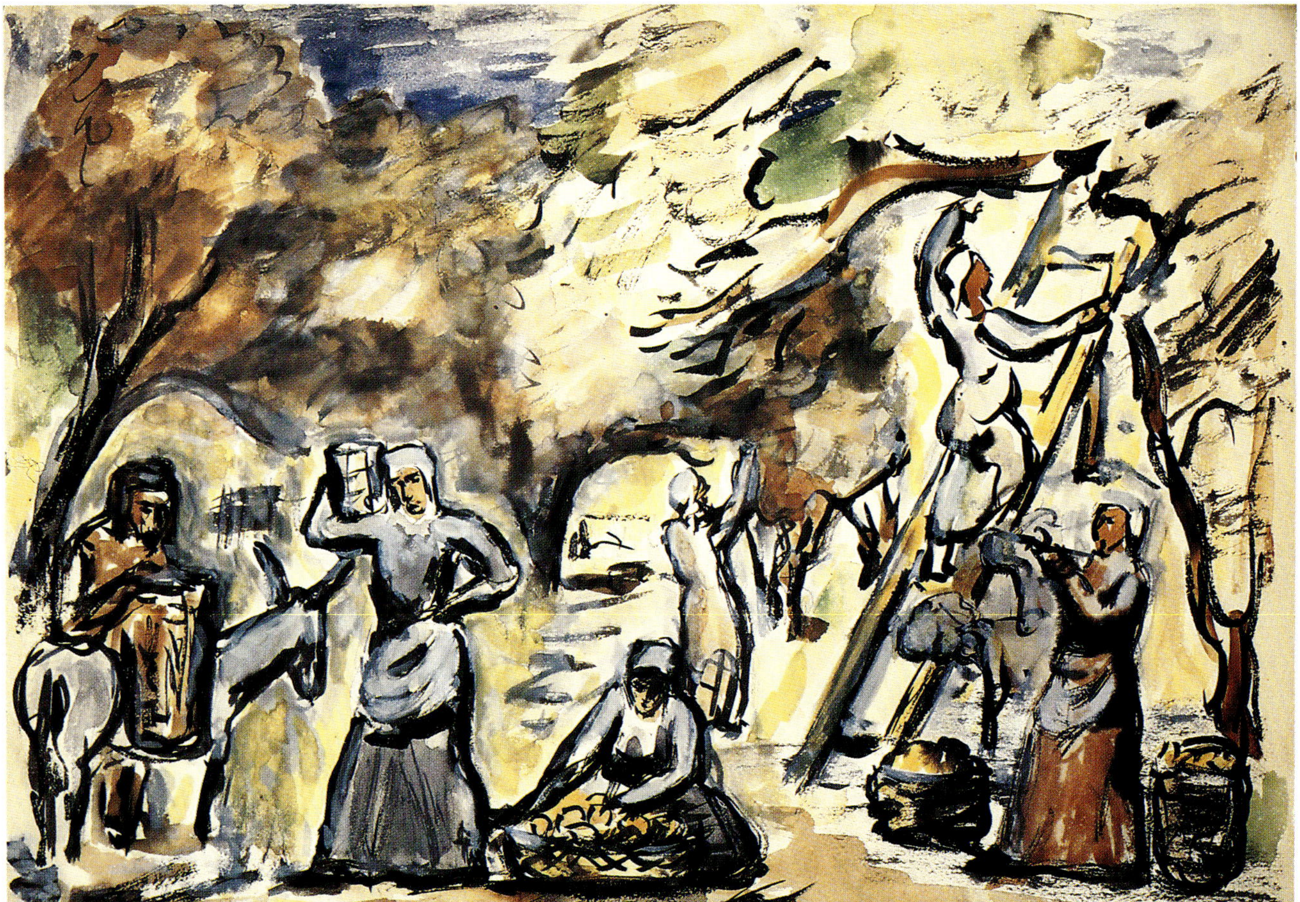

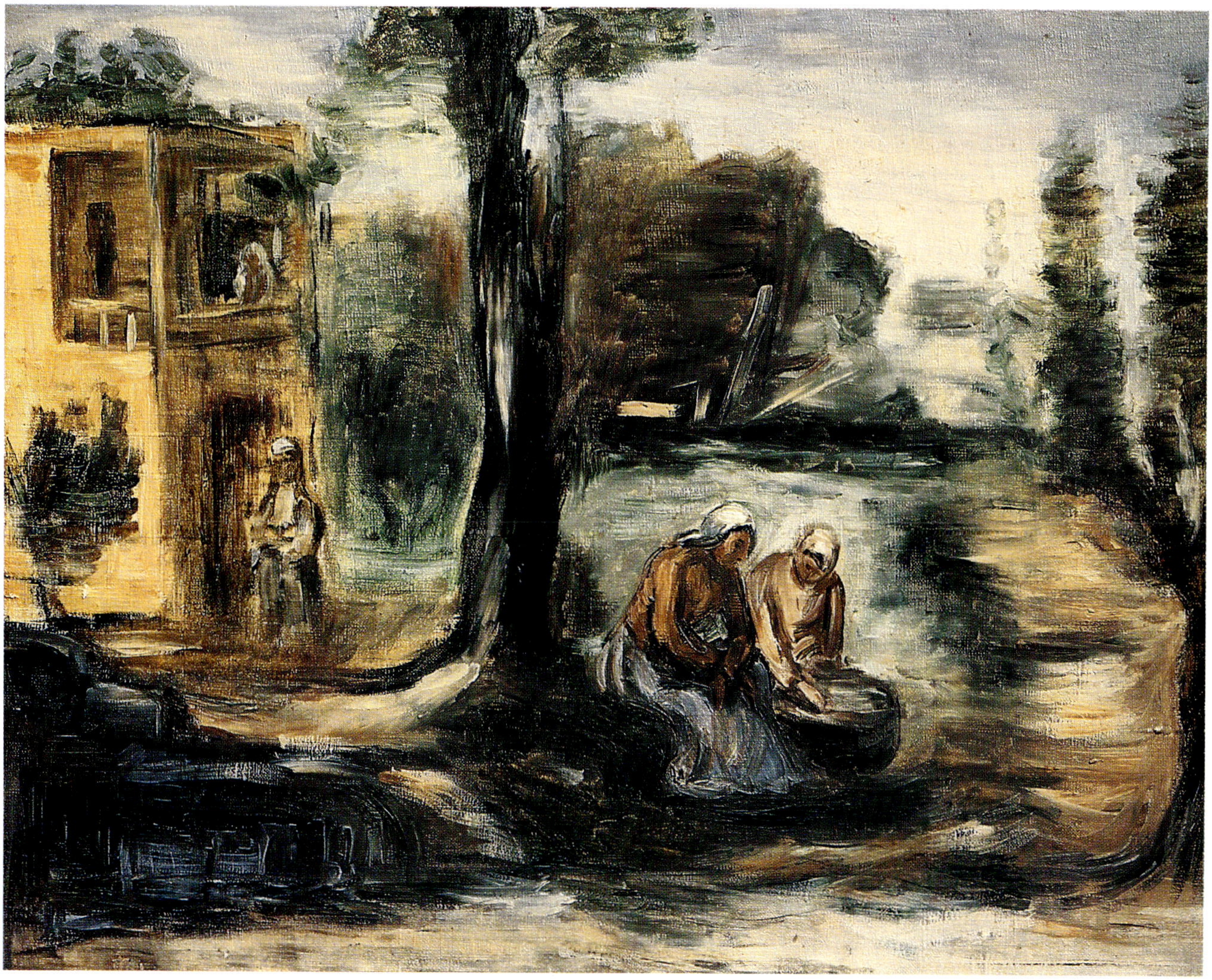

↖ 115 Nadežda Udal'cova
Auf der Tenne, 1932

← 116 Nadežda Udal'cova
Dorfgarten in Armenien, 1933

↑ 117 Nadežda Udal'cova
Dorfgarten in Armenien, 1933

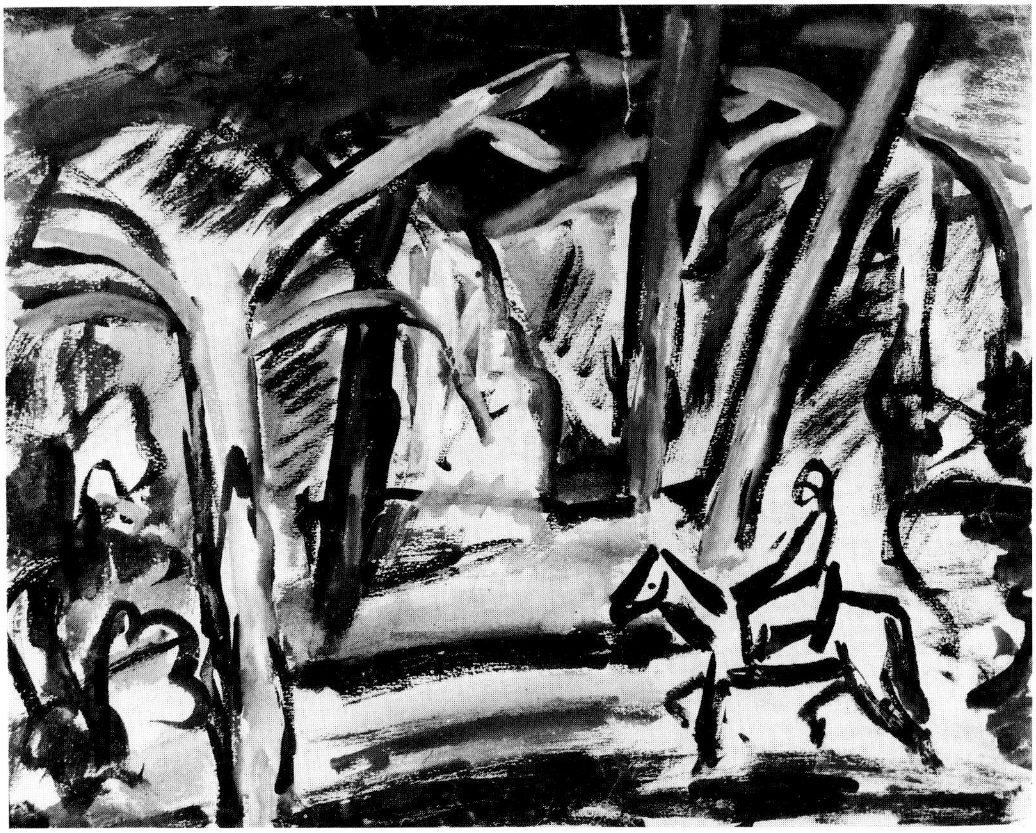

118 Nadežda Udal'cova *Reiter im Wald,* 1931

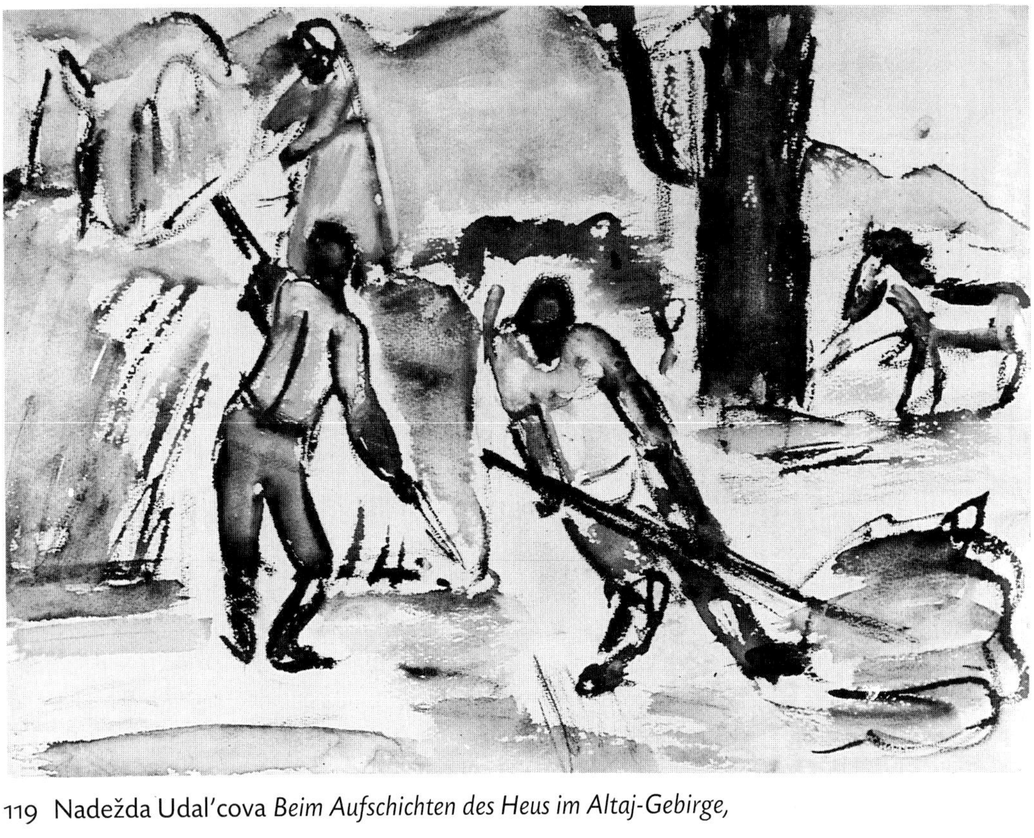

119 Nadežda Udal'cova *Beim Aufschichten des Heus im Altaj-Gebirge,*

Aus Nadežda Udal'covas enger Zusammenarbeit mit Tatlin erwuchs in den Jahren 1915 bis 1916 eine Reihe von *Malerischen Konstruktionen* (Staatliche Tret'jakov-Galerie, Moskau), in denen sich verschieden strukturierte Ebenen in der Art von Tatlins Konterreliefs überschneiden. Zur damaligen Zeit experimentierten viele Künstler mit Reliefformen und setzten sich mit den konstruktiven Möglichkeiten der Materialien auseinander. Nach Malevič schuf auch Nadežda Udal'cova ein Relief. Ihre Verbindung zu Tatlin war so eng, daß sie eine von ihm verfaßte Broschüre über seine Reliefproduktionen überarbeitete, die zeitgleich zur Ausstellung »0,10« erschien.[16] Doch blieb ihr Interesse an den Reliefs in der Hauptsache ein malerisches, geprägt durch einen schöpferischen Umgang mit Farbe und Textur.

Aus demselben Grund folgte Nadežda Udal'cova auch nicht weiter Tatlins konstruktivistischen Ansätzen, sondern wandte sich statt dessen dem stärker malerisch betonten Suprematismus zu. 1916 beteiligte sie sich an der Ausstellung des »Karo-Buben« in Moskau und zählte von 1916 bis 1917 zu den Mitgliedern der Gruppe »Supremus«. Ihr Kontakt zu Malevič vertiefte sich in dieser Zeit, sie malte viele suprematistische Bilder. Obwohl nicht direkt suprematistisch, zeugt doch die *Dekorative Komposition* (Taf. 111) von 1916 von den Veränderungen innerhalb ihres Werks. Klar ersichtlich ist eine neue Dynamik in der Malweise wie auch ein veränderter Umgang mit Farben und deren unterschiedlichen Wirkungsweisen auf der Leinwand oder auf einem Blatt Papier. Zudem ist die *Dekorative Komposition* als Gouache ausgeführt, die als Technik 1916 für Nadežda Udal'cova von großer Bedeutung war. Kazimir Malevič schien von ihren Arbeiten aus dieser Periode eher unbeeindruckt und bemerkte, ganz im Stil eines Lehrers, der eine Korrektur vornimmt: »Sie hat aber den Suprematismus nicht ganz verstanden. Ausgangspunkt blieb für sie der Gegenstand.«[17]

Die Revolution lenkte die Laufbahn der Künstlerin in eine ganz neue Richtung. In ihrer Autobiographie merkte sie hierzu an: »Unsere Gruppen begrüßten enthusiastisch die Oktoberrevolution, vom ersten Tag an arbeiteten wir aktiv in den Räten mit, später beim Kollegium des Volkskommissariats für Bildung und Aufklärung... Persönlich war ich an der Reorganisation der Kunstlehranstalten unmittelbar beteiligt und wurde ab November 1918 an verschiedenen Fakultäten oder in ihren Ateliers eingesetzt.«[18] Bis zur Einrichtung eines eigenen Ateliers arbeitete sie als Assistentin von Malevič an den »Freien Staatlichen Kunstwerkstätten« (SVOMAS). Von 1921 bis 1934 lehrte sie als Professorin an den »Höheren Staatlichen Künstlerisch-Technischen Werkstätten« (VChUTEMAS, ab 1927 VChUTEIN). In dieser Zeit gab Nadežda Udal'cova auch Malkurse am Textilinstitut und am Polygrafischen Institut in Moskau.

In den auf die Revolution folgenden Jahren galt die Künstlerin sowohl in künstlerischer als auch gesellschaftlicher Hinsicht als eine der progressivsten Persönlichkeiten der Zeit. Die Zeitung »Anarchie« rief aus: »Heil der Schöpferin Udal'cova für ihre barbarisch gemalten gegenstandslosen Bilder.«[19] Doch sie war auf jeden Fall eine der kompromißlosesten Künstlerinnen ihrer Zeit. 1920 wurde sie Mitglied des INChUK (»Institut für Künstlerische Kultur«) in Moskau und geriet damit ganz selbstverständlich in die Diskussionen um die Ateliermalerei. Wie ihre Künstlerkollegen nahm sie eine aktive Rolle in dieser Auseinandersetzung ein, doch als sich das Institut für den Konstruktivismus entschied und die Ateliermalerei für tot erklärte, erhob sie Einspruch und legte ihre Mitgliedschaft nieder.

Intensive Lehrtätigkeit und organisatorische Aufgaben an den Kunstschulen beeinträchtigten zwangsläufig ihre eigene malerische Arbeit, doch ist nicht zu über-

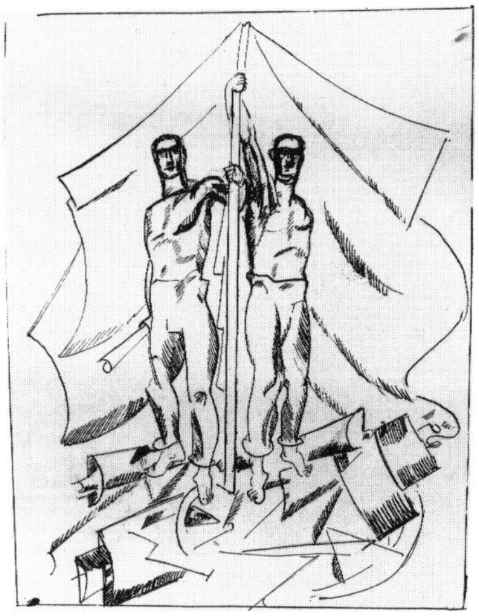

Demokratische Republik, 1917

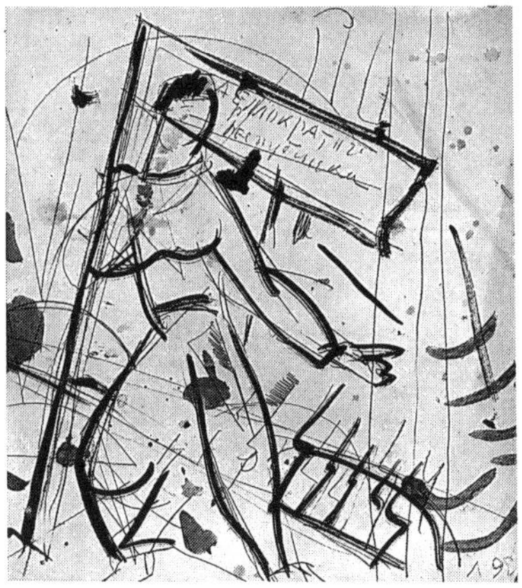

Bannerträger, 1917

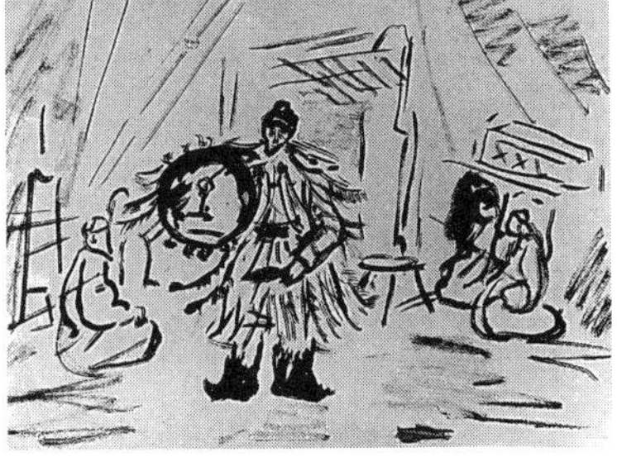

Schamane, 1931

sehen, daß ihre neuen künstlerischen Bestrebungen sie in den frühen zwanziger Jahren von der radikalen Avantgarde entfernten. Sie näherte sich ehemaligen Mitgliedern des »Karo-Buben« wie Il'ja Maškov, Pëtr Končalovskij und Aristarch Lentulov. Unter allen Gruppierungen der damaligen Zeit war der »Karo-Bube« am stärksten mit dem Problem malerischer Fragen innerhalb der Kunst befaßt. Für Nadežda Udal'cova war es nur folgerichtig, sich diesen Künstlern anzuschließen und gemeinsam mit ihnen an der »Gemäldeausstellung« 1923 teilzunehmen, über die der Kunstkritiker Jakov Tugendchol'd schrieb: »Allein schon die Bezeichnung verweist auf eine ablehnende Stellungnahme gegenüber Ausstellungen von Objekten, Konstruktionen und ähnlichem.«[20] Die auf dieser Ausstellung gezeigten Bilder Nadežda Udal'covas unterschieden sich stark von ihren früheren Arbeiten. Zum Beispiel bezieht ihr *Selbstbildnis* (Staatliche Tret'jakov-Galerie, Moskau) von 1923 seine Ausdruckskraft aus der komplexen Anwendung der Farben Blau, Schwarz und Weiß. In Malevič' Augen war dieses Selbstbildnis »in überbetont malerischer Cézanne-Manier« ausgeführt und stand für eine neue Phase, in der »ihre Kunst sich wieder mit Formen [befaßte], so als hätte sie noch nie vorher gemalt«.[21]

Es besteht kein Zweifel daran, daß Malevič die Entwicklung der Künstlerin zu diesem Zeitpunkt für hoffnungslos rückschrittlich erachtete. In der Beurteilung ihrer Werke aus dem Jahr 1924 stellte er einen neuerlichen Rückschritt fest: »Wechsel zu einem Realismus impressionistischer Prägung im Stile von Claude Monet.«[22] Doch zeugt diese »Rückentwicklung« durchaus von Nadežda Udal'covas Klugheit. Ihr scheint bewußt gewesen zu sein, daß ihre nichtgegenständliche Kunst der Ergänzung durch konkrete Eindrücke aus der Natur bedurfte. Unter dem Einfluß ihres zweiten Ehemannes Aleksandr Drevin wandte sie sich insbesondere der Landschaftsmalerei zu. In ihrer Autobiographie schrieb sie: »Mein innerer schöpferischer Drang war von passiven Beobachtungen abgelöst und vom Studium der Natur und von ihrem Rhythmus beeinflußt worden; die Winter verbrachte ich in der Stadt, besser gesagt in ihren Lehranstalten, die Sommer in der Natur, einer milden, jungfräulichen Natur.«[23]

In den Jahren 1926 bis 1934 unternahmen Nadežda Udal'cova und Aleksandr Drevin ausgedehnte Reisen durch Rußland, besuchten den Ural und das Altaj-Gebirge, Armenien und Mittelasien. Besonders beeindruckt zeigte sich die Künstlerin vom »Ural mit seinen Bergen und Tälern, mit seiner schnell fließenden und im Abendlicht glühenden Činsova, den Bären in Tannenwäldern, rauhen Felsklippen, dem Blau der Wälder und den glühenden Sonnenuntergängen, den Dörfern an den Flußufern und den melodischen Stimmen der Kinder und Frauen – all das fand Eingang in meine Landschaftsbilder aus jener Zeit«.[24]

Besonders interessant sind ihre Darstellungen des Landlebens im Altaj-Gebirge, etwa *Beim Aufschichten des Heus im Altaj-Gebirge* (Taf. 119) von 1931 oder *Auf der Tenne* (Taf. 115) von 1932. Genauso bezaubernd sind ihre Darstellungen dörflichen Lebens in Armenien, zu denen Bilder wie *Dorfgarten in Armenien* (Taf. 116/117) aus den Jahren 1932/33 zählen.

Vom technischen Gesichtspunkt aus betrachtet, besteht das Hauptmerkmal der Bilder jener Jahre in Farb- und Lichtwirkung. Die Künstlerin erinnerte sich: »Eine Reise in den Altaj mit seinen scharfumrissenen Formen, seiner transparenten Luft, seinem blendenden, durchdringenden Licht brachte eine generelle Wende in mein Schaffen. Der ungeheure Reichtum an Impressionen zwang mich, ständig alles festzuhalten, und da ich bei meinen langen Ritten weder Farben noch Alben mitnehmen konnte, skizzierte ich das Gesehene in Strukturen, die nur mir verständlich sein konnten. So kehrte ich erneut zur Arbeit ohne Natur zurück; ich hatte eine Art Kreis durchlaufen, sah mich erneut mit den gleichen Fragen konfrontiert wie früher, angereichert durch die zweifache Erfahrung meiner Beschäftigung mit der abstrakten Form und der Naturwiedergabe.«[25]

Die Bilder mit dem Titel *Dorfgarten in Armenien* zählen wohl zu den lyrischsten ihres Werks. Die Linien sind hier nicht mehr hart und spannungsgeladen, sondern sanft und fließend, und die Künstlerin bedient sich des Reichtums der ganzen Farbpalette. Malevič stellte dazu fest: »Natur erfaßte sie nur über die Farbe, nicht zeichnerisch.«[26] Hierin beschritt Nadežda Udal'cova einen anderen Künstlern der Zeit vergleichbaren Weg. 1931 beteiligte sie sich an der Ausstellung der Moskauer Künstlergruppe »Gruppe 13«, die die Vertreter eines lyrischen Impressionismus vereinte.

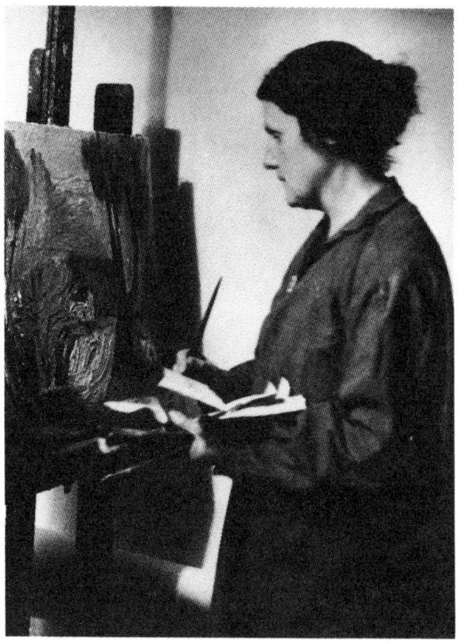

Nadežda Udal'cova
an der Staffelei, Moskau 1937

Nadežda Udal'cova hatte sich auf die innere Notwendigkeit ihrer Kunst eingestellt. Sie blieb stärker als ihre Kolleginnen eine Ateliermalerin, und die Lösung malerischer Fragen des Umgangs mit der Farbe auf der Leinwand stand für sie im Vordergrund. Auf diese Weise überbrückte sie für sich die durch den Konstruktivismus und die Sackgasse des Suprematismus entstandene Kluft in der Malerei.

DOKUMENTE

Nadežda Udal'cova über zeitgenössische Künstler
»Ich begegnete Majakovskij zum erstenmal bei einem Vortrag über eine kleine Ausstellung von Larionov. Er stand in ein schwarzes Hemd gekleidet im Türrahmen, hatte lockiges Haar und leuchtende, durchdringende Augen. Damals hatte er gerade sein Studium an der Kunstschule begonnen. Von 1912 bis 1913 hielt ich mich im Ausland auf. Als wir jung waren, herrschte in unseren Köpfen große Verwirrung. Ich war fasziniert vom Futurismus und studierte in Paris (an der Académie ›La Palette‹) bei Le Fauconnier und Metzinger. Metzinger sagte: ›Was wir entwickelt haben, wird hundert Jahre Bestand halten.‹ Er war mit Picasso befreundet, auf den all diese neuen Ideen zurückgingen. Schon damals hatte er einige Sachen gemacht, die von ihrer Leichtigkeit und vom Entwurf her wunderbar waren. In unserem Atelier studierten Amerikaner, Schweden und Russen; es gehörte einem Engländer, aber aus irgendeinem Grund kamen keine Franzosen hierher – sie betrachteten es als Irrenhaus. Es war eine lebhafte Zeit voller interessanter Persönlichkeiten.

Im Frühjahr 1913 kehrte ich nach Moskau zurück. Ich stieß zufällig auf eine Ausstellung, die im Lemercier-Gebäude stattfand. Künstler des linken Flügels schockierten die Moskauer Gesellschaft. Tatlin stellte zum Beispiel ein Relief aus, das auf dem Korridor befestigt war, so daß sich das Publikum an den Nägeln die Schuhe zerriß...

Ich erinnere mich sehr deutlich an einen Abend bei Kul'bin (in Petrograd), Ende Dezember 1915. Majakovskij las Auszüge aus ›Krieg und Frieden‹. Unter den Anwesenden war eine Moskauer Gruppe – Tatlin, Ljubov' Popova und ich. Chlebnikov las auch aus seinen Gedichten vor – er war ein wenig durcheinander, und Majakovskij soufflierte ihm aus der Ecke. Er liebte Chlebnikov und kannte sein Werk auswendig. Majakowskij hinterließ einen tiefen Eindruck mit seiner eigenen Dichtung... Dann fand die Ausstellung ›0,10‹ statt (1915). Der Name ging auf Malevič zurück. [Anm. d. Ü.: »Null« war der Titel einer von Malevič und seinen Anhängern geplanten Zeitschrift. Bei diesem Projekt ging es Malevič – wie aus einem Brief an Matjušin vom 29. 5. 1915 hervorgeht – darum, ›alles auf Null zu bringen‹. Die Teilnehmerzahl von ›0,10‹ war ursprünglich auf zehn Künstler – Malevič und neun andere – begrenzt. So erklärt sich die Bezeichnung ›0,10‹ – zehn Künstlerinnen und Künstler strebten über Null hinaus.] Malevič beteiligte sich an der Ausstellung mit einem Quadrat, einem Kreis, einigen Formen vor weißem Hintergrund, die Titel wie *Flug eines Aeroplans* trugen. Später beschäftigte sich Malevič mit Schreibtischentwürfen und machte außerdem einige sehr interessante, aus Ebenen bestehende architektonische Konstruktionen. Er träumte von einer völligen Veränderung von Einrichtungsgegenständen und den sie umgebenden Räumen, von einer Neugestaltung der Städte. Malevič war von seinen Ideen leidenschaftlich überzeugt. Eines Tages besuchte ich ihn. Er öffnete seinen Schreibtisch, in dem sich eine endlose Menge von Papier befand. Es handelte sich sämtlich um Entwürfe, die er auf die Leinwand übertrug – die Bewegung von Flugzeugen, kleine Vierecke, Winkelformen... Er erdachte sein Quadrat. Das war vermutlich ein genialer Augenblick. Er war einfach besessen von diesem Quadrat vor weißem Hintergrund, von diesem roten Kreis, gleichfalls vor weißem Hintergrund. Nichtsdestoweniger hatten dieses Quadrat und dieser Kreis etwas Bedeutendes. Wann immer Malevič kam, brachte er auch eine neue Idee mit. In gewisser Weise war er ein nüchterner Mensch, aber er war nicht hinterlistig; er wurde bei Geschäften häufig übers Ohr gehauen. Tatlin und er wurden niemals Freunde, aber als Malevič starb, weinte Tatlin.«[27]

Mjuda Jablonskaja: Meine Erinnerung an Nadežda Udal'cova

»Ihre ständig zunehmende Isolation setzte allem die Krone auf – es gab keine Ausstellungen, keine Verkäufe, keine Anerkennung. Am Ende blieb nichts als ihr Leben als Künstlerin, oder besser gesagt: ihr Leben für die Kunst. 1952 war aus dem ehemaligen Gebäude des VChUTEMAS, das lange Zeit eine Heimstatt für herausragende Vertreter des vorrevolutionären Rußlands und des künstlerischen Lebens in der Sowjetunion gewesen war, ein Komplex von kleinen, beengten Gemeinschaftswohnungen geworden. Neben den ursprünglichen Bewohnern war das Haus mit Moskauern aus allen Schichten vollgestopft oder, was am häufigsten vorkam, mit erst unlängst vom Lande Zugezogenen. So war es auch in der Wohnung Nr. 51, wo Nadežda Udal'cova lebte. Ich erinnere mich an eine ziemlich dunkle Gemeinschaftsküche mit hoher Decke und einem unebenen Boden aus schwarzweißen Fliesen. Die Küche war sauber, hatte aber nichts Anheimelndes. Ein grauhaariger, dünner, gebeugter alter Mann mit Watte in den Ohren trug immer ein besticktes Käppchen. Er beugte sich über einen kleinen Kochtopf und rührte mürrisch darin herum. Das war der ehemalige führende Vertreter des literarischen Futurismus, zu seiner Zeit berühmt als Revolutionär und Erneuerer, als Dichter, Künstler und Bibliophiler, der nun sein Leben durch das Verkaufen von Büchern fristete – Aleksej Kručënych. Nachbarskinder rannten fröhlich schreiend herum, jemand erschien halb angezogen, betrunken und fluchend in der Küche. Seltener ließ sich eine kleine Frau in einem sauberen schwarzen Kleid blicken, augenscheinlich das einzige, das sie besaß. Das war Nadežda Udal'cova. Ich habe keine Ahnung, was sie aß (doch da sie am Leben war, nehme ich an, daß sie aß). Mein stärkster Eindruck war ihre völlige Gleichgültigkeit gegenüber alltäglichen Problemen, ihre totale Abgekehrtheit davon. Ihre Freundlichkeit gegenüber ihrer Umgebung war uneingeschränkt. Später verstand ich, daß der Grund für ihre mangelnde Verbitterung in ihrem Gefühl der Erfüllung lag. Malerei war für sie immer eine Kompensation gewesen, doch war sie das nie mehr als in den fünfziger Jahren. Sie bezog eine kärgliche Pension, von der sie alles, was möglich war, für den Sommer auf die Seite legte, um dann eine Hütte in einem Dorf mieten und dort malen zu können. Infolge einer Verletzung in der schwierigsten Phase ihres Lebens war sie zur Invalidin geworden. Nicht nur das Reisen, sondern sogar das Umherlaufen in ihrer Wohnung war ein Problem. Nichtsdestoweniger fand sie Wege, weiter zu malen – in der Hauptsache Stilleben wie *Pižma* und wie ihre letzte Arbeit *Küchentisch* (1960, Staatliches Russisches Museum, Leningrad).«[28]

KÜNSTLERINNEN UND DIE »KAMMER-KUNST« DER ZWANZIGER UND DREISSIGER JAHRE

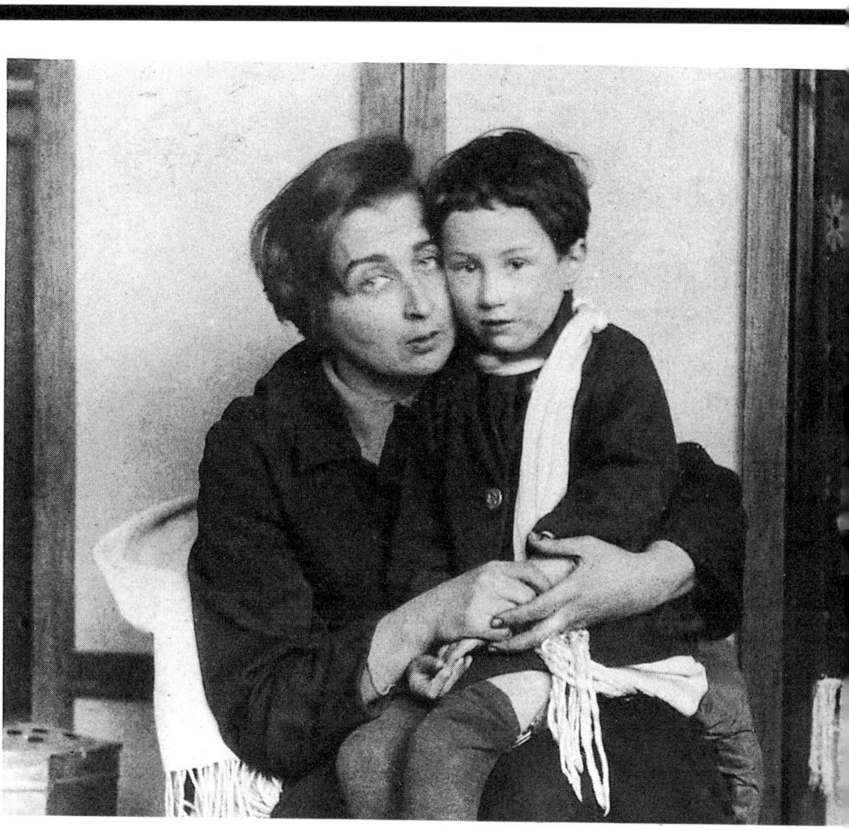

Eva Rozengol'c-Levina

ANTONINA SOFRONOVA
EVA ROZENGOL'C-LEVINA
NINA SIMONOVIČ-EFIMOVA

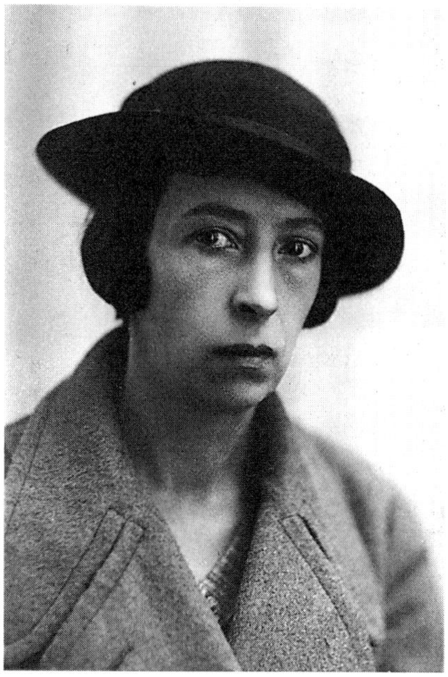

Antonina Sofronova

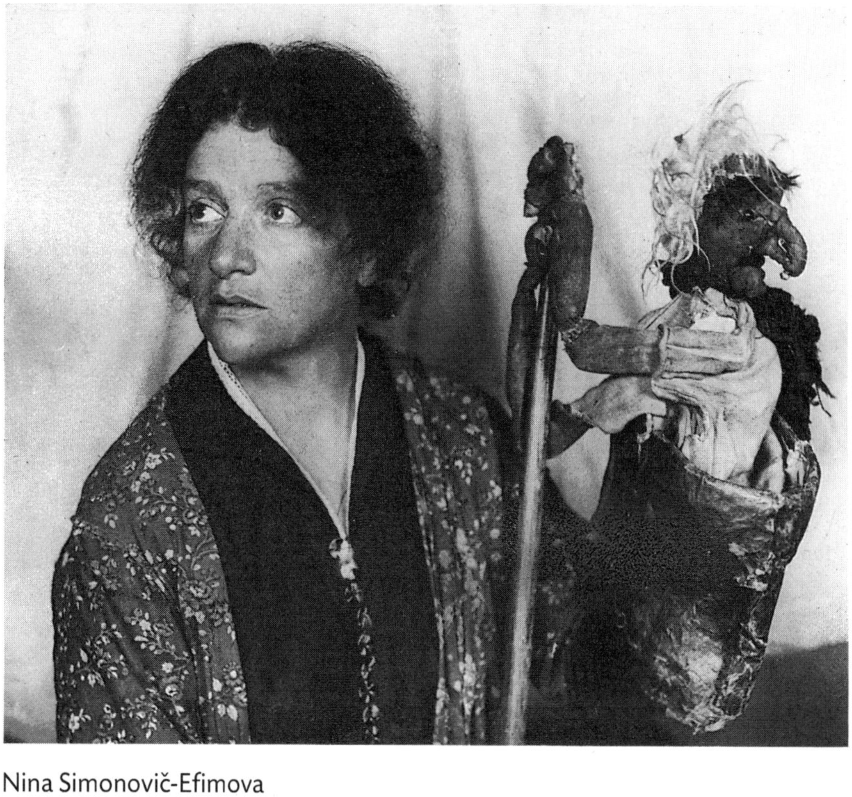

Nina Simonovič-Efimova

ANTONINA SOFRONOVA

»Eine Handlung schließt eine Entscheidung ein, und indem wir eine der Möglichkeiten wählen, verwerfen wir alle anderen. Entscheiden wir uns für das Gefühl, verwerfen wir die innere Ruhe, entscheiden wir uns für die Arbeit, verwerfen wir die Leichtfertigkeit, entscheiden wir uns für das Kriechertum, verwerfen wir das Schöpferische.«[1]

Lid'ja Ginzburg

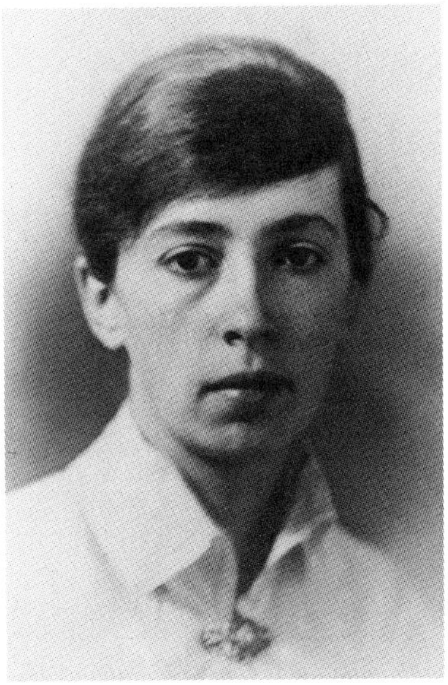

Antonina Sofronova, 1916

Eine ganze Gruppe von Künstlerinnen reifte in den späten zwanziger Jahren und frühen dreißiger Jahren heran. Es ist interessant, ihr Werk unter dem Gesichtspunkt der Äußerung Lid'ja Ginzburgs eingehend zu betrachten. Tatsächlich trat »gegen Ende der zwanziger Jahre das kulturelle Leben - wenn nicht aus Erschöpfung verursacht, dann durch Müdigkeit - in eine Phase ein, in der sich ein ganzer Kontinent aus Realität zwischen die geschmähte Vergangenheit und die leuchtende Zukunft schob. Der Künstler mußte sich der zuvor unbeachteten Gegenwart stellen. Es war unmöglich, sie länger zu ignorieren. Dies war nicht vermeidbar, sondern mußte scheinbar für die Dauer eines Lebens durchlebt werden.«[2] In dieser Zeit verschärfter staatlicher Restriktionen wurden die Künstler mit der Frage des Überlebens konfrontiert.

In den zehner und zwanziger Jahren hatten Künstlerinnen an der Spitze künstlerischer Entwicklungen von internationaler Bedeutung gestanden. Die radikalsten Künstler, beispielsweise Varvara Stepanova und Aleksandr Rodčenko, hatten sich dem Konstruktivismus und der Produktionskunst zugewandt, doch blieben auch viele - wie Nadežda Udal'cova und Aleksandr Drevin - der Tafelmalerei verbunden und kehrten allmählich zur gegenständlichen Darstellung zurück. Überdies lehnten in den frühen zwanziger Jahren viele Künstlergruppen die Grundsätze der Avantgarde unverhohlen ab. Bemerkenswert in diesem Zusammenhang war die »Vereinigung der Künstler des Revolutionären Rußland« (AChRR), die den Realismus in der Kunst wieder bejahte. Angesichts dieser Opposition war die Avantgarde gezwungen, den Rückzug anzutreten. Ende der zwanziger Jahre gab es kaum noch Ausstellungen abstrakter Kunst; experimentelle Arbeiten wurden als »formalistisch« abgetan - eine Vokabel, die auf jedes Kunstwerk, dem soziale oder politische Wertigkeit fehlte, angewandt wurde. Die Unabhängigkeit der Künstler erlitt eine ernsthafte Einschränkung durch das 1932 erlassene Dekret »Über die Neugliederung literarischer und künstlerischer Verbände«, mit dem alle Künstlervereinigungen aufgelöst wurden. Diese Maßnahme sollte der feierlichen Proklamation des Sozialistischen Realismus beim »Ersten Allunionskongreß der sowjetischen Schriftsteller« 1934 in Moskau den Weg bereiten. Bei dieser Gelegenheit charakterisierte Maksim Gor'kij die Jahre vor der Revolution als die »schimpflichste und schändlichste Dekade in der Geschichte der russischen Intelligenzija«. Unter seinem Vorsitz bestätigte die Konferenz den Sozialistischen Realismus als die einzig mögliche, entwicklungsfähige Ausdrucksform von bildenden Künstlern und Schriftstellern.[3]

Mit diesem generellen Trend in Richtung auf den Sozialistischen Realismus wurde der »Weibliche Blick« in den Hintergrund gedrängt, und Künstlerinnen führten fortan eine »Randexistenz«. Anfang der dreißiger Jahre war in ihrem Werk eine persönliche Komponente festzustellen. Die Künstlerinnen schufen eine Art «Kammerkunst«, die sich durch ihren intimen und poetischen Charakter von der staatlich geförderten Kunstrichtung absetzte. Das ist im Spätwerk von Nadežda Udal'cova und sogar in Arbeiten von Varvara Stepanova und Kazimir Malevič feststellbar. Im Zusammenhang mit dieser Entwicklung in der Malerei ist auch Antonina Sofronova von Interesse. N. Belochstova schrieb, daß »eine ganze Generation begabter Künstler, die in den zwanziger und dreißiger Jahren heranreiften, dazu verdammt waren, in Vergessenheit zu geraten. Von diesem Schicksal waren insbesondere die jüngeren betroffen: Antonina Sofronova, Konstantin Zefirov, Valentina Markova, Nikolaj Nekrasov, Aleksej Morgunov und viele andere mehr«.[4] Erst heute werden diese »vergessenen« Künstler wiederentdeckt und ihre Beiträge zur Kunst angemessen bewertet.

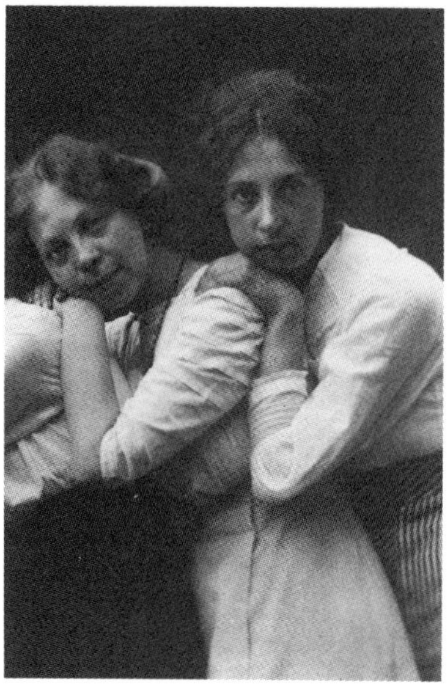

Antonina Sofronova (rechts) mit Freunden, 1911

Antonina Fëdorovna Sofronova wurde 1892 als Tochter eines Arztes in Droskovo in der Provinz Orël geboren. 1909 machte sie ihren Abschluß an der Handelsschule für Mädchen in Kiev und zog mit dem Wunsch nach einer künstlerischen Ausbildung nach Moskau. Hier nahm sie das Studium bei Fëdor Rerberg auf, bei dem auch Malevič einige Jahre zuvor studiert hatte. Vier Jahre später wechselte sie in das Atelier von Il'ja Maškov und setzte dort ihr Studium bis zum Ausbruch der Revolution fort. Aleksandr Benois schrieb über ihren Lehrer: »Maškov strahlt Beständigkeit, Gründlichkeit und Ruhe aus, und genauso ist er auch im Kreis seiner siebzig Schüler, denen er nicht nur das Zeichnen nach der Natur beibringt, sondern auch alle grundlegenden Techniken der Malerei.«[5] Die Atmosphäre des Ateliers und die Lehrmethode Maškovs waren für Antonina Sofronova geradezu ideal; hier erwarb sie eine klare Beherrschung von Form, Farbe und Technik. Ihr Studienkollege V. Šlezinger merkte an, daß Antonina Sofronova zur damaligen Zeit »Ausgewogenheit, Gelassenheit und vor allem Begabung«[6] besaß.

Aus dieser frühen Periode sind kaum Gemälde erhalten. Wir wissen nur, daß Antonina Sofronova neben Braque, Derain, Pëtr Končalovskij, Aristarch Lentulov,

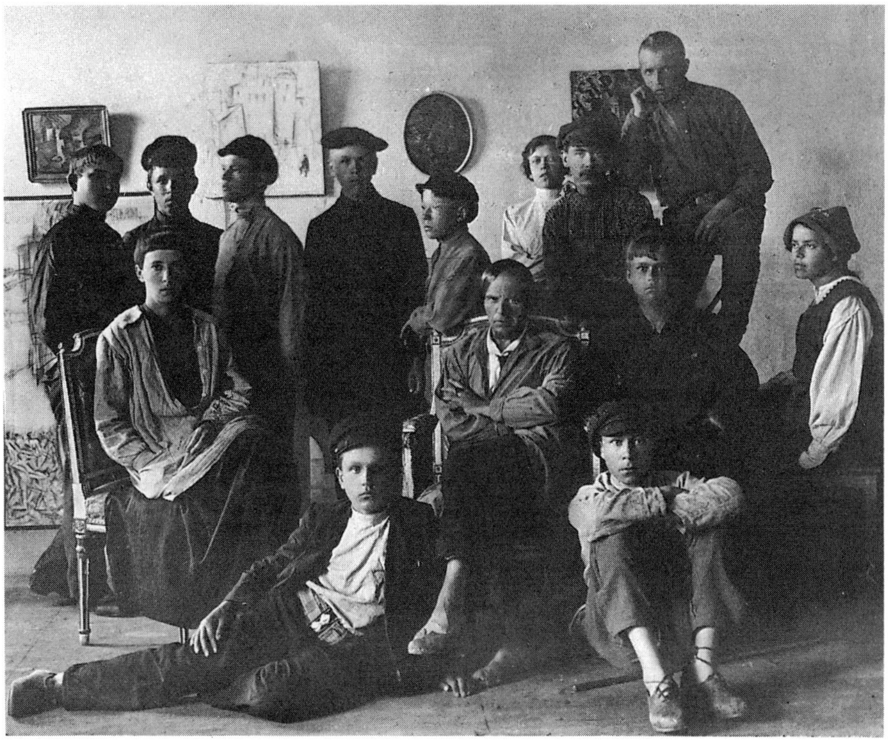

Staatliche Kunstwerkstätten Tver', 1921. Antonina Sofronova (ganz hinten) und Michail Sokolov (Mitte) mit ihren Schülern

Malevič, Maškov, Morgunov und Picasso an der Ausstellung des »Karo-Buben« von 1914 teilnahm und 1917 an der Ausstellung »Welt der Kunst« beteiligt war – neben Vasilij Roždestvenskij, Robert Fal'k, Ljubov' Popova, Ivan Kljun, Ol'ga Rozanova, Aleksandra Ėkster und Malevič. Ihre ersten ausgereiften Bilder malte Antonina Sofronova 1919. Sie nahm sich für die Zukunft vor: »Ich muß meine Empfindungen der Natur unterordnen. Ich muß Beobachtungsgabe und Fantasie in mir selbst entwickeln, und ich muß arbeiten.«[7] In Antonina Sofronovas Schaffen ist ein deutlicher Einfluß durch ihre Verbindung zu den Mitgliedern des »Karo-Buben« zu finden. Bilder wie *Tabakblüten im Krug* (Taf. 120) von 1919 erinnern an die großartigen Stilleben von Il'ja Maškov oder Aleksandr Kuprin. Jedoch zwangen die Diskussionen, die in ihrem Umfeld geführt wurden, sie dazu, ihre Aufmerksamkeit auch auf andere Stilrichtungen zu legen. Die Bilder dieser Periode verraten in gewisser Hinsicht auch eine Abwendung von den Traditionen des »Karo-Buben«. Werke wie *Landschaft mit Bäumen* (Taf. 121) von 1921 lassen die für die Mitglieder dieser Gruppe so charakteristische Farbdichte und dekorative Qualität vermissen. Dazu kommen eine Vereinfachung der Form sowie eine Dynamik der Pinselführung, die eine Beschäftigung mit dem Expressionismus vermuten lassen. Antonina Sofronovas *Porträt meiner Tochter* (1919, Taf. 122) zeigt ihren bewußten Umgang mit Farbe und Raum und stellt einen folgerichtigen Übergang von ihrer gegenständlichen Malerei in den Jahren zwischen 1910 und 1920 zu den abstrakten grafischen Experimenten der nächsten Dekade dar.

Ab 1920 lehrte Antonina Sofronova gemeinsam mit Michail Sokolov an den Freien Staatlichen Kunstwerkstätten in Tver' (heute Kalinin). Hier zeugte ihre Arbeit von einer ungeheuren Bandbreite. Eine Fotografie ihres Ateliers aus dieser Zeit (Taf. 123) zeigt Arbeiten von ihr und ihren Schülern – expressionistische Landschaften, Porträts in kubistischer Manier und eine Reihe von Studien zu Stilleben, die auf eine intensive Auseinandersetzung mit Farb- und Gestaltungsfragen hindeuten. Im Herbst 1921 kehrte Antonina Sofronova nach Moskau zurück, wo die Debatte um die Tafelmalerei im Gegensatz zur Produktionskunst mittlerweile ihren Höhepunkt erreicht hatte. Die Künstlerin fand ihre eigene Antwort in einer ansehnlichen Reihe von »konstruktivistischen« Zeichnungen, ausgeführt in Kohle, Wasserfarbe und Tusche. Einige Zeichnungen, etwa *Figur* (Taf. 125) aus dem Jahr 1922, erinnern an die Dynamik und den Rhythmus ihrer gegenständlichen Kompositionen, wohingegen andere, beispielsweise *Komposition* (1922, Taf. 124), völlig gegenstandslos sind und vom Einfluß der *Raum-Kraft-Konstruktionen* Ljubov' Popovas (Taf. 75) wie auch der suprematistischen Zeichnungen Ivan Kljuns zeugen.

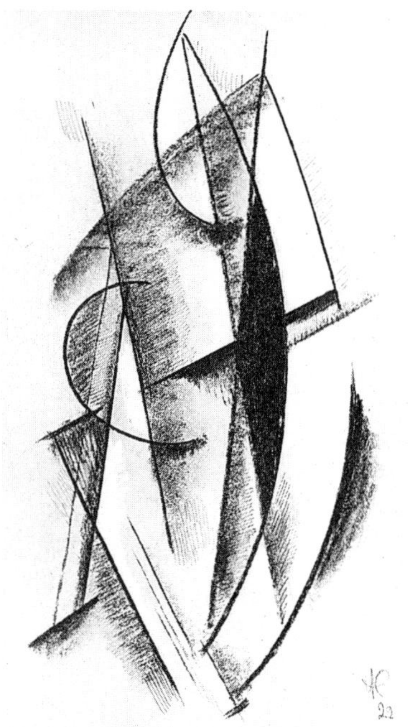

Konstruktivistische Komposition, 1922

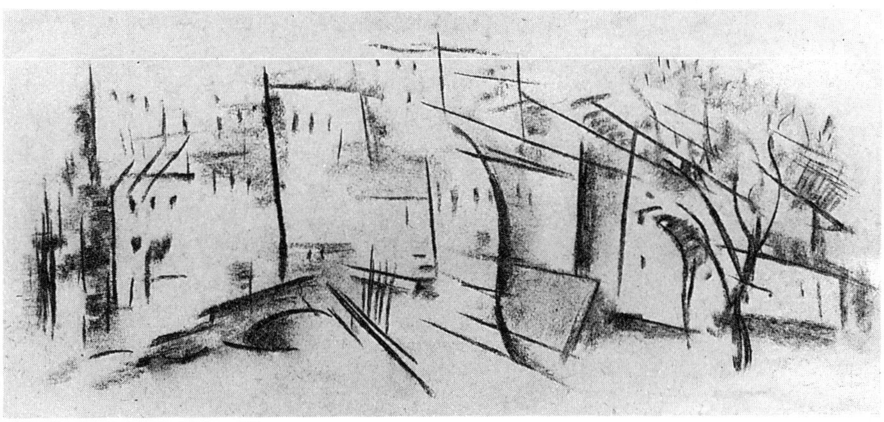

Ansicht von Moskau, 1922

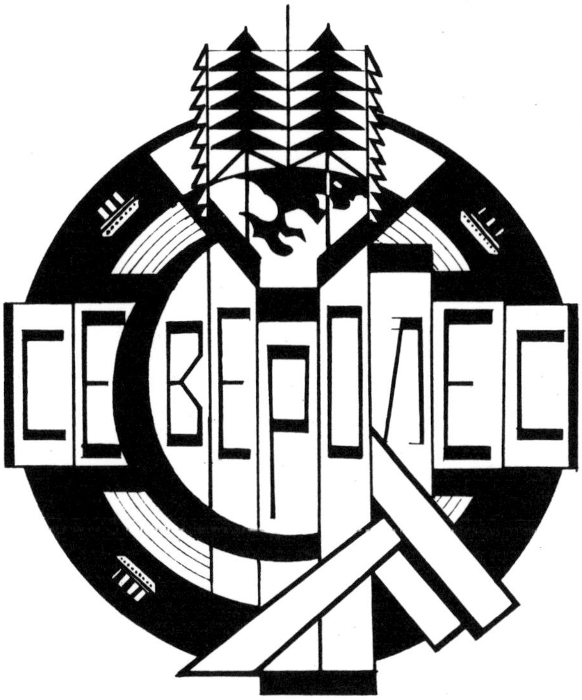

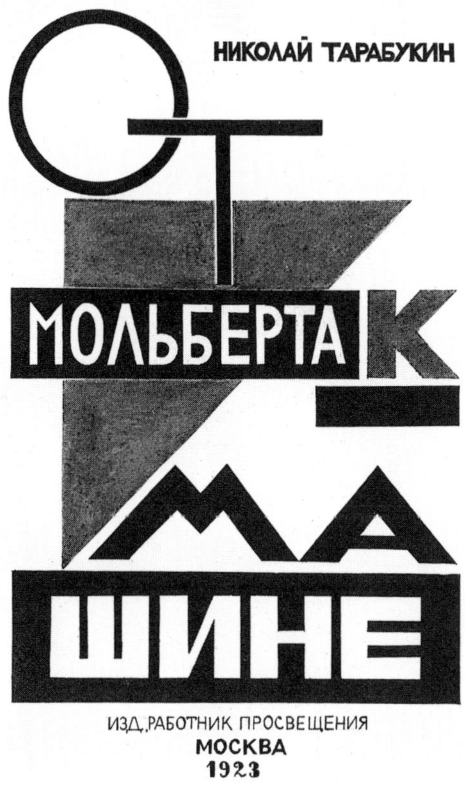

Signet für die Forstwirtschaftliche Genossenschaft »Severoles«, 1923

Umschlagentwurf zu Nikolaj Tarabukins Buch *Ot mol'berta k mašine (Von der Staffelei zur Maschine),* 1923

Eine kurze Zeit orientierte sich Antonina Sofronova an der konstruktivistischen Ästhetik und wandte sich dem Grafikdesign zu. Sie machte sich einen Namen durch die Gestaltung des Bucheinbands für Nikolaj Tarabukins »Von der Staffelei zur Maschine«, einer Abhandlung über den Konstruktivismus.[8] Doch zeigten die Arbeiten der Künstlerin ab Mitte der zwanziger Jahre, daß der Konstruktivismus in ihrem Schaffen nur von kurzlebiger Bedeutung war. Ihre »konstruktivistischen« Zeichnungen waren nicht mehr als ein Tribut an die Zeit. Außerdem gab Antonina Sofronova die Gegenständlichkeit niemals auf. Damals notierte sie in ihrem Tagebuch: »Gegenstandslose Kunst ist nur insofern von Nutzen, als ihre Wirkung auf den Betrachter eine Stärkung seines Bewußtseins mit sich bringt – und eine Verstärkung der Intensität.«[9] Ab Mitte der zwanziger Jahre kehrte Antonina Sofronova zu einem figurativen Ansatz zurück und wurde für ihre Stadtlandschaften berühmt.

Das Thema der Stadt hatte die Künstlerin bereits 1921 beschäftigt. In ihr Tagebuch schrieb sie: »Die ›grüne Welt‹ und die Welt der städtischen Zivilisation haben den gleichen Ursprung. Das eine ist aus dem anderen hervorgegangen und kann zu ihm zurückkehren. All das bildet eine Einheit und hat einen Geist. Dieser Gedanke kam mir eines Tages bei der Rückkehr von einem längeren Landaufenthalt nach Moskau. Die Stadt erhob sich wie ein Wald inmitten der sie umgebenden Felder. Ich stellte eine erstaunliche Übereinstimmung zwischen den Formen Moskaus, der Stadt, und den Formen der Felder, Dörfer, Flüsse, also der Natur, fest. Ich begriff, daß zwischen beiden kein Unterschied bestand, daß beide eine Einheit bildeten. Wenn jemand die Fähigkeit besitzt, die Bestandteile eines Ganzen herauszufiltern, kann jede Art der Landschaft als Mittel der Offenbarung dienlich sein.«[10]

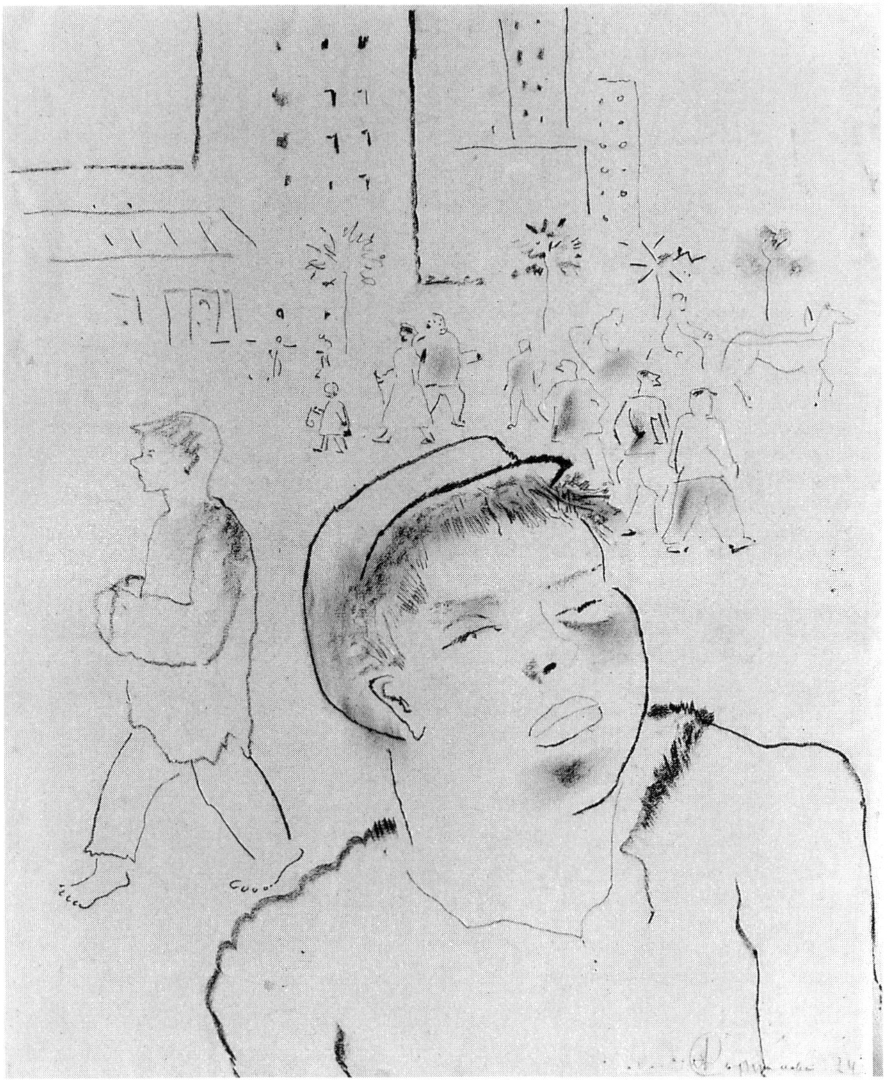

Obdachlose Kinder, aus der Serie *In den Straßen von Moskau,* 1924

Sonnenblumen, 1924

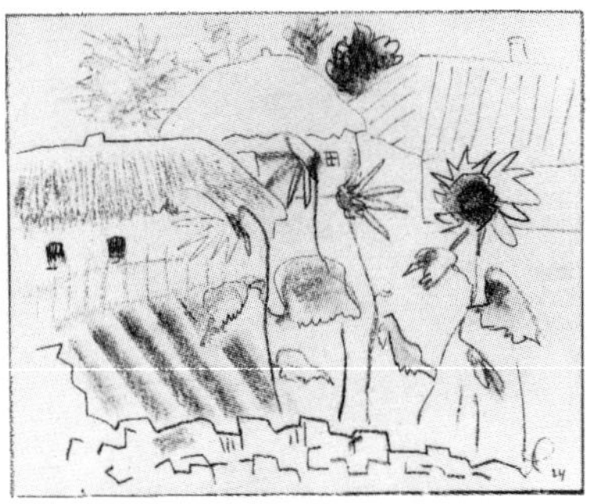

In den Jahren 1924/25 führte Antonina Sofronova neben ländlichen Motiven wie etwa *Sonnenblumen* eine Reihe von Aquarellen und Tuschezeichnungen mit dem Titel *In den Straßen von Moskau* aus, in denen sie das Leben der von der Gesellschaft Geächteten – Vagabunden, Trinker und Bettler – beschrieb. In den späten zwanziger und frühen dreißiger Jahren malte sie eine beeindruckende Serie von Moskauer Stadtlandschaften, darunter *Eine Gasse in Moskau* (1928) und das wunderbar naiv anmutende *Rauch über der MOGES* (Moskauer Wasserkraftwerk) von 1930 (Taf. 127). Gleichfalls zu dieser Gemäldeserie gehören *Der Platz, Weiße Häuser* (1930), das durch den Gebrauch bunt schillernder Farbkombinationen überrascht, und *In den Gassen des Arbat* (Taf. 128) von 1932. All diese Bilder sind von einer Zartheit und Schlichtheit geprägt, die den Einfluß des französischen Malers Maurice Utrillo verraten, dessen stille und nostalgische Pariser Stadtlandschaften 1928 in der großen Ausstellung »Zeitgenössische Französische Kunst« in Moskau gezeigt worden waren.

Diese bedeutende Ausstellung übte einen entscheidenden Einfluß auf viele Künstler aus, und diejenigen, die sich insbesondere mit den lyrischen und impressionistischen Ausprägungen moderner französischer Kunst beschäftigten, schlossen sich 1929 in der »Gruppe 13« zusammen. Der Name dieser Künstlervereinigung ergab sich aus der Teilnehmerzahl ihrer ersten Ausstellung. Im Unterschied zu anderen Vereinigungen dieser Periode gab sich die »Gruppe 13« zurückhaltend und vertrat eine retrospektive Richtung. Da das Hauptziel der Gruppe in der Übermittlung unmittelbarer Eindrücke in einer verständlichen und einfachen Weise bestand, betrachtete sie die spontanen Skizzen ihrer Mitglieder nicht als Vorstudien, sondern als fertige Kunstwerke. Expressivität in der Zeichnung und schnell hingeworfene Aquarellskizzen gewannen eine besondere Wertigkeit. Die »Gruppe 13« veröffentlichte weder Manifeste noch Deklarationen, lediglich in einem Brief an Anatolij Lunačarskij gaben die Mitglieder ein Statement ab: »Diese Gruppe vereint die kraftvollsten und gesündesten Strömungen innerhalb der russischen Zeichenkunst. In erster Linie strebt sie nach einer gesunden und bejahenden Lebenseinstellung, die frei von gotischer Gliederung und geistigem Ungleichgewicht ist.«[11] Die Kreativität innerhalb der Gruppe und ihre Verfechtung impressionistischer Werte reizten Antonina Sofronova, und 1931 nahm sie an der zweiten und letzten Ausstellung der Künstlervereinigung teil.

Die Ausstellung der »Gruppe 13« wurde jedoch von der Kritik schlecht aufgenommen. Die Teilnehmer wurden als »Formalisten« gebrandmarkt, und die Kritiker warfen den Künstlern »Zurückhaltung, Leblosigkeit und Oberflächlichkeit«[12] vor. Auch Antonina Sofronova wurde hier einbezogen. Der Künstler Nikolaj Kuz'min erinnerte sich: »Danach waren Antonina Sofronovas Bilder nur noch in ihrem Dachkämmerchen am Arbat zu sehen. Sie hörte fast gänzlich mit dem Malen auf. Ihre Bilder wurden nie gezeigt... Die Kunst der Sofronova läßt uns in all ihrer Klarheit, Gewandtheit und ihrem lyrischen Ausdruck vergessen, daß der von der Künstlerin beschrittene Weg beschwerlich war.«[13] Ihre *Selbstbildnisse* von 1931 (Taf. 132) wie auch ihre Gedichte aus dieser Periode spiegeln deutlich die Situation wider, in der sie sich damals befand:

I Eiskristalle, Nadeln, Rauhreif –
Alles ist in Weiß gehüllt.
Ringsum trockner Glanz, Opale,
Doch erhellt wird nicht das Herz.

II Mag auch in trüben finsteren Nächten
Träume aus Schnee der Sturm ausstreuen,
Des Herzens Klage wird nur lauter
Im Weiß der dumpfen stillen Nacht.

III Saphirhelle, Himmelsbläue!
Bis aufs Blut verletzt der Frost, –
Und das Herz ersehnt den Frühling
Wartet auf den Frühlingstraum.[14]

Bis Mitte der dreißiger Jahre widmete sich Antonina Sofronova weiterhin ihren Stadtlandschaften. Zu den besten Arbeiten dieser Zeit gehören jene, die auf die Wiedergabe abgegrenzter Situationen wie beispielsweise Hinterhof- oder Seitenstraßenmotive verzichten – zugunsten einer Darstellung von der Tiefe des Raums, wie sie ausgedehnten Parks und Alleen eigen ist. Beispiele hierfür sind *Waldweg* (1933–34, Taf. 130) oder auch jene Bilder, die eine bislang nicht dagewesene Intensität der Farbe aufweisen, etwa das bezaubernde *Rosa Haus, blauer Zaun* von 1934 (Taf. 129). Doch die Künstlerin zog sich Schritt für Schritt von der Welt zurück. Ihre Kunst bekam eine intimere Note, und sie wandte sich Porträts und Stilleben zu. Insgesamt gesehen kann ihr Werk dennoch als ein Glücksfall gewertet werden. Der Problematik der historischen Situation, unter deren Einfluß ihre Kunst entstand und sich entwickelte, setzte sie ihre Bilderwelt entgegen. Hierin fand sie ihren Ausweg und demonstrierte damit – wie auch Eva Rozengol'c-Levina und ähnlich denkende Künstlerinnen – die Stärke ihrer Position gegenüber den zunehmenden Widersprüchen innerhalb der Kunst dieser Phase.

DOKUMENTE

Antonina Sofronova: Aus dem Tagebuch, Orël 1916–17
»... Bei der Annäherung an ein Gemälde sollten wir die schärfsten Kontraste beachten, die der vorgegebenen Anordnung von Gegenständen innewohnen – sei es der Licht-Schatten-Kontrast von hellen und dunklen Farben oder der Kontrast der Form; beginnend beim größten, oder besser gesagt beim Hauptmotiv, sollte man sich Schritt für Schritt zum Unbedeutenderen hinbewegen und dabei ständig letzteres dem Hauptgegenstand entgegenstellen und unterordnen.

... Licht und Schatten ergeben sich aus den Farbkontrasten auf der Oberfläche eines Gegenstandes, je nach den Lichtverhältnissen und entsprechend seiner Form.

... Malerische oder plastische Eigenschaften eines Gegenstandes, beziehungsweise diejenigen Eigenheiten, die zum Inhalt seiner künstlerischen Umsetzung werden können, lassen sich in gleichbleibende und veränderliche unterteilen.

Gleichbleibende Merkmale:
Volumen (quantitativ);
Form (qualitativ);
Färbung (quantitativ);
Farbgebung (qualitativ).
(Volumen und Färbung gehören der quantitativen Kategorie an, Form und Farbgebung der qualitativen.)

Veränderliche Merkmale:
lineare Perspektive;
Licht- und Schattengebung;
atmosphärische Perspektive.

... In letzter Zeit beschäftige ich mich intensiv mit der Textur. Ich denke, man benötigt jahrelange Erfahrung, um hier zu Ergebnissen zu gelangen.

Ich glaube: Wenn die Textur nicht die Kunst eines Gemäldes selbst ausmacht, so ist sie doch eines seiner wesentlichsten Ausdrucksmittel.

31. Juli
... Man könnte sagen, daß sich die ganze Kunst der Malerei auf folgenden Punkt bringen läßt: welche Farbe, welcher Farbton in welcher Technik auf die gegebene Fläche aufzutragen ist.

4. August
Landschaft mit einem Schlot, eine farbige Komposition. Zuerst: Blau, Grün, Braun, ein rötliches Violett. Das rötliche Violett wird verworfen, denn es greift die Harmonie an ... Es ist wie ein Gewicht zuviel in der Waagschale ...

6. Mai
... Den geistigen mit dem formalen Ansatz in der Malerei zu vereinen ist das höchste Ziel, aber es ist schwer, dabei den Abgrund des Unkünstlerischen zu umschiffen. Das Gleichgewicht zwischen beidem zu halten, ist nur Meistern wie Rembrandt und Michelangelo gelungen.

10. Juli
Mir scheint das Bestreben, in ein Kunstwerk reale Gegenstände einzubringen, das Einkleben verschiedener Materialien bis hin zu ganzen Gegenständen wie Perlen oder Löffeln (bei Lentulov), eine extrem paradoxe Äußerung des Naturalismus.«[15]

EVA ROZENGOL'C-LEVINA

»Das ganze Werk von Eva Rozengol'c-Levina ist als Symbol zu verstehen.«
Michail Alpatov

Die Künstlerin Eva Rozengol'c-Levina zählt zu denen, die sämtlichen Zwängen und Veränderungen innerhalb der kulturellen Szene im Rußland des 20. Jahrhunderts ausgesetzt waren. Ihr Lebensweg weist viele Gemeinsamkeiten mit dem von Antonina Sofronova und Künstlerinnen mit einer vergleichbaren Überzeugung auf, die den Versuch unternahmen, die Kluft zwischen ideologischen und künstlerischen Werten zu überbrücken, die sich in der ersten Hälfte des 20. Jahrhunderts geöffnet hatte. Elena Murina bemerkt in diesem Zusammenhang: »Mit dem Zerbrechen der Einheit von gesellschaftlichen, psychologischen, geistigen und künstlerischen Belangen, die den Grundstein klassischer Kunst gebildet hatte, begann in der Malerei eine Art Nabelschau. Die Aspekte des menschlichen Lebens lagen außerhalb dieses künstlerischen Bereichs.«[1] Der Lebensweg von Eva Rozengol'c-Levina spiegelt im wesentlichen den Versuch wider, die Kluft zwischen der Kunst und der menschlichen Seele zu überbrücken. Aus diesem Bestreben erwuchs ihrer Kunst eine tragische Bedeutung.

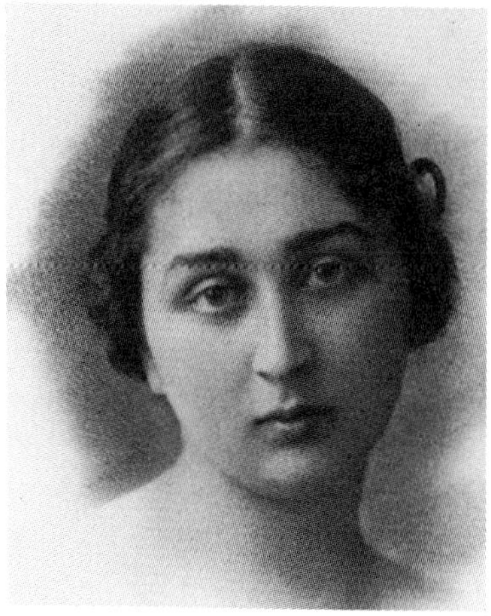

Eva Rozengol'c-Levina als Studentin an der Zahnärztlichen Schule von Tomsk, 1917

Eva Rozengol'c wurde 1898 in Vitebsk in eine große und liebevolle Familie hineingeboren. Von prägender Bedeutung war für sie das für die damalige Zeit bemerkenswerte Verhalten ihrer Mutter, die sich, sobald Eva und ihre fünf Brüder alt genug waren, »dem Zeichnen zuwandte und die in Vitebsk begründete Kunstschule besuchte«[2]. Hier studierte Evas Mutter bei dem »Welt-der-Kunst«-Mitglied Mstislav Dobužinskij und der Künstlerin Vera Ermolaeva. Sie besuchte auch die Kurse von Kazimir Malevič und kam so mit dem Suprematismus in Berührung. In späteren Jahren gab sie selbst einen Zeichenkurs an der Kunstschule. Eva war das einzige Kind der Familie, das die Leidenschaft ihrer Mutter für die Kunst teilte, doch bestand ihr Vater darauf, daß sie einen anderen Berufsweg einschlug. Während des Ersten Weltkriegs, ab 1915, arbeitete sie nach dem Abschluß des Alekseev-Gymnasiums als Krankenschwester und begann später eine zahnärztliche Ausbildung an der Universität von Tomsk. Während eines Aufenthalts in Moskau knüpfte Eva Rozengol'c-Levina 1919 erste Kontakte mit dem künstlerischen Establishment. Vor ihrer Rückkehr nach Vitebsk arbeitete sie kurze Zeit im Atelier des Bildhauers Stepan Ėrzja und setzte sich mit seinem Schaffen auseinander. Zur damaligen Zeit wurde Rußland vom Bürgerkrieg zerrissen, in dessen Verlauf drei von Evas Brüdern ihr Leben lassen mußten. Den Rest des Jahres 1919 verbrachte sie an der Bürgerkriegsfront, wo sie die an einer Typhus-Epidemie dahinsiechenden Soldaten der Roten Armee pflegte.

Erst 1920 kehrte sie nach Moskau zurück, mit der Absicht, eine künstlerische Laufbahn einzuschlagen. Wie Natal'ja Gončarova begann sie als Bildhauerin. Zu Anfang besuchte sie das Atelier von Anna Golubkina, doch hielt die Künstlerin Eva für leichtfertig, wodurch sich die Beziehung beider zueinander schwierig gestaltete. Elena Murina charakterisiert Eva Rozengol'c-Levina als »bezaubernde, sehr weibliche junge Frau, gelegentlich leichtfertig, doch gleichzeitig von außerordentlichem Scharfsinn«[3], während ihr an anderer Stelle ein »stählerner Kern«[4] attestiert wird. Trotz aller Schwierigkeiten verehrte Eva Rozengol'c-Levina ihre Lehrerin. Der Kontakt mit der ernsthaften und doch romantischen Anna Golubkina bereitete sie auf die später im Jahr stattfindende Begegnung mit dem Maler Robert Fal'k vor.

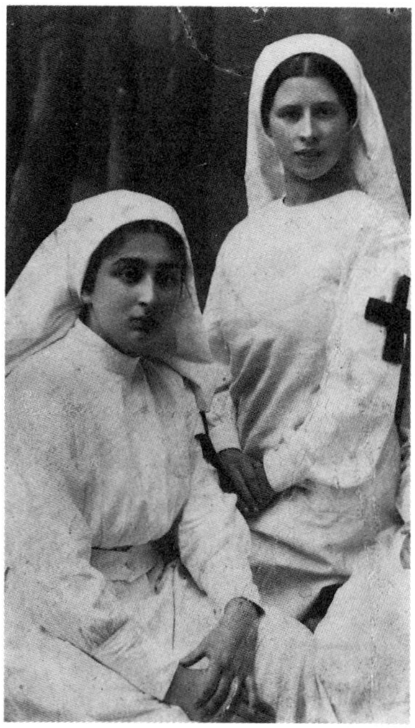

Eva Rozengol'c-Levina (links) als Krankenschwester, 1916

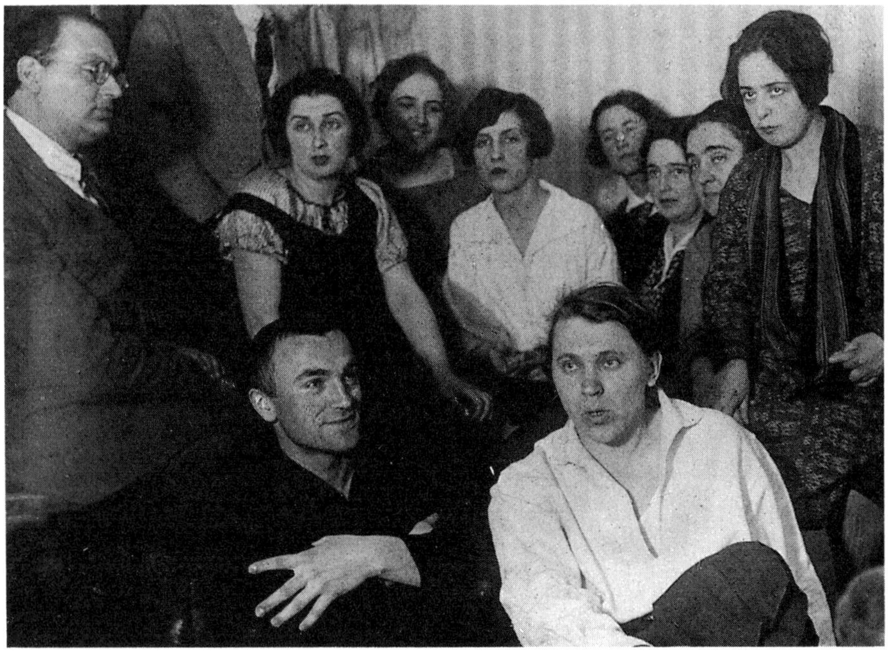

Eva Rozengol'c-Levina in Robert Fal'ks Atelier, 1928. Fal'k und Eva Rozengol'c-Levina sind in der zweiten Reihe links zu sehen

Vor dem Ersten Weltkrieg hatte Robert Fal'k eine führende Rolle innerhalb des »Karo-Buben« gespielt. Nach der Oktoberrevolution war er dem Lehrkörper von VChUTEMAS beigetreten. Eva Rozengol'c-Levina wurde 1921 seine Schülerin und gab die Bildhauerei zugunsten der Malerei auf. Der Wechsel fiel ihr nicht schwer, da die Malerei, die sie als unmittelbares Ausdrucksmittel empfand, ihr als Medium mehr entgegenkam. Schon Anna Golubkina hatte wiederholt Eva Rozengol'c-Levinas Talent für Farbgebung erwähnt.[5] In der Zusammenarbeit mit Robert Fal'k bildete sich schnell ihr persönlicher malerischer Ansatz heraus, und es hieß, sie würde bis zum Ende ihres Lebens jedes Jahr eines ihrer Bilder am 1. Oktober fertigstellen und es der Erinnerung an Robert Fal'k widmen. Fal'k seinerseits bezeichnete Eva Rozengol'c-Levina einmal vor seinen Schülern als die einzige Rechtfertigung seiner Lehrtätigkeit.[6]

Die Künstlerin schloß ihre Ausbildung 1925 mit Auszeichnung ab und erhielt die Möglichkeit, ins Ausland zu reisen. 1926 besuchte sie London, wo ihr Bruder für die Sowjetische Handelsdelegation arbeitete. Ihr besonderes Interesse galt der Turner-Gemäldesammlung in der Tate Gallery und einer Cézanne-Ausstellung. Sie war als Künstlerin bereits ausgereift; ihre persönliche Richtung war von Robert Fal'ks empfindsam-melancholischem Stil geprägt. Der Einfluß Fal'ks auf Eva Rozengol'c-Levina trat in ihren Frühwerken offen zutage. In ihrem Bild *Weiblicher Akt* (1922, Taf. 134) kehrte sie zu einer Idealisierung menschlicher Formen in der Tradition des »Karo-Buben« zurück. Zudem ahmte sie Fal'ks Technik des Farbauftrags nach: kräftige, deutlich sichtbare Pinselstriche. Doch ist die wahrhafte Verschmelzung ihres menschlichen und malerischen Anliegens erst in dem in warmen Farben gehaltenen Gemälde *Bäuerin aus Rjazan'* von 1924 (Taf. 133) zu finden. In diesen Jahren malte Eva Rozengol'c-Levina eine Reihe von einfühlsamen Charakterstudien der Menschen, von denen sie umgeben war – zum Beispiel *Die Alten* (1925, Taf. 136) und *Marusja* (1929–30, Taf. 135), wunderbar großzügig angelegte Darstellungen, die wiederum an Arbeiten Robert Fal'ks aus dieser Zeit denken lassen. Diese Periode war jedoch für ihre Entwicklung nicht entscheidend. Nach kurzer Zeit fand die Künstlerin andere

Möglichkeiten des Ausdrucks, die ihrer veränderten Wahrnehmung der Welt entsprachen.

In den frühen dreißiger Jahren verstärkte sie die ihren Bildern innewohnende Dramatik und ging gleichzeitig zu kleineren Formaten über, die die Aussagekraft ihrer Gemälde noch verstärkten. In dieser Zeit arbeitete sie bevorzugt mit Pastellfarbe, ihre Bilder drückten innere Bewegtheit und geistige Qualen aus. Überraschenderweise verstärkte sich ausgerechnet in dieser Periode das soziale Engagement der Künstlerin: Sie wurde Mitglied der »Vereinigung Sozialer Künstler« (OChO), die sich aus ehemaligen Schülern Fal'ks zusammensetzte und deren Ziel darin bestand, die »Kunst dem Volk nahezubringen«. Die Eröffnung einer Ausstellung im Klub der Oktoberrevolution im Mai 1928 wurde von einer Erklärung mit dem Titel »Unser Weg« begleitet, in der es hieß: »Wir entstammen einer Schule, der VChUTEMAS, und wir sind auf der Suche nach den Formen künstlerischer Arbeit, die die Forderungen der Gesellschaft an den Künstler am besten erfüllen können. Zur Realisierung unserer Ziele organisieren wir Ausstellungen, die nicht im Zentrum der Stadt zu sehen sein werden, weil sie dort für viele schwer zugänglich sind, sondern in Arbeiterklubs, wo sie [die Ausstellungen] von allen gesehen werden können. Wir möchten unsere Arbeiten nicht nur dem kleinen Kreis zeigen, der regelmäßig Ausstellungen besucht, sondern auch den Menschen, die noch nicht an deren Besuch gewohnt sind. Wir möchten mit anderen unter Anwendung unserer eigenen Fähigkeiten (Malerei, Zeichnen, grafische Kunst, Bildhauerei) zusammenarbeiten, um so ein neues Leben zu ermöglichen.«[7]

In dieser Zeit schrieb Eva Rozengol'c-Levina einen Artikel unter dem Titel »Das Theater der nahen Zukunft«[8]. Ausgehend von den Ideen der zeitgenössischen Theaterreformer (insbesondere Mejerchol'ds), stellte die Künstlerin die Forderung auf, die Theatergebäude entsprechend den Forderungen des »neuen sozialen Umfelds« und des Prinzips der sozialen Gleichheit so umzubauen, daß die Barriere zwischen Bühne und Zuschauerraum überwunden würde. Von 1931 bis 1932 lehrte Eva Rozengol'c-Levina außerdem an der Ersten Staatlichen Textilfabrik in Moskau. 1932/33 entwarf sie Stoffmuster für die Dorogomilovskaja-Fabrik, und von 1934 bis 1936 hatte sie eine Beraterfunktion als Designerin im Volkskommissariat für Elektroindustrie inne.

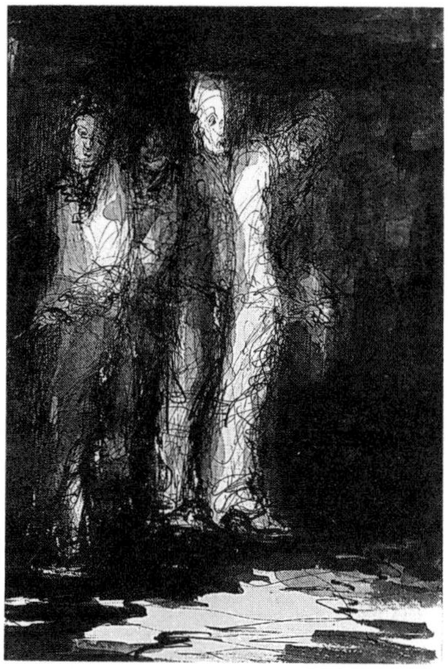

Zeichnung aus der Serie *Menschen*, sechziger Jahre

In zunehmendem Maße zog sich die Künstlerin jedoch in sich selbst zurück, so als sei sie erschöpft von den Spannungen und Kämpfen dieser Zeit. Ihr bevorzugtes Sujet wurde die Stadtlandschaft, und obwohl ihre Bilder gewisse Ähnlichkeiten mit denen von Antonina Sofronova aufweisen, sind doch deutliche Unterschiede zu erkennen. So vermitteln zum Beispiel die *Schornsteine,* die sich in dem gleichnamigen Pastell aus den frühen dreißiger Jahren (Taf. 138) über der schlafenden Stadt erheben, und der durch vereinzelte Lichter erhellte dunkle Himmel darüber ein Gefühl von Angst und Spannung. Diesen Bildern ist eine beunruhigende Atmosphäre gemeinsam, jene angeblich »gotische Gliederung«, die die »Gruppe 13« zugunsten »einer positiven Lebenseinstellung« verdrängen wollte. In ihrem prophetischen Pastell *Die Moskva in der Abenddämmerung* von 1934 (Taf. 137) verzichtet Eva Rozengol'c-Levina außerdem auf die ruhige Annäherung Antonina Sofronovas an ihre Sujets zugunsten einer an Turner angelehnten apokalyptischen, unwirklichen Atmosphäre. Der Fluß ist zu einem bedrohlichen und mächtigen Strom geworden.

Eva Rozengol'c-Levina wurde 1949 in die Verbannung geschickt. Nach der Deutung Elena Murinas durchlebte sie viele Tode, doch ihre Seele überlebte – dank der Kunst. Die einfachen Grafiken, die im Exil entstanden, sind in dieser Hinsicht von besonderer Aussagekraft. Am Ende ihrer Laufbahn stand eine umfangreiche Serie von Himmels- und Figurenstudien, die sie ab Ende der fünfziger bis Anfang der siebziger Jahre beschäftigten und in denen sie die durch das 20. Jahrhundert hervorgerufenen Veränderungen für die Menschen ausdrückte. Einen ähnlich beschwörenden Charakter haben ihre Gedichte, die wie ein anrührendes Motto ihr Leben und ihre Laufbahn als Künstlerin charakterisieren:

> Vertrautes Licht trat ein in die Erinnerung
> Und meine Seele wurde
> sich ihrer Freude bewußt.
> Doch tief darin ist auch Vergangenes versteckt.
> Vertrautes Licht trat ein in die Erinnerung
> Und in die Freude mischte sich der Schmerz.

DOKUMENTE

Der Dichter Evgenij Vinokurov über
Eva Rozengol'c-Levina
»Eva Pavlovnas Zeichnungen sind streng und größtenteils in dunklen Tönen gehalten. Gleichwohl war eines ihrer Lieblingsworte ›Freude‹. Ohne das Gefühl der Freude – es konnte auch bittere Freude sein – setzte sie sich nie an die Arbeit. Sie war eine Voraussetzung für ihre Kreativität. Freude war der Stimulus und die Quelle ihres Schaffens.«[9]

Der Künstler Oleg Vasil'ev über
Eva Rozengol'c-Levina
»Die Grafik von Eva Pavlovna ist überhaupt nicht aggressiv. Ihr fehlt das Signal: ›Halt, schau mich an‹ ... Sie war eine Künstlerin, die keine Regeln brach und keine Grenzen überschritt. Unaufdringlich, aber mit Nachdruck schaffte sie es irgendwie, sich einen Platz innerhalb der russischen Kunst der ersten Hälfte des 20. Jahrhunderts zu erringen und wurde so zu einer der Vertreterinnen der gesamteuropäischen Stilrichtung innerhalb der Kulturentwicklung. Ihr Werk erinnert an das von Čekrygin[10], das sie nie gesehen hat, und an das von Turner, den sie sehr liebte und den sie schon in jungen Jahren im Original sah.«[11]

Der Kunsthistoriker Michail Alpatov über
Eva Rozengol'c-Levina
»Ich lernte Eva Pavlovna in den fünfziger Jahren im Krankenhaus kennen, als ich hinging, um die ehemalige Schülerin von Fal'k zu besuchen ... Zuerst zeigte sie mir einige Blätter, auf denen durch Bäume gesehene Darstellungen des Himmels mit grob skizzierten Wolken zu sehen waren. Diese Bilder hatten etwas Beunruhigendes. Im Vordergrund neigten sich kahle Bäume gegen den Wind. Die knorrigen Äste wirkten grob entblößt. Altem Brauch entsprechend, fragte ich sie nicht, warum sie nur Bäume und Wind dargestellt hatte. Wichtig war es, die Bilder zu betrachten, nicht Fragen zu stellen. Dann kehrten wir erneut zum Himmel zurück. Nun war es windstill. Es wehte noch nicht einmal eine milde Brise. Im Gegensatz zu den vorhergegangenen Zeichnungen war das Wetter schön und klar ... Ich fühlte eine große Freude ... Ich war glücklich, daß andere Menschen, die diese Bilder gesehen hatten, ebenfalls mit starken Gefühlen reagiert hatten ... Damals begriff ich: Das ganze Werk von Eva Rozengol'c-Levina ist als Symbol zu verstehen.«[12]

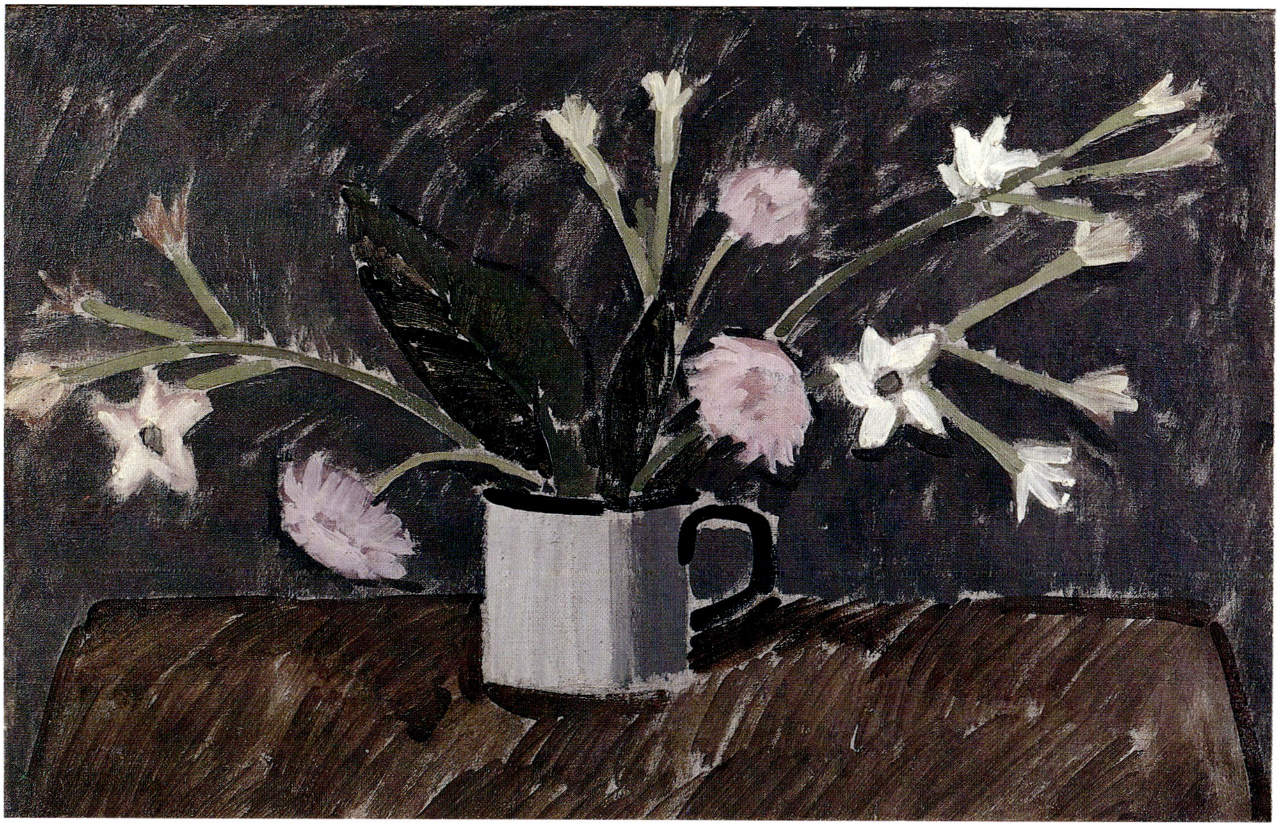

120 Antonina Sofronova *Tabakblüten im Krug,* 1919

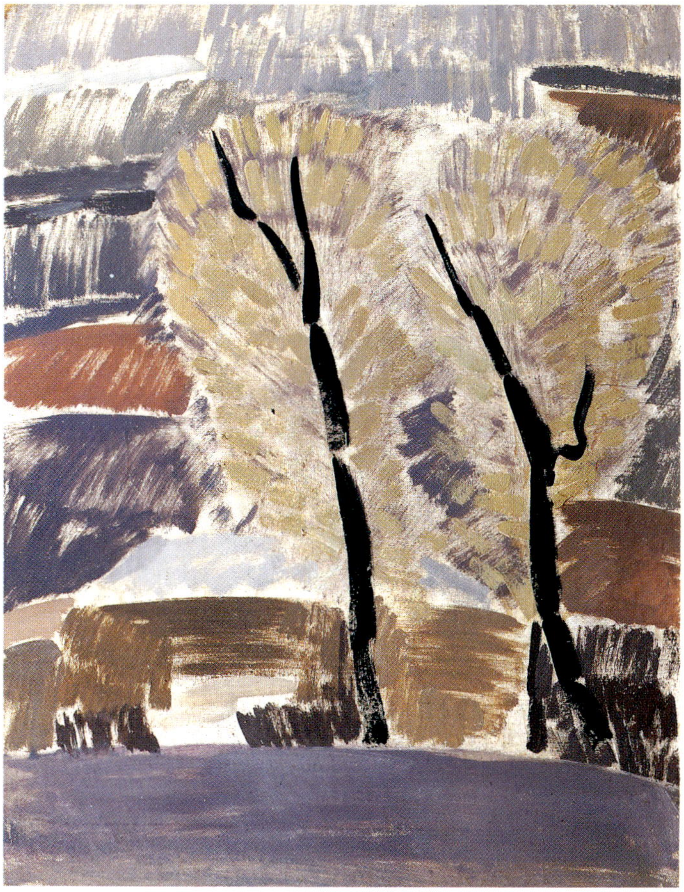

121 Antonina Sofronova *Landschaft mit Bäumen,* 1919

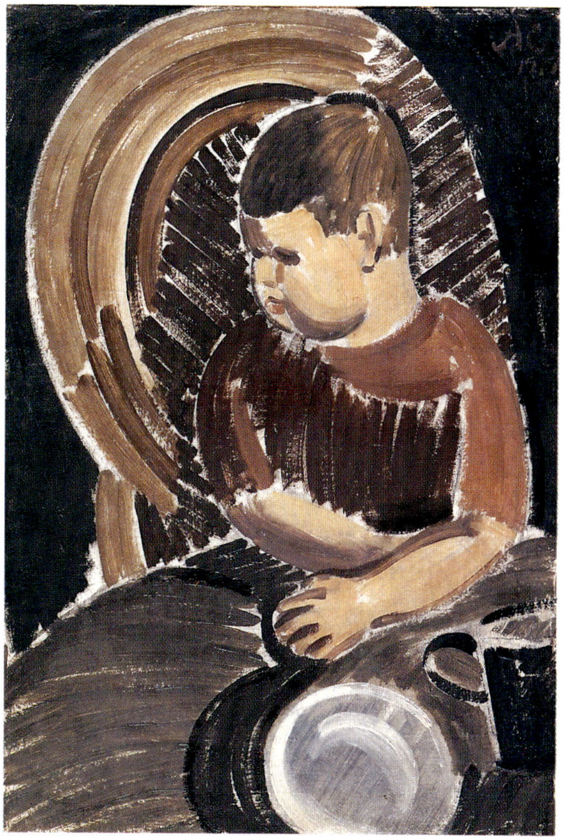

122 Antonina Sofronova
Porträt meiner Tochter, 1919

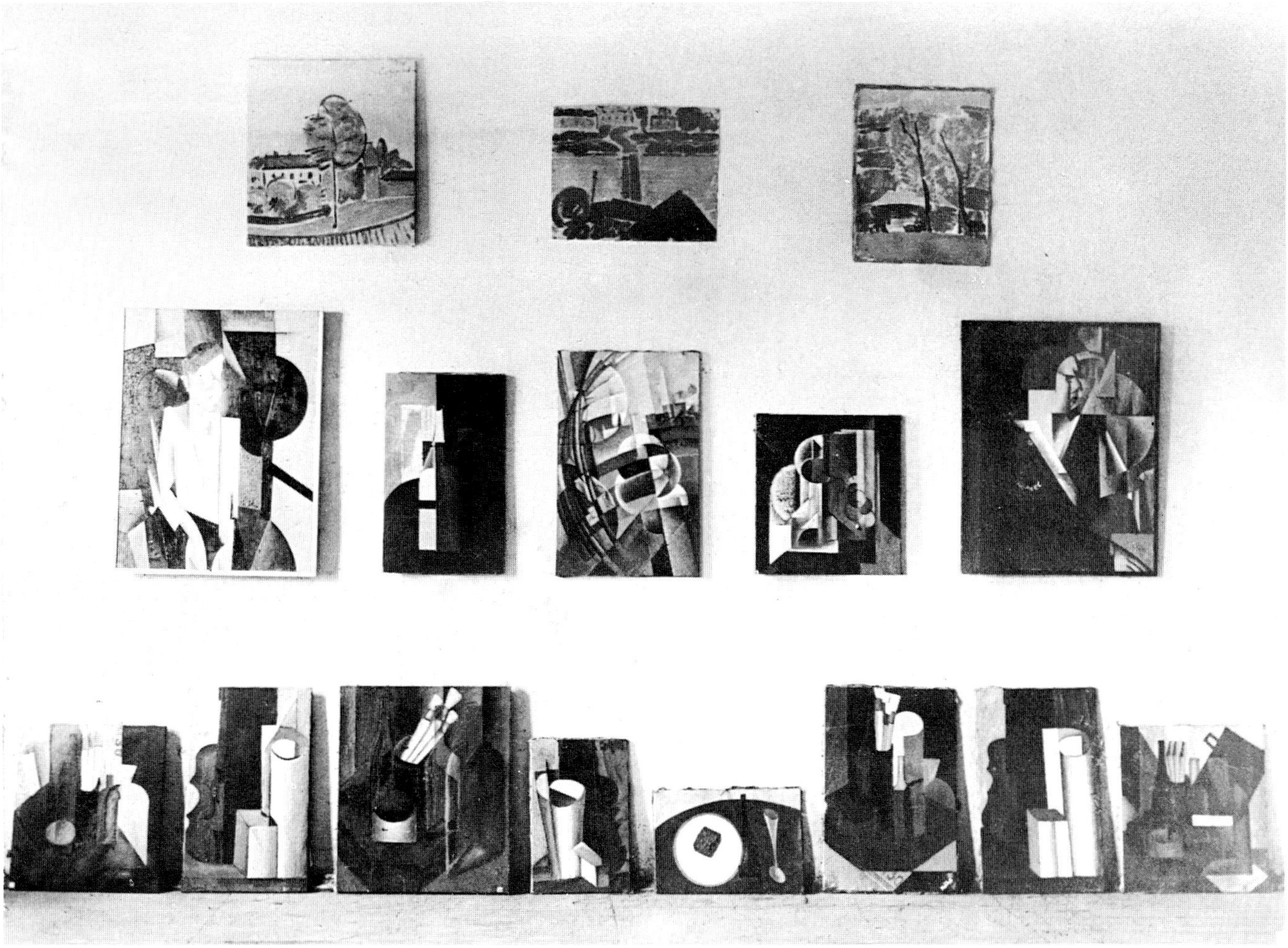

123 Arbeiten von Antonina Sofronova
und ihren Schülern, Tver, 1921

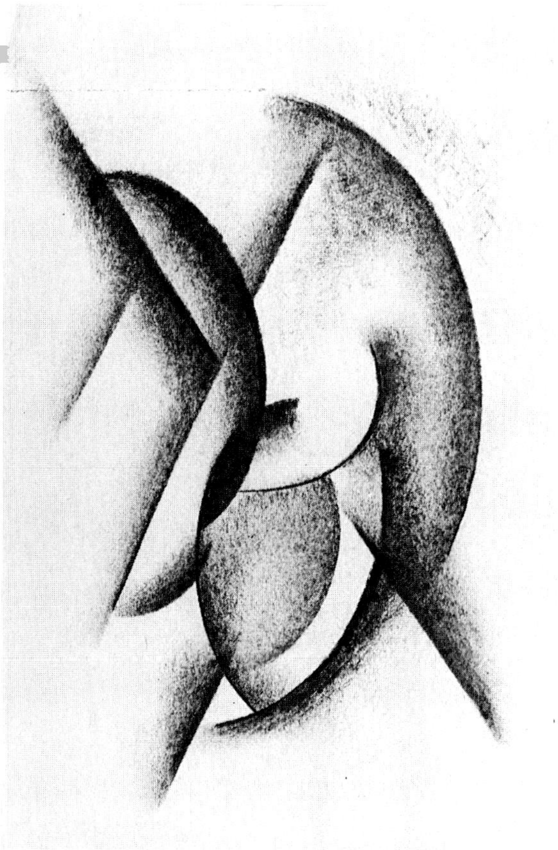

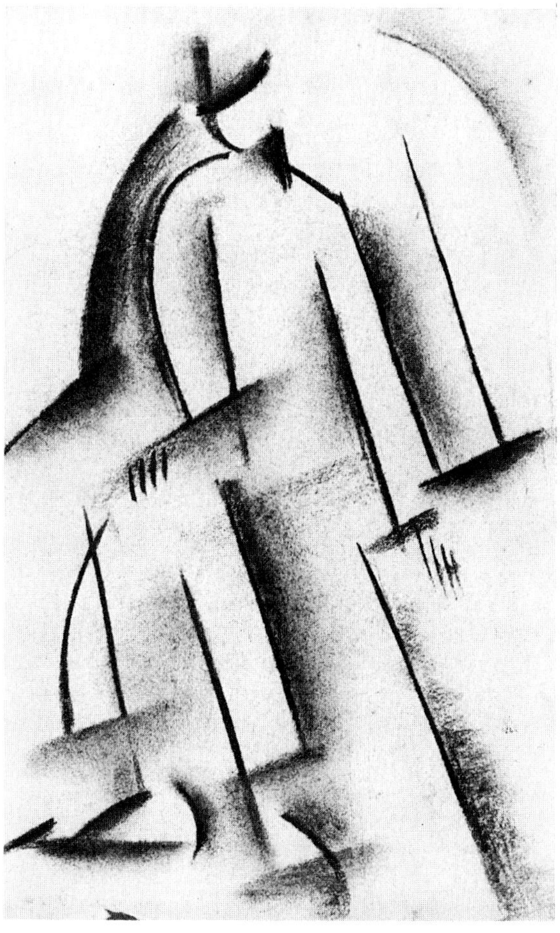

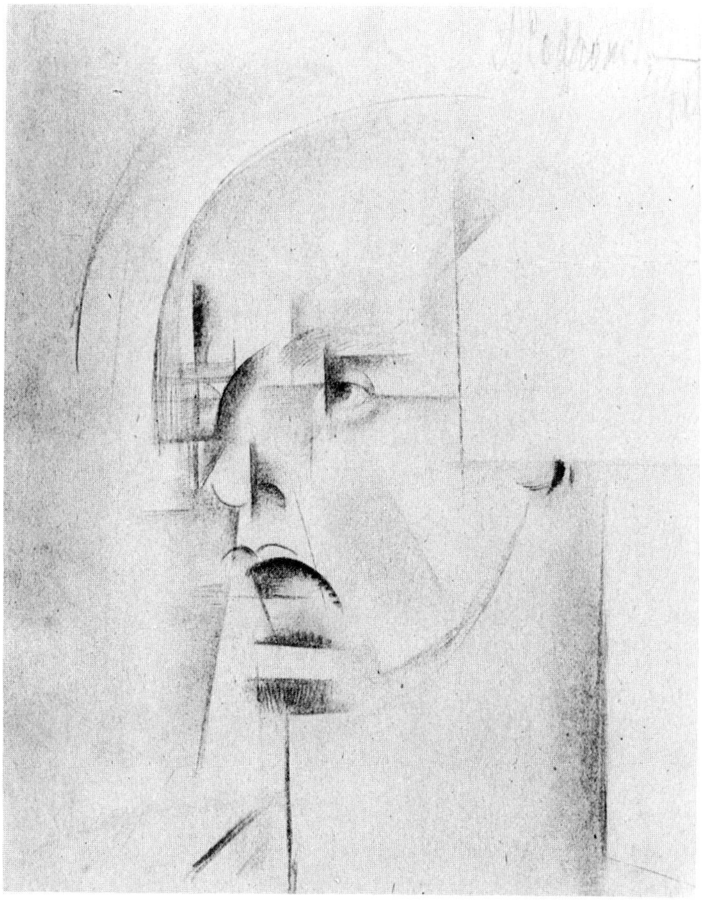

↖ 124 Antonina Sofronova
Komposition, 1922

← 125 Antonina Sofronova
Figur, 1922

↑ 126 Antonina Sofronova
Porträt des Künstlers Michail Sokolov, 1922

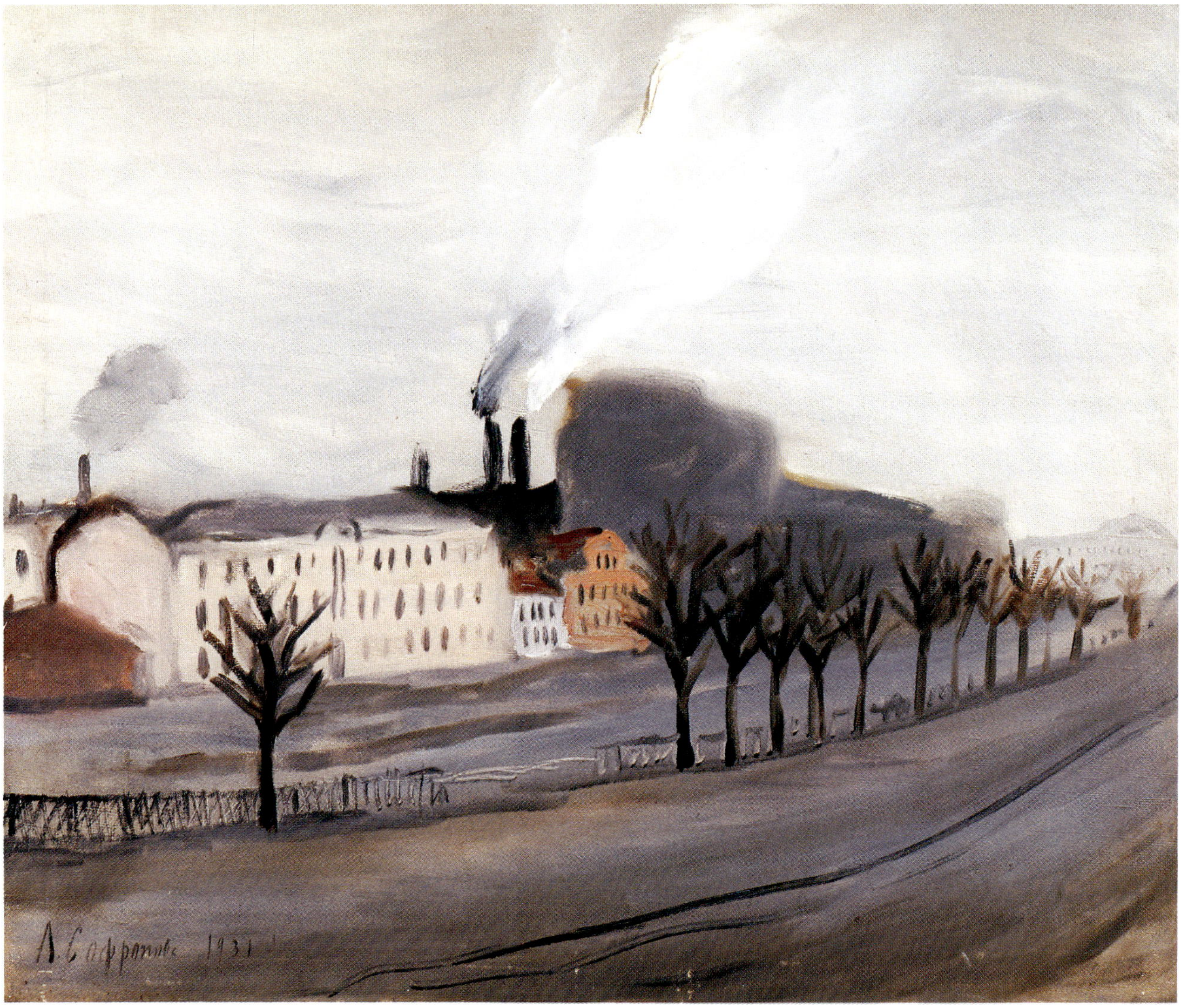

↑ 127 Antonina Sofronova
Rauch über MOGES (Moskauer Wasserkraftwerk), 1930

↗ 128 Antonina Sofronova
In den Gassen des Arbat, 1932

→ 129 Antonina Sofronova
Rosa Haus, blauer Zaun, 1934

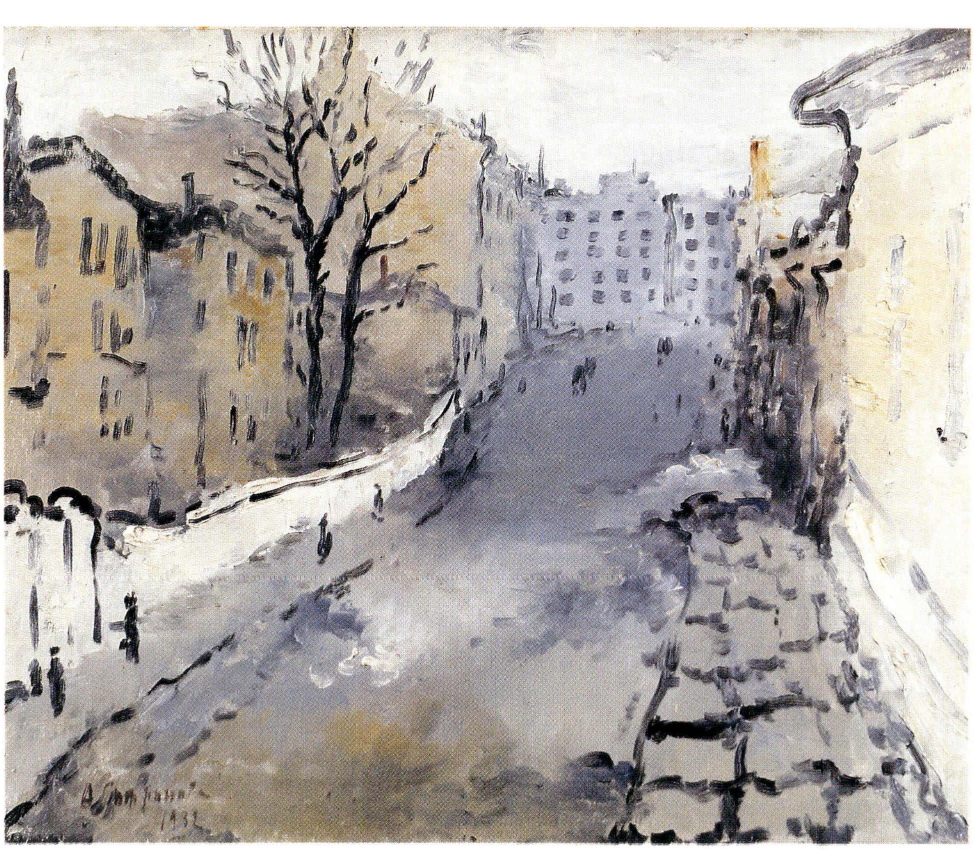

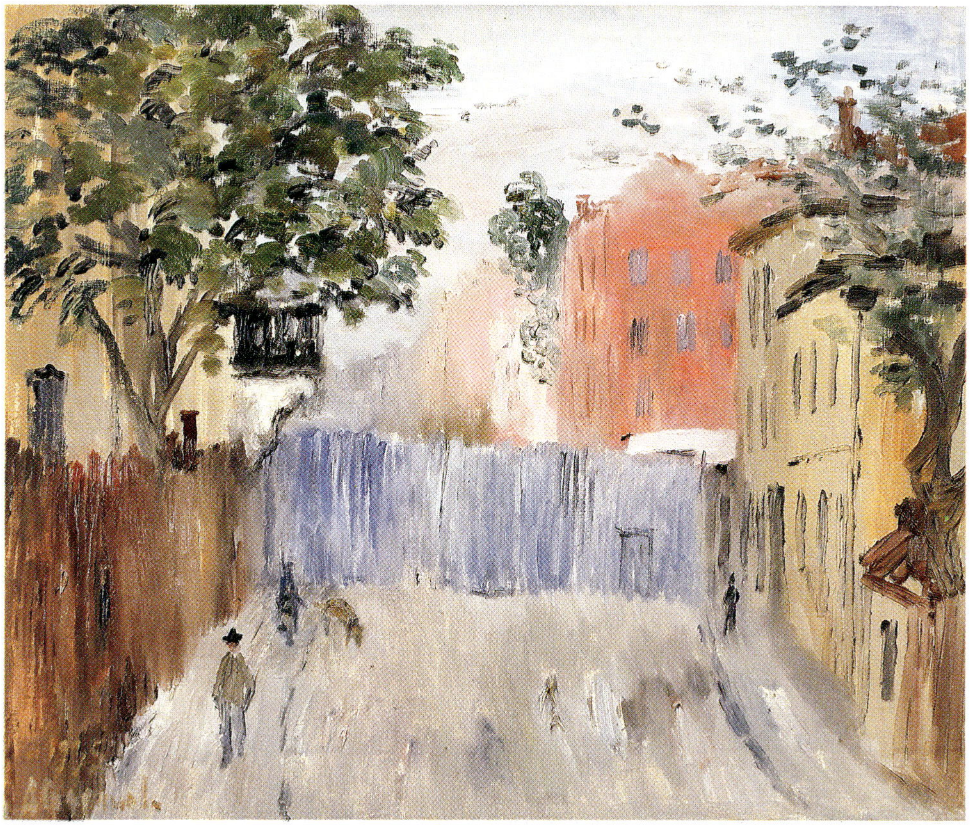

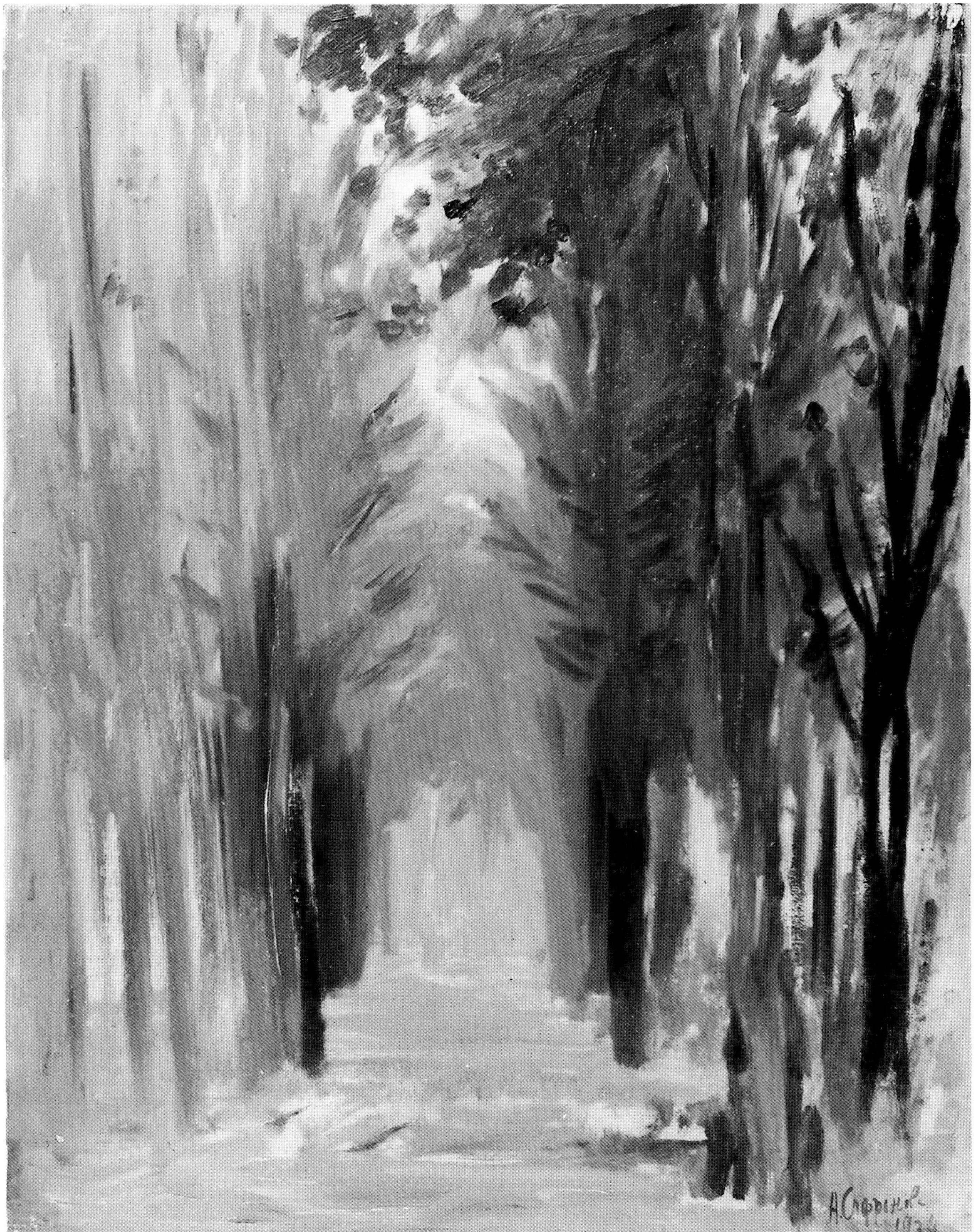

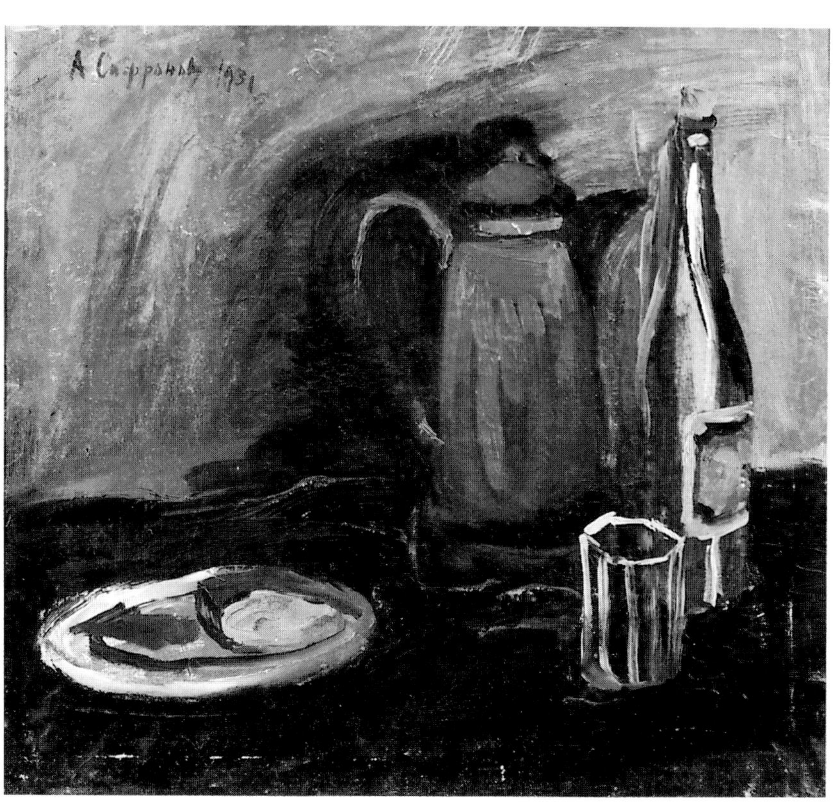

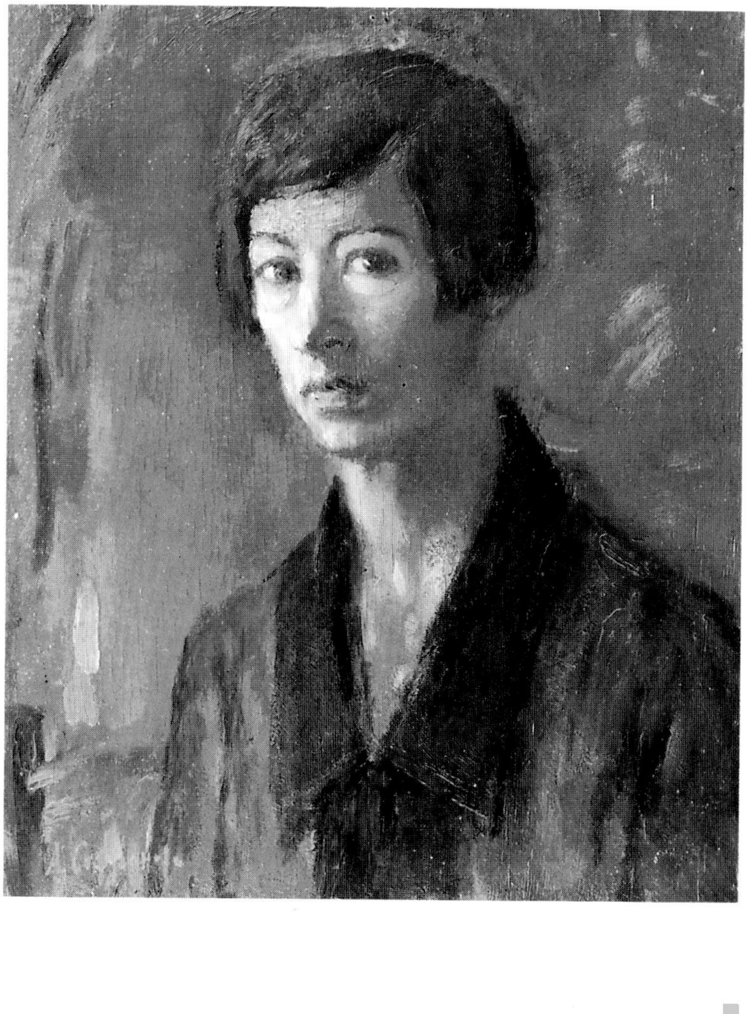

← 130 Antonina Sofronova
Waldweg, 1933–1934

↑ 131 Antonina Sofronova
Stilleben mit roter Kaffeekanne, 1931

→ 132 Antonina Sofronova
Selbstbildnis, 1931

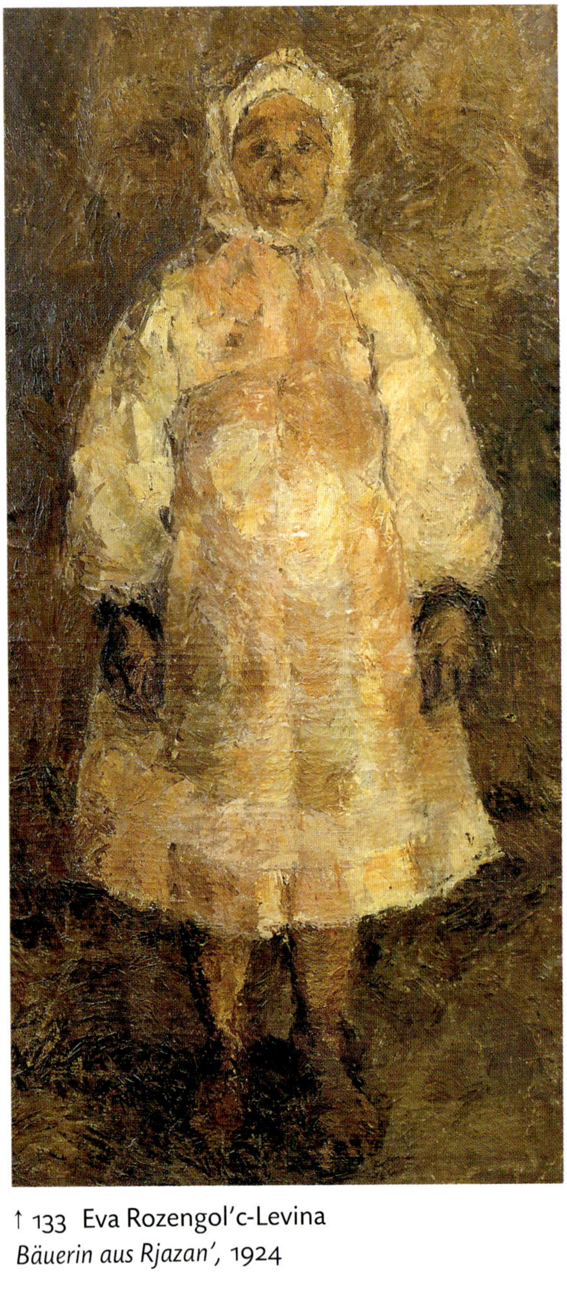

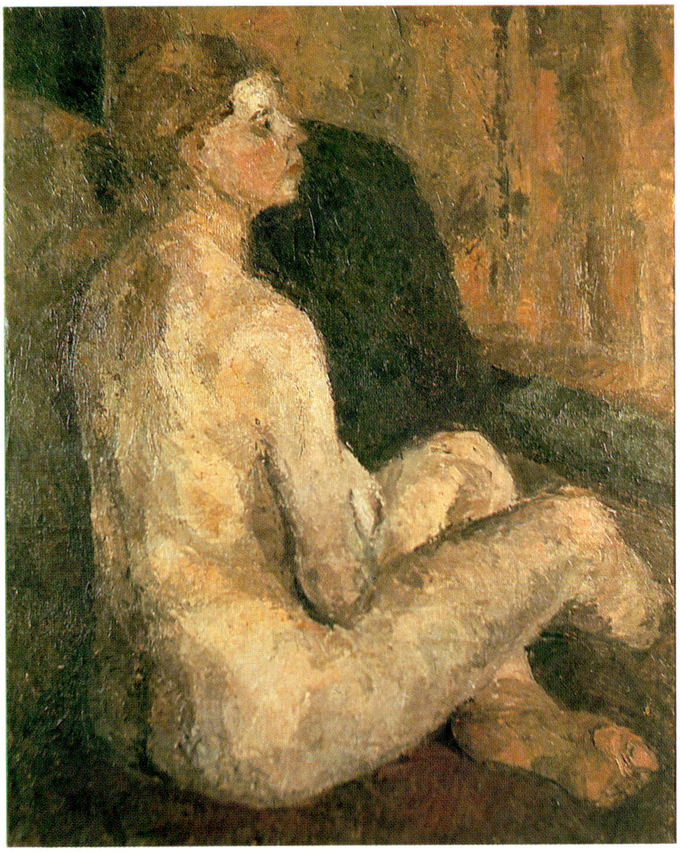

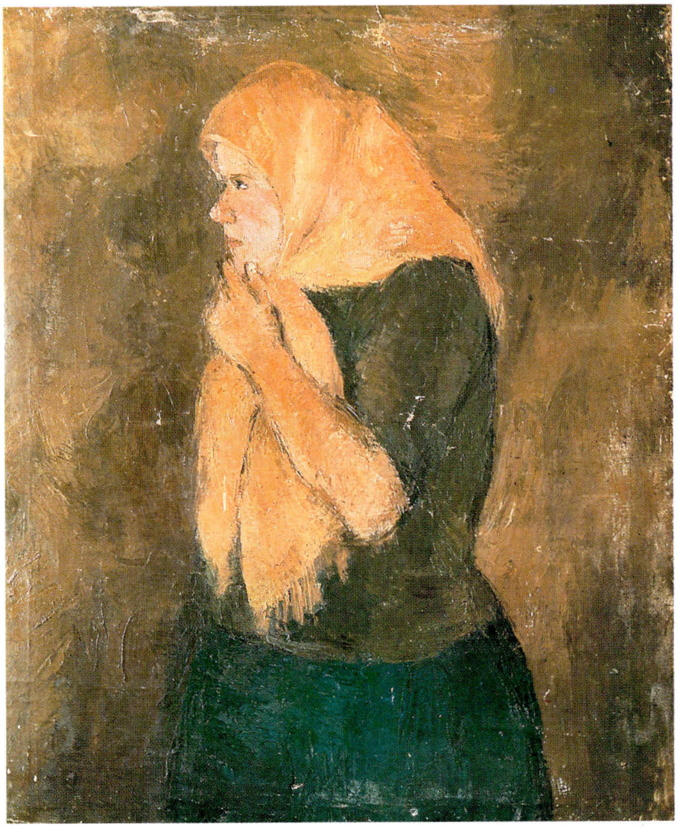

↑ 133 Eva Rozengol'c-Levina
Bäuerin aus Rjazan', 1924

↗ 134 Eva Rozengol'c-Levina
Weiblicher Akt, 1922

→ 135 Eva Rozengol'c-Levina
Marusja, 1929–30

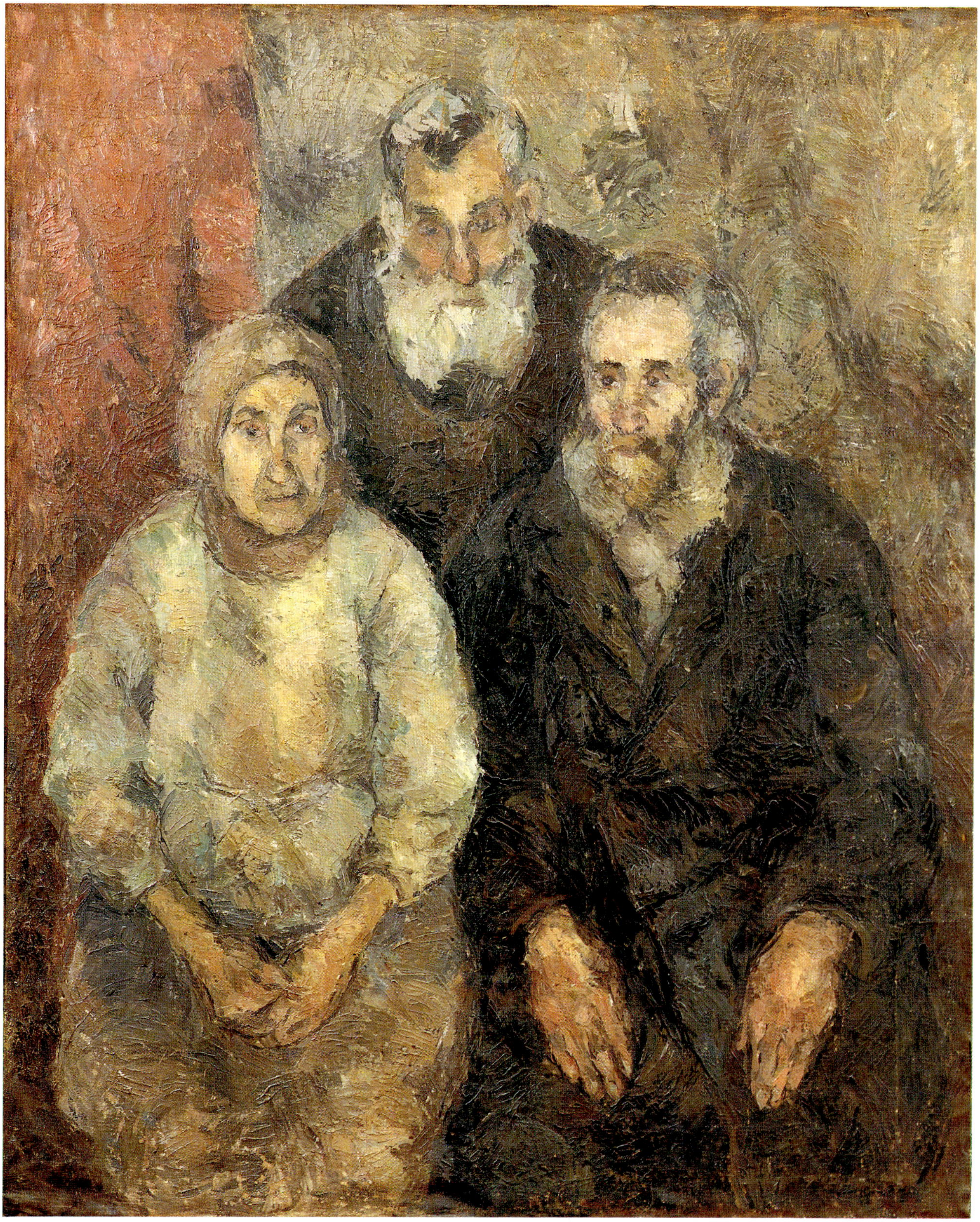

136 Eva Rozengol'c-Levina *Die Alten,* 1925

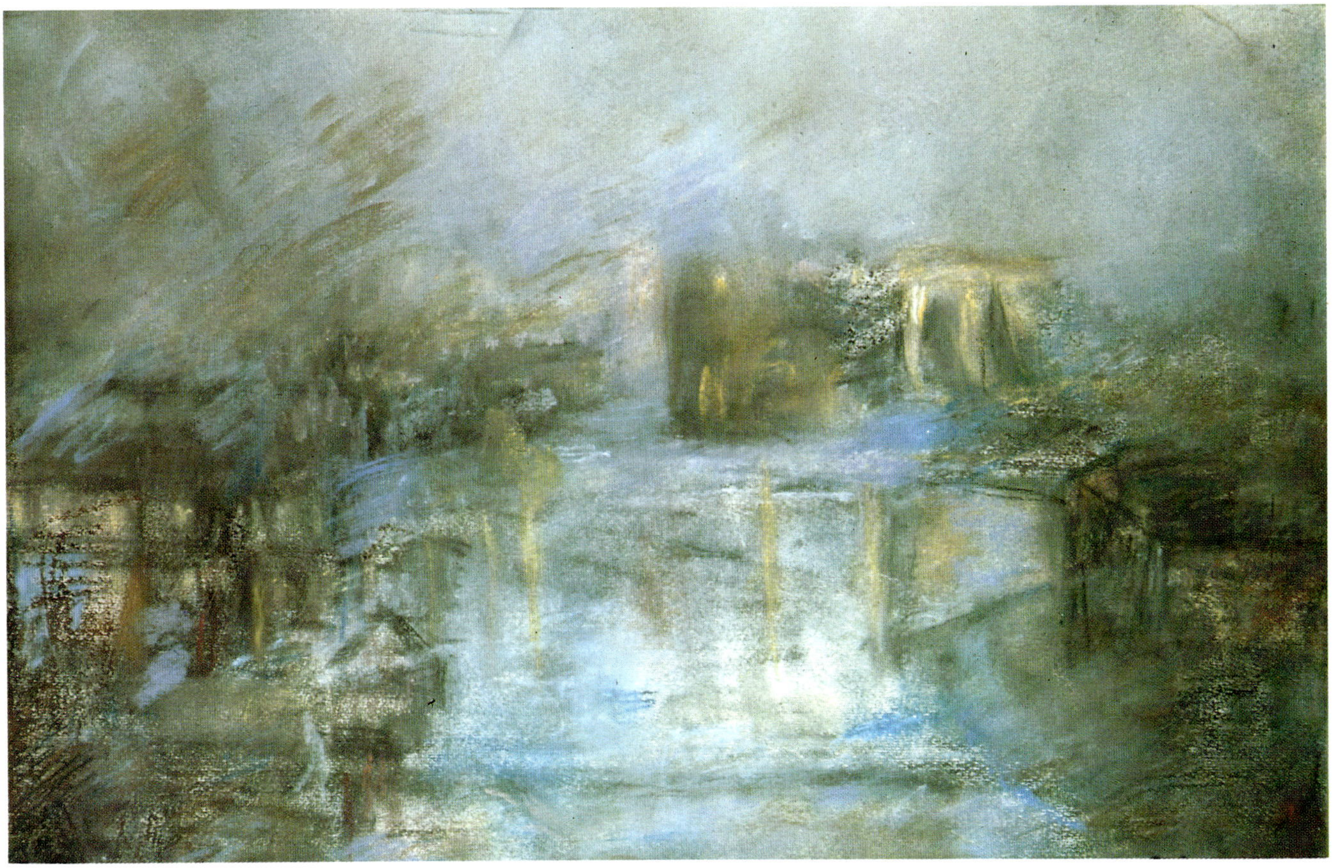

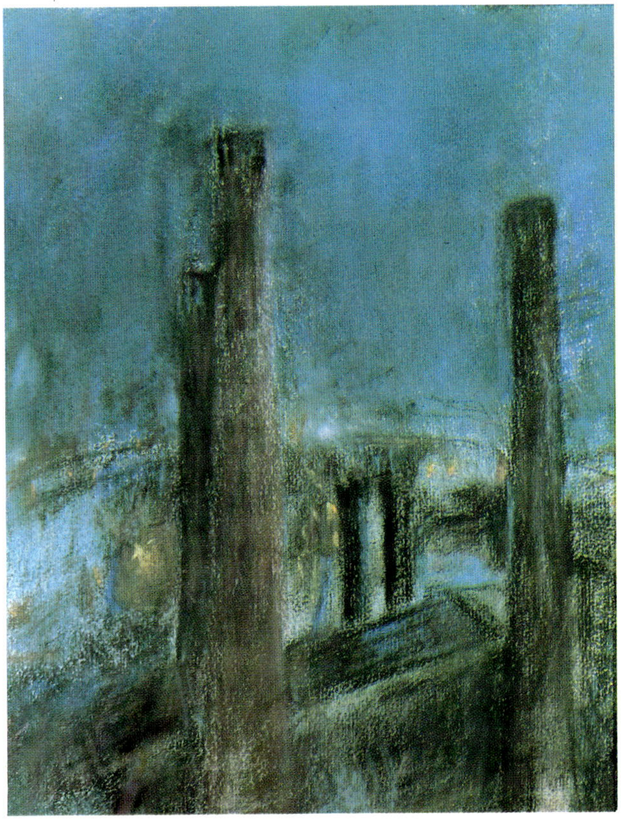

↑ 137 Eva Rozengol'c-Levina
Die Moskva in der Abenddämmerung, 1934

← 138 Eva Rozengol'c-Levina
Schornsteine, um 1930

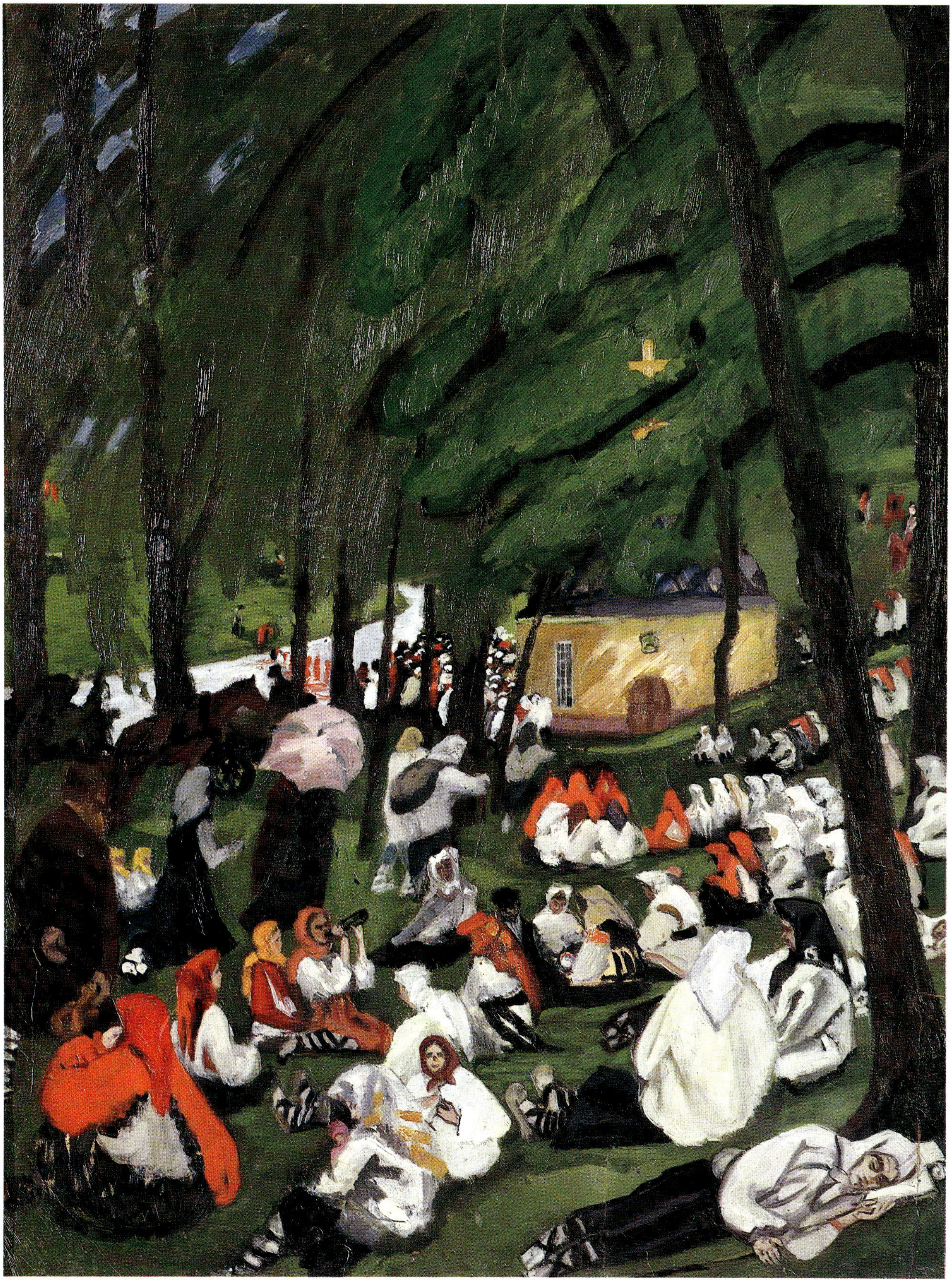

139 Nina Simonovič-Efimova *Fest im Gouvernement Tambov*, 1914

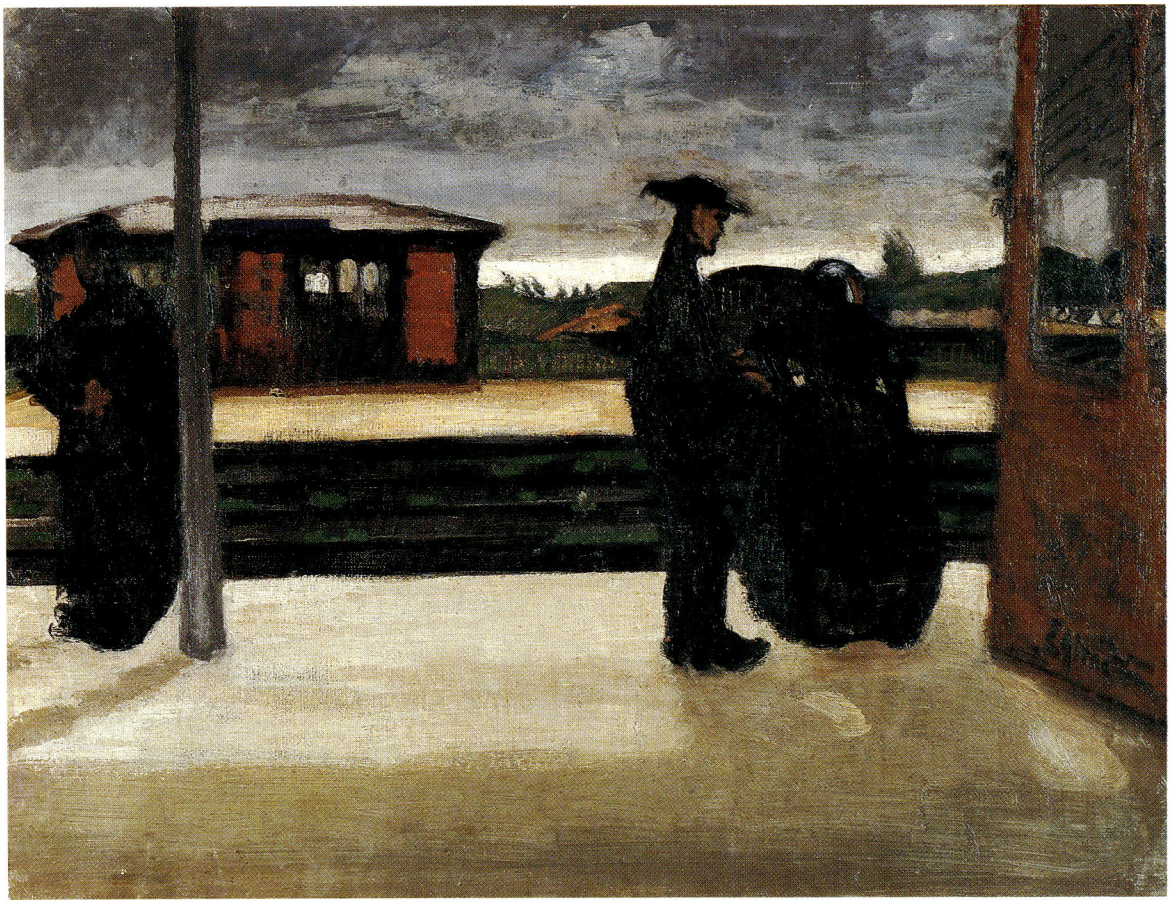

140 Nina Simonovič-Efimova *Vision de Voyage,* 1910

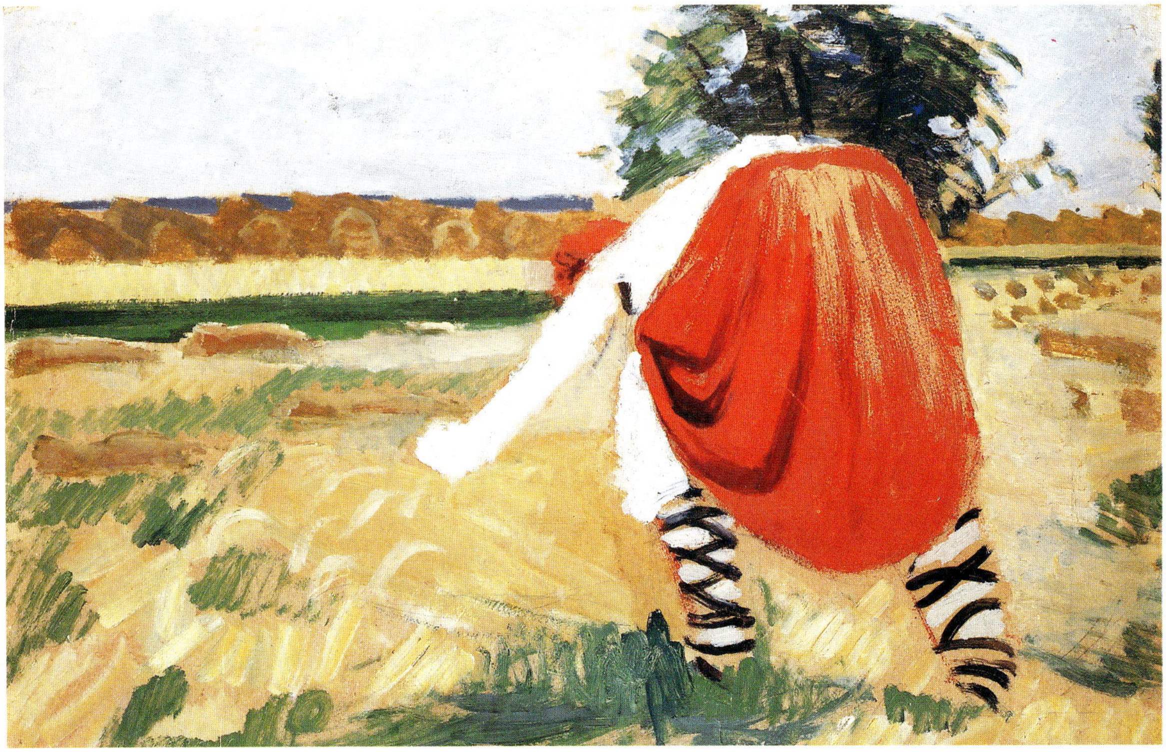

141 Nina Simonovič-Efimova *Bäuerin in rotem Rock,* 1915

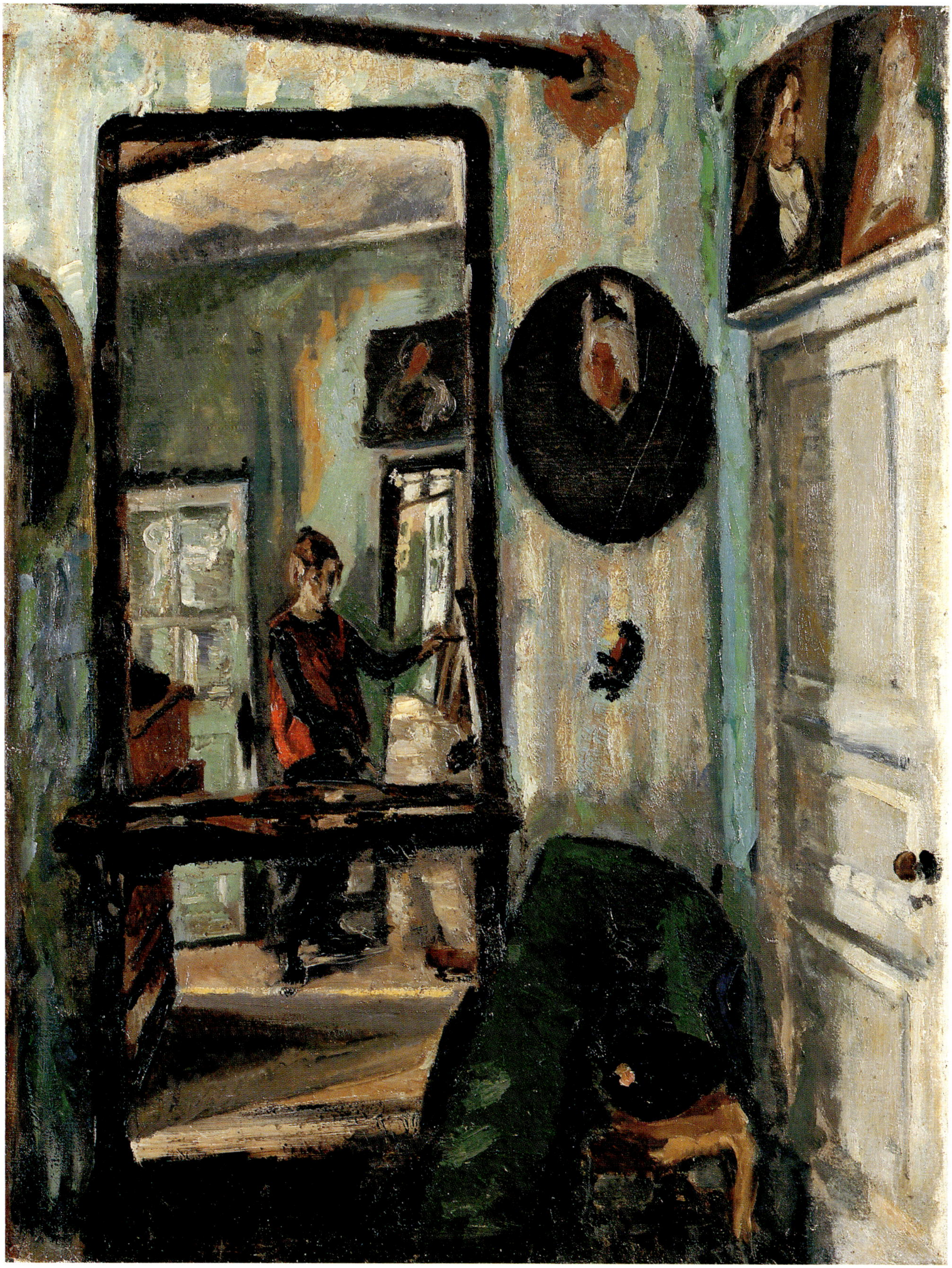

142 Nina Simonovič-Efimova *Interieur. Selbstbildnis in Sokolniki,* 1916/17

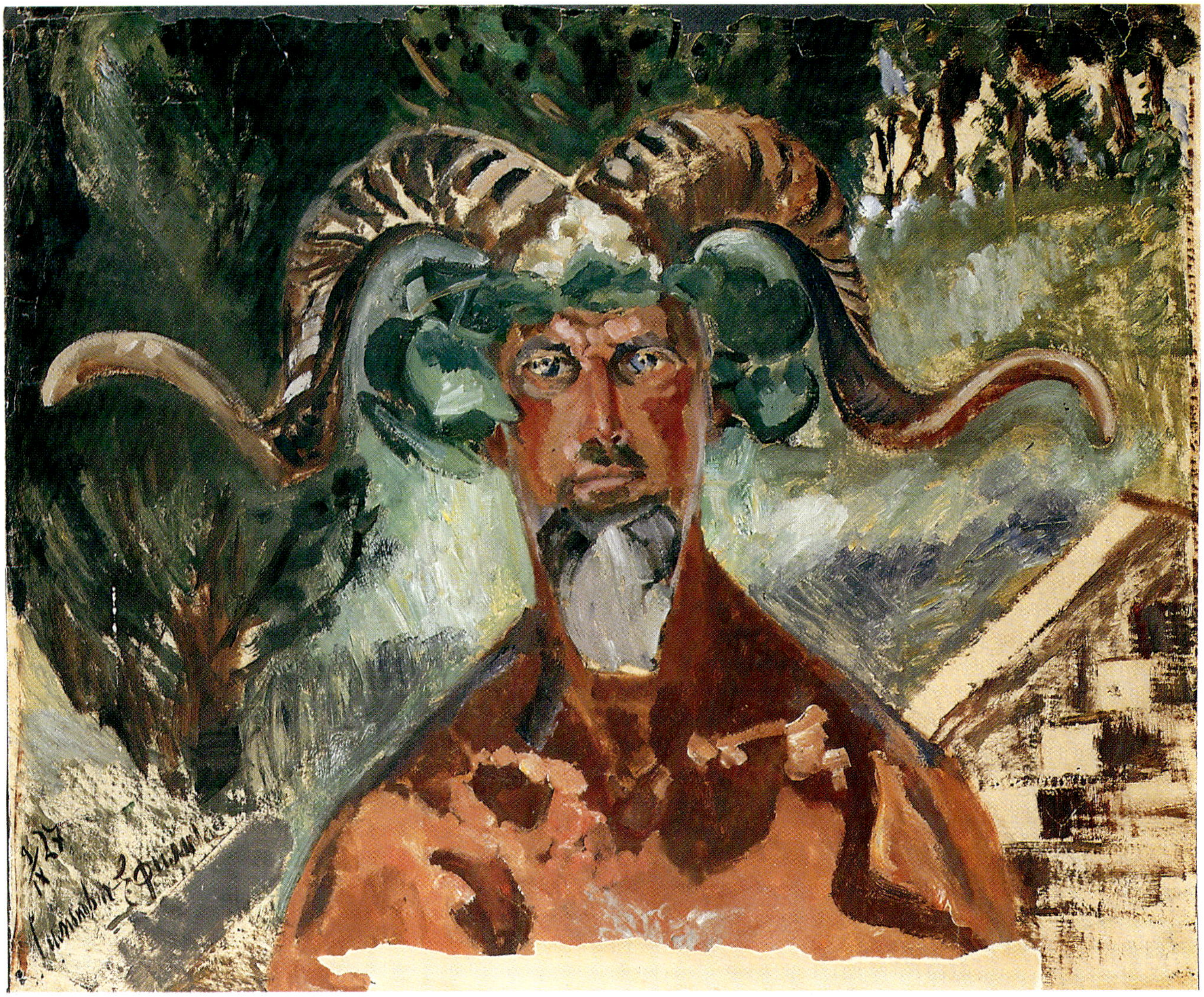

↑ 143 Nina Simonovič-Efimova
Ivan Efimov als Faun, 1927

→ 144 Nina Simonovič-Efimova
Puppe *Puškin,* 1922

⇉ 145 Nina Simonovič-Efimova
Puppe *Freudenmädchen* 1929

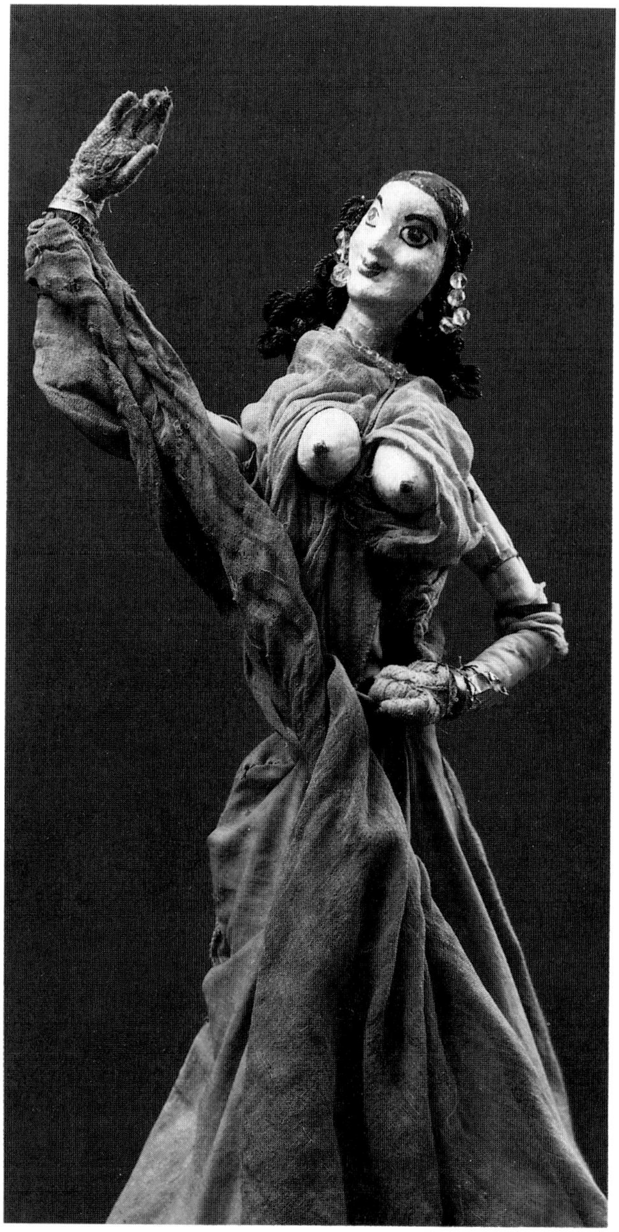

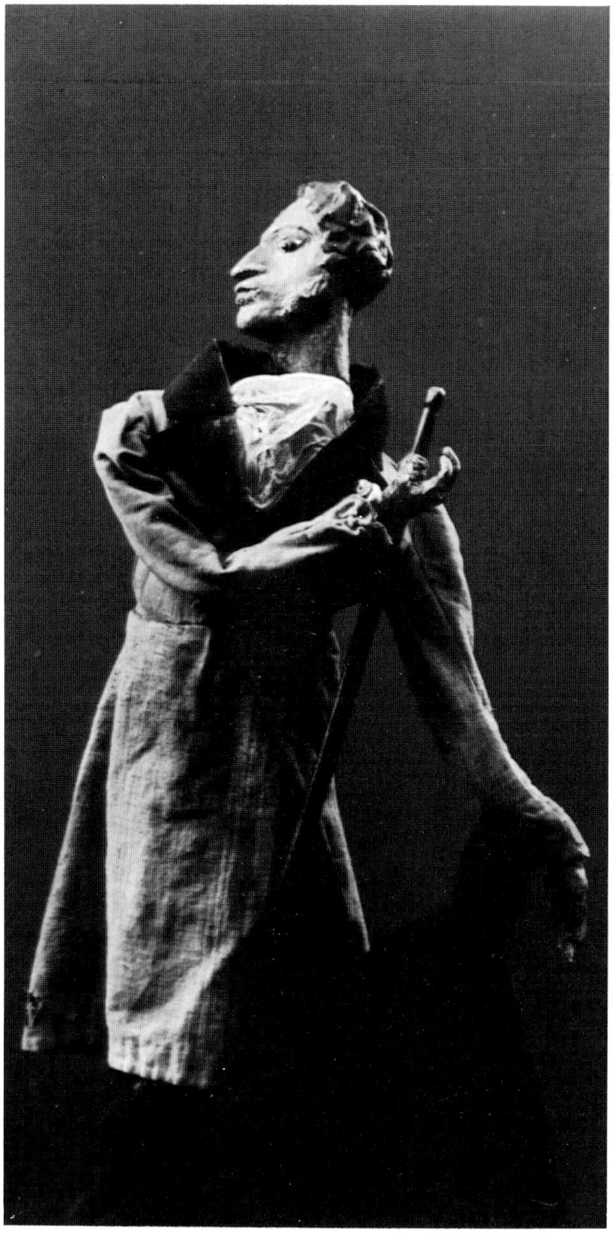

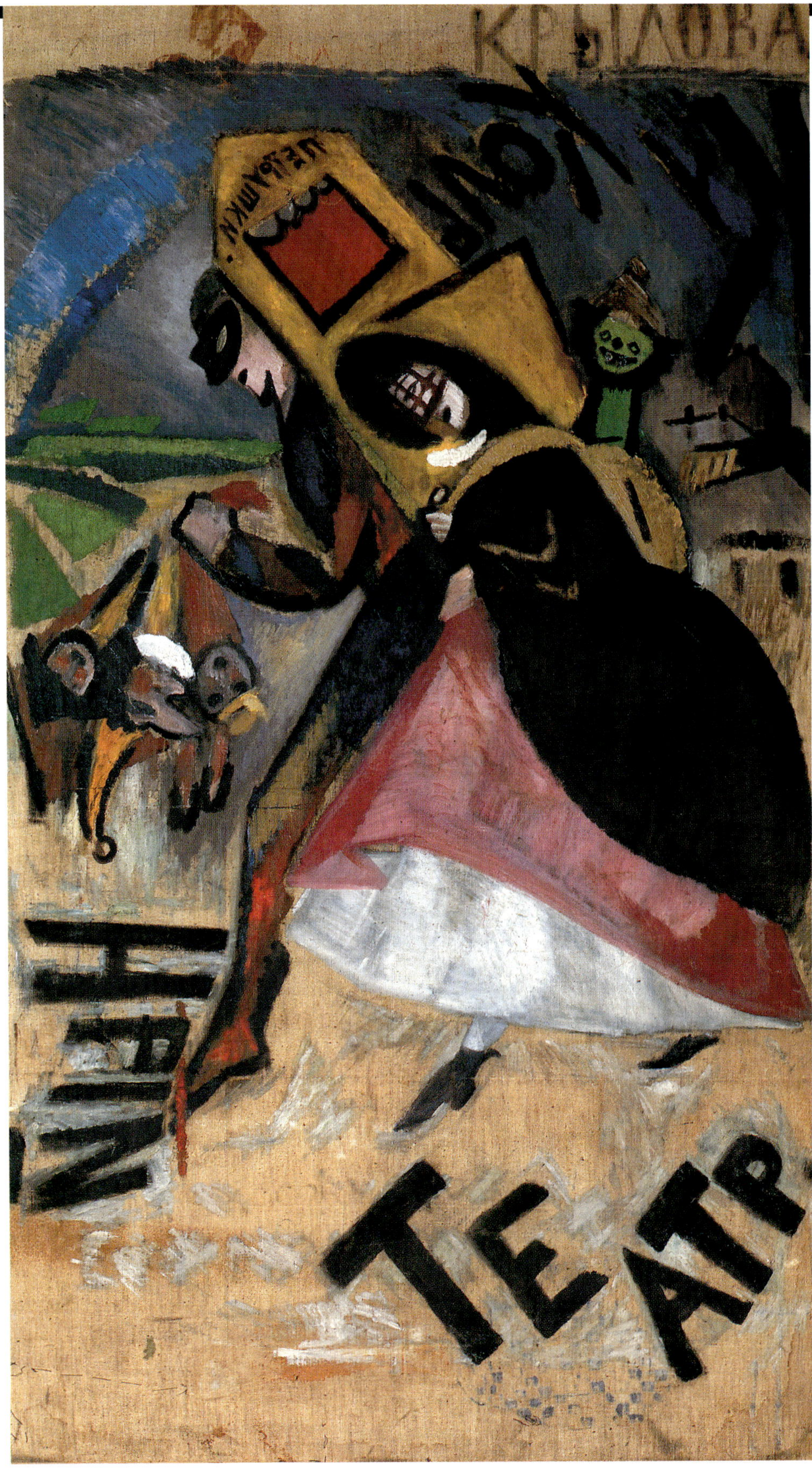

146 Nina Simonovič-Efimova Plakat für die Puppentheateraufführung von Ivan Krylovs *Fabeln,* 1929

NINA SIMONOVIČ-EFIMOVA

»Die ganze Welt ist Bühne...«
William Shakespeare

Nina Simonovič-Efimova wurde wie zuvor Zinaida Serebrjakova in die russische Intelligenzija hineingeboren. Sie wuchs unter dem unmittelbaren Eindruck der Spätphase des künstlerischen Lebens in Moskau auf und kam in den Genuß der freundschaftlichen Fürsorge ihres Vetters Valentin Serov. Später heiratete sie den Bildhauer Ivan Efimov und war mit dem Maler und Grafiker Vladimir Favorskij befreundet. Zusätzlich war ihr Haus ein Treffpunkt für bildende Künstler, Schriftsteller und Musiker. Nina Simonovič-Efimova hinterließ etwa dreitausend Werke, eingeschlossen Gemälde, Grafiken, Skulpturen, Bühnenbildentwürfe, Marionetten und typografische Arbeiten. Experten aus all den genannten Bereichen betrachten ihren jeweiligen Beitrag als beachtlich. Bekannt geworden ist sie insbesondere durch die Gründung des ersten professionellen Puppentheaters in der Sowjetunion, als Schöpferin bezaubernder Stabpuppen, exquisiter Scherenschnitte und ausdrucksstarker Marionetten. Doch trotz ihres Ruhms steht eine gründliche Aufarbeitung und Würdigung ihres Schaffens noch aus.

Die beklagenswerte Nichtachtung, die ihrem Werk zuteil wurde, ging auf dieselben bürokratischen Vorschriften zurück, die auch die Laufbahnen von Antonina Sofronova und Eva Rozengol'c-Levina beeinflußten. Die Künstler, die zur Zeit Nina Simonovič-Efimovas in aller Munde waren, gehörten sich bekämpfenden Gruppen mit jeweils eigenen Programmen an. Da Nina Simonovič-Efimova keiner dieser Gruppierungen angehörte und ihre Kunst eher im Traditionellen wurzelte, war es nur natürlich, daß sie der Aufmerksamkeit der Kunsthistoriker entging. Erst vor kurzer Zeit ist das Interesse an ihrer Person wieder wach geworden.

Nina Simonovičа wurde 1877 in St. Petersburg geboren. Ihr Vater, Jakov Simonovič, war ein erfolgreicher Kinderarzt. Ihre Mutter, Adelaida Bergman, begründete 1866 den ersten Kindergarten in Rußland. Beide Elternteile waren typische Vertreter der damaligen russischen Intelligenzija und gaben sogar ein Magazin mit dem Titel »Kindergarten« heraus, das sich mit Erziehungsfragen beschäftigte. Die Familie bildete eine rührige Gemeinschaft, die sich nach Aussage Ivan Efimovs »mit Leib und Seele künstlerischen, musikalischen und erzieherischen Bereichen verschrieben hatte«[1]. Nina Simonovičas Tante mütterlicherseits war die begabte Komponistin Valentina Serova, und auch sie legte Zeugnis ab von den kulturellen und intellektuellen Aktivitäten der Familie: »Im ›Arbeitszimmer‹ in der Kiročnaja-Straße wechselten Zeichnen und Musizieren ab mit Späßen und Spielen, die wiederum in ernsthafte Diskussionen über Kunst oder die Entwicklung der russischen Malerei mündeten.«[2] Die Familie hatte noch ein weiteres Talent in ihren Reihen aufzuweisen, den berühmten Maler Valentin Serov. Er förderte die künstlerische Begabung seiner jungen Cousine von Kindesbeinen an, indem er sie zu Kunstseminaren mitnahm und selbst die Korrektur ihrer Fehler besorgte.

Im Jahr 1896 machte Nina Simonovičа ihren Abschluß an der höheren Schule in St. Petersburg. Danach arbeitete sie zwei Jahre als Lehrerin in der georgischen Hauptstadt Tiflis (Tbilisi). Nebenbei setzte sie ihr Studium der Malerei fort und besuchte das Atelier von O. Šmerling, einem Schlachtenmaler der Münchner Schule, der in der

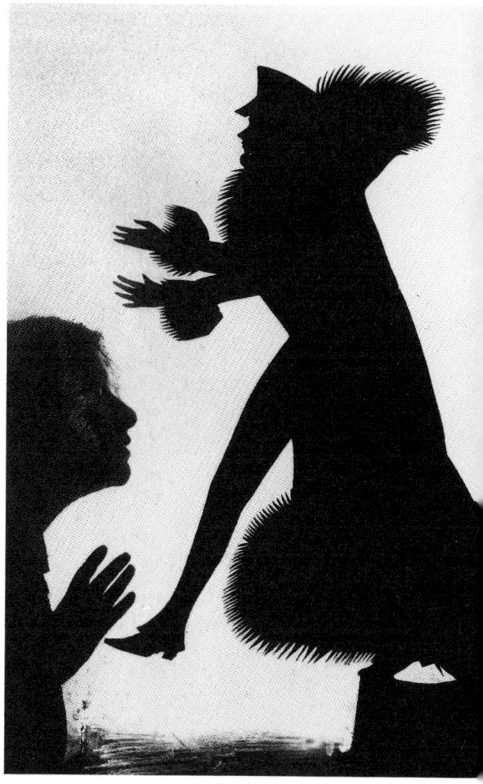

Nina Simonovič-Efimova während der Aufführung eines Schattenspiels, dreißiger Jahre

Manier Ernst von Meissonniers malte. Erst 1898 entschied sie sich endgültig, ihr Leben der Kunst zu widmen. Zu dieser Zeit galt ihr besonderes Interesse auch dem Puppen- und Schattenspiel-Theater. Ein Jahr später reiste Nina Simonoviča nach Paris, wo sie im Atelier von Delécluze arbeitete, das bei russischen Künstlern damals besonders beliebt war. Anna Golubkina, Vera Muchina, Valentin Serov und Konstantin Somov hatten dort studiert, aber nach Aussage Anna Golubkinas konnte man hier lediglich technische Fertigkeiten erlangen. Doch gerade die Disziplin des akademischen Zeichnens war für Nina Simonovičas Entwicklung wichtig, da die Beherrschung der Linie ihr mehr Schwierigkeiten bereitete als der Umgang mit Farbe.

Valentin Serov, der der Meinung war, daß Frauen stärker der Malerei als der Zeichnung zugeneigt seien, hatte seine Cousine unter der Maßgabe nach Paris geschickt: »›Zeichne! Während du malst, zeichne!‹ – Das war sein ganzes Programm, in der für ihn typischen Verkürzung des Ausdrucks.«[3] Trotzdem richtete sich das Interesse der jungen Frau auf die Malerei. Valentin Serov ermutigte Nina Simonoviča nach ihrer Heimkehr im Jahr 1900 dazu, die Stroganovsche Lehranstalt für Kunstgewerbe zu besuchen. Ein Jahr später folgte ein neuerlicher Aufenthalt in Paris, wo sie im Atelier des symbolistischen Malers Eugène Carrière arbeitete.

In Paris nahm sie die Gelegenheit wahr, sich mit dem Werk der Impressionisten Henri Toulouse-Lautrec und Vincent van Gogh zu beschäftigen. Wieder in Rußland, arbeitete sie weiterhin gemeinsam mit Serov, dessen Einfluß auf ihr Schaffen bis zu ihrer Heirat mit Ivan Efimov ausschlaggebend blieb. Sie besuchte auch die Moskauer Schule für Malerei, Bildhauerei und Architektur, an der Serov lehrte. 1908 ging sie abermals für zwei Jahre nach Frankreich. In der Bretagne malte sie eine Reihe von Landschaften und Seestücken. In Paris arbeitete sie im Atelier von Henri Matisse, wo sie eine Radierungsfolge mit dem Thema Pariser Straßenszenen ausführte. Das Gemälde *Vision de Voyage* (1910, Taf. 140) ist typisch für diese Schaffensperiode – in der Komposition eher traditionell, zeugen doch die kräftigen Farben der Silhouetten im Vordergrund und die aktive Rolle der verschiedenen Farbflächen auf den Silhouetten von Nina Simonovičas experimentellem Ansatz.

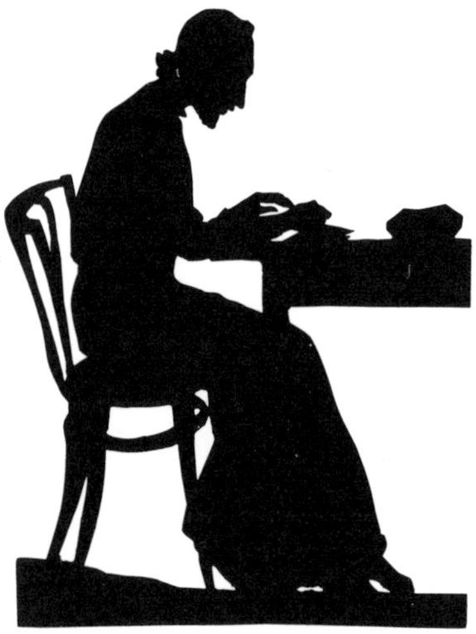

Pavel Florenskij am Schreibtisch, 1926

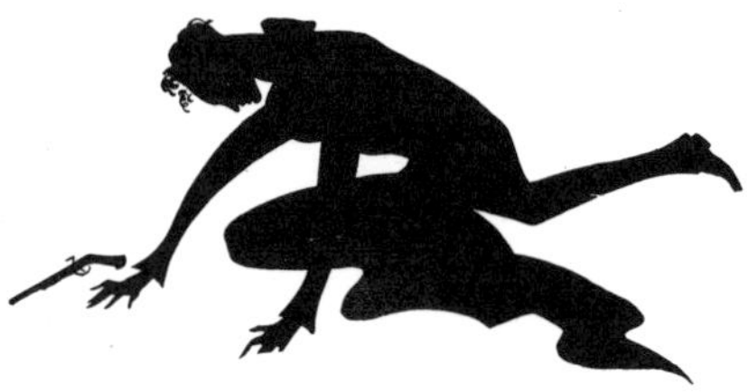

Das Duell: Puškin, 1926

Zwischen 1911 und 1915 ist eine Veränderung der Themenbereiche festzustellen. Die Künstlerin entdeckte ein Hauptsujet in der Darstellung von Bäuerinnen aus dem Gouvernement Tambov in Zentralrußland. Dieses Motiv legt Vergleiche mit Zinaida Serebrjakova und Natal'ja Gončarova nahe: Nina Simonovič-Efimovas Figuren haben weniger Symbolcharakter als die Natal'ja Gončarovas, und sie sind weniger idealisiert als diejenigen von Zinaida Serebrjakova. Sie gemahnen eher an heitere Volkskunst, beispielsweise *Bäuerin in Rot* oder *Mädchen aus Tambov,* beide aus dem Jahr 1912 (Efimov-Museum, Moskau). Trotz deutlicher Unterschiede in der Auffassung stellte der Kunstkritiker Jakov Tugendchol'd eine wesentliche Übereinstimmung in den Werken von Nina Simonovič-Efimova und ihrer beiden Zeitgenossinnen fest: »Das Volk ist aus einem Objekt des Bedauerns zu einem Subjekt von nationalem Stil geworden.«[4] Dieser neuartige Ansatz findet beispielsweise in dem lebensvollen *Fest im Gouvernement Tambov* von 1914 (Taf. 139) und in der farbenfrohen *Bäuerin in rotem Rock* von 1915 (Taf. 141) Ausdruck. All diese Bilder sind in den reinen Farben Rot, Grün und Weiß ausgeführt – denselben Farben, die Matisse als Charakteristikum der russischen Ikonenmalerei beeindruckten.

Nina Simonovič-Efimova beschränkte sich jedoch nicht auf diesen Gegenstand. Es gibt mehrere interessante Selbstporträts aus dieser Zeit, etwa *Interieur. Selbstbildnis in Sokolniki* (1916/17, Taf. 142), die auf den Kunstgriff der mittels eines Spiegels wieder-

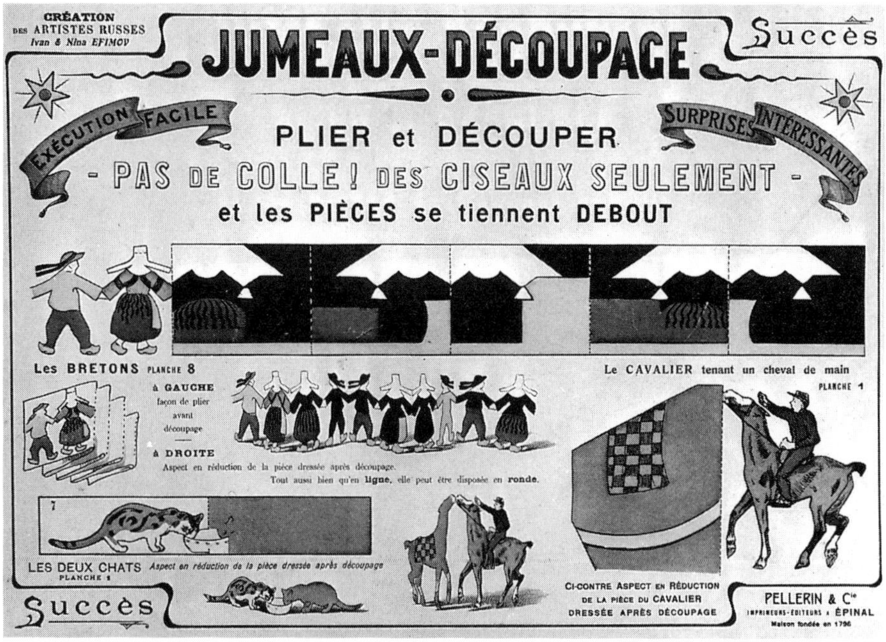

Gemeinsam mit Ivan Efimov gestaltetes Buch mit Ausschneidebögen, 1910

gegebenen Szenerie zurückgreifen und damit an Zinaida Serebrjakovas *Selbstbildnis am Toilettentisch* (Taf. 26) oder Valentin Serovs berühmtes Bildnis der *Genrietta Giršman* erinnern. Die Dichte der Farbschicht ist ein gleichermaßen interessantes wie charakteristisches Merkmal ihrer Bilder aus dieser Periode, wobei dieser technische Aspekt als verbindendes Element zu der Künstlervereinigung des »Karo-Buben« angesehen werden kann. Doch ist die Oberfläche der Leinwand bewußt glatt gehalten, und mit dieser Abwendung von der Struktur oder »Faktur« eines Bildes verwirft Nina Simonovič-Efimova einen der Hauptgesichtspunkte avantgardistischer Kreativität.

Eine Anzahl von Elementen, die ihrer damaligen Beschäftigung mit Scherenschnitten entstammten, fanden Eingang in ihr malerisches Werk. *Vision de Voyage* etwa stützt sich stark auf die expressive Wirkung dunkler Silhouetten vor einem helleren Hintergrund. Den Bildern des Tambov-Zyklus ist außerdem ein klares Gespür für Haltung und Gebärde sowie für die Kontrastwirkung zwischen Figuren und Hintergrund eigen. Der Scherenschnitt faszinierte Nina Simonovič-Efimova ihr ganzes Leben lang. Sie betrachtete ihn als Kunstwerk, das nach Verfeinerung und einem ausgeprägten Formgefühl verlangte, gerade weil es sich beim Scherenschnitt um eine generalisierte Darstellung und nicht um eine Nachahmung der Realität handelt.

In Rußland erfuhr der Scherenschnitt als Kunstform um die Jahrhundertwende durch die »Welt der Kunst« eine Wiederbelebung und begeisterte Künstler wie Konstantin Somov, Aleksandr Benois und Georgij Narbut. Doch die beiden interessantesten Repräsentanten dieser Technik waren Elisaveta Kruglikova und Nina Simonovič-Efimova, was wohl auch nicht zufällig ist, wenn man bedenkt, daß der Scherenschnitt als echte Handarbeit nach allgemein verbreiteter Ansicht eine ureigen weibliche Fertigkeit darstellt. Nina Simonovič-Efimova verfeinerte ihre Scherenschnitte nach Art der anmutigen Figuren griechischer Vasenmalerei und strebte danach, die Schönheit und Klarheit von der Sonne geworfener Schattenbilder zu erreichen. Sie schrieb dazu: »Ein Scherenschnitt ist die Darstellung von Licht und Schatten; Perspektive wie auch sogar Farbgebung sind möglich – insoweit sie in der Natur vorhanden sind. Auf der anderen Seite halte ich es nicht für zulässig, in einen

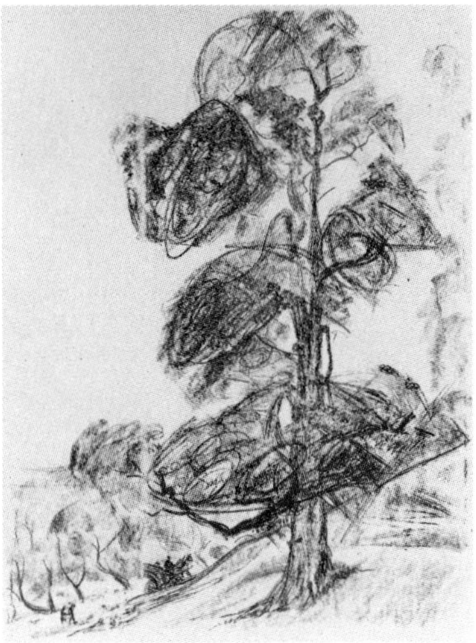

Eiche, 1925

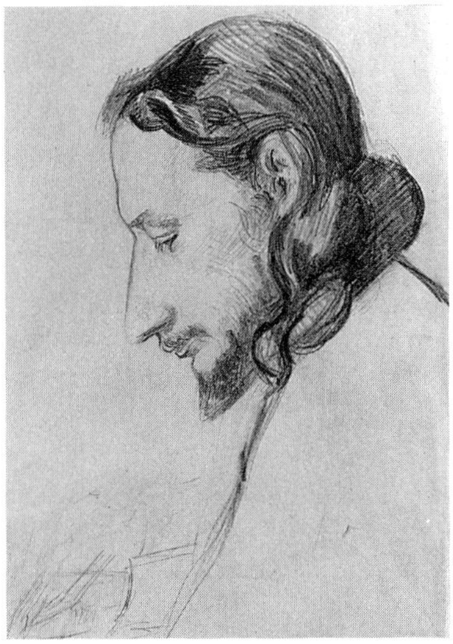

Pavel Florenskij, 1925

Scherenschnitt irgendwelche Beigaben wie weiße Krägelchen, Knöpfe, die Struktur eines Stoffmusters oder Ähnliches einzuschneiden.« In den Augen Nina Simonovič-Efimovas verfügte der Scherenschnitt über eine eigene Sprache des Ausdrucks, die dem Gegenstand größere Abstraktheit und Stilisierung verlieh. Die Konzentration allein auf das Wesentliche bot nach Ansicht der Künstlerin neue Möglichkeiten in der Darstellung von Heroischem, Monumentalem: »Beim Scherenschnitt wird der Horizont ganz unten angesetzt. Die Figur ersteht so vor einem hellen Hintergrund. Wie ein Denkmal, ein Monument.«[5]

Ende der zwanziger Jahre malte Nina Simonovič-Efimova eine Reihe ungewöhnlicher Porträts, beispielsweise *Ivan Efimov als Faun* von 1927 (Taf. 143), in denen eine ironische Weltsicht und ein zunehmendes Gefühl der Unwirklichkeit spürbar sind. Shakespeares Maxime »Die ganze Welt ist Bühne, und alle Fraun und Männer nichts als Spieler« besaß für die Künstlerin unveränderliche Gültigkeit. Dies erklärt in einem hohen Grade ihre Liebe zum Theater, für das sie sich stark engagierte. Nina Simonovič-Efimova und ihr Mann Ivan Efimov machten aus dem Puppenspiel, das im zaristischen Rußland als Populärform der Unterhaltung gegolten hatte und während der Revolution und des Bürgerkriegs zu propagandistischen Zwecken benutzt worden war, eine eigenständige Kunstform in der Sowjetunion. Obwohl die Künstlerin bereits vor der Revolution bei einem von der Moskauer Künstlergesellschaft veranstalteten Abend im berühmten »Café Pittoresque« einige Puppenspiele aufgeführt hatte, eröffnete sie erst im Oktober 1918 gemeinsam mit ihrem Mann in Moskau das Puppen- und Schattenspieltheater »Petruška«. Dieses Theater stellte einen faszinierenden Brennpunkt künstlerischer Zusammenarbeit dar. Die Puppen, die weniger konkrete Darstellungen waren als symbolischen Charakter hatten, nahmen die Vorstellungswelt der russischen Intelligenzija gefangen. Sowohl Vladimir Favorskij als auch Pavel Florenskij arbeiteten für das Theater, außerdem Künstlerinnen wie Aleksandra Ėkster und Ljubov' Popova.

Von diesem Zeitpunkt an widmete sich Nina Simonovič-Efimova in der Hauptsache der Entwicklung des Puppentheaters und verschrieb sich bis zum Ende ihres schöpferischen Lebens diesem Mittel künstlerischen Ausdrucks. Bekannt wurde sie insbesondere durch die Einführung von Stabpuppen in das russische Puppenspiel. Sie fertigte viele dieser Puppen selbst – vom vornehmen und nachdenklichen *Puškin* (1922, Taf. 144) bis zum freizügigen *Freudenmädchen* (1929, Taf. 145). Alle Puppen sind aufs sorgfältigste modelliert und tragen prächtige Gewänder aus kostbarem Material. Die Verarbeitungsmethode der Puppen, die durch Stäbe an den Gelenken bewegt wurden, stellte sicher, daß sie zu den anmutigsten Bewegungen in der Art eines Scherenschnitts fähig waren.

Zwischen 1918 und 1936 veranstaltete Nina Simonovič-Efimova über fünfhundert Puppentheateraufführungen. Ein erhaltenes Plakat kündigt Aufführungen nach Ivan Krylovs *Fabeln* (Taf. 146) an, aber ihre größten Erfolge feierte die Künstlerin mit Shakespeare-Umsetzungen. Darunter ist als Meisterleistung die Aufführung von »Macbeth« zu nennen. Natal'ja Smirnova wies auf die geschickte Lichtführung hin, die den Gesichtsausdruck der Puppen, wenn sie sich über die Bühne bewegten, völlig veränderte. Als Beispiel griff sie die Puppe der Lady Macbeth heraus, »eine höchst bemerkenswerte Schöpfung, in der bildhauerisches, malerisches und grafisches Können vereint sind«[6]. Durch ihre Auffassung vom Puppenspiel als »beweglicher Skulptur« brachte Nina Simonovič-Efimova sowohl Geist als auch Eleganz in dieses Medium ein. Mit der Aufführung von »Macbeth« waren ihre kühnsten Träume Wirk-

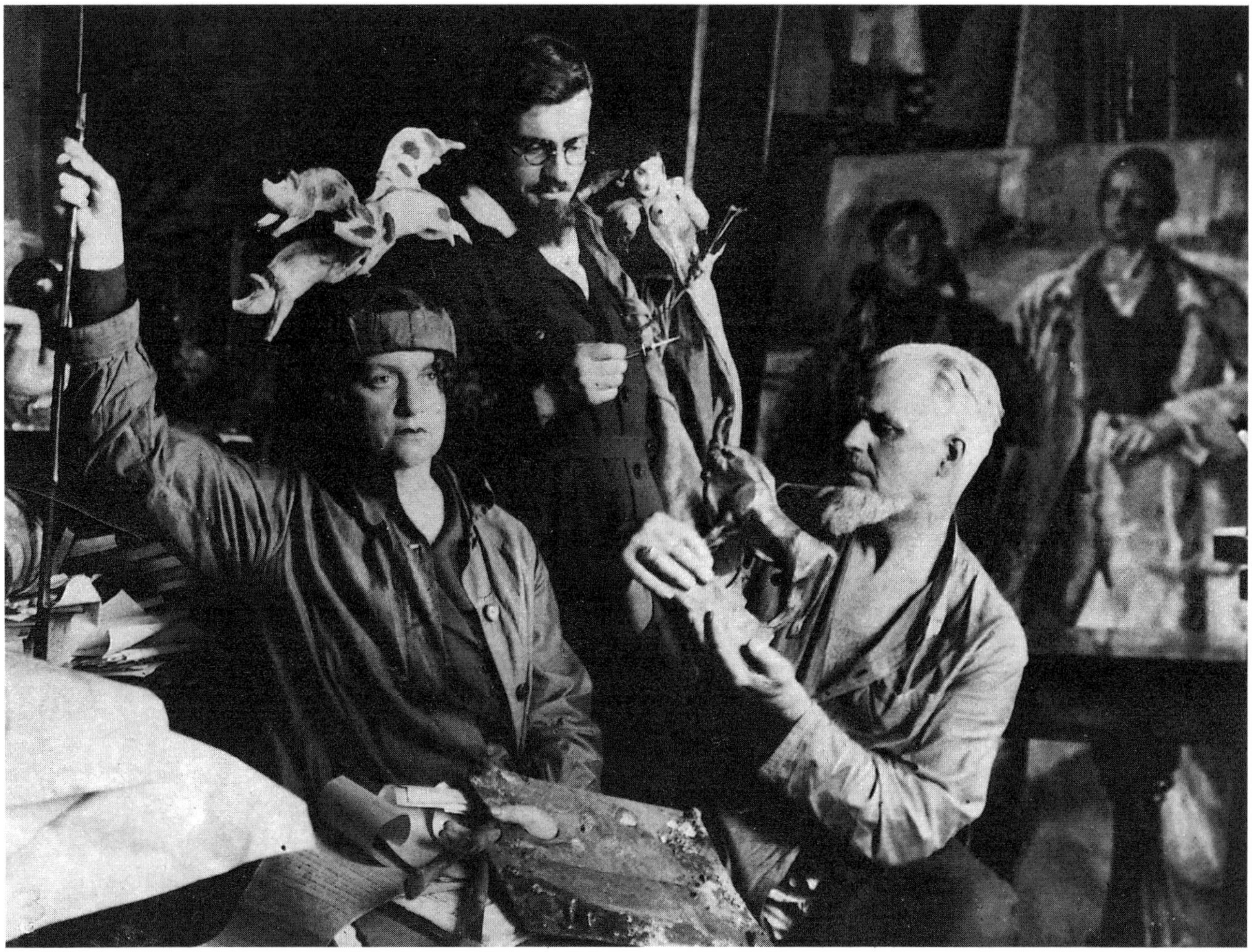

Nina Simonovič-Efimova mit ihrem Ehemann Ivan Efimov und ihrem Sohn Adrian, 1935

lichkeit geworden. Ein Kritiker schrieb: »In dem Moment, als Lady Macbeth, rothaarig und voller Ungestüm, die Bühne betrat, wußte ich, daß sich etwas bisher noch nicht Dagewesenes ereignete. Eine fast übernatürliche Erregung lag in der Luft, die den Stolz und den Ehrgeiz der Figur besser als jedes Wort ausdrückte. Eigenartigerweise – durch einen Kunstgriff bewirkt oder auf einer Sinnestäuschung beruhend – schienen die Puppen die Shakespearesche Vorstellungswelt eher zu verstärken als zu schwächen. Die Efimovs haben schließlich ihren Traum, Puppen im ernstzunehmenden Schauspiel als Darsteller einzusetzen, verwirklicht. Sie haben erfaßt, worauf es am meisten ankommt – Puppen, deren Plastizität und Lebendigkeit so groß ist, daß sie auf eine tiefe Resonanz beim Betrachter stoßen.«[7]

Nina Simonovič-Efimova empfand die Spaltung zwischen »linkem« und »rechtem« Flügel innerhalb der russischen Kunstsphäre als quälend und war der Meinung, daß dieser Zustand »die Atmosphäre in einer Art und Weise wie in keinem anderen Land vergiftete«[8]. So war es nur natürlich, daß sie 1925 der Gruppe »Vier Künste« beitrat, die ein breites Spektrum von Kunstformen vertrat und die vier Gattungen Malerei, Architektur, Grafikdesign und Bildhauerei miteinander verschmelzen wollte. In dieser Hinsicht stellten ihre Puppen eine wichtige Errungenschaft dar, da sie eine gelungene Synthese der vier Kunstformen waren. Als jedoch der Sozialistische Realismus, der die Darstellung des Arbeiters an die erste Stelle setzte, zur vorgeschriebenen Kunstform wurde, blieb ihr Schaffen von den herrschenden Strömungen unberührt. In dieser Hinsicht ähneln sich die so unterschiedlichen Lebenswege von Antonina Sofronova, Eva Rozengol'c-Levina und Nina Simonovič-Efimova. Vladimir Favorskij zollte der Künstlerin aufgrund ihrer Vielseitigkeit Tribut und verwies auf ihren »schöpferischen Reichtum«[9], während der Kunstkritiker Pavel Ėttinger sie zu »einer der interessantesten Künstlerinnen in Moskau« erklärte, »die aufgrund der ihnen eigenen reaktiven Begabung und ihrer besonderen künstlerischen Veranlagung die Aufmerksamkeit auf sich ziehen«[10]. Genau diese Qualitätsmerkmale sollten das Werk von Vera Muchina und Sarra Lebedeva auszeichnen, die in orthodoxer geprägten Bereichen der Bildhauerei arbeiteten und in der Umsetzung des Sozialistischen Realismus erfolgreich waren.

DOKUMENTE

Nina Simonovič-Efimova in *Kindergarten*, 1918
»... Das Schattenspiel ist der in Schulen neuerdings immer häufiger eingesetzten ›Laterna magica‹ vergleichbar, doch es ist leichter zugänglich und seine Vorführungen sind ergötzlicher als jene der ›Laterna magica‹ ...«[11]

Nina Simonovič-Efimova, Aus den »Aufzeichnungen einer Puppenspielerin«
»Ein Schauspieler vervielfältigt seine Persönlichkeit beim Puppenspiel. Er ist auf keinen Partner angewiesen, er ist sein eigener Partner. Nachdem er sich mit dem Puppenspiel beschäftigt hat, muß es für einen Schauspieler doch eine Verarmung bedeuten, eine Rolle ohne deren Gegenpart zu spielen ...«[12]

Aus Aufzeichnungen von Nina Simonovič-Efimova
»In den Jahren der Revolution verlagerten sich meine künstlerischen Interessen in eine andere Richtung, nämlich zum Puppentheater. Abgesehen von der Tatsache, daß mir dies die zum Leben notwendigen Mittel verschaffte, brachte es den Menschen Freude. Ich hatte im Gefühl, daß die Menschen gerade in diesen stürmischen Zeiten das Theater brauchten. Sie verfolgten die Aufführungen mit großen, hungrigen Augen. Theater war damals gleichzusetzen mit Brot, wohingegen für Malerei nicht sofort nach der Revolution Bedarf bestand. Damals gab es keine Ausstellungen, die Künstler malten nicht, und ich erkannte, daß dem Theater eine unerläßliche Rolle zukam. Ich begann, mich mit dem Theater zu beschäftigen, und wurde davon so stark gepackt, daß ich achtundzwanzig Jahre dabeiblieb. Wir beide [Ivan Efimov und Nina Simonovič-Efimova] bewegten die Puppen, liehen ihnen unsere Sprache und statteten unsere Aufführungen selbst aus. Ich hatte die Idee, diese Art des Volkstheaters auf die literarische Ebene zu übertragen. In den zehn Jahren, in denen wir diese Idee mit Hilfe unseres eigenen Theaters verwirklichten, setzte sie sich allgemein durch.«[13]

ZWEI SOWJETISCHE BILDHAUERINNEN

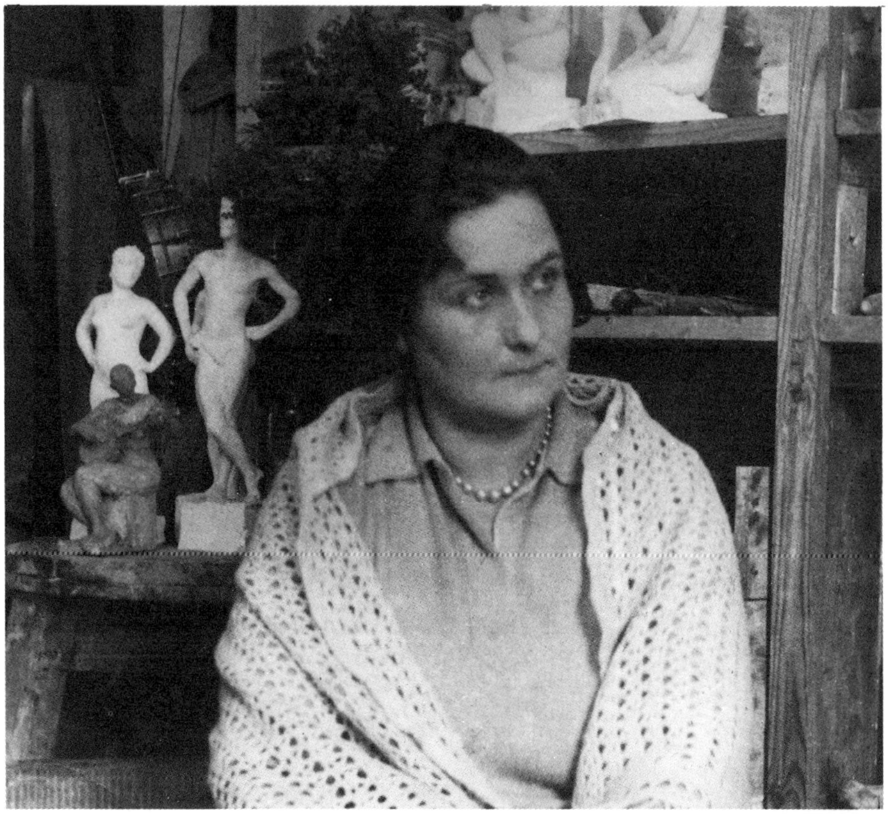

Sarra Lebedeva

SARRA LEBEDEVA
VERA MUCHINA

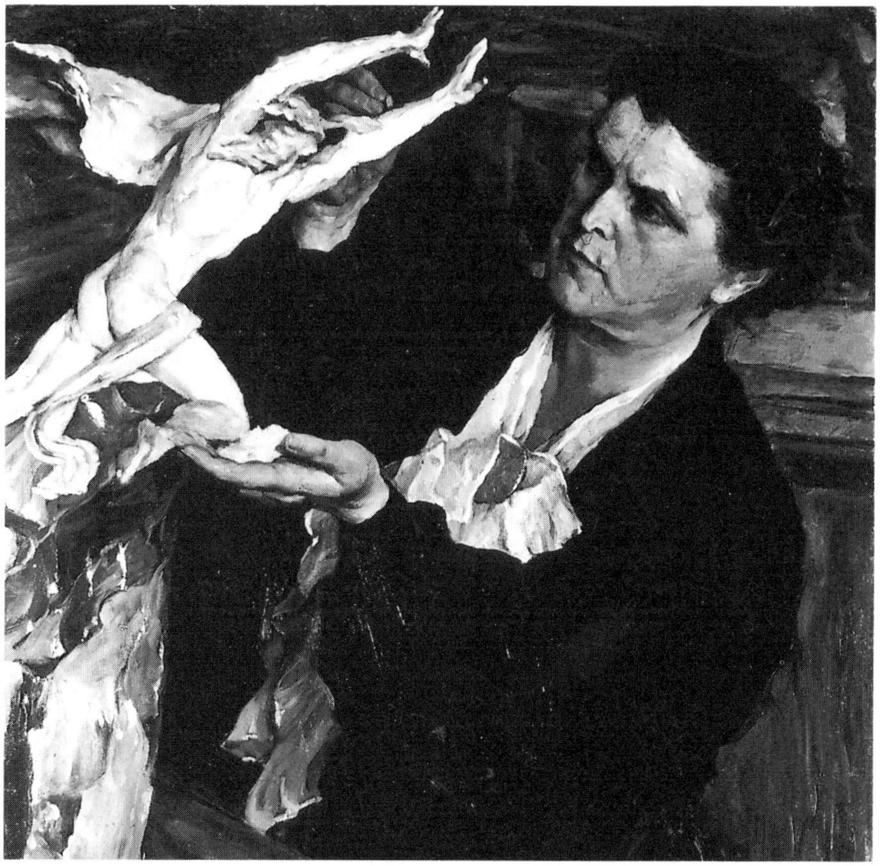

Vera Muchina

SARRA LEBEDEVA

»Das Bildnis sollte entsprechend dem Einklang zwischen inneren und äußeren Gegebenheiten gestaltet werden.«
Vera Muchina

Antonina Sofronova, Eva Rozengol'c-Levina und Nina Simonovič-Efimova setzten sich in ihrem Schaffen in den dreißiger Jahren entweder mit den Widersprüchen der damaligen Zeit auseinander oder sie zogen sich völlig zurück. Der Ansatz von Künstlerinnen wie Sarra Lebedeva und Vera Muchina war ein gänzlich anderer: Beide bauten aus tiefster Überzeugung auf eine Zukunft des Sozialismus, und ihre Werke spiegeln diese Überzeugung wider. Es wäre zu einfach, wollte man Künstlerinnen wie sie als bloße Werkzeuge sowjetischer Beamtenherrschaft betrachten, die pflichteifrig dem »triumphalen Ästhetizismus« des Sozialistischen Realismus huldigten. Im Gegenteil, der Erfolg ihrer Werke als überzeugende Auseinandersetzungen mit dem neuen Regime rührt von der Tatsache her, daß es wirklich etwas gab, worauf man stolz sein konnte. Zwar war die sowjetische Gesellschaft der damaligen Zeit von tiefgreifenden Widersprüchen gekennzeichnet, doch nahmen viele Künstler der Revolution gegenüber eine positive Haltung ein. Folgt man dem Grundsatz, daß ästhetische Maßstäbe einen Prüfstein für Wahrhaftigkeit darstellen, kommt in diesem Zusammenhang wiederum den Künstlerinnen – und in besonderem Maße den Bildhauerinnen – das Verdienst einer besonders sensiblen Wahrnehmung zu. An die Stelle der stark gefühlsbetonten Auffassung einer Anna Golubkina tritt die neue Objektivität von Sarra Lebedeva und Vera Muchina, die sich nicht nur in der stilistischen Umsetzung, sondern auch in der Beziehung des Künstlers zu dem Gegenstand seiner Arbeit ausdrückt.

Sarra Dmitrievna Lebedeva wurde 1892 in eine wohlhabende Familie der St. Petersburger Intelligenzija hineingeboren. Bis zum Alter von vierzehn Jahren erhielt sie Privatunterricht, danach besuchte sie Kurse an der Schule zur Förderung der Künste in St. Petersburg. In den Jahren vor dem Ersten Weltkrieg unternahm sie gemeinsam mit ihrer Familie ausgedehnte Reisen durch Frankreich, Deutschland, Österreich und Italien. Sie lernte die dortigen Museen und Galerien kennen und begeisterte sich besonders für die Künstler der Renaissance, an erster Stelle für Donatello. Auch Cranach und Rembrandt hinterließen einen tiefen Eindruck auf das junge Mädchen, dem die Strömungen der modernen Kunst zum damaligen Zeitpunkt noch völlig fremd waren. 1910 begann Sarra Lebedeva, in der Privatschule von Michail Bernštejn in St. Petersburg Malerei und Zeichnen zu studieren, entschied sich aber 1912 für die Bildhauerei und setzte fortan ihre Ausbildung bei dem bekannten Bildhauer Leonid Šervud fort.

Den größten Einfluß auf ihre künstlerische Laufbahn übte wahrscheinlich der Grafiker Vladimir Lebedev aus, den sie 1915 heiratete. Im Laufe ihrer Beschäftigung mit den Büchern seiner außergewöhnlichen Privatbibliothek stieß Sarra Lebedeva auf Picasso, Braque und Matisse.

Zu diesem Zeitpunkt lag die Richtung, die sie einschlagen würde, bereits fest: Sarra Lebedeva verschrieb sich der Porträtplastik und damit dem für sie wichtigsten Sujet – der Darstellung des Menschen. Eine ihrer ersten Arbeiten, die Beachtung verdient, ist *Frauenkopf (Büste von O. M.)* (1918, Taf. 147), dessen fein modellierte Ge-

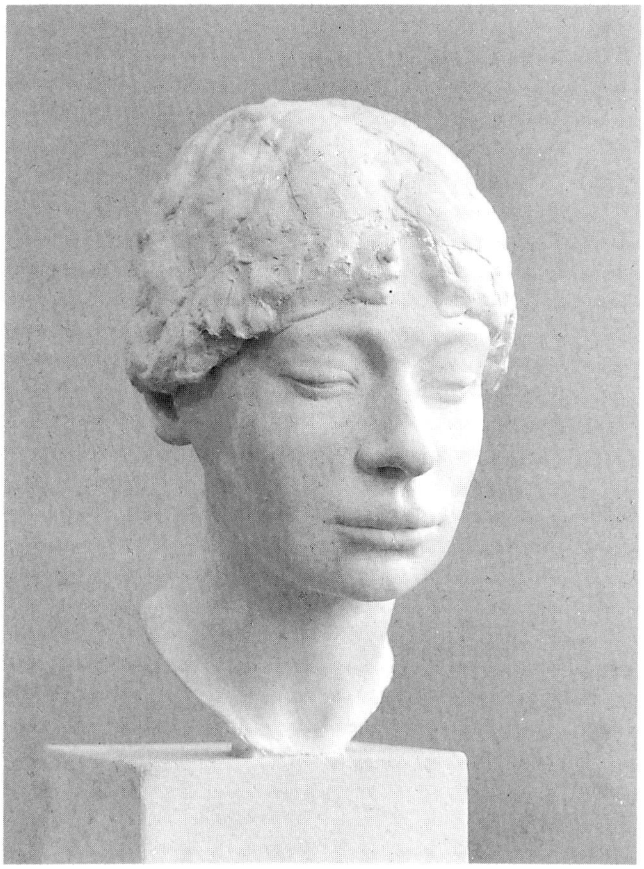

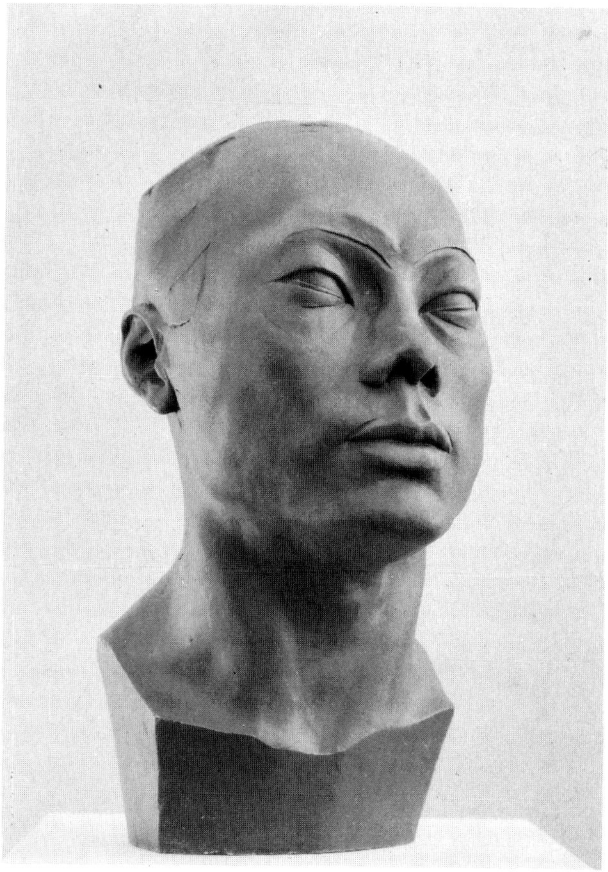

↑ 147 Sarra Lebedeva
Frauenkopf, Büste von O. M., 1918

↗ 148 Sarra Lebedeva
Chinese, 1918

↓ 149 Sarra Lebedeva
Junger Stier, 1922

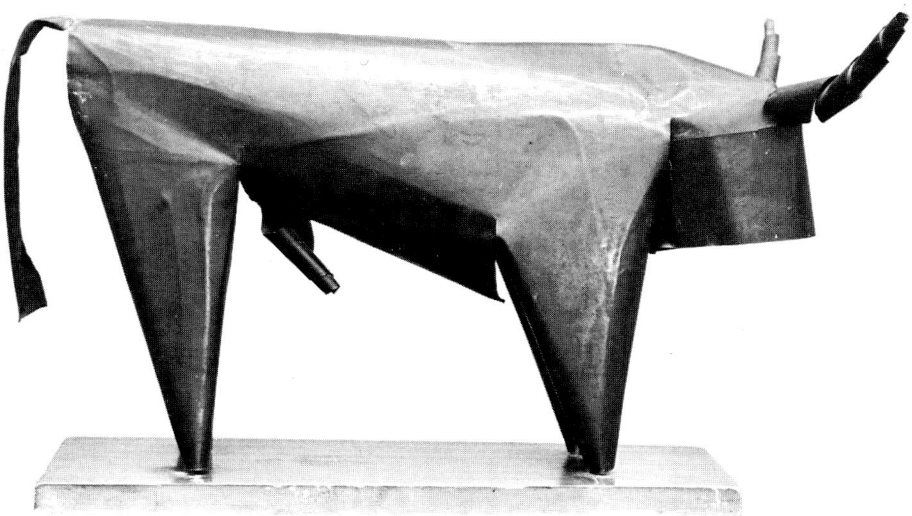

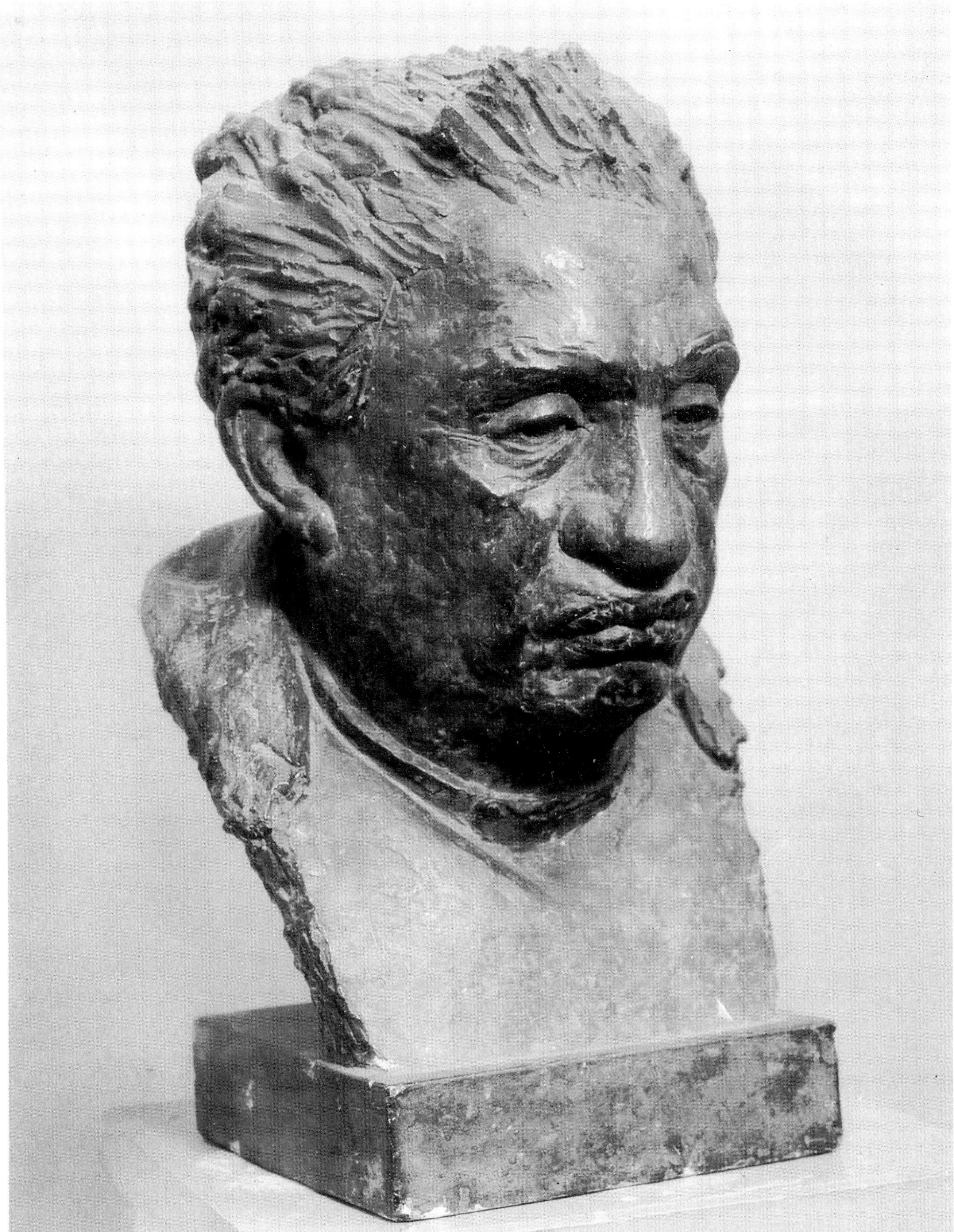

150 Sarra Lebedeva *Aron Sol'c,* 1931

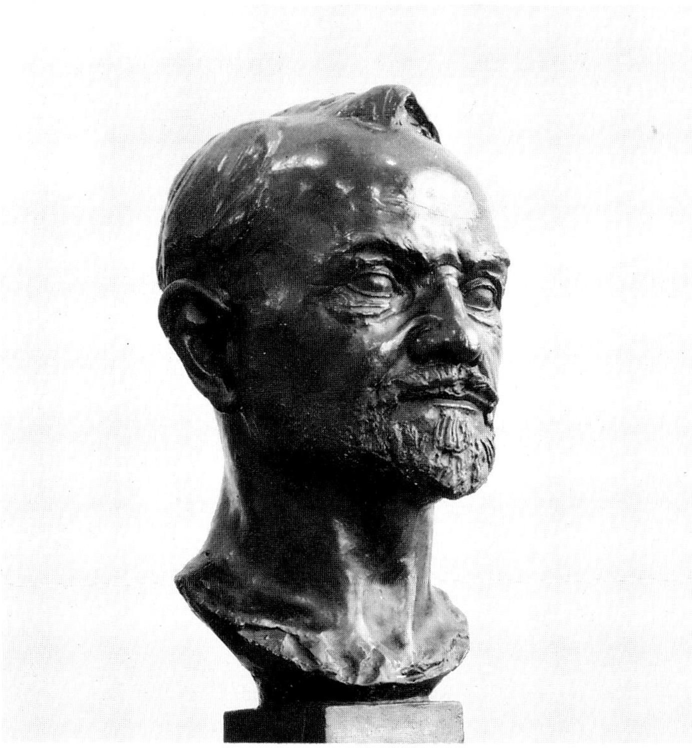

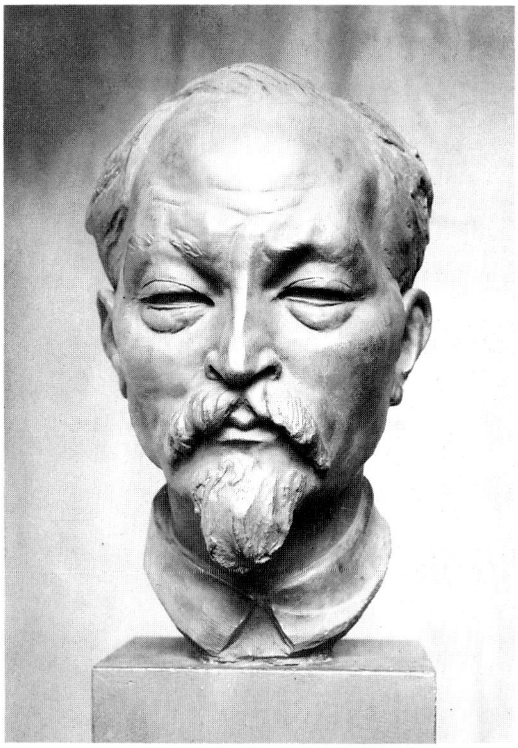

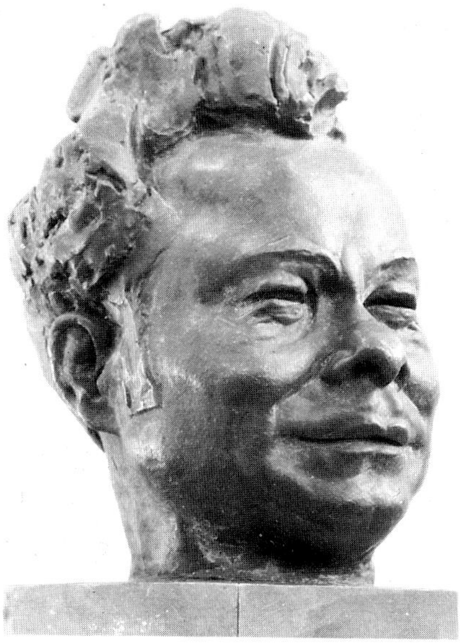

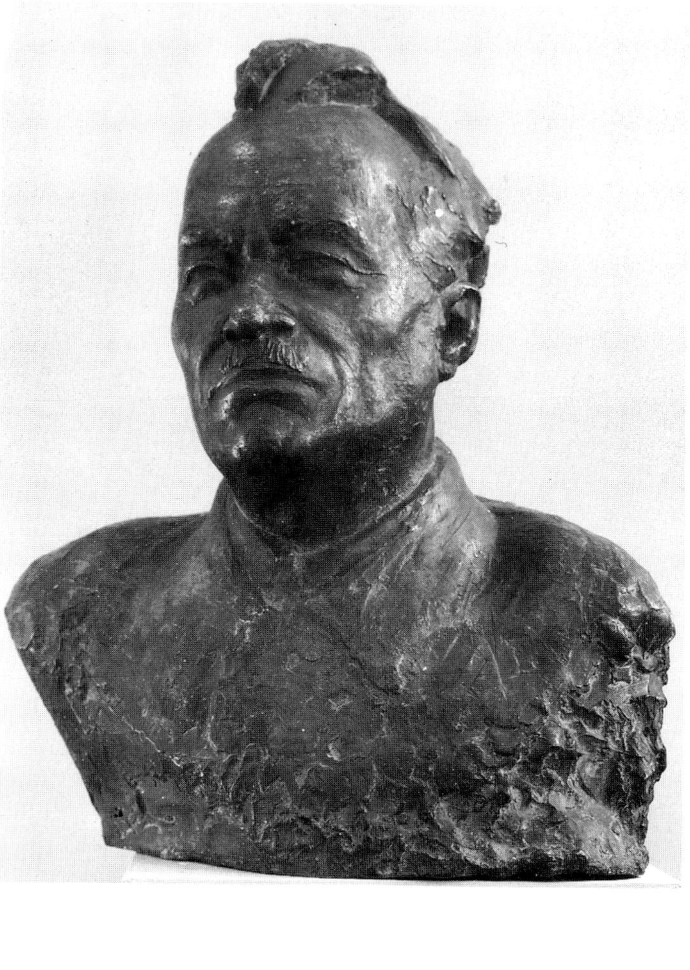

↑↑ 151 Sarra Lebedeva *Leonid Krasin,* 1924
↗ 152 Sarra Lebedeva *Feliks Dzeržinskij, Generalsekretär der Kommunistischen Partei,* 1925
↑ 153 Sarra Lebedeva *Der Schriftsteller Vsevolod Ivanov,* 1925
→ 154 Sarra Lebedeva *Aleksandr Cjurupa,* 1927

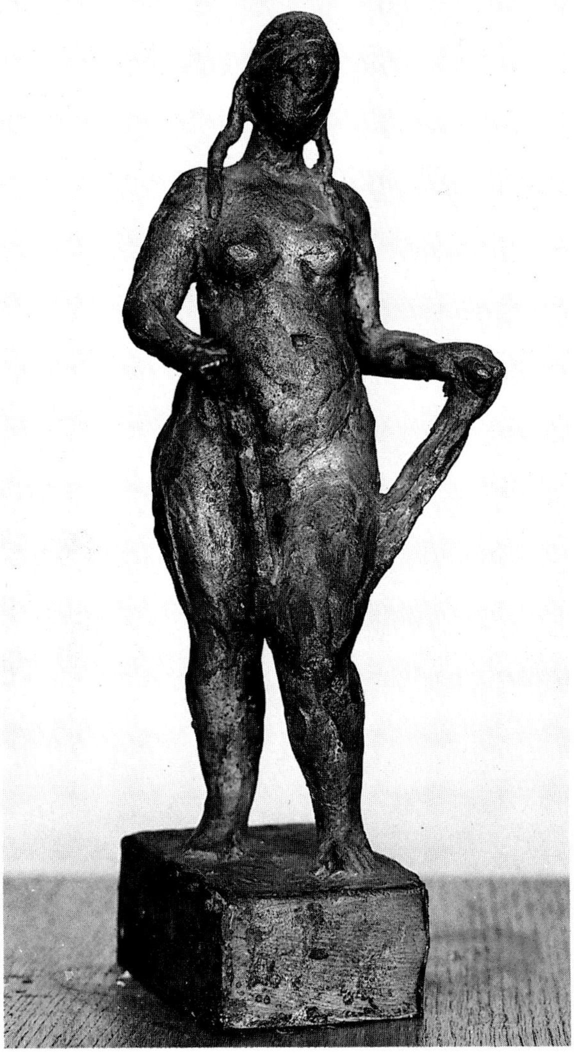

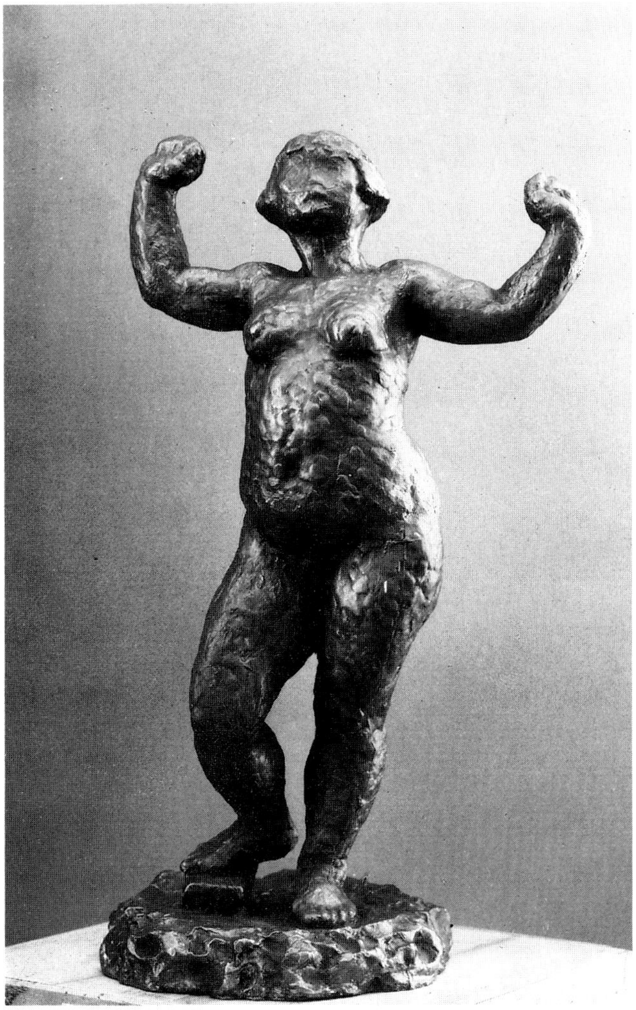

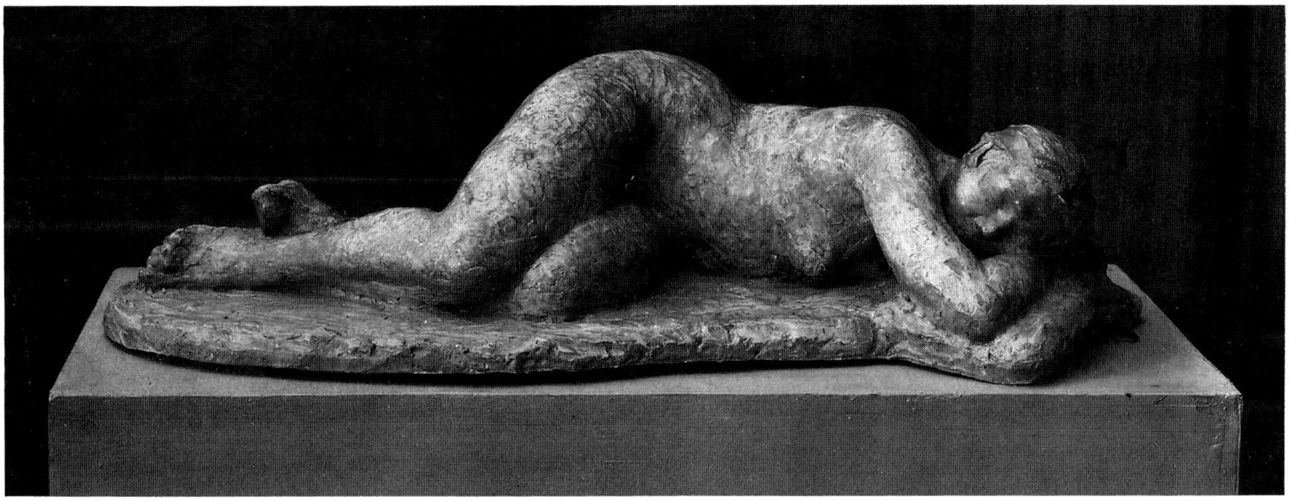

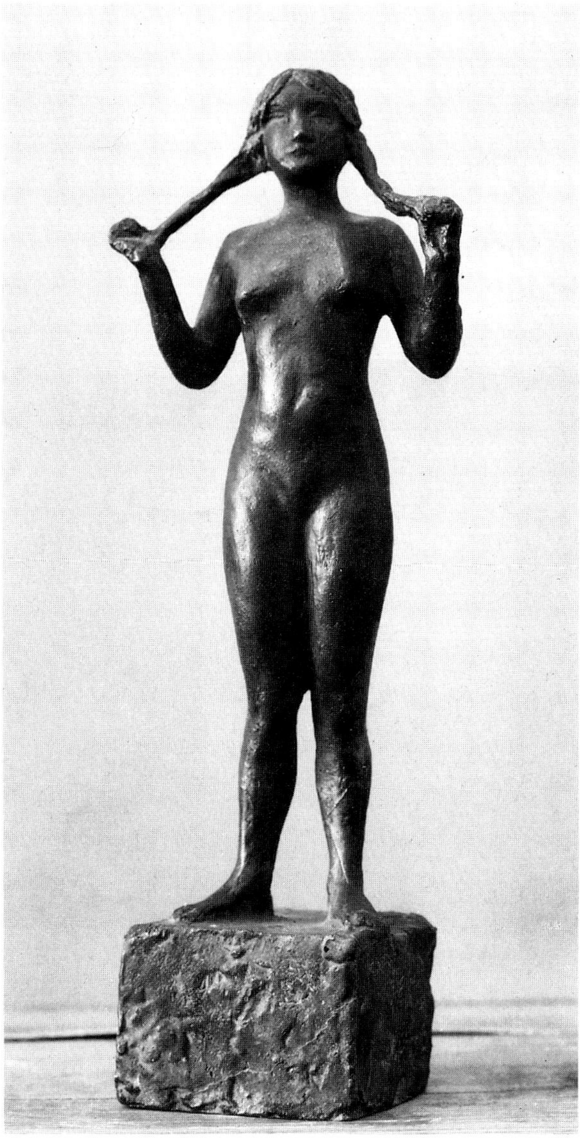

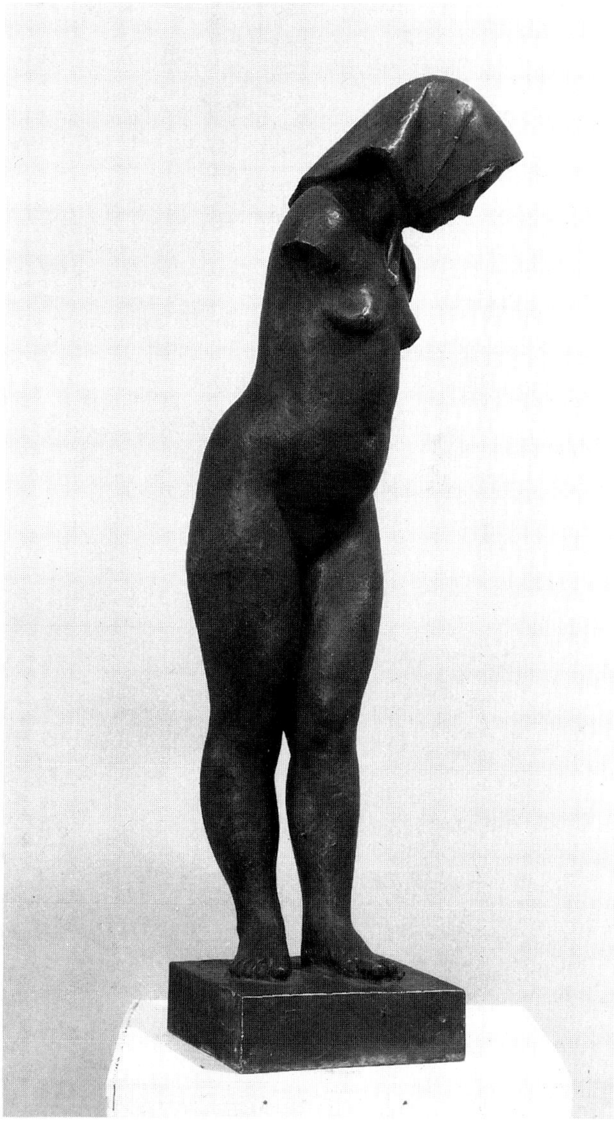

↖↖ 155 Sarra Lebedeva
Aktfigur mit Handtuch, 1931.

↖ 156 Sarra Lebedeva
Aktfigur mit erhobenen Armen, 1928

← 157 Sarra Lebedeva
Liegende: Stasja, 1928

↑ 158 Sarra Lebedeva
Aktfigur mit Zöpfen, Studie, 1934

→ 159 Sarra Lebedeva
Aktfigur mit Kopftuch, 1930

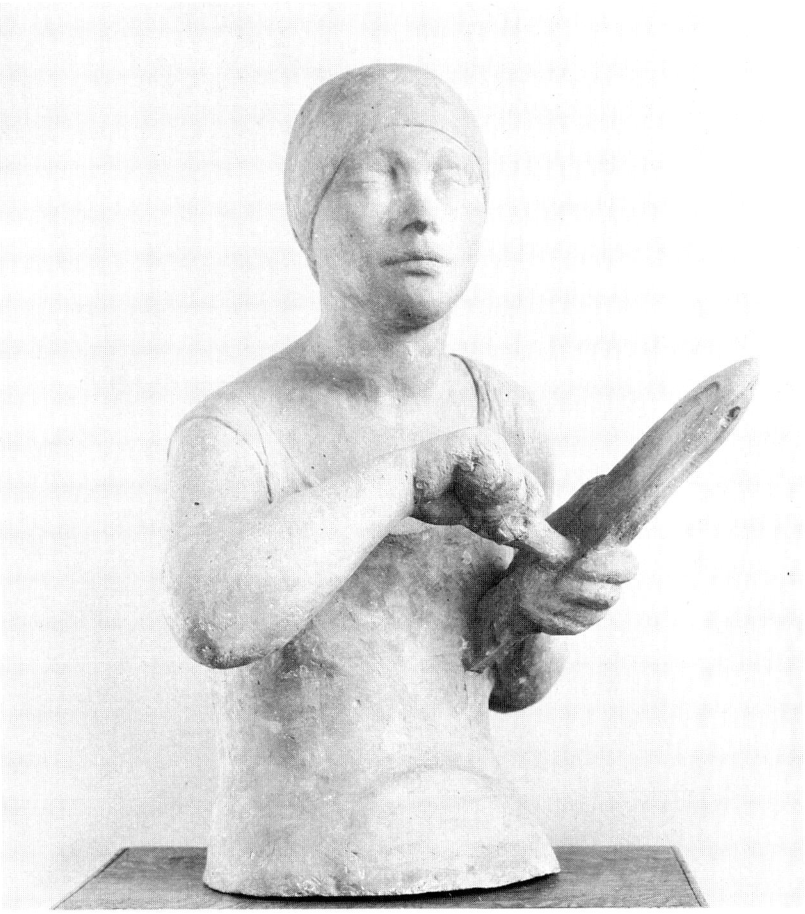

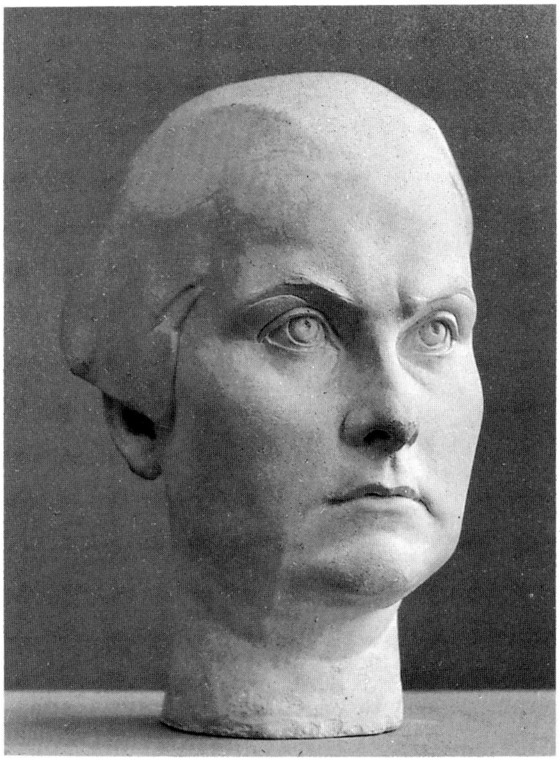

↑ 160 Sarra Lebedeva
Lena Trubnikova, erste Vorarbeiterin im Textilwerk »Pyëstrotkani«, 1937

→ 161 Sarra Lebedeva
Selbstbildnis, 1925

⇉ 162 Sarra Lebedeva
Vlasov, Aktivist der Roten Flotte, 1931.
Text auf dem Sockel:
»Aktivist Vlasov. Artillerist des II. Geschützturms der ›Pariser Kommune‹«

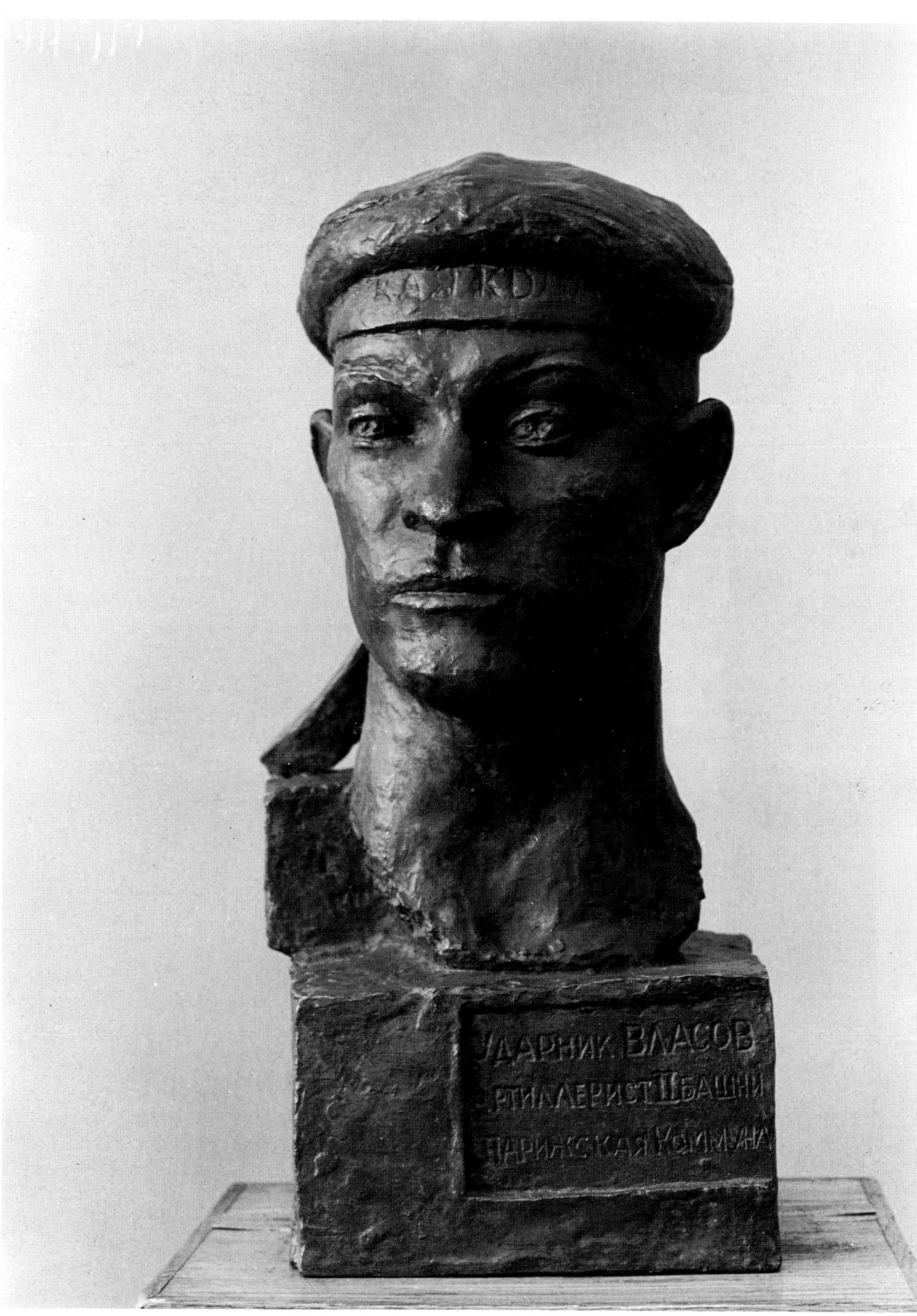
УДАРНИК. ВЛАСОВ
РТИЛЛЕРИСТ III БАШНИ
ПАРИЖСКАЯ КОММУНА

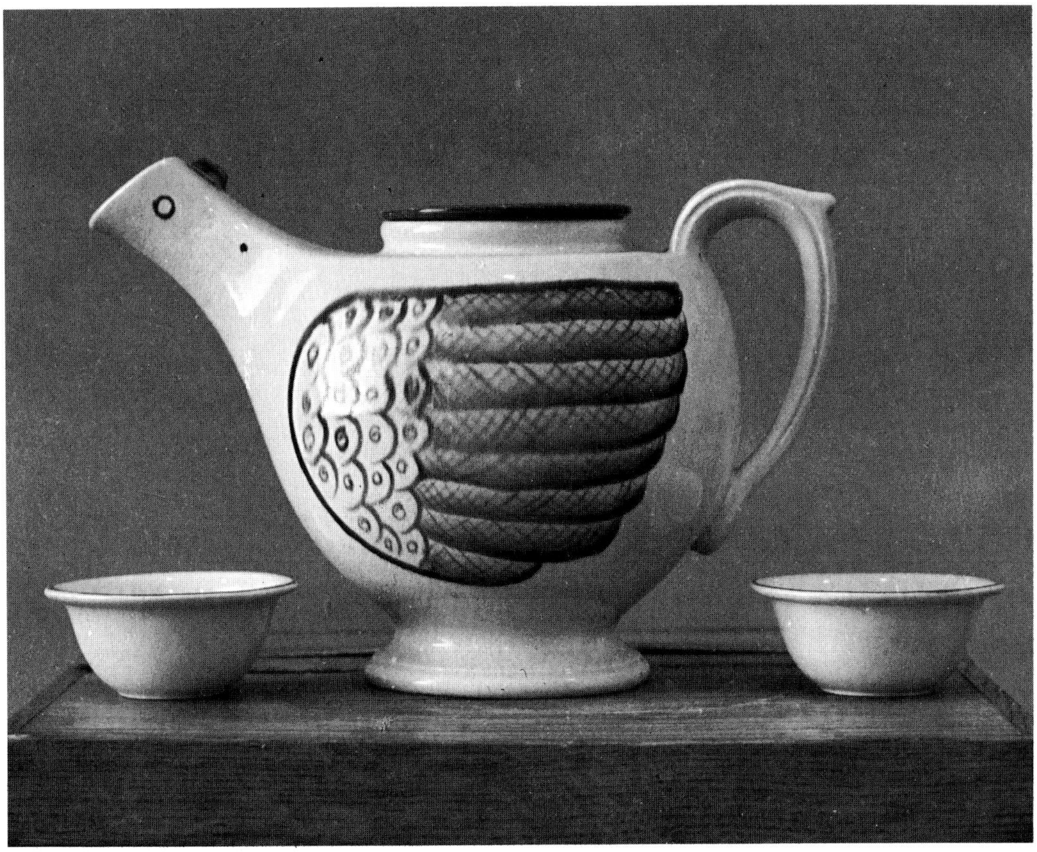

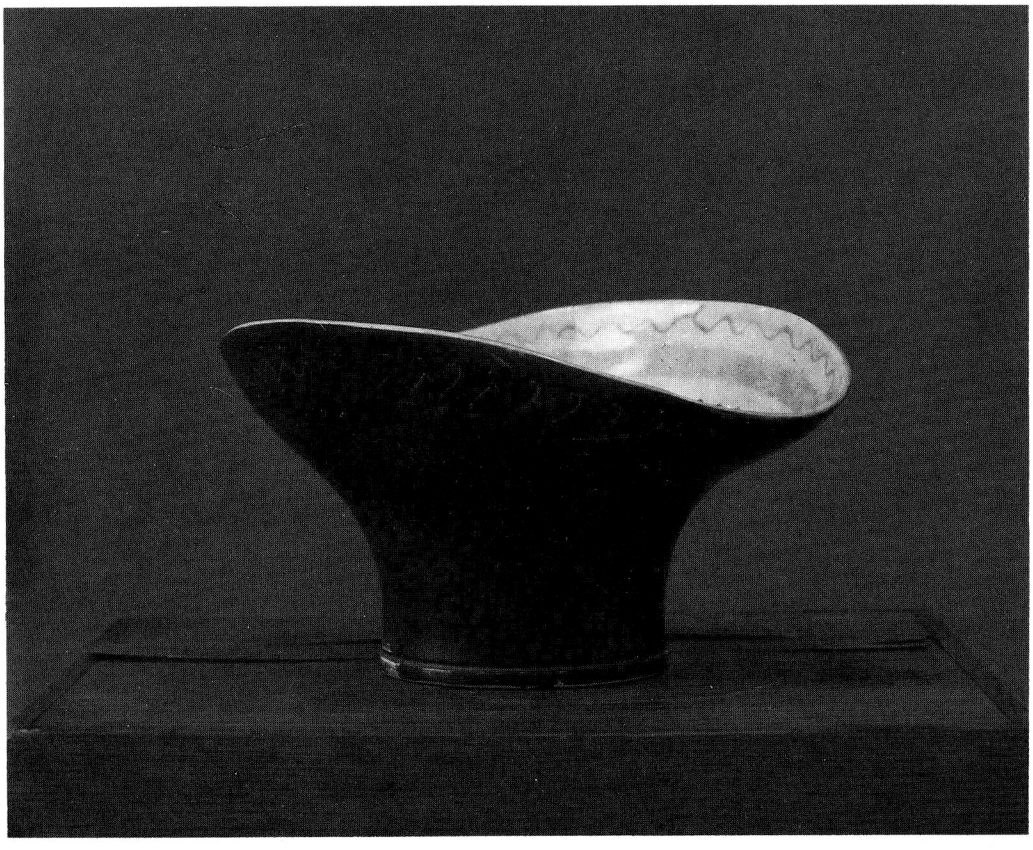

163/164 Sarra Lebedeva
↑ Teekanne in Form
eines Huhns mit Schalen;
← Obstschale, 1934–1936

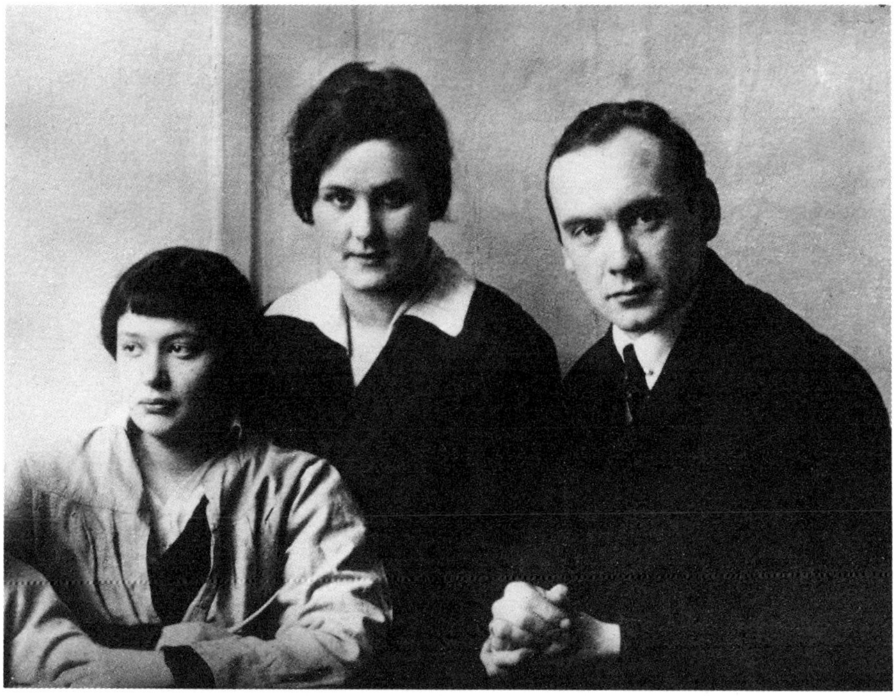

Sarra Lebedeva mit Vladimir Lebedev und *O. M.*, 1918

sichtszüge im Gegensatz zu dem eher grob-expressiven Stil der Anna Golubkina stehen. Der Prozeß des Modellierens wird im Porträtkopf eines *Chinesen* (Taf. 148) aus demselben Jahr in der Ausarbeitung der Gesichtsmuskulatur und der Oberflächenstruktur deutlich sichtbar. Im Gegensatz zu Anna Golubkina, die zum Modellieren meist die ganze Hand benutzte, bevorzugte Sarra Lebedeva, mit den Fingerspitzen zu arbeiten, um ihrem Werk einen exakten und ebenmäßigen Charakter zu verleihen. Der Kunsthistoriker Michail Alpatov charakterisierte die Künstlerin wie folgt: »Sie verfügte über eine außergewöhnliche Begabung als Porträtistin. Es fiel ihr leicht, das Wesen eines Menschen einzufangen. Wir konnten die Menschen, die uns vertraut waren, unschwer in ihren Porträtdarstellungen wiedererkennen, und man konnte davon ausgehen, daß Menschen, die wir nicht kannten, so dargestellt waren, wie sie waren.«[1]

In der auf die Revolution folgenden Periode verkehrte Sarra Lebedeva in den damals bestimmenden literarischen und künstlerischen Kreisen von Petrograd. Hier lernte sie Schriftsteller wie Maksim Gor'kij, Aleksandr Blok und Vladimir Majakovskij, Maler und Bildhauer wie Kazimir Malevič, Vladimir Tatlin, Aleksandr Matveev, Pavel Kuznecov, Martiros Sar'jan, Natan Al'tman, David Šterenberg und den Theaterdirektor Vsevolod Mejerchol'd kennen. Wie bei vielen dieser Künstler, war auch Sarra Lebedevas Vorstellungswelt von der Revolution gefangengenommen, und 1918 gehörte sie zu den ersten, die enthusiastisch auf Lenins »Plan der Monumentalen Propaganda« reagierten. Mit der Zerstörung zahlreicher Denkmäler und Monumente, die die Macht des zaristischen Rußlands symbolisierten, ging die Aufforderung Lenins an sowjetische Bildhauer einher, eine aktive soziokulturelle Rolle bei dem Aufbau der Sowjetunion durch Errichtung von Denkmälern für Helden der Revolution aus Vergangenheit und Gegenwart zu übernehmen. Sarra Lebedevas Beitrag bestand unter anderem in monumentalen Büsten von *Georges Danton* und *Alexander Herzen* (beide nicht erhalten) sowie einem Basrelief mit dem Bildnis von *Maximilien Robespierre* von 1920.

Im Jahr 1924 arbeitete Sarra Lebedeva an der Porträtbüste von *Leonid Krasin* (Taf. 151), dem sowjetischen Diplomaten, der 1921 das Englisch-Sowjetische Handelsabkommen und 1922 den Vertrag von Rapallo mit zustande brachte. Der erfolgreiche Abschluß dieser Porträtbüste markierte den Beginn einer langen Laufbahn als Darstellerin sowjetischer Staatsmänner. 1925 zog Sarra Lebedeva nach Moskau und begann dort mit der Arbeit an dem Porträt von *Feliks Dzeržinskij* (Taf. 152), dem Generalsekretär der Kommunistischen Partei. Diese Büsten bezeugen ihre Ausgereiftheit der Darstellung. Zahlreiche weitere sollten folgen, in denen die Künstlerin die Persönlichkeit ihres jeweiligen Modells zu erfassen suchte und ihrem Eindruck durch Gesichtsausdruck und Bearbeitung der Materialoberfläche sichtbaren Ausdruck gab.

Unter diesen Porträtbüsten sind die des Schriftstellers *Vsevolod Ivanov* von 1925 (Taf. 153), der mit einem Lächeln auf den Lippen dargestellt ist, und die überlegene Weisheit ausstrahlende Darstellung des Parteifunktionärs *Aleksandr Cjurupa* (Taf. 154) von besonderem Interesse. Neben den Darstellungen vieler anderer Politiker und Revolutionäre, deren Charaktere und Lebenswege völlig unterschiedlich sind, sind noch die Porträtbüsten von *Semën Bidënnyj,* dem Feldherrn im Bürgerkrieg und Marschall der Sowjetunion (1925), und die des Heereskommandanten *Pavel Dybenko* (Staatliche Tret'jakov-Galerie, Moskau), einem Mann von bezwingendem Geist und herausragender Begabung, hervorzuheben. Ein Porträt des Parteiaktivisten und Komintern-Mitglieds *Pavel Postyšev* von 1932 (Kunstmuseum Kiev) übermittelt nicht nur die Ausstrahlungskraft des Dargestellten, sondern auch seinen zierlichen Körperbau und sein offenes Wesen, wohingegen das Porträt von *Aron Sol'c* (1931, Taf. 150) das ungewöhnliche Schicksal dieses Mannes widerzuspiegeln scheint. Sarra Lebedevas Porträts sind alles andere als geschmeichelte Darstellungen. In den Worten Michail Alpatovs: »Sarra Lebedeva verfügte über eine scharfe Beobachtungsgabe, und ihre Wahrnehmung ist zuzeiten erbarmungslos und von Spott geprägt.«[2]

In den dreißiger Jahren schuf Sarra Lebedeva Porträtbüsten völlig anderer Art. Als Hauptgegenstand ihrer Arbeit erkor sie sich die Helden der Arbeit der Sowjetunion und versuchte, mittels einer generalisierten und pathetischen Annäherung an das Individuum Entschlossenheit und Spannkraft des russischen Volkes insgesamt zu übermitteln. Von besonderer Bedeutung innerhalb dieser Reihe von Arbeiten ist die ausgeglichen wirkende, kraftvolle Büste *Vlasov, Aktivist der roten Flotte* von 1931 (Taf. 162). Einige Werke aus ihrem Œuvre enthüllen jedoch momentane Unsicherheiten. So ist das Porträt von *Lena Trubnikova, erste Vorarbeiterin im Textilwerk »Pëstrotkani«* (1937, Taf. 160) geprägt von Widersprüchen.

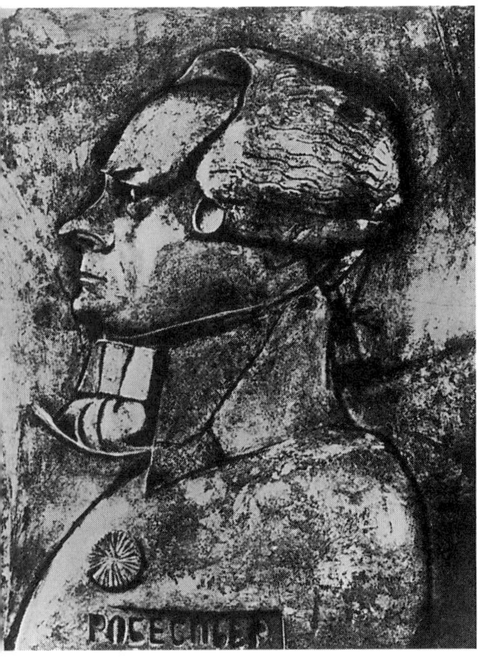

Maximilien Robespierre, 1920

Sarra Lebedeva sicherte sich durch ihre Porträtplastiken einen Platz in der Geschichte der sowjetischen Kunst. Sie schuf aber auch eine Reihe von lebensvollen und in ihrem Ausdruck erregenden Ganzkörperfiguren wie *Aktfigur mit erhobenen Armen* (Taf. 156), *Liegende: Stasja* (Taf. 157), beide 1928 entstanden, und *Aktfigur mit Handtuch* (Taf. 155) aus dem Jahr 1931. Nach Michail Alpatovs Auffassung sind diese Ganzkörperfiguren der Ausdruck von Sarra Lebedevas Bestreben nach einer »Befreiung vom Gesicht«. Und Alpatov fährt fort: »Die kleinen Fayencen und Bronzefiguren wurden zu Lebzeiten Sarra Lebedevas kaum beachtet. Das Thema selbst, nämlich Aktdarstellungen, war zu dieser Zeit so gut wie verboten. Sarra Lebedeva modellierte und zeichnete entblößte Körper eher für sich selbst und als Erholung von der schweren Arbeit an den Porträtbüsten.«[3] Doch diese kleinen Formen vermitteln mehr an persönlicher und intimer Aussage als der monumental-heroische Ansatz, den Sarra Lebedeva für öffentliche Aufträge einsetzte.

Sarra Lebedeva nahm an zahlreichen Ausstellungen teil, die ihren Namen und ihr Schaffen in der Öffentlichkeit bekannt machten. Mehrere Jahre lang spielte sie eine wichtige Rolle innerhalb der »Gesellschaft Russischer Bildhauer« (ORS) und beteiligte sich in den Jahren 1926, 1929 und 1931 an deren Ausstellungen.

In den Jahren darauf kam ihrem Werk bei Ausstellungen ein herausragender Platz zu. Verschiedene ihrer heroischen Porträtplastiken wurden in der Rückschau auf »Fünfzehn Jahre Rote Armee der Arbeiter und Bauern« 1933–34 gezeigt; und ein Jahr später nahm sie zusammen mit Vera Muchina, Il'ja Slonim, Vladimir Favorskij und anderen an einer Gruppenausstellung in Moskau teil. 1941 wurde sie mit einer eigenen Ausstellung in Moskau geehrt, und 1945 erhielt sie den Titel »Verdiente Künstlerin der RSFSR (Russische Sozialistische Föderative Sowjetrepublik)«. Bis zu ihrem Tod 1967 in Moskau fanden regelmäßig Ausstellungen ihrer Porträtplastiken statt. Sarra Lebedevas Lebensweg scheint – bedenkt man die schwierigen Zeitumstände – von uneingeschränktem Erfolg gekrönt gewesen zu sein, doch blieb sie nicht von Anfeindungen verschont, die ihr Werk des Formalismus ziehen, in ungenügendem Maße »heroisch« fanden oder andere ideologische Fehler entdecken wollten. Dennoch war ihre Begabung von einer Größe, die Sarra Lebedeva sowohl die Darstellung der komplexen Gegenwart als auch den prophetischen Blick in die Zukunft erlaubte – eine Gabe, die sie mit ihrer Zeitgenossin, der Bildhauerin Vera Muchina, teilte.

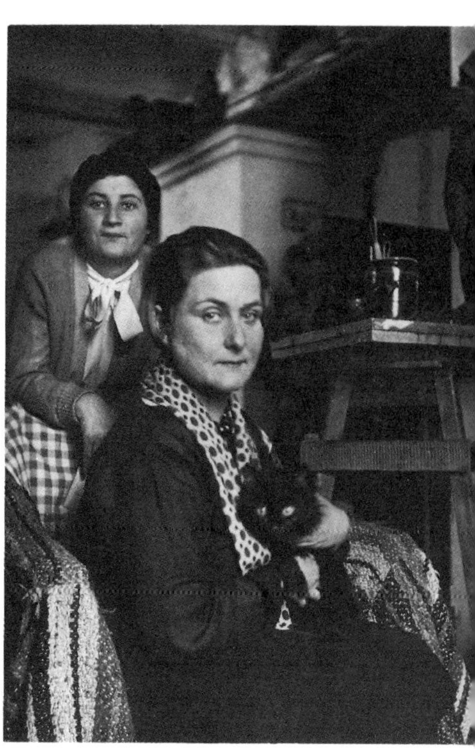

Sarra Lebedeva in ihrem Atelier, dreißiger Jahre

DOKUMENTE

Sarra Lebedeva über ihr Porträt von Feliks Dzeržinskij

»Während der Revolution mußten fast alle Bildhauer an Porträtplastiken arbeiten. Es war schwierig und manchmal unmöglich, Sitzungen zu bekommen. Es gab Versuche, mit Hilfe von Fotografien zu arbeiten, doch bezweifle ich, daß auf diese Weise ein persönlichkeitsgetreues Porträt möglich war.

Die Idee zu einem Porträt von Dzeržinskij hatte ich schon lange. Für mich besaß er ein außerordentlich interessantes Gesicht, das für jeden Bildhauer eine Herausforderung bedeutete. Es ist sehr unangenehm, nach Fotografien zu arbeiten, also entschloß ich mich, entweder die Sitzungen durchzusetzen oder aber die Idee dieses Porträts fallenzulassen.

Im Februar 1925 hatte ich die erste Sitzung mit Dzeržinskij in seinem Büro. Da ich wußte, daß er mir als Modell nicht lange zur Verfügung stehen würde, hatte ich bereits einen Rohentwurf nach Fotografien und aus der Erinnerung (ich hatte ihn einmal kurz gesehen) gemacht. Als mir der lebende Dzeržinskij gegenübersaß, fiel mir einmal mehr die Unzulänglichkeit von Fotografien auf. Ich vernichtete meinen Entwurf und begann von neuem. Bereits beim ersten Anblick Dzeržinskijs fiel mir auf – und dieser Eindruck blieb bis zur Beendigung unserer Arbeit bestehen –, daß sich hinter dem Beständigkeit ausdrückenden asymmetrischen Gesicht mit den ausgeprägten Wangenknochen und den klar gezeichneten Zügen ein inneres Feuer verbarg.
Der ruhigste Bestandteil seines Gesichts waren – so sonderbar das erscheinen mag – die Augen. Vielleicht rührte dieser Eindruck von den schweren, müden Augenlidern her, unter denen die hellen, durchdringenden, mandelförmigen blauen Augen hervorschauten ... Als ein Genosse feststellte: ›Es besteht viel Ähnlichkeit, aber Sie haben F. E. sehr streng dargestellt‹, antwortete Dzeržinskij: ›Nun, Sie werden dadurch, daß Sie Modell sitzen, nicht zum Engel. Sie hat mich so dargestellt, wie ich bin.‹ Wir hatten etwa zehn Sitzungen von jeweils zwei, manchmal zweieinhalb Stunden.«[4]

Der Bildhauer Il'ja Slonim über Sarra Lebedeva

»Eine schöne, zurückhaltende Frau mit anmutigen Bewegungen und einem durchdringenden Blick aus blauen Augen, einem Blick, der einen ihr unbekannten Menschen verwirren und sogar abschrecken konnte. Sie machte nicht viel Worte und gab selten ihre Gefühle preis, war unnachsichtig gegen sich selbst und gegenüber Menschen ihrer unmittelbaren Umgebung, aber eine in höchstem Maße treue Freundin. Eine leidenschaftliche Künstlerin, die ununterbrochen in Gedanken mit ihrer Arbeit beschäftigt war, aber kaum darüber sprach. Eine Künstlerin, die sowohl eine große Anzahl verschiedener Skulpturen als auch Tausende von Zeichnungen hinterließ.

In den dreißiger Jahren entdeckte Sarra Lebedeva ihr Interesse für die Keramik und arbeitete an Entwürfen für Tafelgeschirr für die Konakovskij-Fabrik, in deren unmittelbarer Nähe sie wohnte. Aus dieser Periode sind die *Teekanne in Form eines Huhns* und verschiedene *Obstschalen* erhalten (Taf. 163–164). Es ist interessant, daß auf einer dieser Obstschüsseln eine weibliche Figur erscheint, die von den Proportionen her an das *Mädchen mit Schmetterling* (1936, Staatliche

Tret'jakov-Galerie, Moskau) erinnert. Nur einige wenige ihrer Entwürfe sind erhalten, und unglücklicherweise wurde kein einziger in die Produktion übernommen.

Sie verfügte über ein angeborenes Gefühl für Form... Sie besaß die Fähigkeit, vom Ausstellungsraum bis zu ihrer eigenen Wohnung und ihrem Atelier alles so einzurichten, daß sich jeder darin äußerst wohl fühlte... Eine Vase oder eine Skulptur waren so plaziert, daß man nicht nur nicht den Wunsch verspürte, deren Standort zu verändern, sondern spürte, daß das einfach unmöglich wäre... Es ist schade, daß sie von Architekten nicht zur Planung von Gärten oder Innenräumen herangezogen wurde – eine solche Zusammenarbeit wäre sicher produktiv gewesen.

Sarra Lebedeva entwarf drei Denkmäler: das Dzeržinskij-Denkmal für Moskau, das Puškin-Denkmal für Michajlovskoe und das Čechov-Denkmal für Jalta. Keiner der drei Entwürfe, die zu verschiedenen Zeiten entstanden, wurde realisiert. Ich war Zeuge ihrer Arbeit am Dzeržinskij-Denkmal. Sie arbeitete mit einem begabten und erfahrenen Architekten namens A. K. Burov zusammen, einem Mann mit klar umrissenen Vorstellungen von der Kunst, die er auch hartnäckig verfechten konnte. Dennoch ging im Verlauf ihrer Zusammenarbeit die Initiative meist von Sarra Lebedeva aus, die keine Ruhe fand, solange sie nicht die richtige Lösung gefunden hatte... Sarra Lebedeva begann erst zu arbeiten, wenn sie eine genaue Vorstellung von dem hatte, was sie erreichen wollte. Nach ihrem Tod entdeckten wir zahlreiche Studien zu Kleinplastiken, die aus dem Gedächtnis heraus geschaffen, im Ausdruck aber bereits vollendet waren. Diese Sicherheit des Gedächtnisses ermöglichte es ihr, einige Porträts in nur zwei oder drei Sitzungen fertigzustellen.«[5]

VERA MUCHINA

»Es gab in der Tat etwas, worauf man stolz sein und über das man nachdenken konnte.«

M. German

Um die Jahrhundertwende hatte der Architekt Fëdor Rerberg geschrieben: »Die von Frauen geschaffene Kunst ist eine verborgene. Sie ist kaum präsent in den Straßen, sie baut keine Paläste oder Tempel, sie dekoriert nicht deren Wände mit Gemälden oder die Plätze der Stadt mit Denkmälern.« Dies stellte insofern ein bemerkenswertes Vermächtnis an die revolutionär geprägten Zeiten dar, als gerade drei Jahrzehnte später, 1937, eine Stahlskulptur mit dem Titel *Arbeiter und Kolchosbäuerin* (Taf. 178) von Vera Muchina den Sowjetischen Pavillon bei der Pariser Weltausstellung krönte. Dieses eindrucksvolle und lebensprühende Beispiel einer Monumentalskulptur spiegelte den Stolz der Sowjetunion auf die gemeinschaftliche Arbeit des Volkes wider und gilt seitdem als nationales Symbol. Vera Muchinas ungekünstelte und idealisierte Weltsicht war sowohl Ausdruck ihres Wesens als auch Ergebnis ihrer Ausbildung.

Vera Ignat'evna Muchina wurde 1889 in Riga in eine alte Kaufmannsfamilie hineingeboren, die sich einen Namen im Handel mit Hanf gemacht hatte. Unglücklicherweise wurde die Familie durch Tuberkulose zerstört. Bevor die kleine Vera zwei Jahre alt war, starb ihre Mutter an dieser Krankheit. Kurz darauf zog ihr Vater in der Hoffnung auf ein gesünderes Klima mit seinen Kindern nach Kiev, wo Vera das Fëdosijskij-Gymnasium besuchte und zu Hause private Zeichenstunden erhielt. Als Vera vierzehn Jahre alt war, starb ihr Vater, und sie lebte für einige Jahre in Kursk, wo sie ihr Studium der Malerei und der Zeichnung fortsetzte. 1910 übersiedelte sie nach Moskau. Hier wurde sie in den großen Kreis reicher Kaufmannsfamilien eingeführt, dem berühmte Kunstmäzene und -sammler wie die Morozovs und die Rjabušinskijs angehörten. In Moskau studierte Vera Muchina im Atelier von Konstantin Juon, zu dessen Schülerinnen auch Ljubov' Popova und Nadežda Udal'cova gehörten. Von besonderer Bedeutung war die Begegnung mit Ljubov' Popova, die für die nächsten zehn Jahre zu Vera Muchinas engsten Freundinnen und Förderinnen gehören sollte.

Die Künstlerin erinnerte sich, daß sich Ljubov' Popova »nacheinander für Gauguin, van Gogh und Cézanne begeisterte. Sie hatte ein wunderbares Farbgefühl und war in jeglicher Beziehung äußerst begabt. Sie lehrte mich, auf Farben und deren Verhältnis zueinander in russischen Ikonen zu achten. Ljubov' Popova spielte für meine Entwicklung eine wichtige Rolle, ich begann, Dinge zu hinterfragen, und kam durch sie zum erstenmal mit den Mitgliedern des »Karo-Buben« – Aleksandra Ėkster, Maškov, Lentulov, Tatlin – und dem Kubismus in Berührung«[1]. Zu dieser Zeit studierte Vera Muchina auch im Atelier der Bildhauerin N. Sinicina, wo zwar ein Modell zur Verfügung stand, aber keinerlei Anleitung gegeben wurde. Auch begann sie mit dem Studium der Zeichenkunst bei Il'ja Maškov, der ihr riet, »Dinge in ihrer Ganzheit zu sehen«; denn er stellte fest, daß die Begabung der jungen Künstlerin durch ihre Konzentration auf Detailfragen beeinträchtigt wurde. Seine Ratschläge, »das Auge zur Wahrnehmung des Modells in seiner Gesamtheit zu erziehen« und »Bewegung und Persönlichkeit einzufangen«, waren von großem Nutzen und fanden ihren Niederschlag in den späteren Monumentalwerken der Bildhauerin.[2]

1912 setzte Vera Muchina ihren Wunsch, in Paris zu studieren, in die Tat um und wurde Schülerin von Emile Antoine Bourdelle an der Académie de la Grande Chaumière. Obgleich Bourdelle ehemaliger Schüler und Assistent von Auguste Rodin war, stand sein Schaffen für eine neue Bildhauergeneration; sein Atelier bildete einen Anziehungspunkt für viele junge Künstler. Hier begegnete Vera Muchina auch ihrem späteren Biographen, dem Bildhauer Boris Ternovec.

Die Arbeitsweise in Bourdelles Atelier war besonders liberal. An ihrem ersten Tag dort (den die Studenten »Jüngstes Gericht« nannten) hatte Vera Muchina Gelegenheit, den Meister zu beobachten: »Ein kleiner Nibelunge, kleiner als ich selbst, mit einer enorm hohen, glänzenden Stirn, dicken, buschigen Augenbrauen und einem schwarzen Spitzbart. Er trug einen Anzug aus geripptem Samt, wie er für viele Künstler und Arbeiter typisch war. Er ging um jeden herum. Er betrachtete die eine Sache aufmerksam, eine andere flüchtig. Dann begann er über sie zu reden, kam vom Thema ab und sprach über etwas anderes. Der erste Gegenstand, dem er seine Aufmerksamkeit widmete, war immer der interessanteste. Obwohl mein Französisch nicht schlecht war, hatte ich Schwierigkeiten, ihn zu verstehen. Er drückte sich so philosophisch aus.«[3]

Zu dieser Zeit hatte Bourdelles Ruhm seinen Höhepunkt erreicht. Er war ein launischer, aber anregender Lehrer, der das Bewußtsein seiner Schüler schärfte und ihnen neue Perspektiven eröffnete. Die Widersprüche in seinen Anweisungen erwiesen sich manchmal als nützlich, sie verhinderten auf jeden Fall eine kritiklose Aufnahme seiner Lehrmeinung. Von Bourdelle hörte Vera Muchina erstmals etwas über die negative Auswirkung des Impressionismus auf die Bildhauerei. In seinen Augen war der Impressionismus eine der Bildhauerei feindliche Stilrichtung. Die wahre Grundlage der Bildhauerei bestand Bourdelles Ansicht nach in durchdachter Gestaltung, einprägsamer Form, Selbstdisziplin und Beachtung materialgerechter Verarbeitung.

Obgleich sich Vera Muchina in weiten Bereichen an Bourdelle orientierte, beschäftigte sie sich doch auch mit anderen Kunsttraditionen. Bourdelles Ablehnung des Impressionismus bestärkte sie darin, sowohl die griechisch-römischen als auch die ägyptischen Skulpturen im Louvre zu studieren. Boris Ternovec erinnerte sich, daß insbesondere eine schreitende Horus-Figur aus Bronze und ein aus rosafarbenem Granit gemeißelter sitzender Pharao ihre besondere Aufmerksamkeit erregten. »An ihnen lernte Vera Muchina die Architektonik der Form und den lakonischen Ausdruck.«[4] Sie selber schrieb damals, daß » eine große Statue einfach sein und sich selbst ›in einem Wort‹ ausdrücken sollte, quasi als Ergänzung des visuellen und psychologischen Eindrucks auf die Wahrnehmung des Betrachters«. Interessanterweise traf Henri Matisse die gleiche Feststellung in seinem berühmten Essay »Notes d'un peintre«, in dem er die ägyptische Skulptur als Kunstform benennt, die Einfachheit der Mittel mit Stärke des Ausdrucks verquickt. Insofern ist es auch nicht überraschend, daß sich Vera Muchina zu dem Werk von Aristide Maillol hingezogen fühlte, der freundschaftlichen Umgang mit den Fauves pflegte und dessen Arbeiten durch Einfachheit und Aussagekraft gekennzeichnet sind.

Unter den Bildhauern der Renaissance bewunderte Vera Muchina besonders Michelangelo für dessen Fähigkeit, »Titanen zu schaffen«, was sie selbst auch anstrebte. Doch als Bourdelle seine Verwunderung darüber ausdrückte, daß »alle Russen in der plastischen Gestaltung illusionistisch statt konstruktiv vorgehen«, begann sie mit dem Besuch von Anatomievorlesungen an der Académie des Beaux Arts, bei denen

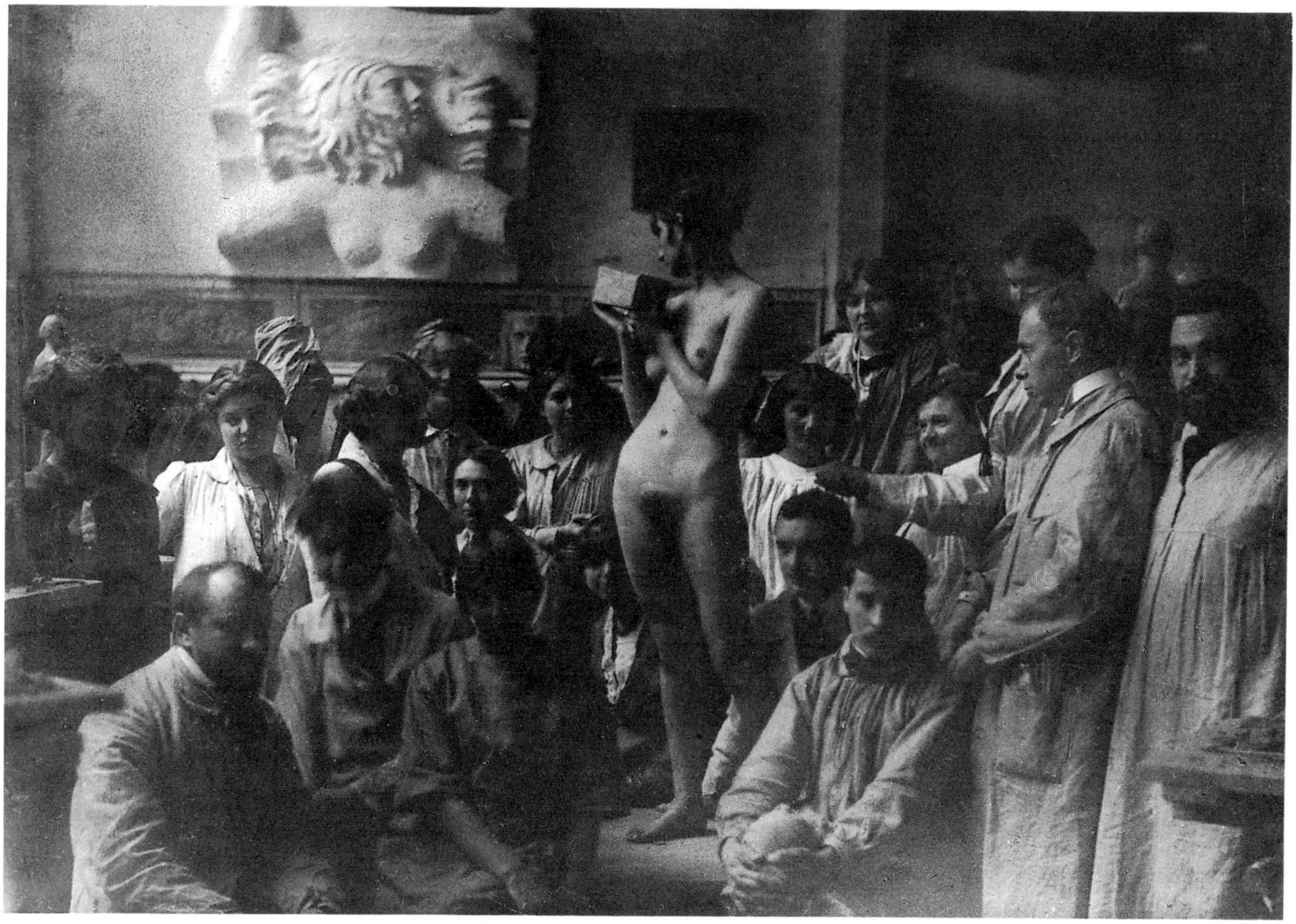

Emile Antoine Bourdelles Atelier in Paris: vorne links Bourdelle, in der zweiten Reihe als zweite von links Iza Burmejster und, halb verdeckt von Boris Ternovec (zweiter von rechts), Vera Muchina

der Lehrer die Muskulatur direkt auf das Modell aufmalte. Doch stellte die Künstlerin bald fest, daß dieser anatomische Realismus nicht ihrer Sicht entsprach, weil man auf diese Weise keine Konstruktivität erreichen konnte. An diesem Punkt hätte sie – wie viele ihrer Kollegen, die in Paris arbeiteten – dem Einfluß des auf Struktur und Form konzentrierten Kubismus nachgeben können. Doch ihr nach Unabhängigkeit strebender Geist unterschied sie von russischen Künstlern wie Marc Chagall, David Šterenberg, Natan Al'tman und Aleksandr Archipenko, die alle in irgendeiner Weise der kubistischen Ästhetik nahestanden. Vera Muchina lehnte den Kubismus mit der Begründung ab, daß »die Kubisten die Form lediglich bloßlegen wie ein Skelett, dabei aber das Wertvollste, nämlich das Bild selbst, vernachlässigen. Bei dem Versuch, einen lebendigen Menschen darzustellen, müssen sie sich geschlagen geben.«[5]

Die in Paris entstandenen Porträtbüsten von Freunden und Studienkollegen Vera Muchinas scheinen noch stark traditionsverhaftet, doch nach ihrer Rückkehr nach Moskau floß alles, was sie gelernt und gesehen hatte, in ihr Schaffen ein. Eine ihrer frühesten Arbeiten, die *Pietà* von 1916 (Taf. 166), erinnert an archaische Formen der Stilisierung, läßt aber gleichzeitig einen einheitlichen Ansatz vermissen. Die *Pietà* ist in vielerlei Hinsicht ein Experiment, das Vera Muchinas Auseinandersetzung mit verschiedenen Möglichkeiten des Ausdrucks aufzeigt, bevor sie den ihr ureigenen fand.

Ljubov' Popova machte die Künstlerin in Moskau mit Vertretern der Avantgarde wie Aleksandra Ėkster bekannt, die ihrerseits Vera Muchina mit dem berühmten Direktor des Moskauer Kammertheaters, Aleksandr Tairov, zusammenbrachte. Kurze

Zeit darauf erhielt sie den Auftrag zu der Gestaltung zweier Masken für das Theater. Daneben war sie selten auf Ausstellungen vertreten, und ihr Ruf drang über den kleinen Künstlerkreis kaum hinaus.

Im darauffolgenden Jahr gab jedoch die Revolution ihrer Kreativität einen neuen Anstoß. Vera Muchina beteiligte sich mit Sarra Lebedeva an der Verwirklichung des »Plans der Monumentalen-Propaganda«. Sie nahm an den Wettbewerben der Jahre 1919 bis 1922 teil und trat mit ihrem Freund Boris Ternovec der Gruppierung »Monolith« bei, einer Bildhauervereinigung, die sich der Ausführung von monumentalen Projekten verschrieben hatte.

Vera Muchinas erste Arbeit innerhalb dieser Gruppe war der Entwurf eines Denkmals für Nikolaj Novikov, einem Dichter aus der Zeit Katharinas der Großen und erklärtem Gegner der Leibeigenschaft. Ihr Entwurf wurde von der Sachverständigenkommission begeistert aufgenommen, doch ist das Denkmal wie viele andere nicht erhalten; die Ausführung erfolgte in billigem und behelfsmäßigem Material, das bei Regen und Frost unaufhaltsam zerfiel. Erhalten ist indes ein kleiner Entwurf von Vera Muchina für ein Revolutionsdenkmal in der Stadt Klin (Taf. 167), der eine sitzende Frau mit phrygischer Kopfbedeckung und einem Hammer in der Hand zeigt. Selbst aus dieser kleinen Studie ist die Stärke der Konzeption ersichtlich. Der Künstlerin gelang es hier zum erstenmal, alles in Paris Gelernte einzubringen.

Ihre erste ausgereifte Arbeit war die bemerkenswerte Skulptur *Die Flamme der Revolution* (Taf. 169), der Entwurf eines Denkmals für den 1919 überraschend verstorbenen Revolutionär und Staatsmann Jakov Sverdlov. Dieses Ereignis bot Vera Muchina die Möglichkeit, sich an einem monumentalen Projekt zu versuchen. Ursprünglich basierten ihre Entwürfe auf der antiken Sage um die stymphalischen Vögel, die von Herkules vertrieben wurden, doch ist diese Idee im endgültigen Entwurf einer geflügelten weiblichen Figur mit einer Fackel in der Hand gewichen. Diese Verkörperung von Dynamik, die den durch Rußland fegenden Wirbelwind der Revolution symbolisiert, läßt an das Werk des italienischen Futuristen Umberto Boccioni denken. Doch Vera Muchina beweist wiederum ihre Unabhängigkeit durch die Verwendung einer ohne weiteres erkennbaren Bildersprache im Gegensatz zu der abstrakten und verwirrenden Formensprache sowohl der kubistischen als auch der futuristischen Bildhauerkunst.

Zu dieser Zeit begann sich Vera Muchina auch für den Bereich der Gestaltung zu interessieren. Gemeinsam mit Aleksandra Ėkster arbeitete sie an der Gestaltung des Films »Aėlita« (1924) und an Bühnenbildentwürfen mit. Außerdem schloß sie sich an die damals führende Modeschöpferin Nadežda Lamanova an und machte zahlreiche Entwürfe für Hüte und Bekleidung, die Nadežda Lamanova in die Tat umsetzte (Taf. 170–171).

Erst Mitte der zwanziger Jahre kehrte Vera Muchina gänzlich zur Bildhauerei zurück. Sie beschäftigte sich nunmehr mit weiblichen Aktfiguren. Charakteristisch für diese Serie ist die in Holz ausgeführte Skulptur *Julija* von 1926 (Taf. 168). Der Sinnbildcharakter ist hier weniger ausgeprägt, obwohl die Tatsache, daß *Julija* Ähnlichkeiten mit der *Venus von Milo* aufweist, darauf hinweisen könnte, wie weit entfernt die unruhige Gegenwart von klassischer Harmonie war. Die Vitalität und Kraft der Skulpturen Vera Muchinas stellte in jenen Jahren ein seltsames Phänomen dar, das sich erneut in Arbeiten wie *Wind* (1927, Taf. 165) manifestierte. Hier wollte die Künstlerin laut eigener Aussage »zwei Dinge in einer dynamischen Wechselbeziehung, der alles andere untergeordnet ist«[6], zeigen. Es ist sicher zutreffend, wenn Kunsthisto-

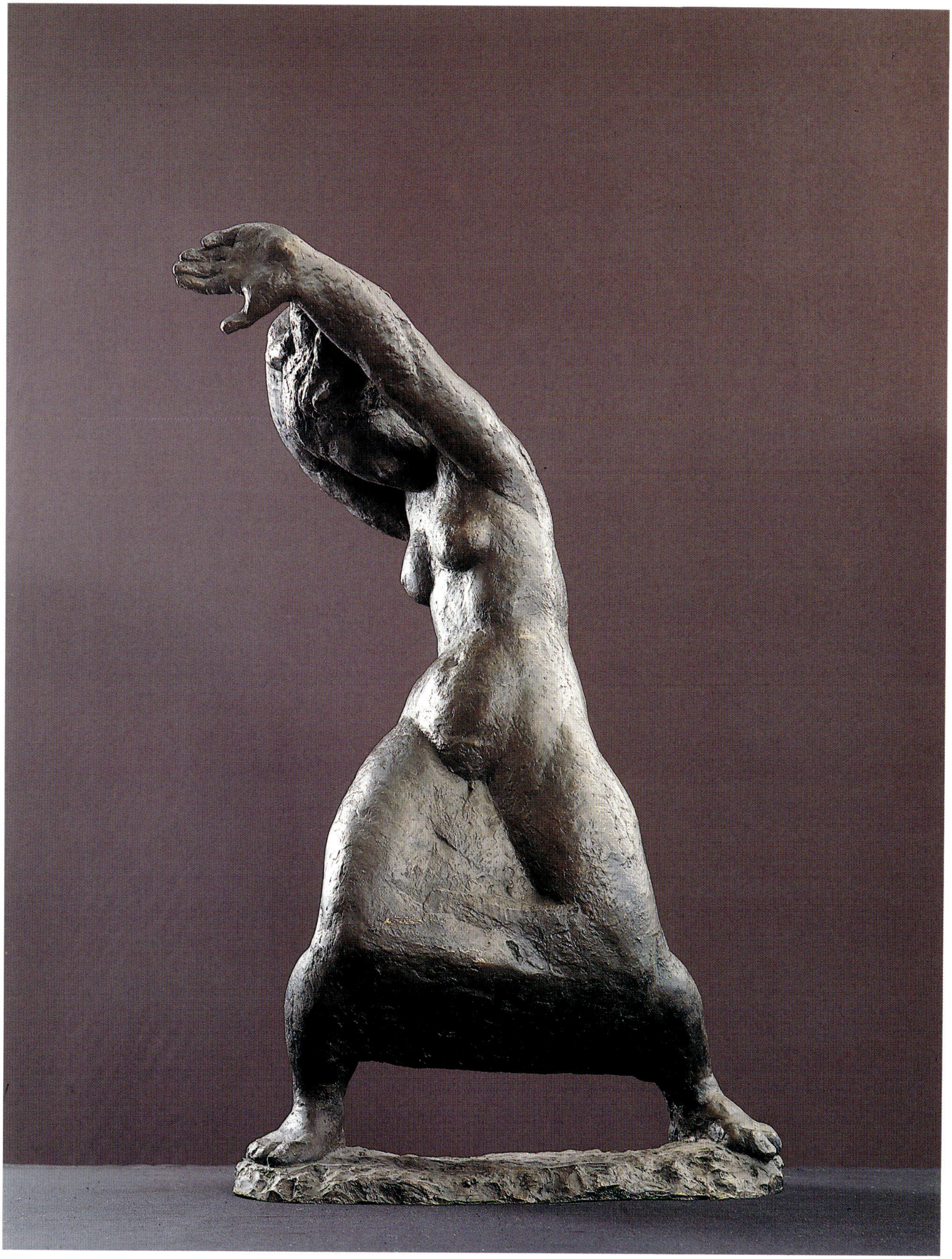

165 Vera Muchina *Wind,* 1927

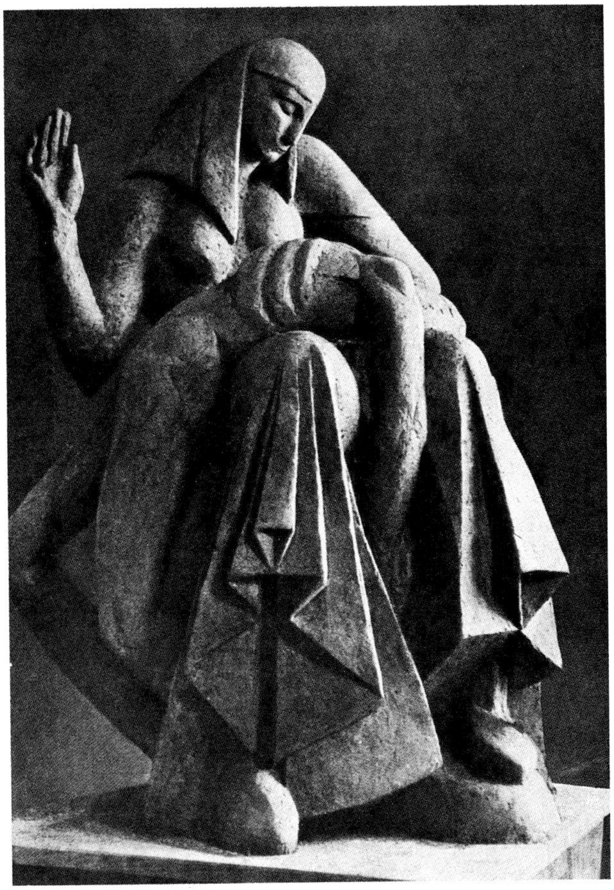

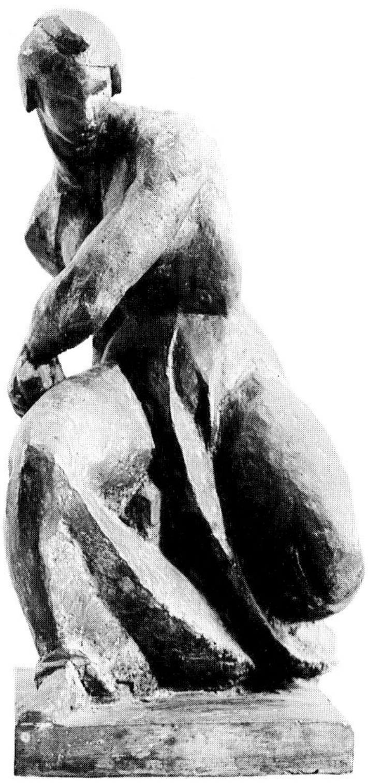

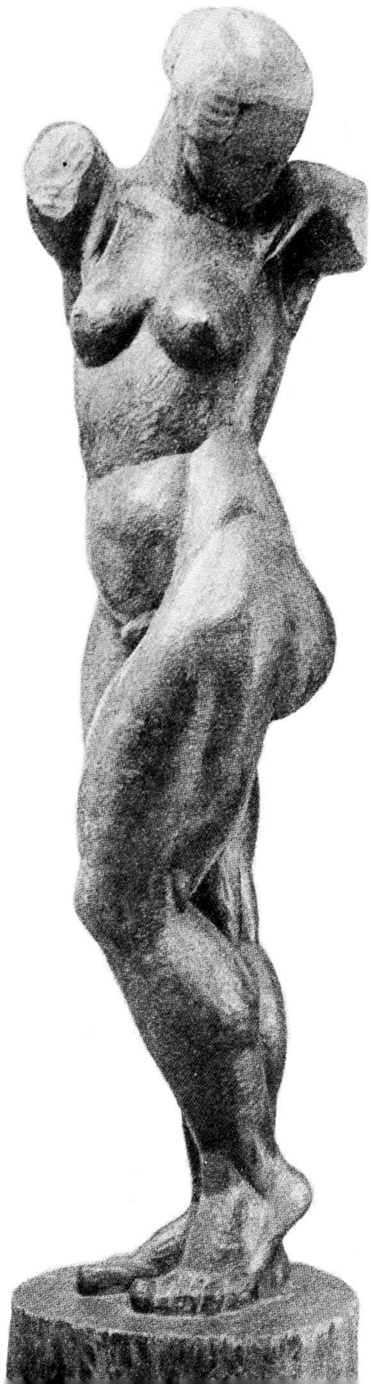

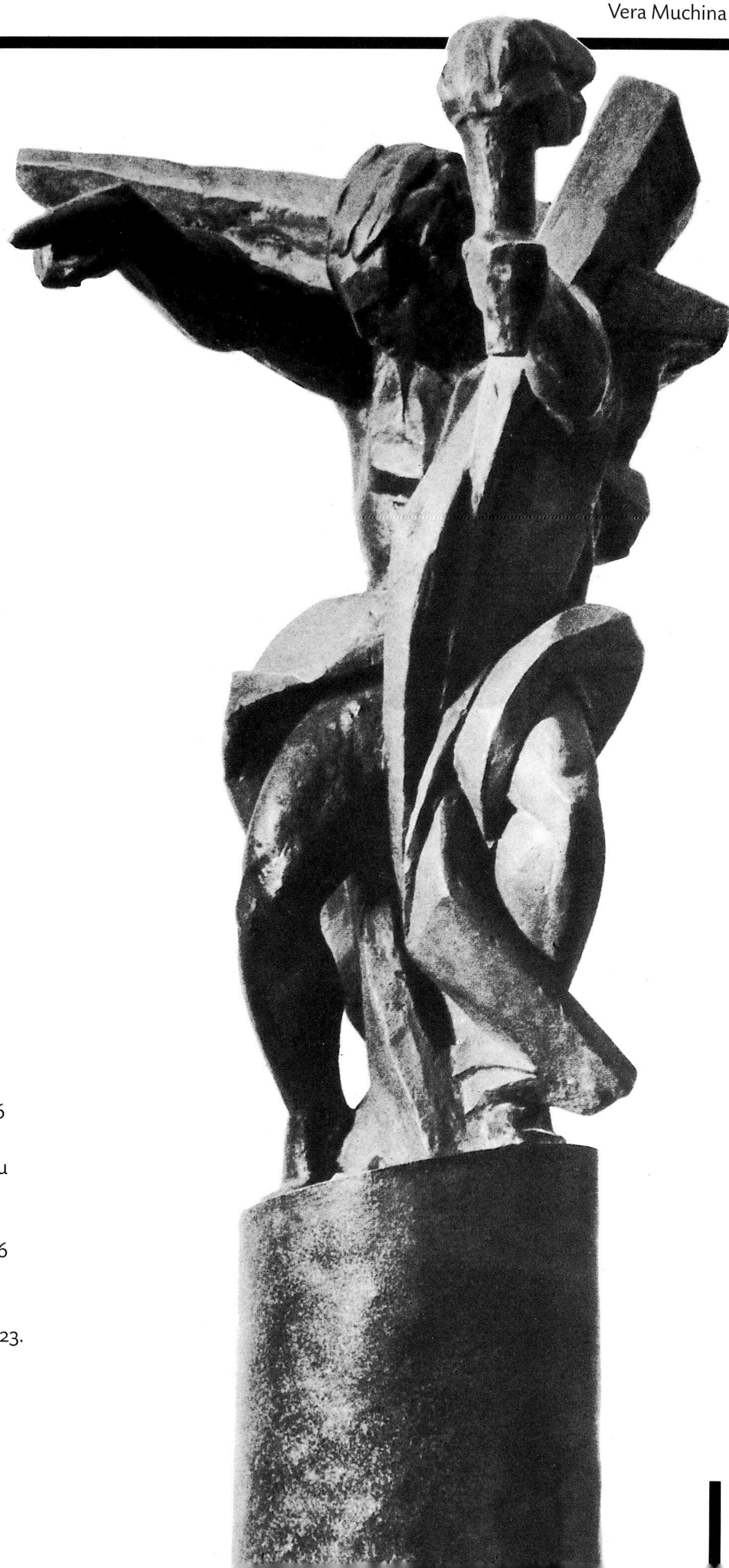

↖ 166 Vera Muchina *Pietá,* 1916

⇆ 167 Vera Muchina Entwurf zu dem Denkmal *Revolution,* 1919

← 168 Vera Muchina *Julija,* 1926

→ 169 Vera Muchina *Die Flamme der Revolution,* 1922–23. Entwurf zu einem Denkmal für Jakov Sverdlov

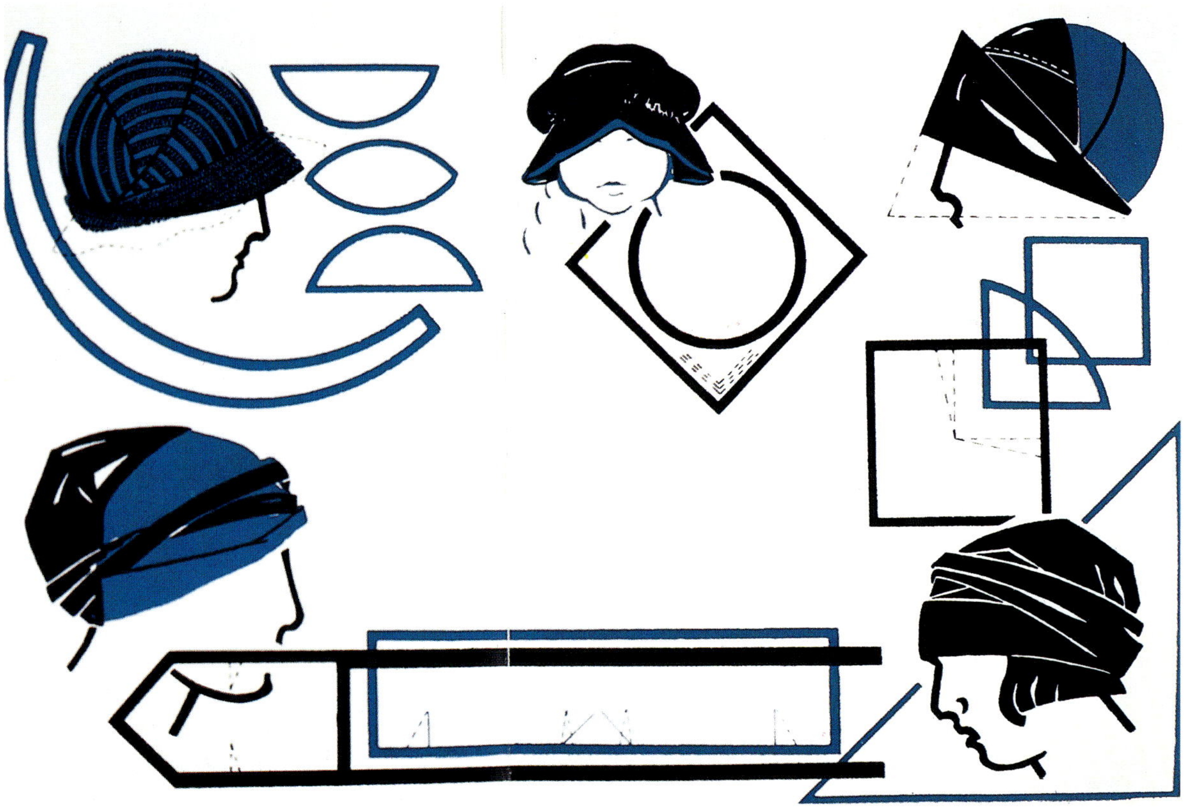

170/171 Vera Muchina ↑ Hutentwürfe, 1925; ↓ Schnittmuster von Nadežda Lamanova nach einem Entwurf von Vera Muchina, zwanziger Jahre

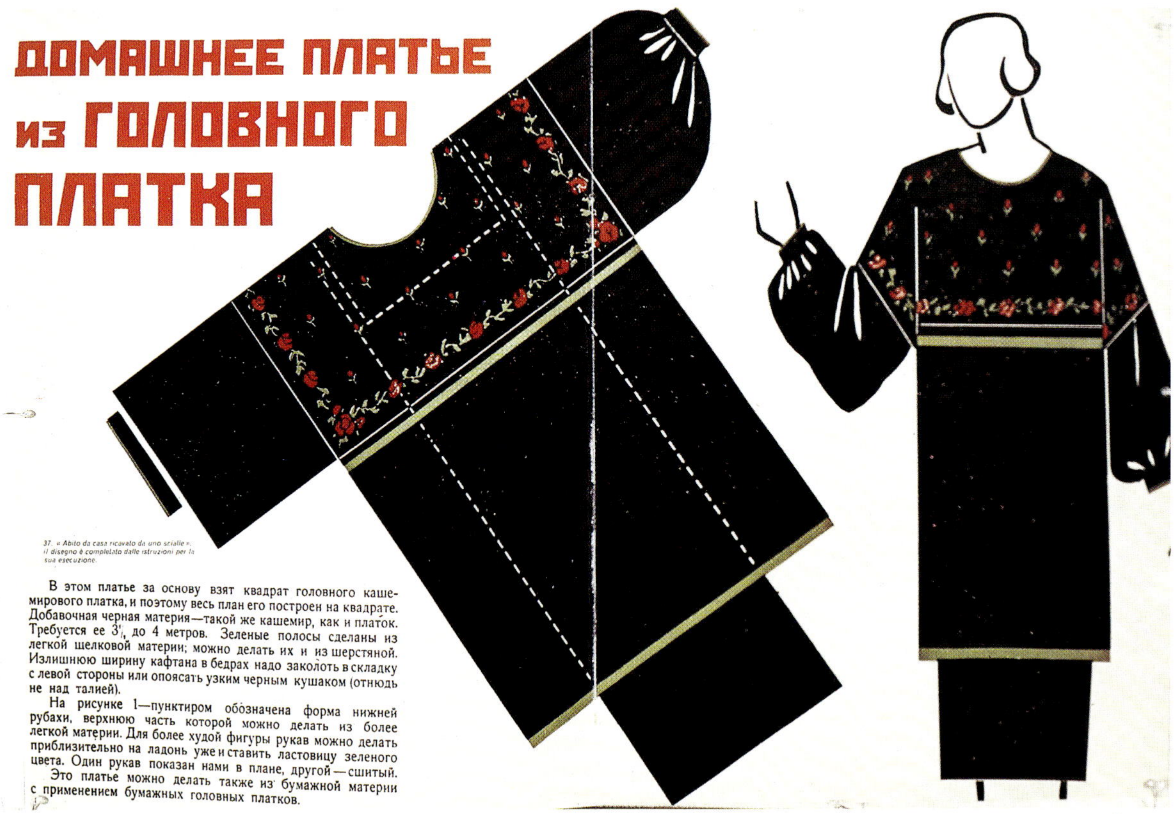

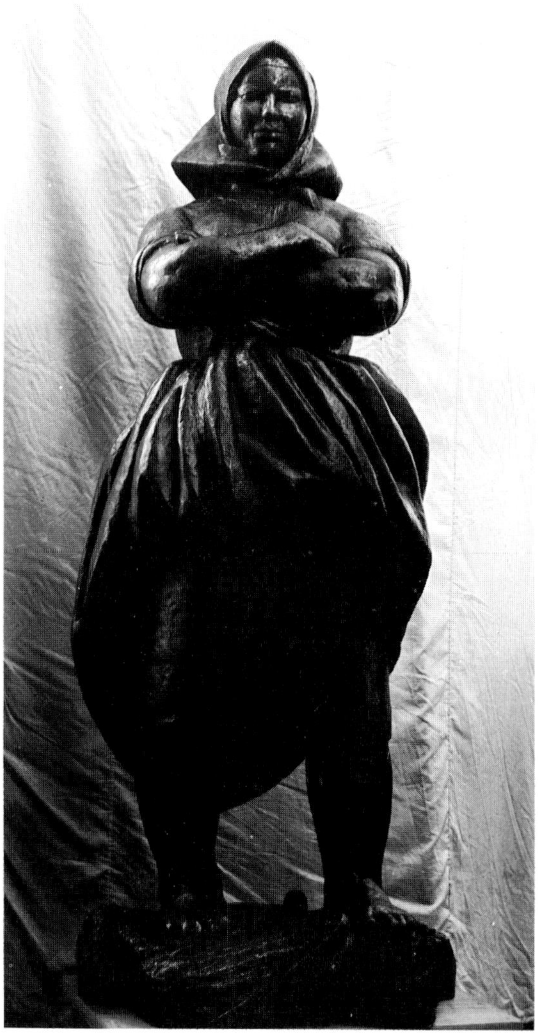

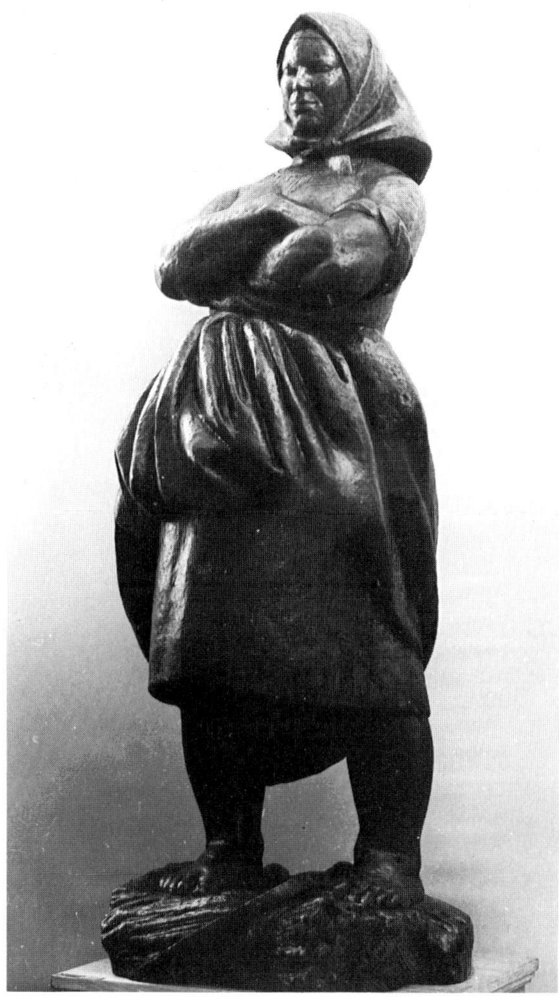

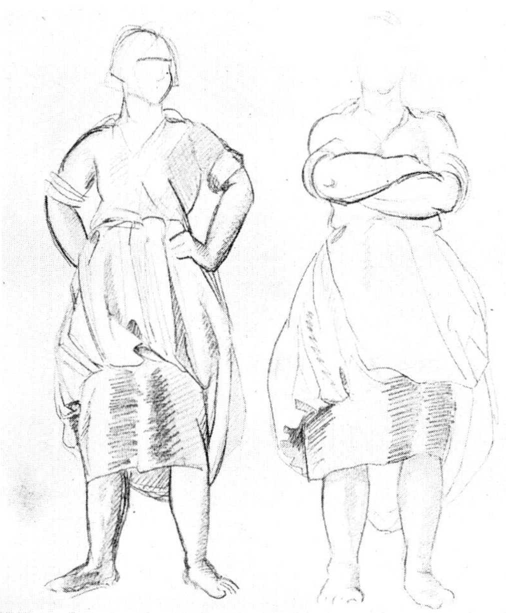

↖↑ 172/173 Vera Muchina
Bäuerin, 1927–28

← 174 Vera Muchina
Skizzen zu *Bäuerin,* 1927

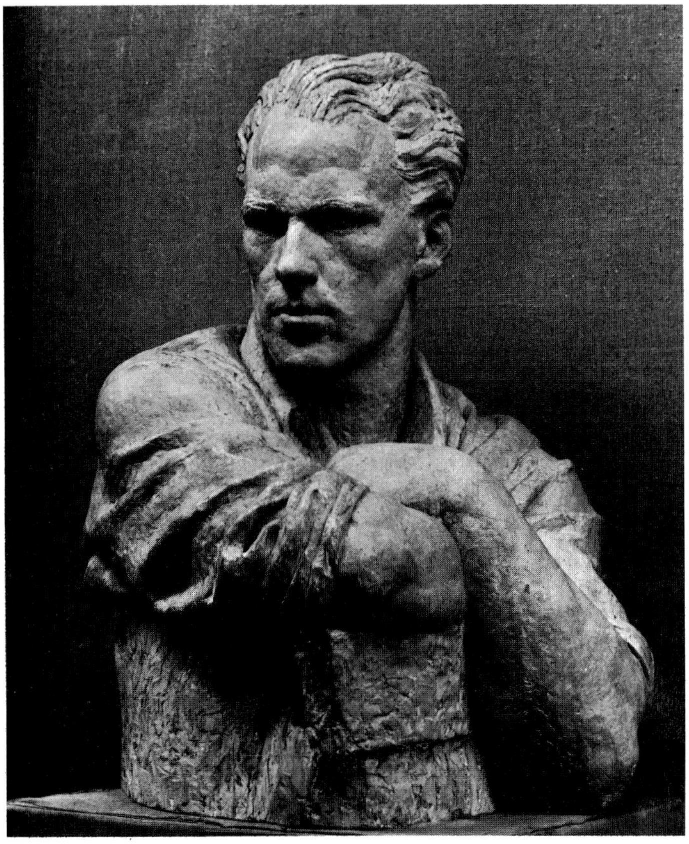

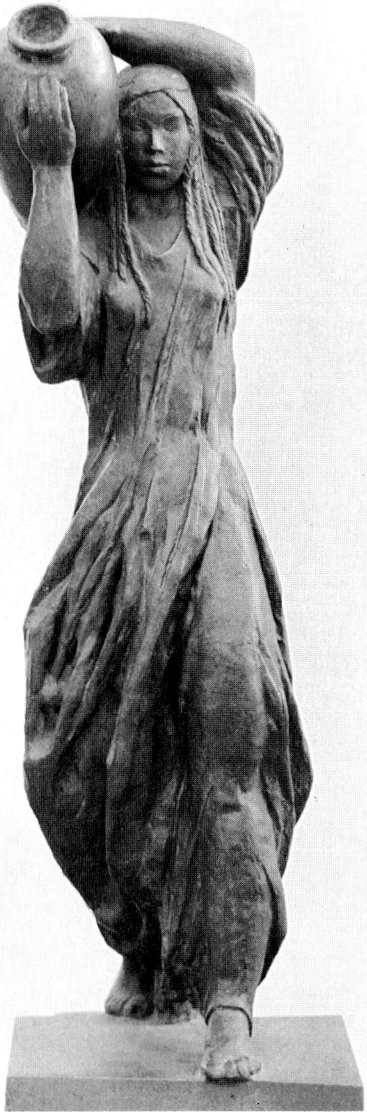

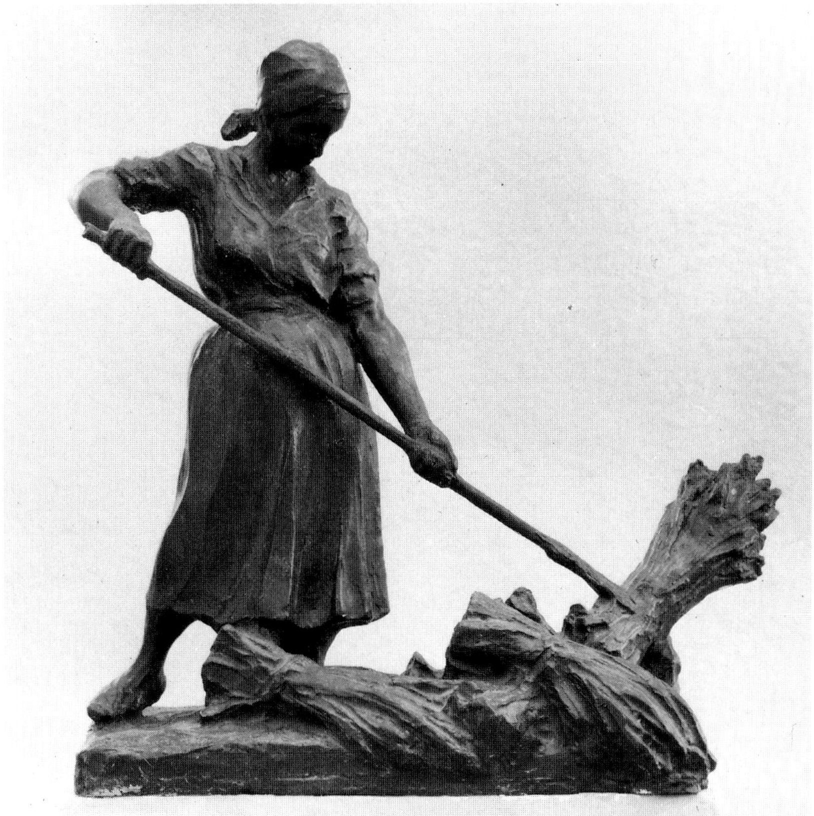

↖ 175 Vera Muchina
Der Architekt S. A. Zamkov, 1934

↑ 176 Vera Muchina
Frau mit Krug, 1935. Figur für den *Brunnen der Nationen*

← 177 Vera Muchina
Bäuerin mit Getreidegarben, 1935

→ 178 Vera Muchina
Arbeiter und Kolchosbäuerin, 1937

⇉ 179 Vera Muchina
Arbeiter und Kolchosbäuerin auf dem Sowjetischen Pavillon der Pariser Weltausstellung, 1937

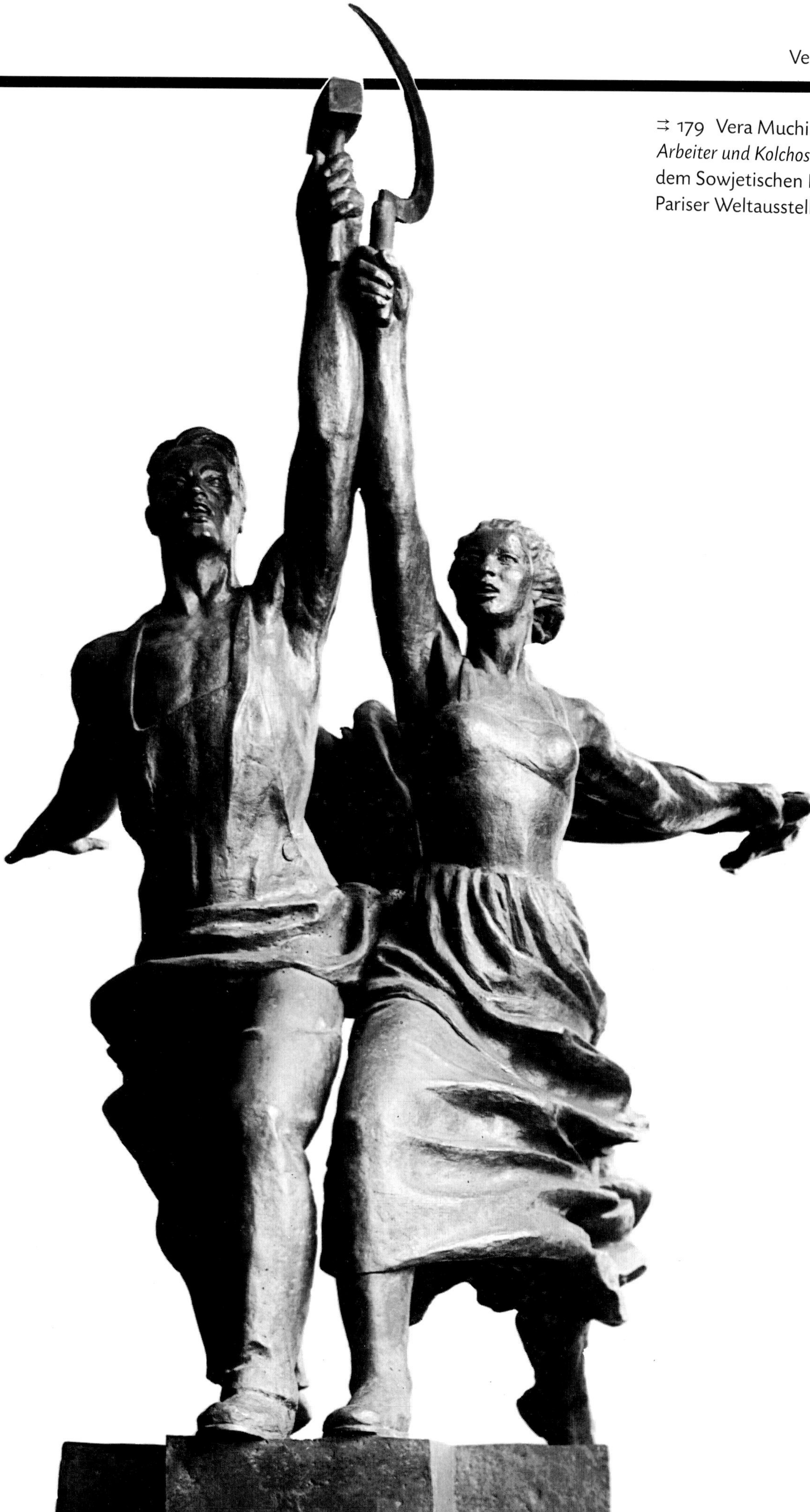

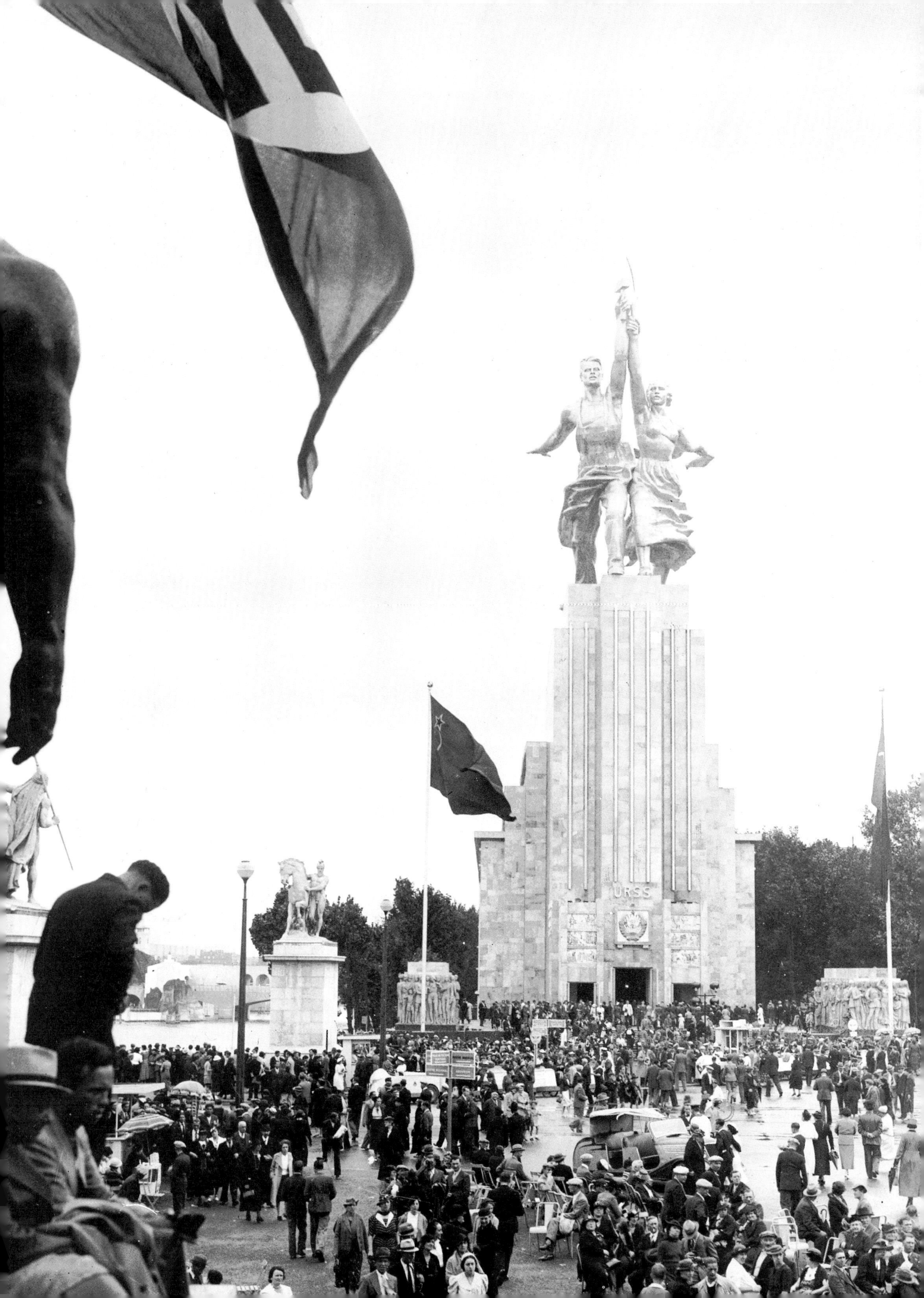
URSS

riker wie P. Suzdalev der Meinung sind, das Schaffen von Vera Muchina zu dieser Zeit habe eine neuartige und idealisierte Betrachtungsweise der Schönheit sowjetischer Arbeiterinnen der zwanziger Jahre gefördert. Diesen Ansatz entwickelte Vera Muchina später in ihrer monumentalen Bronzefigur *Bäuerin* von 1927–28 (Taf. 172–173), die den zehnten Jahrestag der Revolution verherrlichte. Viele Zeitgenossen zeigten sich von ihrer Wahl eines ländlichen Motivs überrascht, galt sie doch als Darstellerin des Urbanen. Das Sujet war für die Künstlerin jedoch von keiner besonderen Bedeutung, sondern stand für einen neuartigen heroischen Typus im allgemeinen. In der Figur der *Bäuerin* hat Vera Muchina schließlich ihre Meisterschaft in der Beherrschung von Idee und Ausdruck erreicht. Sie betonte die massiven Beine und die kräftige Figur, spielte mit Proportionen, Licht und Schatten, und gab dem Kleid der Bäuerin einen eigenwilligen Faltenwurf. In Künstlerkreisen wie in der Öffentlichkeit stieß die *Bäuerin* auf großen Beifall. Boris Ternovec attestierte der Skulptur »die gesunde, blühende Kraft der Erde«, wohingegen Il'ja Maškov seine frühere Schülerin in seiner direkten Art folgendermaßen beglückwünschte: »Frauen wie diese gebären im Stehen, ohne einen Mucks von sich zu geben.«[7] Anatolij Lunačarskij meinte in seiner Beurteilung der *Bäuerin:* »Es ist unmöglich, sich nicht darüber zu freuen, daß die Bildhauerei ein hohes Niveau erreicht hat ... Denn in naher Zukunft steht uns eine große Aufbauleistung bevor, der wahre ideologische Bedeutung zukommen kann, besonders in der Verbindung der Sprache der Architektur mit der der Bildhauerei.«[8]

In der gleichen Periode schuf Vera Muchina auch eine Anzahl von Porträtbüsten, beispielsweise die des Architekten *S. A. Zamkov* (1934, Taf. 175). In dieser Serie konzentrierte sich die Künstlerin darauf, individuelle Merkmale hervorzuheben, so daß sich einige der Porträts an der Grenze zur Karikatur bewegen, insbesondere jene von *Professor Kolarevskij* (Staatliches Russisches Museum, Leningrad) und *Professor Kol'cov* (Staatliche Tret'jakov-Galerie, Moskau), die beide aus dem Jahre 1929 stammen. Die Künstlerin selbst erklärte ihre ungewöhnliche Annäherung an das Porträt mit dem Satz: »Das Bildnis sollte entsprechend dem Einklang zwischen inneren und äußeren Gegebenheiten gestaltet werden.« Und sie fügte hinzu: »Doch hat man bei der Porträtdarstellung mehr Möglichkeiten zu verallgemeinern, hat der Künstler das Recht, sein Modell äußerlich so zu gestalten, wie es ihm für den Ausdruck der bildlichen Idee wichtig erscheint und seiner Einschätzung der dargestellten Persönlichkeit entspricht.«[9]

Auch wenn diese Porträts programmatischer als diejenigen Sarra Lebedevas sind, so sind sie doch kraftvoll. Andere Arbeiten Vera Muchinas aus dieser Periode erscheinen seltsam leblos, und es ist nicht schwer zu verstehen, warum sie offizielle Anerkennung einheimsten. Ein Beispiel dafür ist die für den »Brunnen der Nationen« geschaffene Figur *Frau mit Krug* von 1935 (Taf. 176), eine Auftragsarbeit für die Städteplanungsgesellschaft. Rein technisch gesehen kann man sich der Meinung von Boris Ternovec anschließen, daß Vera Muchina sogar hier »nach Reichtum der Formen und Ausdruckskraft der Details strebt, die die Künstlerin mit absoluter Präzision ausführt«[10].

Diese »Ausdruckskraft der Details« trug in Verbindung mit dem kraftvollen Ansatz der Künstlerin zum Erfolg von *Arbeiter und Kolchosbäuerin* (Taf. 178) auf der »Pariser Weltausstellung« von 1937 bei. Die Monumentalskulptur krönte den Sowjetischen Pavillon und erfüllte so die Voraussage Lunačarskijs, die Verbindung von Bildhauerei und Architektur würde Bauwerken ideologische Bedeutung verleihen. Trotzdem besaß die Skulptur einen eigenständigen Charakter, was nach Boris Ternovec »dem gesteigerten Interesse der Künstlerin für Form und der ausdrucksstarken Bildlichkeit ihrer Werke«[11] zuzuschreiben ist. Diese »ausdrucksstarke Bildlichkeit« sollte Vera Muchina in Zeiten erschwerter Arbeitsbedingungen angesichts der staatlichen Restriktionen und offizieller Forderungen vor dem Vorwurf des Formalismus bewahren. Ihre meisterliche Beherrschung der Technik rief die Bewunderung ihrer Zeitgenossen hervor und bestimmte sie dazu, eine einzigartige Rolle innerhalb der sowjetischen Bildhauerei zu spielen, in der schlechterdings kein anderer Bildhauer ihres Formats existierte.

Vera Muchina war eine Künstlerin, die auf die sie umgebenden Zeitumstände mit schwärmerischer Begeisterung reagierte. In den dreißiger und vierziger Jahren erhielt sie häufig öffentliche Aufträge, und ihr Werk wurde sowohl im In- als auch im Ausland ausgestellt. Im Unterschied zu Künstlerinnen wie Antonina Sofronova, Eva Rozengol'c-Levina und Nina Simonovič-Efimova, die sich aus ihrem sozialen, politischen und ökonomischen Umfeld zurückzogen, integrierte Vera Muchina all das in ihr Werk. Sie war eine Künstlerin, die sich nicht vor dem Fortschritt fürchtete – und auch nicht vor der Auseinandersetzung mit der Zeit. Und so konnte diese ihrer ureigensten Wahrnehmung und eben dieser Auseinandersetzung mit der Zeit entspringende kühne und lebensvolle Bilderwelt als repräsentativ für Ziele und Bestrebungen des jungen Sowjetstaates angesehen werden. Waren die Lebenswege russischer Künstlerinnen des späten neunzehnten und frühen zwanzigsten Jahrhunderts geprägt vom Kampf gegen damals herrschende Konventionen, so ist die Laufbahn Vera Muchinas als später Sieg in diesem Kampf anzusehen. Als *Arbeiter und Kolchosbäuerin* den Sowjetischen Pavillon in Paris zierte, war dies der Ausdruck nicht nur der Errungenschaften der Sowjetunion, sondern auch der Leistungen von zwei Generationen russischer Künstlerinnen, die die Zeit, in der sie lebten, künstlerisch zum Ausdruck brachten.

ANMERKUNGEN

EINLEITUNG

[1] F. Rerberg (1865–1938) war einer der Begründer der »Moskauer Künstler-Vereinigung« und hatte sich im Jahr 1905 durch die Gründung einer privaten Kunstschule in Moskau, der er als Direktor vorstand, einen Namen gemacht. Bei ihm studierten unter anderen Kazimir Malevič und Antonina Sofronova.
[2] F. Rerberg, »O ženskom tvorčestve« (»Über die Kunst von Frauen«). Manuskript. CGALI (Zentrales Staatsarchiv für Literatur und Kunst), Moskva. Fond 2443/I/27, S. 52–93.
[3] A. Blok, »Bez božestva, bez vdochnovenija« (»Ohne Gottheit, ohne Inspiration«), in: Sobranie sočinenij (Gesammelte Werke), Bd. 6, Moskva/Leningrad 1962, S. 175f.
[4] M. Zwetajewa, »Der Dichter und die Zeit«, in: Ein gefangener Geist, dt. von Rolf-Dietrich Keil, Frankfurt am Main 1989, S. 44–70.
[5] Ja. Polonskij, zitiert in: Zwetajewa, »Der Dichter und die Zeit«, op.cit.

FRAUEN AUF DER SCHWELLE ZUM MODERNISMUS

Marija Jakunčikova

[1] V. Brjusov, »Ključi tajny« (»Die Schlüssel zum Geheimnis«), in: »Vesy« (»Die Waage«), 1904, Nr. 1, S. 20.
[2] Zit. nach M. Kiselev, M. V. Jakunčikova, Moskva 1979, S. 7.
[3] K. Korovin, zit. nach Kiselev, op.cit., S. 11.
[4] M. Jakunčikova, Brief an N. Polenova vom 26.10.1888, zit. bei: Kiselev, op.cit., S. 17.
[5] M. Jakunčikova, Brief an N. Polenova vom März 1889, zit. bei: Kiselev, op.cit. S. 21.
[6] Ebda.
[7] M. Jakunčikova, Auszug aus den Tagebüchern, zit. bei: Kiselev, op.cit., S. 33.
[8] M. Jakunčikova, Brief an N. Polenova von 1894, zit. bei: Kiselev, op.cit. S. 62f.
[9] Ebda.
[10] K. Bal'mont, zit. bei: Maštkic-Verov, Russkij simvolizm i put' A. Bloka (Der russische Symbolismus und der Weg A. Bloks), Kujbyšev 1969, S. 12.
[11] W. Salmond, »The Solomenko Embroidery Workshops«, in: »Journal of Decorative and Propaganda Arts«, 1987, Nr. 5, S. 135.
[12] M. Jakunčikova, Brief an N. Polenova vom Juni 1887, zit. bei: Kiselev, op.cit., S. 12–14.
[13] A. Benois, »Pis'ma so Vsemirnoj vystavki« (»Briefe von der Weltausstellung«), in: »Mir iskusstva« (»Welt der Kunst«), 1900, Nr. 17–18, S. 109.
[14] Siehe die Sondernummer von »Mir iskusstva«, 1904, Nr. 3, mit Reproduktionen und Aufsätzen zu ihrem Werk.
[15] S. Glagol', »Vystavka kartin ›Sojuza russkich chudožnikov‹« (»Zur Ausstellung des ›Verbands russischer Künstler‹«), in: »Russkoe slovo« (»Das russische Wort«), 1905, Nr. 51.
[16] Brief zit. bei: Kiselev, op.cit., S. 24.
[17] Brief zit. von N. Bovin, in: »Mir iskusstva«, 1904, Nr. 3, S. 106.
[18] Sacharova-Archiv, zit. bei: Kiselev, op.cit., S. 144.
[19] Ebda. S. 35.
[20] Handschriftenabteilung des Staatlichen Russischen Museums, Leningrad, Fond 133, d. 193, 23–25, zit. bei: Kiselev, op.cit., S. 125.

Anna Golubkina

[1] E. Murina, »Anna Semënovna Golubkina«, in: »Dekorativnoe isskustvo« (»Dekorative Kunst«), 1964, Nr. 6, zit. in der Einleitung zu A. S. Golubkina, Pis'ma i vospominanija (Briefe und Erinnerungen), Moskva 1983, S. 7.
[2] M. Vološin, in: »Apollon«, 1911, Nr. 6, S. 11.
[3] A. Golubkina, Brief an E. Golubkina, die Mutter der Künstlerin, von 1894, zit. in: A. S. Golubkina, op.cit., S. 22f.
[4] A. Golubkina, Brief an E. Golubkina vom Dezember 1895, zit. in: ebda., S. 25.
[5] E. Murina, zit. ebda., S. 5.
[6] A. Golubkina, Neskol'ko slov o remesle skul'ptora (Einige Worte über das Handwerk des Bildhauers), Moskva 1923.
[7] Dossier Nr. 472 von 1907 des Gerichtshofs (Zentrales Staatsarchiv der UdSSR, Fond 131/71/1) führt folgende Einzelheiten zum Fall Golubkina an: »Im März 1907 wurde Anna Golubkina in Zarajsk verhaftet. Aus Protest trat sie in einen Hungerstreik, wurde jedoch nach einigen Tagen aus Gesundheitsgründen gegen eine Kaution freigelassen. Vom 12. bis 25. September 1907 fand in Rjazan' eine geschlossene Gerichtsverhandlung statt, bei der Golubkina zu einer Gefängnisstrafe von einem Jahr verurteilt wurde, die jedoch aus gesundheitlichen Gründen aufgehoben wurde.«
[8] A. Golubkina, Brief an Auguste Rodin, 1907. Das Original befindet sich im Musée Rodin, Paris. Der vollständige Text wurde publiziert in: Mastera Iskusstva ob iskusstve (Künstler über die Kunst), Moskva 1970, S. 287f.
[9] I. Efimov, Ob iskusstve i chudožnikach (Über Kunst und Künstler), Moskva 1977, S. 364.
[10] V. Èrn, Brief an seine Frau vom 11.5.1914, zit. in: A. S. Golubkina, op.cit. S. 290f.
[11] Siehe Leitartikel »The Spark«, in: »Illustrated Literary-Artistic Journal«, 4.1.1915, Nr. 1.
[12] E. Murina in: A. S. Golubkina, op.cit., S. 5.
[13] Ebda.
[14] Ebda., S. 79.
[15] Ebda., S. 87.
[16] Manuskript im Jablonskaja-Archiv.
[17] Manuskript im E.-Levina-Archiv.

Zinaida Serebrjakova

[1] A. Benois, »Zinaida Serebrjakova«, in: Aleksandr Benua razmyšljaet (Aleksandr Benois erinnert sich), Moskva 1968, S. 219–222.
[2] Ebda.
[3] Ebda.
[4] A. Benois, Moi vospominanija (Meine Erinnerungen), Moskva 1980, Bd. 1, S. 87.
[5] A. Benois, »Chudožestvennye pis'ma. Vystavka ›Sojuza‹« (»Künstlerbriefe: Ausstellung des Künstlerverbands«), in: »Reč'« (»Diskurs«), 13.3.1910.
[6] Ebda.
[7] 1916 erhielt Benois den Auftrag zur Ausgestaltung des Kazaner Bahnhofs in Moskau und lud Evgenij Lanceray, Boris Kustodiev, Mstislav Dobužinskij und Zinaida Serebrjakova ein, sich an dem Projekt zu beteiligen. Serebrjakova wählte als Sujet den Orient und stellte Persien, Siam, die Türkei und Indien dar. Ihre Aquarellskizzen zu den Fresken befinden sich heute in der Staatlichen Tret'jakov-Galerie, Moskau.
[8] A. Benois, »Zinaida Serebrjakova«, op.cit.
[9] A. Ostroumova-Lebedeva, Avtobiografičeskie zapiski (Autobiographische Notizen), Bd. 3, Moskva 1974, zit. in: Zinaida Serebrjakova (Ausstellungskatalog), Leningrad/Moskva 1984, S. 26.
[10] Z. Serebrjakova, Brief an T. B. Serebrjakova vom 23.1.1947, zit. in: Zinaida Serebrjakova, op.cit., S. 29–44.
[11] T. Serebrjakova, die Tochter der Künstlerin, zit. ebda., S. 29.
[12] D. Sarab'janov, »Ob avtoportretach Z. Serebrjakovoj« (»Über die Selbstbildnisse der Zinaida Serebrjakova«), ebda., S. 9.

DIE »AMAZONEN« DER AVANTGARDE

Natal'ja Gončarova

[1] M. Cvetaeva, Manuskript, Meudon, März 1929.
[2] D. Sarab'janov, Dar i trud (Talent und Arbeit). Manuskript im Sarab'janov-Archiv, S. 2.
[3] M. Cvetaeva, Manuskript, op.cit.
[4] Ebda.
[5] Ebda.
[6] M. Cvetaeva, »Natal'ja Gončarova. Žizn' iskusstvo« (»Natal'ja Gončarova. Leben und Werk«), in: »Prometej« (»Prometheus«), Moskva 1969, Nr. 7, S. 201.
[7] Ebda., S. 178f.
[8] N. Gončarova, Vorwort zu: Natal'ja Sergeevna Gončarova 1900–1913 (Ausstellungskatalog), Moskva 1913.
[9] M. Cvetaeva, Manuskript, op.cit.
[10] D. Sarab'janov, op.cit., S. 7.
[11] G. Apollinaire, Vorwort zu: Exposition Gontcharowa et Larionow (Ausstellungskatalog), Paris 1914.
[12] M. Fokine, Memoirs of a Ballet Master, London 1961, S. 227f.
[13] Brief von E. V. Polenova an V. D. Polenov vom 14.5.1914. Handschriftenabteilung der Staatlichen Tret'jakov-Galerie, Moskau, Fond 54/3798, 24.
[14] D. Sarab'janov, Novejšie tečenija v russkom iskusstve 1900–1910 (Neue Tendenzen der russischen Kunst 1900–1910).
[15] V. Majakovskij, in: Sobranie sočinenij (Gesammelte Werke), Bd. 1, 1933, S. 353.
[16] A. Blok, Tri voprosa (Drei Fragen), Moskva.
[17] Handschriftenabteilung, Staatliche Tret'jakov-Galerie, Moskau, Fond 54/3807.
[18] B. Livšic, Polutoraglazyj strelec (Der eineinhalbäugige Schütze), Leningrad 1933, S. 80f. Engl. Übersetzung unter dem Titel »Cubism« in: J. Bowlt, Russian Art of the Avant-Garde. Theory and Criticism, London/New York 1988, S. 77f.
[19] Auszug aus dem Vorwort zum Katalog der zweiten Einzelausstellung: Natal'ja Sergeevna Gončarova (Ausstellungskatalog), Moskva, August bis Oktober 1913. Engl. Übersetzung in: J. Bowlt, op.cit., S. 54–60.

Ol'ga Rozanova

[1] A. Blok, Sobranie sočinenij (Gesammelte Werke), Bd. 2, Moskva/Leningrad 1962, S. 308.
[2] O. Rozanova, »Osnovy novogo tvorčestva i pricipy ego neponimanija« (»Die Grundlagen des neuen Schaffens und die Gründe seines Mißverständnisses«), in: »Sojuz molodëži« (»Verband der Jugend«), St. Peterburg 1913, Nr. 3, S. 12. Engl. Übersetzung in: J. Bowlt, Russian Art…, op.cit.
[3] V. Rakitin, »Identität ist die Apotheose der Banalität«, in: Künstlerinnen der russischen Avantgarde 1910–1930. Galerie Gmurzynska, Köln 1979–80, S. 251.
[4] Einige westliche Kunsthistoriker, darunter M. Calvesi, vertreten die Ansicht, Rozanova sei 1914 in Paris und Rom gewesen, doch gibt es bis heute keine Belege für diese Annahme.
[5] A. Benois, »Kubizm ili kukišizm« (»Kubismus oder Nonsismus?«), in: »Reč'« (»Diskurs«), 23.11.1912.
[6] B. Livšic, Polutoraglazyj strelec, Leningrad 1933. Übersetzung von J. Bowlt: The One-and-A-Half-Eyed-Archer, Newtonville, Mass. 1977, S. 128.
[7] Varst (V. Stepanova), »Posmertnaja vystavka O. Rozanovoj« (»Gedenkausstellung für O. Rozanova«), in: »Iskusstvo« (»Kunst«), 1919, Nr. 1, S. 8.
[8] Farbreproduktion von *Dissonanz* in: M. Calvesi, »Il Futurismo Russo«, in: »L' Arte Moderna«, 1967, Bd. 5, Nr. 44, S. 304.
[9] Varst, op.cit., S. 2.
[10] N. Khardzhiev, The Russian Avant Garde, Stockholm 1976, S. 61.
[11] O. Rozanova, Brief an A. Šemšurin. Handschriftenabteilung der Staatlichen Lenin-Bibliothek, Moskau, Šemšurin-Fond 5/14.

[12] A. Kručënych, Deklaracija slova kak takovogo (Das Wort als solches), Moskva 1913, S. 5–8.
[13] W. Kandinsky, Über das Geistige in der Kunst, Bern o. J., S. 76.
[14] Zit. in: N. Punin, »Kvartira No. 5« (»Wohnung Nr. 5«), Handschriftenabteilung der Staatlichen Tret'jakov-Galerie, Moskau, Fond 4/1568.
[15] O. Rozanova, »Die Grundlagen des neuen Schaffens...«, op.cit. Engl. Übersetzung in: J. Bowlt, Russian Art..., op.cit., S. 109.
[16] V. Markov, Principy novogo iskusstva: faktura (Grundlagen der neuen Kunst: Faktur), St. Peterburg 1914, S. 42.
[17] O. Rozanova, »Die Grundlagen des neuen Schaffens...«, S. 14–22. Engl. Übersetzung in: J. Bowlt, Russian Art..., op.cit., S. 102–110.
[18] Supremus, Nr. 1 (unveröffentlicht). Engl. Übersetzung in: J. Bowlt, Russian Art..., op.cit., S. 148.

Ljubov' Popova
[1] V. Muchina, zit. in: P. K. Suzdalev, Vera Ignat'evna Muchina, Moskva 1981, S. 85.
[2] L. Popova, handschriftliche Notizen im D. Sarab'janov-Archiv.
[3] D. Sarab'janov, »Živopis Popovoj« (»Die Bilder von Popova«), Manuskript, S. 9.
[4] L. Popova, Brief von 1916 aus Samarkand an A. Vesnin, D. Sarab'janov-Archiv.
[5] Zit. in: »Izvestija«, 9. 4. 1922, Nr. 800.
[6] A. Gan, »Konstruktivizm« (»Konstruktivismus«), in: M. Buš/A. Zamoškin, Put' sovetskoj živopisi 1917–1932 (Wege der sowjetischen Kunst 1917–1932), Ogiz-Izogiz 1933, S. 24.
[7] I. Ėrenburg, in: M. Buš/A. Zamoškin, op.cit., S. 24.
[8] Ja. Tugendchol'd, »Zametki o sovremennoj živopisi« (»Anmerkungen zur Kunst der Gegenwart«), in: »Russkoe iskusstvo« (»Russische Kunst«), Nr. 2–3, S. 95.
[9] A. Fëdorov-Davydov, »Tendencii v sovremennoj russkoj živopisi v svete social'nogo analiza« (»Tendenzen zeitgenössischer russischer Malerei aus sozialer Sicht«), in: »Krasnaja nov'« (»Rotes Neuland«), 1924, Nr. 6, S. 329.
[10] D. Aranovič, »Desjat' let iskusstva« (»Zehn Jahre sowjetische Kunst«), in: »Krasnaja nov'«, 1927, Nr. 2.
[11] Artikel in: »Zrelišča« (»Aufführungen«), 1923, Nr. 67, S. 8.
[12] D. Sarab'janov/N. Adaskina, Ljubov' Popova, London 1990.
[13] A. Rodčenko, »O Tatline« (»Über Tatlin«), Manuskript, 1940. Rodčenko-Lavrent'ev-Archiv.
[14] Engl. Übersetzung in: J. Bowlt, Russian Art..., op.cit., S. 146–148.

Aleksandra Ėkster
[1] B. Livshits, The One-and-A-Half-Eye Archer. Übersetzung von J. Bowlt, Newtonville, Mass. 1977, S. 128f.
[2] Ebda., S. 36.
[3] Ebda., S. 129.
[4] G. Kovalenko, »Aleksandra Ėkster«, in: »Tvorčestvo« (»Kreativität«), 1987, Nr. 10, S. 30.
[5] Aleksandra Ėkster, »5 × 5 = 25«, im Katalog zur gleichnamigen Ausstellung in Moskau, September 1921, S. 13.
[6] J. Bowlt, »Einige sehr elegante Damen«, in: Künstlerinnen der russischen Avantgarde. Galerie Gmurzynska, Köln 1979/80, S. 27ff.
[7] Ronny Cohen, »Alexandra Exter's Designs for the Theatre«, in: Artforum, Sommer 1981, S. 49.
[8] J. Bowlt, »The Marionettes of Alexandra Exter«, im Ausstellungskatalog: Alexandra Exter Marionettes, Leonard Hutton Galleries, New York 1975–76, S. 8.
[9] »Prostota i praktičnost' v odežde« (»Einfache und praktische Kleidung«), in: »Krasnaja niva« (»Rotes Kornfeld«), Nr. 21.

Varvara Stepanova
[1] O. Brik, »Vom Bild zum Kattun«, in: »LEF«, Moskva 1924, Nr. 2, S. 27–34.
[2] V. Stepanova, »O vystavlennych grafikach'« (»Über die ausgestellten Grafiken«), in: Katalog zur »Zehnten staatlichen Ausstellung: ›Gegenstandsloses Schaffen und Suprematismus‹«, Moskau 1919.
[3] E. Kovtun, »Das Antibuch der Warwara Stepanowa«, in: Von der Fläche zum Raum. Rußland 1916–1924. Galerie Gmurzynska, Köln 1974, S. 57–64 (engl. u. dt.).
[4] V. Stepanova, »Bespredmetnoe tvorčestvo« (»Nichtgegenständliche Werke«), in: Katalog zur »Zehnten staatlichen Ausstellung: ›Gegenstandsloses Schaffen und Suprematismus‹«, op.cit., S. 9.
[5] V. Stepanova, Tagebuch, 1920, zit. in: A. Lawrentjew, Warwara Stepanowa. Ein Leben für den Konstruktivismus, Weingarten 1988, S. 44.
[6] A. Rodčenko, Text in »5 × 5 = 25« (Katalog zur gleichnamigen Ausstellung in Moskau), September 1921.
[7] Varst (Stepanova), Text in: »5 × 5 = 25«, op.cit.
[8] M. Rowell/A. Z. Rudenstine, Russische Avantgarde aus der Sammlung Costakis. Kestner-Gesellschaft, Hannover 1984, S. 308.
[9] Aus einem Vortrag V. Stepanovas am INChUK, zit. in: T. Striženova, Iz istorii sovetskogo kostjuma (Geschichte des sowjetischen Kostüms), Moskva 1972, S. 84.
[10] O. Brik, »Vom Bild zum Kattun«, op.cit.
[11] V. Mejerchol'd, Stat'ii, pis'ma, reči, besedy (Aufsätze, Briefe, Vorträge, Gespräche). Bd. 2, Moskva 1968, S. 79.
[12] V. Stepanova, »Smert' Tarelkina« (»Tarelkins Tod«), Manuskript, 1934, Rodčenko-Lavrent'ev-Archiv, Moskau.
[13] A. Law, »The Death of Tarelkin«, in: Russian History, 1981, Bd. 8, Teil 1 und 2, S. 145.
[14] O. Brik, »Vom Bild zum Kattun«, op.cit.
[15] Ebda.
[16] Brief im Rodčenko-Lavrent'ev-Archiv, Moskau.
[17] Solomon Telingater (1903–1969), Typograf und Grafikdesigner.
[18] Tagebuch, Manuskript im Rodčenko-Lavrent'ev-Archiv, Moskau.
[19] V. Stepanova, »Ot kostjuma k risunku i tkani« (»Von der Kleidung zum Muster und zum Stoff«), in: »Večernaja Moskva« (»Moskauer Abendzeitung«), 1929, Nr. 49, S. 3.

Nadežda Udal'cova
[1] N. Udal'cova, »Moja avtobiografija« (»Meine Autobiographie«). Manuskript von 1933. Archiv E. Drevina, Moskau. Engl. u. dt. Übersetzung in: Künstlerinnen der russischen Avantgarde 1910–1930. Galerie Gmurzynska, Köln 1979–80, S. 310.
[2] Nach dem altrussischen Kalender wurde Udal'cova am 30. September 1885 geboren, doch viele geben nach dem Neuen Kalender das Datum des Januar 1886 an.
[3] N. Udal'cova, »Meine Autobiographie«, op.cit., S. 309.
[4] Ebda.
[5] Ebda.
[6] N. Udal'cova in einem Gespräch mit der Autorin, 1956.
[7] N. Udal'cova, »Meine Autobiographie«, op.cit., S. 309.
[8] N. Udal'cova, zit. in: Künstlerinnen..., op.cit., S. 288.
[9] Ebda., S. 309f.
[10] N. Udal'cova, Briefe an A. Udal'cov 1912–13. Archiv E. Drevina, Moskau.
[11] N. Udal'cova, »Meine Autobiographie«, op.cit., S. 310.
[12] Ebda.
[13] Ebda.
[14] N. Udal'cova, »Gesellschaft, Kritik und ihre Beziehung zur zeitgenössischen russischen Kunst«, in: Künstlerinnen..., op.cit., S. 305 (1915 auf Russisch erschienen).
[15] A. Rodčenko, »O Tatline«, op.cit., S. 5.
[16] A. B. Nakov (Hrsg.), Malevich: Écrits, Paris 1975, S. 67, Nr. 1.
[17] K. Malevič, »Udalzowa«. Engl. u. dt. Übersetzung in: Künstlerinnen..., op.cit., S. 298.
[18] N. Udal'cova, »Meine Autobiographie«, op.cit., S. 310.
[19] »Anarchija« (»Anarchie«), 2. 4. 1918. Zit. in: M. Buš/A. Zamoškin, Wege der sowjetischen Kunst 1917–1932, op.cit., S. 19.
[20] Ja. Tugendchol'd, »Živopis' revol'ucionnogo desjatiletija« (»Die Kunst des revolutionären Jahrzehnts«), in: Iskusstvo Oktjabr'skoj ėpochi (Die Kunst des Oktober-Zeitalters), Leningrad 1930, S. 36–39.
[21] K. Malevič, »Udalzowa«, in: Künstlerinnen..., op.cit., S. 298.
[22] Ebda.
[23] N. Udal'cova, »Meine Autobiographie«, op.cit., S. 310.
[24] Ebda.
[25] Ebda.
[26] K. Malevič, »Udalzowa«, in: Künstlerinnen..., op.cit., S. 298.
[27] Ebda.
[28] M. Jablonskaja, Das Leuchten, 1987/88.

KÜNSTLERINNEN UND DIE »KAMMERKUNST« DER ZWANZIGER UND DREISSIGER JAHRE

Antonina Sofronova
[1] L. Ginzburg, »Variacii na staruju temu« (»Variationen zu einem alten Thema«), Erstabdruck in der Zeitschrift »Neva«, Leningrad 1987.
[2] I. Uvarova, »The Force of Gravity«, in: »Decorative Art of the USSR«, 1987, Nr. 11, S. 16.
[3] M. Gor'kij, zit. in: I. Luppol/M. Rozental'/S. Tret'jakov (Hrsg.), Pervyj vsesojuznyj s' 'ezd Sovetskich pisatelej 1934 (Erster Allunionskongreß der sowjetischen Schriftsteller 1934), Moskva 1934, S. 12.
[4] N. Belochvostova, Dvorčestvo Antoniny Sofronovoj (Das Werk der A. Sofronova), Diplomarbeit an der Universität Moskau, 1986, S. 4.
[5] A. Benois, zit. in: I. Bolotina/A. Ščerbakov, Osmërkin, Moskva 1981, S. 13.
[6] Zit. in: M. Nemirovskaja, »O nekotorych osobennostjach sovetskoj stankovoj grafiki 1920-ch – načala 1930-ch godov« (»Einige Besonderheiten der sowjetischen Ateliergrafik der 20er bis Anfang der 30er Jahre«), in: »Sovetskaja grafika« (»Sowjetische Grafik«), 1977, Nr. 75–76, S. 201.
[7] A. Sofronova, Tagebuch, Mai 1919, Evstaf'eva-Archiv, Moskau.
[8] N. Tarabukin, Ot molberta k mašine (Von der Staffelei zur Maschine), Moskva 1923.
[9] A. Sofronova, Tagebuch, Mai 1921, op.cit.
[10] Tagebuch, September 1921, op.cit.
[11] Gruppe 13, Brief an A. Lunačarskij, zit. in: M. Nemirovskaja, Chudožniki ›gruppy 13‹ (Die Künstler der ›Gruppe 13‹), Moskva 1986, S. 131.
[12] »Vystavka ›13-ti‹« (»Die Ausstellung der ›Gruppe 13‹«), in: »Večernaja Moskva« (»Moskauer Abendzeitung«), 4. 5. 1931, S. 4.
[13] N. Kuz'min, »Naša gost'ja« (»Unser Gast«), in: M. Nemirovskaja, Die Künstler..., op.cit., S. 196.
[14] A. Sofronova, »Moskva 1929–30«. Aus einer Gedichtsammlung, Manuskript im Evstaf'eva-Archiv, Moskau.
[15] Tagebuch, Evstaf'eva-Archiv, Moskau.

Eva Rozengol'c-Levina
[1] E. Murina, aus einer Mitschrift während eines Gedenkabends für E. Rozengol'c-Levina am 2. 1. 1978 im Moskauer Haus der Künstler.
[2] Biographie von E. Rozengol'c-Levina, Manuskript, Archiv E. Levina, Moskau.
[3] Siehe Anm. 1.
[4] Biographie von E. Rozengol'c-Levina, op.cit.
[5] E. Rozengol'c-Levina, Erinnerungen an A. Golubkina, Manuskript, Archiv E. Levina, Moskau.
[6] Aus den Erinnerungen von E. Bulatova, einer Schülerin von Robert Fal'k (mündliche Überlieferung).
[7] »Deklaracija OChO«, zit. bei: O. Rottenberg, »Na rubeže 1920 – 1930 – ch godov« (»Auf der Schwelle der 20er/30er Jahre«), in: »Panorama iskusstv« (»Kunstpanorama«), Moskva 1981, Nr. 4, S. 34.
[8] E. Rozengol'c-Levina/R. Izel'son, »Teatr bližajšego buduščego« (»Das Theater der nahen Zukunft«), in: »Revoljucija i kultura« (»Revolution und Kultur«), 1930, Nr. 13–14.
[9] Manuskript im Archiv E. Levina, Moskau.
[10] Vasilij Čekrygin (1897–1922), Mitglied der Gruppe »Welt der Kunst«. Maler und Grafiker, dessen religiöse Sujets von der Philosophie Fëdorovs, einem Freund von Majakovskij und Chlebnikov, beeinflußt waren.
[11] Manuskript im Archiv E. Levina, Moskau.
[12] Manuskript im Archiv E. Levina, Moskau.

Nina Simonovič-Efimova

[1] I. Efimov, Ob iskusstve i chudožnikach (Über Kunst und Künstler), Moskva 1977.
[2] V. Serova, Kak ros moj syn (Die Kindheit meines Sohnes), Leningrad 1968.
[3] N. Simonovič-Efimova, Notizbücher 1926–1948. CGALJ (Zentrales Staatsarchiv für Literatur), Moskau, Fond 17/430, zit. in: N. Potapova, Tvorčestvo Simonovič-Efimovoj: 1877–1948 (Das Werk von Simonovič-Efimova 1877–1948), Diplomarbeit an der Universität Moskau, 1987, S. 37f.
[4] Ja. Tugendchol'd, »Sovremmennoe iskusstvo i narodnost'« (»Zeitgenössische Kunst und das Volk«), in: Severnye Zapiski (Notizen aus dem Norden), 1913, S. 195.
[5] N. Simonovič-Efimova, Zapiski Petrušečnika i stat'i o teatre kukol (Aufzeichnungen einer Puppenspielerin und Aufsätze über das Puppentheater), Leningrad 1980, S. 170–180, 207–234, 226.
[6] N. Smirnova, Sovetskij teatr kukol 1918–1932 (Sowjetisches Puppentheater 1918–1932). Moskau, 1963, S. 312.
[7] John van Zant, 1933, zit. in: N. Simonovič-Efimova, Aufzeichnungen . . ., op.cit., S. 243.
[8] N. Simonovič-Efimova, »Moë opisanie žizni kak chudožnicy« (»Mein Leben als Künstlerin«), Manuskript, Familienarchiv Efimov, Moskau.
[9] Zit. im Ausstellungskatalog: Simonovič-Efimova 1877–1948, Moskva 1968, S. 7.
[10] P. Ėttinger in: N. Simonovič-Efimova, Zapiski chudožnika (Aufzeichnungen einer Künstlerin), Moskva 1982, S. 325.
[11] »Kitajskie teni« (»Schattenspiele«), in: A. Simonovič, »Detskij sad« (»Kindergarten«), Moskva 1907, S. 250–258.
[12] N. Simonovič-Efimova, Aufzeichnungen . . ., op.cit., S. 43.
[13] Auszüge aus »Aufzeichnungen«, im Ausstellungskatalog: Simonovič-Efimova 1877–1948, Moskva 1968, S. 15–18.

ZWEI SOWJETISCHE BILDHAUERINNEN

Sarra Lebedeva

[1] M. Alpatov, Sarra Lebedeva, Album, S. 7.
[2] Ebda., S. 7f.
[3] Ebda., S. 9.
[4] S. Lebedeva, »Neskol'ko slov K portretu. F. Dzeržinskogo« (»Ein paar Worte zum Porträt von F. Dzeržinskij«), in: »Prožektor« (»Projektor«), 1926, Nr. 17, S. 18.
[5] I. Slonim, Sarra Lebedeva, Moskva 1973, S. 11.

Vera Muchina

[1] V. Muchina, zit. in: P. Suzdalev, Vera Ignat'evna Muchina, Moskva 1981, S. 7.
[2] I. Maškov, zit. in: P. Suzdalev, op.cit., S. 10.
[3] V. Muchina, op.cit., S. 17f.
[4] B. Ternovec, V. I. Muchina, Moskva/Leningrad 1937, S. 13.
[5] V. Muchina, op.cit., S. 25.
[6] B. Ternovec, op.cit., S. 40.
[7] Ebda., S. 42.
[8] A. Lunačarskij, zit. in: P. Suzdalev, op.cit., S. 66.
[9] V. Muchina, op.cit., S. 82.
[10] B. Ternovec, op.cit., S. 62.
[11] Ebda., S. 76.

ZEITTAFEL

1870 Gründung der Gesellschaft für Wanderausstellungen in Auflehnung gegen die Lehrmeinung der St. Petersburger Kunstakademie. Die Künstler werden als »Peredvižniki« (»Wanderer«) bekannt und schildern in ihren Arbeiten, die sie auf Wanderausstellungen zeigen, in kritisch-realistischem Stil die sozialen Verhältnisse ihrer Zeit. Spätere Mitglieder sind unter anderem Il'ja Repin, Vladimir Makovskij und Abram Archipov.

1870–1880 Rückbesinnung auf russische Kunst- und Gewerbetraditionen. Pavel Tret'jakov beginnt mit dem Aufbau seiner Sammlung russischer Kunst; neben vielen ähnlichen Unternehmungen gründen der Eisenbahnmagnat Sava Mamontov und seine Frau Ėlizaveta eine Künstlerkolonie auf ihrem Landsitz Abramcevo, die Fürstin Marija Teniševa gründet eine Künstlerkolonie auf ihrem Landsitz Talaškino.

1880–1907 Das »Silberne Zeitalter« Rußlands, eine Periode, die durch die sehr schnelle Aneignung verschiedenster europäischer Stilrichtungen (Impressionismus, Spätimpressionismus, Symbolismus sowie später, 1908–1914, Fauvismus, Kubismus und Futurismus) gekennzeichnet ist.

1897 Lev Tolstoj betont in »Was ist Kunst?« die Bedeutung der Kunst als Kommunikationsträger und fordert, daß große Kunst allen zugänglich sein soll.

1898/99 Gründung der Gruppe »Welt der Kunst«, einer losen Vereinigung von bildenden Künstlern, Schriftstellern und Musikern unter der Leitung von Sergej Djagilev, der die gleichnamige Zeitschrift (erstmals erschienen 1898) herausgibt. Ausgehend von St. Petersburg, gehören der »Welt der Kunst« unter anderen an: Leon Bakst, Aleksandr Benois, Mstislav Dobužinskij, Evgenij Lanceray, Konstantin Somov, Anna Ostroumova-Lebedeva und Zinaida Serebrjakova. Djagilev lenkt die Blickrichtung der »Welt der Kunst« auf den Symbolismus eines Michail Vrubel, den Neonationalismus eines Victor Voznecov und den französischen Impressionismus; außerdem weckt er das Interesse an russischer Ikonentradition. Die zweite Ausstellung der »Welt der Kunst« im Jahr 1899 in St. Petersburg zeigte über 300 zeitgenössische europäische Arbeiten.

1904 Russisch-japanischer Krieg. Verschlechterung der politischen Lage, Unruhen und Krisen.

1905 Folge der Unruhen ist der »Blutige Sonntag« am 9. Januar, bei dem auf friedlich demonstrierende Arbeiter vor dem Winterpalast in St. Petersburg geschossen wird. Am 27. Mai vernichtende Niederlage Rußlands im Krieg gegen Japan in der Seeschlacht bei Tsushima. Im Oktober wird in St. Petersburg ein Generalstreik ausgerufen. Der Zar erläßt ein »Manifest über die Freiheiten« und gibt Rußland eine konstitutionelle Verfassung.

1906 Sechste und vorerst letzte Ausstellung der »Welt der Kunst« in St. Petersburg unter der Mitwirkung der Symbolisten Viktor Borisov-Musatov und Michail Vrubel, was die Zusammensetzung der Gruppierung »Blaue Rose« im darauffolgenden Jahr vorwegnimmt. (Die »Welt der Kunst« löst sich auf, bildet sich 1910 indessen neu und zieht in der zweiten Phase zahlreiche Mitglieder der Avantgarde an.)

1907 Die Ausstellung »Die Girlande« in Moskau zeigt Natal'ja Gončarova, Larionov, Aleksandra Ėkster und die Organisatoren David und Vladimir Burljuk. Der reiche Moskauer Kaufmann Nikolai Rjabušinskij nimmt sich der »Blauen Rose« an und gründet als deren Organ die Zeitschrift »Das Goldene Vlies«.

1908 Die erste Ausstellung des »Goldenen Vlieses« zeigt 197 zeitgenössische Gemälde von Impressionisten, Postimpressionisten, Symbolisten und fauvistischen Künstlern. Diese Ausstellung ist für Künstler der russischen Avantgarde wie Gončarova und Larionov von wegweisender Bedeutung und hat entscheidenden Einfluß auf die russische Kunst. Die Ausstellung »Das Band« in Kiev (organisiert von den Gebrüdern Burljuk, Ėkster, Gončarova und Larionov) ist als erste Manifestation der russischen Avantgarde und – wie die Ausstellung des »Karo-Buben« 1910 – als Antwort auf die Ausstellung »Das Goldene Vlies« zu sehen.

1909 Gončarovas und Larionovs einfach gehaltene Bilder führen die neoprimitivistische Ästhetik ein.

1910 Entstehung der Avantgarde-Gruppe »Verband der Jugend«, die 1910 Ausstellungen in St. Petersburg und Riga, danach bis 1914 jedes Jahr eine Ausstellung in St. Petersburg (1913 auch in Moskau) organisiert. Zu den Mitgliedern gehören David Burljuk, Marc Chagall, Ėkster, Pavel Filonov, Ivan Kljun, Kazimir Malevič, Valdemar Metvejs (Markov), Rozanova, Vladimir Tatlin und Udal'cova. Wiederbelebung der Gruppe »Welt der Kunst«, die von da an zweimal jährlich bis 1917 in St. Petersburg und Moskau ausstellt. Bildung der Gruppe »Karo-Bube«, die die »Russen« um Larionov und Gončarova und die »Franzosen« um Lentulov vereint. Zu den Mitgliedern gehören Robert Fal'k, Pëtr Končalovskij, Aleksandr Kuprin, Il'ja Maškov. Bis 1914 finden in Moskau jedes Jahr Ausstellungen statt, dann wieder 1916 und 1917.

1912 Die »Russen« trennen sich vom »Karo-Buben« und gründen die Gruppe »Eselsschwanz«. Der Name bezieht sich auf einen französischen Künstler, der die Öffentlichkeit genarrt hatte, indem er an dem Schwanz eines Esels einen Pinsel befestigt und das Ergebnis unter dem Titel *Sonnenuntergang über der Adria* mit großem Erfolg beim »Salon des Indépendants« 1910 in Paris ausgestellt hatte. – Entstehung der Illustrationen von Gončarova und Larionov zu futuristischen Büchern (1912–13).

1913 Larionov veranstaltet in Moskau die Ausstellung »Die Zielscheibe« mit eigenen Werken und rayonistischen Bildern der Gončarova. Die Moskauer Gruppe »Hylaea« (auch bekannt als »Kubo-Futuristen«) formiert sich um David Burljuk. Die Schriftsteller Chlebnikov, Kamenskij, Kručënych und Majakovskij veröffentlichen das Manifest »Eine Ohrfeige dem öffentlichen Geschmack«. Larionov und Gončarova organisieren die große Ausstellung russischer »Ikonen und Lubki« in Moskau.

1913/14 Futuristen – unter ihnen David Burljuk und Majakovskij – und Rayonisten – unter ihnen Larionov und Gončarova – machen in der Öffentlichkeit durch hitzige Diskussionen über die »Neue Kunst« und durch Auftritte in den Straßen mit bemalten Gesichtern auf sich aufmerksam. Kazimir Malevič beschäftigt sich mit dem Kubismus und experimentiert mit Collagen. Illustrationen zu futuristischen Büchern von Rozanova, den Gebrüdern Burljuk und Malevič.

1914 Larionov veranstaltet in Moskau die Ausstellung »Nr. 4«. Entstehung eines futuristischen Films mit Larionov und Gončarova als Hauptdarstellern (nicht erhalten). Erster Besuch des italienischen Futuristen Marinetti in Rußland. Ausbruch des Ersten Weltkrieges, gefolgt von einer Reihe von patriotischen Ausstellungen.

1915 Februar/März: »Tramway V« (»Erste Futuristische Gemäldeausstellung«) in Petrograd. April: »Gemäldeausstellung 1915« in Moskau. Dezember: »Letzte Futuristische Ausstellung: ›0, 10‹« in Petrograd. In der Folge dieser drei bedeutenden Ausstellungen geht die Führungsrolle der Avantgardisten von den um Larionov und Gončarova gruppierten Futuristen auf die Suprematisten um Malevič und die Materialisten um Tatlin über. Gončarova und Larionov verlassen Rußland, um sich Djagilev in Lausanne anzuschließen.

1916 Die Ausstellung »Der Laden« zeigt sowohl Konterreliefs von Tatlin als auch nichtgegenständliche Arbeiten von Popova, Ėkster, Udal'cova, Rodčenko und anderen. Fünfte Ausstellung des »Karo-Buben« mit Werken von Malevič, Rozanova, Popova, Ėkster, Udal'cova und Ivan Puni.

1917 »Februar-Revolution«; Sturz des Zaren; Regierungsbildung unter Aleksandr Kerenskij; Oktoberrevolution; Errichtung der Sowjetunion. Der Schriftsteller und Intellektuelle Anatolij Lunačarskij wird Leiter des »Volkskommissariats für kulturelle Bildung« (NARKOMPROS). Er verfolgt eine Politik der Bewahrung des kulturellen Erbes, tritt aber gleichermaßen bis zu seiner erzwungenen Abdankung 1929 für die Förderung der Avantgarde ein.

1918 Gründung der »Freien Staatlichen Kunstwerkstätten« (SVOMAS) in Moskau. Lenins »Plan der Monumentalen Propaganda« wird von Bildhauern mit Denkmalsentwürfen für Volkshelden wie Danton und Robespierre aufgegriffen. Übermittlung der Regierungsbotschaften an das Volk mittels einer Agitprop-Kunst (Plakate in den Städten, Einsatz von Agitationszügen in der Provinz, die von Künstlern wie Ėkster und ihren Schülern bemalt werden). Die um den Arzt und Romancier Aleksandr Bogdanov gruppierte Vereinigung »Proletkult« propagiert die Unterdrückung und sogar Vernichtung vorrevolutionärer Kunst. (Dieser Ikonoklasmus richtet sich gegen die Intelligenzija und wird 1920 durch einen Erlaß des Zentralkomitees, der die Unabhängigkeit von »Proletkult« aufhebt und der Gruppe NARKOMPROS unterordnet, verhindert.) »Proletkult« betreibt Literatur-, Theater-, Kunst- und Musik-Werkstätten und gibt Zeitschriften und Bücher heraus. – Die »Abteilung für bildende Kunst am Volkskommissariat für kulturelle Bildung« (IZO NARKOMPROS) richtet unter der Leitung von Rozanova und Rodčenko zahlreiche Kunstwerkstätten ein und organisiert Ausstellungen.

1919–1921 Bürgerkrieg und allgemeine Hungersnot.

1919 Gründung des Staatsverlags Gosizdat. Malevič wird Leiter der Freien Kunstwerkstätten in Vitebsk und gründet die Gruppe UNOVIS (= POSNOVIS: »Verkünder der Neuen Kunst«). – »Zehnte Staatliche Ausstellung: ›Gegenstandsloses Schaffen und Suprematismus‹« in Moskau.

1920 Gründung des »Instituts für Künstlerische Kultur« (INChUK) in Moskau mit Kandinskij als Leiter. Die anfängliche Funktion als Zentrum für kunstästhetische Auseinandersetzungen wandelt sich 1921 nach Kandinskijs Weggang in die Identifikation des Instituts mit dem Konstruktivismus und der Industriekunstbewegung.

1921–1928 Lenins »Neue Ökonomische Politik« (NĖP) tritt in Kraft. Mit dem Aufbau des neuen Staates geht eine Blüte der Kunst in allen Bereichen einher. Frühere Schüler von Tatlin, Malevič und Ėkster gründen 1922 die »Neue Malervereinigung«, die »Gesellschaft junger Künstler« macht mit von den VChUTEMAS organisierten Ausstellungen auf sich aufmerksam, und die »Vereinigung der Künstler des revolutionären Rußlands« (AChRR) nimmt ihre Tätigkeit auf. Letztere hat sich in Reaktion auf die 47. Wanderausstellung in Moskau formiert und organisiert von 1922 bis zu ihrer Auflösung 1932 Realismusausstellungen.

1921 September: Die Ausstellung »5 × 5 = 25« findet in Moskau statt. Fünf Künstler (Popova, Vesnin, Stepanova, Rodčenko und Ėkster) zeigen je fünf Arbeiten und verkünden den Tod der Ateliermalerei. Die Abwendung von der Ateliermalerei erfolgt zugunsten von Konstruktivismus und Produktionskunst im Dienste der neuen Gesellschaft. Die Industriekunst wird durch Bücher wie Tarabukins »Von der Staffelei zur Maschine« propagiert.

1922 Mejerchol'd inszeniert den »Großmütigen Hahnrei« (Bühnenbild Popova) und »Tarelkins Tod« (Bühnenbild Stepanova) in Moskau. »Erste Russische Kunstausstellung« in der Galerie van Diemen in Berlin.

1923 Begründung der Zeitschrift »LEF« (»Linke Front der Künste«) in Moskau durch Majakovskij, Osip Brik und andere. Diesem Organ der Futuristen und Konstruktivisten, das bis 1925 regelmäßig erscheint, kommt in Avantgardekreisen führende Bedeutung zu. Fast alle Künstler sind Mitglieder der VChUTEMAS (Stepanova, Rodčenko, Popova, Tatlin, El Lissitzky, Vesnin) und arbeiten in den Bereichen Architektur, Textilien, Porzellan, Typografie direkt mit der Industrie zusammen. 1924 veröffentlicht »LEF« Popovas und Stepanovas Entwürfe für die Erste Staatliche Textilfabrik in Moskau; die Zeitschrift »Rotes Neuland« publiziert Lamanovas, Ėksters und Muchinas Textilentwürfe. VChUTEMAS, dem in Rußland eine ähnlich wegweisende Bedeutung wie dem Bauhaus in Deutschland zukommt, wird von den dort lehrenden »LEF«-Mitgliedern bezichtigt, von den ideologischen Aufgaben der

Gegenwart »abgeschnitten« und mit »Puristen« (damit sind die Maler gemeint) überfrachtet zu sein.

1924 Tod Lenins. Gründung der »Gesellschaft Moskauer Maler«, die sich hauptsächlich aus früheren Mitgliedern des »Karo-Buben« zusammensetzt. Deren erste Ausstellung im darauffolgenden Jahr zeigt Werke von Drevin, Kuprin, Končalovskij, Lentulov, Maškov, Sofronova und Udal'cova; der Ausstellungskatalog enthält ein Manifest, das sich gegen die Meinung wendet, Malerei und Bildhauerei seien »Kammerkunst«. 1926 verschmilzt die Gesellschaft mit der AChRR; 1927 verlassen die meisten früheren Mitglieder die AChRR und vereinigen sich mit früheren Mitgliedern der Makovec-Gruppe in der »Gesellschaft Moskauer Künstler« (OMCh).

1925 Gründung der Gesellschaft »Vier Künste« (der Name bezieht sich auf die vier Kunstbereiche Malerei, Grafik, Architektur und Bildhauerei), in der sich unterschiedlichste Generationen und künstlerische Ausprägungen vereinen: Ehemalige Mitglieder der »Blauen Rose« und der »Welt der Kunst« treffen auf »Linke«. Zu den Mitgliedern zählen Favorskij, Konstantin Istomin, Ivan Kljun, Vladimir Lebedev, El Lissitzky, Muchina, Ostroumova-Lebedeva, Nina Simonovič-Efimova und Nikolaj Ul'janov. Ausstellungen finden 1925, 1926 und 1929 in Moskau, 1928 in Leningrad statt. Erfolgreiche Teilnahme an der »Exposition Internationale des Arts Décoratifs et Industriels Modernes« 1925 in Paris.

1928 Auf dem Sechzehnten Parteitag erfolgt die Verurteilung von Formalismus, Nihilismus und Konstruktivismus. Schriftsteller wie Majakovskij werden vom »Russischen Verband proletarischer Schriftsteller« (RAPP) als »elitär« gerügt. Verabschiedung des ersten Fünfjahresplans, mit dem Industrialisierung und Kollektivierung forciert werden.

1929 Gründung der »Gruppe 13«. Die konservativ geprägte, von den Franzosen beeinflußte Vereinigung organisiert zwei Ausstellungen (1929, 1931) und veröffentlicht drei Kataloge. Von ihr existiert kein Manifest. Unter den Mitgliedern befinden sich David Burljuk, Aleksandr Drevin, Sofronova und Udal'cova. Die Teilnehmer an der Ausstellung 1931 werden des Formalismus bezichtigt. Rücktritt Lunačarskijs. Beginn von Stalins »Kulturrevolution«.

1930 Selbstmord Majakovskijs. Auflösung des VChUTEIN (bis 1927 VChUTEMAS). Viele Künstler wenden sich der Verherrlichung sowjetischer Arbeit und Erfolge im Stil des Sozialistischen Realismus zu, andere ziehen sich in die stille Opposition zurück, als Ausstellungssujets Gegenstand der Kontrolle werden.

1931 Malevič, Stepanova, Tatlin und andere Künstler kehren zur traditionellen Ateliermalerei zurück. Gründung des »Russischen Verbandes Proletarischer Künstler« (RAPCh).

1932 Erlaß des Zentralkomitees »Über die Neugliederung literarischer und künstlerischer Verbände«, der Einzelorganisationen untersagt.

1933 Ausstellung »15 Jahre Rote Armee der Arbeiter und Bauern« in Moskau. Ausstellung »Künstler der RSFSR der letzten 15 Jahre« in Moskau.

1934 »Erster Allunionskongreß der sowjetischen Schriftsteller« in Moskau, in dessen Verlauf Stalins Schwiegersohn Andrej Ždanov und Maksim Gor'kij den Sozialistischen Realismus als einzig mögliche Ausdrucksform für sowjetische Schriftsteller und bildende Künstler proklamieren.

Ab 1935 Beginn der Periode der Unterdrückung in den Künsten. Verdächtigungen und Anklagen machen vor treuen Parteigenossen nicht halt, viele traditionelle Künstler wie auch frühere Mitglieder der Avantgarde werden verfolgt. Der frühere Vorsitzende der RAPP, L. Averbach, wird 1938 als »Linker« erschossen, der Theaterdirektor Mejerchol'd 1939 verhaftet und anschließend erschossen, die Malerin Eva Rozengol'c-Levina 1949 in die Verbannung geschickt; und der Dichter Osip Mandel'stam stirbt 1938 in einem stalinistischen Lager. Diese Namen stehen für zahlreiche andere bildende Künstler und Schriftsteller, die unter dem Regime umkamen oder exiliert wurden.

ALEKSANDRA ĖKSTER

1882 Geboren in Belostok bei Kiev.

1906/07 Besuch der Akademie der Schönen Künste in Kiev.

1908 Eheschließung mit dem Rechtsanwalt Nikolaj Ėkster. Studium an der Académie de la Grande Chaumière in Paris. Erste Begegnungen mit kubistischen Malern und Schriftstellern, darunter Picasso, Braque und Apollinaire. Organisation der Ausstellung »Das Band« in Kiev, gemeinsam mit David Burljuk, Larionov und Natal'ja Gončarova.

1910 Teilnahme an der ersten Ausstellung des »Karo-Buben« (und den weiteren bis 1914) und an der des »Verbandes der Jugend«.

1910-1914 Aufenthalte in Kiev, Moskau, St. Petersburg und Paris. Enger Kontakt mit der russischen wie europäischen Avantgarde. Kubo-futuristische Arbeiten. Zusammenarbeit mit dem »Verband der Jugend« und den Mitgliedern von David Burljuks Gruppe »Hylaea«.

1914 Teilnahme an Larionovs und Gončarovas futuristischer Ausstellung »Nr. 4« in Moskau, am »Salon des Indépendants« in Paris und an der »Ersten Freien Futuristen-Ausstellung« in Rom.

1915/16 Annäherung an Malevič und Tatlin. Teilnahme an »Tramway V« und »Der Laden«.

1916 Bühnenbildentwürfe für Tairovs Inszenierung von »Famira Kifared« am Moskauer Kammertheater.

1917 Kostüm- und Bühnenbildentwürfe für die Inszenierung von Oscar Wildes »Salomé« am Moskauer Kammertheater.

1918 Einrichtung eines Ateliers in Kiev. Gemeinsam mit ihren Schülern Dekoration von Agitationszügen. Tod ihres Mannes.

1920 Bühnenbildentwürfe zu dem Ballett »Spanische Tänzer«.

1921 Lehrt an den VChUTEMAS. Entwirft Textilien und Stoffmuster. Teilnahme an der Konstruktivisten-Ausstellung »5 x 5 = 25« in Moskau. Bühnenbildentwürfe für Tairovs Inszenierung von »Romeo und Julia« für das Moskauer Kammertheater.

1922 Teilnahme an der »Ersten Russischen Kunstausstellung« in der Galerie van Diemen in Berlin.

1923/24 Kostüme und Dekor für den Film »Aėlita« (1924). Mitgestaltung der »Ersten Allsowjetischen Landwirtschafts- und Heimindustrie-Ausstellung« in Moskau. Buchgestaltungen.

1924 Emigration nach Paris. Lehrt Bühnenbild, Gestaltung und Malerei an Fernand Légers Académie d' Art Moderne bis in die dreißiger Jahre. Teilnahme an der Internationalen Biennale in Venedig.

1925 Teilnahme an der »Exposition Internationale des Arts Décoratifs et Industriels Modernes« in Paris.

1926 Entwurf von 40 Marionetten für einen Film von Peter Gad (nicht realisiert). Teilnahme an der »Internationalen Theater-Ausstellung« im Steinway Building in New York.

1927 Einzelausstellung mit Bühnenbildern und Marionetten in der Galerie »Der Sturm« in Berlin. Bühnenbildentwürfe.

1928 Läßt sich in Fontenay-aux-Roses im Randbezirk von Paris nieder.

1930 Teilnahme an der Ausstellung »Cercle et Carré« in Paris. Bühnenbildentwürfe für »Prologue de revue« am Théâtre des Nouveautés in Paris.

1937 Einzelausstellung (auch Marionetten) in Prag.

1949 Gestorben in Fontenay-aux-Roses.

ANNA GOLUBKINA

1864 Geboren in Zarajsk in der Provinz Rjazan'.

1889/90 Studiert in Moskau bei dem Bildhauer S. M. Volnuchin.

1891-1894 Studiert an der Moskauer Schule für Malerei, Bildhauerei und Architektur.

1894/95 Arbeitet im Atelier von Viktor Beklemišev an der Höheren Kunstschule der St. Petersburger Akademie.

1895/96 Vierzehnmonatiger Aufenthalt in Paris. Arbeitet im Atelier von Filippo Colarossi. Rückkehr nach Moskau.

1897 Dreimonatiger Aufenthalt in Paris. Kontakt mit Auguste Rodin.

1899 Auszeichnung (Medaille dritter Klasse) der Colarossi-Akademie für ihren Beitrag zum »Salon Printemps«.

1901-1903 Lehrt Bildhauerei in gemeinsam mit dem Maler Nikolaj Ul'janov organisierten Klassen, außerdem an der Moskauer Handelsschule.

1903 In Paris, um dort den Umgang mit Marmor zu erlernen.

1904 Reise nach London; Rückkehr nach Moskau.

1905-1907 Aktive Beteiligung in der revolutionären Bewegung.

1907 Inhaftierung in Zarajsk aufgrund der Verteilung revolutionärer Flugblätter; aufgrund ihres schlechten Gesundheitszustandes freigelassen. Anmietung eines Ateliers in der Levšinskij-Straße (heute: Ščukin-Straße), wo sie bis zum Ende ihres Lebens arbeitet.

1913 Teilnahme an der »32. Ausstellung der Kunstliebhaber der Moskauer Gesellschaft« in Moskau, an der »Welt der Kunst«-Ausstellung in St. Petersburg, an der »20. Ausstellung der Aquarellmalerei« in Moskau.

1914 Erste Einzelausstellung in Moskau zur Unterstützung von Kriegsinvaliden.

1917 Beteiligt sich als gewähltes Mitglied am »Moskauer Salon«.

1918-1920 Unterrichtet an den »Freien Staatlichen Kunstwerkstätten« (SVOMAS).

1920/21 Professorin für Bildhauerei an den »Höheren Staatlichen Künstlerisch-Technischen Werkstätten« (VChUTEMAS).

1923 Veröffentlichung von »Einige Worte über das Handwerk des Bildhauers«.

1924 Angegriffener Gesundheitszustand. Arbeit an Kleinskulpturen und Muschelkameen.

1925 Teilnahme an den Ausstellungen »Frauen in der russischen Kunst« und »Zeichnungen von zeitgenössischen russischen Bildhauern«, beide in Moskau.

1926 Beteiligt am Aufbau der »Gesellschaft Russischer Bildhauer« (ORS).

1927 Gestorben in Zarajsk.

NATAL'JA GONČAROVA

1881 Geboren in Negaevo.

1898-1901 Studium der Bildhauerei an der Moskauer Schule für Malerei, Bildhauerei und Architektur. Begegnung mit Michail Larionov.

1906 Teilnahme an der »Welt der Kunst«-Ausstellung in Moskau und – mit impressionistischen Gemälden – am »Salon d' Automne« in Paris.

1907 Beteiligt sich mit Landschaften an der von Larionov, Ėkster und den Brüdern Burljuk organisierten Ausstellung »Die Girlande«.

1908 Mitarbeit an der Organisation der berühmten Ausstellung »Das Goldene Vlies« in Moskau, die Postimpressionismus und Fauvismus in Rußland bekannt macht; außerdem an der Ausstellung »Das Band« in Kiev.

1909 Entwicklung der Stilrichtung, die unter der Bezeichnung Neoprimitivismus bekannt wird.

1910 Einzelausstellung in Moskau. Ihre Gemälde werden wegen angeblicher Unsittlichkeit konfisziert. Gründungsmitglied des »Karo-Buben«.

1910/11 Teilnahme an den Ausstellungen des »Karo-Buben«, des »Verbandes der Jugend« und der »Welt der Kunst«.

1912 Öffentliche Lossagung vom »Karo-Buben«. Gemeinsam mit Larionov Begründung der Gruppe »Der Eselsschwanz«. Illustration russischer futuristischer Bücher. Teilnahme an Kandinskijs Ausstellung »Der Blaue Reiter« in München und an Roger Frys »Zweiter Postimpressionistischer Ausstellung« in London.

1913 Werkausstellung mit 768 Werken in Moskau. Teilnahme an Larionovs Ausstellung »Die Zielscheibe« in Moskau und am »Ersten Deutschen Herbstsalon« in der Galerie »Der Sturm« in Berlin. Gemeinsam mit Larionov Organisation der Ausstellung »Ikonen und Lubki« in Moskau. Experimente mit Abstraktion und Gegenstandslosigkeit in ihren rayonistischen und kubo-

futuristischen Bildern. Engagiert sich für die Aktivitäten der russischen Futuristen. Veröffentlicht Manifeste und dreht einen futuristischen Film mit Larionov.
1914 Teilnahme an Larionovs Ausstellung »Nr. 4« in Moskau. Zusammenarbeit mit Djagilev für die Inszenierung von »Le coq d'or« in Paris. Ausstellung mit Larionov in der Galerie Guillaume, Paris. Rückkehr nach Rußland und Veröffentlichung des aus Lithografien bestehenden Albums »Mystische Schrecken des Krieges«.
1915 Bühnenbildentwürfe für die Inszenierung von Goldonis »Der Fächer« am Moskauer Kammertheater. Treffen mit Djagilev in Lausanne, Entwürfe für das nie aufgeführte Ballett »Liturgie«.
1916/17 Auf Tournee durch Spanien und Italien mit den »Ballets Russes«. Zum Zeitpunkt der Oktoberrevolution in Rom.
1919 Niederlassung in Paris.
1920-1930 Internationale Ausstellungen. Arbeitet als Malerin, Grafikerin und Bühnenbildnerin. Breite Anerkennung der Entwürfe für Djagilevs Ballett-Inszenierungen von »Les noces« (1923) und »Der Feuervogel« (1926).
1938 Wird französische Staatsbürgerin.
1955 Eheschließung mit Larionov.
1962 Gestorben in Paris.

MARIJA JAKUNČIKOVA

1870 Geboren in Wiesbaden. Kindheit in Moskau.
1883 Beginn des Studiums der Malerei und Zeichnung (Privatstunden bei N. A. Martynov).
1885 Besuch der Moskauer Schule für Malerei, Bildhauerei und Architektur. Privatstudien unter der Leitung von Sergej Glagol'.
1887-1889 Beginn des Aufbaus einer Volkskunst-Sammlung.
1887 Krim-Reise mit ihrem Vater und Vasilij Polenov.
1888 Erste Arbeiten in Öl. Reise nach Österreich und Italien.
1889/90 Reisen nach Frankreich und Deutschland (Biarritz, Paris, Berlin). Studium an der Académie Julian und in den Ateliers der Salonmaler Bouguereau und Fleury.
1890-1893 Winter und Frühjahr in Paris, Sommer und Herbst in Rußland. Arbeitet auf dem Landgut der Polenovs, Bechova, und auf dem der Mamontovs, Abramcevo.
1894 In Paris. Organisation einer Ausstellung über angewandte Kunst von Frauen.
1895 Elena Polenova in Paris, die Marija Jakunčikova zu der Organisation einer Volkskunst-Ausstellung ermutigt. Erste Arbeiten in Brandmalerei und Öl. Im Herbst Rückkehr nach Frankreich.
1896 Teilnahme an der von Il'ja Repin in St. Petersburg ausgerichteten Ausstellung »Beispiele des künstlerischen Schaffens (Entwurfsskizzen) von russischen und ausländischen Künstlern und deren Schülern«. Heiratet den Arzt L. N. Weber.
1897 Erste Buchillustrationen.
1898 Sergej Djagilev beauftragt sie mit dem Entwurf eines Titelblatts für die Zeitschrift »Welt der Kunst«. Beginnt mit dem Entwurf von Textilien und Spielzeugen. Tod von Elena Polenova.
1899 Erarbeitet auf ihrem Besitz Nara nahe Moskau das Projekt Elena Polenovas, auf der Pariser Weltausstellung 1900 eine Sammlung russischen Kunsthandwerks zu zeigen. Beginnt mit der Anwendung von Applikationstechniken. Übernimmt als Nachfolgerin von Elena Polenova die Leitung der Stickereiwerkstätten von Abramcevo.
1900 Rückkehr nach Paris. Arbeitet dort mit der Fürstin Marija Teniševa.
1901 Geburt des zweiten Sohnes, die ihre Gesundheit angreift.
1902 Im Alter von 32 Jahren in Chêne Bougerie bei Genf gestorben.

SARRA LEBEDEVA

1892 Geboren in St. Petersburg.
1906-1914 Besuch der Schule zur Förderung der Künste in St. Petersburg. Reisen nach Paris, Berlin, Wien und Italien.
1910-1912 Studium der Malerei und Zeichnung an der Privatschule von Michail Bernštejn in St. Petersburg. Studium der Bildhauerei im Atelier von Leonid Šervud. 1912 Entscheidung für die Bildhauerei.
1914 Schülerin und später Assistentin des Bildhauers V. Kuznecov.
1915 Eheschließung mit dem Grafiker Vladimir Lebedev.
1918 Teilnahme an der Ausstellung »Welt der Kunst« in Petrograd. Mitarbeit an der Realisierung von Lenins »Plan der Monumentalen Propaganda« in Petrograd.
1919/20 Lehrtätigkeit am Stieglitz-Institut in Petrograd.
1920-1924 Bühnenbild- und Porzellanentwürfe sowie Porträtbüsten (1924).
1925 Übersiedlung nach Moskau. Entstehung der Porträtbüste von Feliks Dzeržinskij.
ab 1925 Porträtbüsten von Staatsmännern und »Helden der sozialistischen Arbeit«.
1926 Beitritt zur »Gesellschaft Russischer Bildhauer« (ORS). Teilnahme an der »Staatlichen Skulptur-Ausstellung« in Moskau (erste ORS-Ausstellung).
1927 Teilnahme an der Ausstellung zum »Zehnten Jahrestag der Oktoberrevolution«, außerdem an der 16. Internationalen Biennale in Venedig (und weiteren).
1929 Teilnahme an der »Dritten Skulptur-Ausstellung« (ORS) und an der »Ausstellung sowjetischer Kunst« in New York.
1931 Teilnahme an der »Vierten Skulptur-Ausstellung« (ORS).
1931-1935 Aktstudien; Keramikarbeiten für die M.-I.-Kalinin-Fayence-Fabrik in Konakovo.
1933 Teilnahme an der Ausstellung »Künstler des RSFSR in den letzten 15 Jahren« in Moskau.
1933/34 Teilnahme an der Rückschau auf »15 Jahre Rote Armee der Arbeiter und Bauern« in Moskau, Leningrad, Kiev und Char'kov.
1935 Teilnahme an einer Gruppenausstellung in Moskau mit Vera Muchina, Il'ja Slonim, Vladimir Favorskij und anderen.
1936 Aufstellung der Skulptur *Mädchen mit Schmetterling* im Gor'kij-Park in Moskau. Von diesem Zeitpunkt an Entstehung zahlreicher Porträtbüsten; außerdem drei Denkmalsentwürfe (nicht realisiert).
1937 Auszeichnung mit einer Silbermedaille für Keramik auf der Pariser Weltausstellung.
1939 Teilnahme an der Allunions-Kunstausstellung »Die Industrie des Sozialismus« in Moskau.
1941 Einzelausstellung im Staatlichen Museum Zeitgenössischer Westlicher Kunst in Moskau.
1942/43 Porträtbüsten von sowjetischen Staatsmännern, Kulturförderern, Musikern und Schriftstellern. Teilnahme an Ausstellungen über das Schaffen von Künstlern während des Krieges.
1943 Teilnahme an einer Gruppenausstellung in Moskau mit Pëtr Končalovskij, Vera Muchina und anderen.
1945 Erhält den Titel »Verdiente Künstlerin der RSFSR«.
1948 Teilnahme an der internationalen Ausstellung »Die Frau, ihr Leben und ihre Bestrebungen« in Paris (mit einem Porträt von Vera Muchina).
1958 Silbermedaille für ihr Čkalov-Porträt auf der Weltausstellung in Brüssel.
1963 Teilnahme an der Ausstellung »Sowjetische Kunst« in Berlin.
1964 Teilnahme an der Ausstellung »Russische und Sowjetische Kunst« in Malmö und Bukarest.
1967 Gestorben in Moskau.
1969 Gedächtnisausstellung in der Staatlichen Tret'jakov-Galerie in Moskau und im Staatlichen Russischen Museum in Leningrad.

VERA MUCHINA

1889 Geboren in Riga.
1891 Tod der Mutter; Umzug der Familie nach Kiev.
1903 Tod des Vaters. Umzug nach Kursk.
1910 Übersiedlung nach Moskau. Besuch der Schule von Konstantin Juon.
1911 Studium bei der Bildhauerin N. Sinicina. Studium der Zeichnung bei Il'ja Maškov.
1912 Studium in Paris an der Académie de la Grande Chaumière und im Atelier von Bourdelle. Freundschaft mit Ljubov' Popova und Nadežda Udal'cova.
1914 Gemeinsame Reise mit Popova und Iza Burmejster durch Frankreich und Italien (Genua, Pisa, Neapel, Capri, Pompeji, Amalfi, Pestum). Im Sommer Rückkehr nach Rußland.
1915-1917 Experimente mit verschiedenen Stilen. Apollo- und Dionysos-Masken für das Moskauer Kammertheater. Begegnung mit Aleksandra Ėkster.
1918 Teilnahme an der Realisierung von Lenins »Plan der Monumentalen Propaganda«.
ab 1919 Mitglied der Gruppe »Monolith«. Beitritt zur Gruppe »Vier Künste« und Teilnahme an deren Ausstellungen. Beitritt zur »Gesellschaft Russischer Bildhauer« (ORS).
1921 Teilnahme an der Ausstellung der »Welt der Kunst« in Moskau.
1921-1925 Gestaltungen für Theater, Film (mit Ėkster) und Textilien (mit Nadežda Lamanova).
1927-1930 Lehrtätigkeit am »Höheren Staatlichen Künstlerisch-Technischen Institut« (VChUTEIN), bis dessen Abteilung für Bildhauerei nach Leningrad verlegt wird. Gestaltung der »Jubiläumsausstellung der Kunst der UdSSR« zum zehnten Jahrestag der Oktoberrevolution in Moskau.
1930 Arbeitet und lebt in Voronež.
1932 Entwürfe für einen Kulturpalast. Teilnahme an einem Wettbewerb um ein Ševčenko-Denkmal für Char'kov. Rückkehr nach Moskau. Brunnen- und Denkmalsentwürfe für Moskau, außerdem Porträtplastiken. Am Entwurf des Moskauer Hotels »Sovetskaja« beteiligt.
1936 Entwurf von *Arbeiter und Kolchosbäuerin* für den Sowjetischen Pavillon auf der Pariser Weltausstellung 1937 von der Wettbewerbskommission angenommen.
1930-1960 Teilnahme an zahlreichen Ausstellungen in der Sowjetunion.
1963 Gestorben in Moskau.

LJUBOV' POPOVA

1889 Geboren in Ivanovskoe bei Moskau. Kindheit auf dem Familienbesitz Krasnovidovo, ab 1902 in Rostov.
1907/08 Besuch der privaten Kunstschule von Stanislav Žukovskij und Konstantin Juon in Moskau. Erste Eindrücke durch impressionistische Landschaften und Stilleben.
1909-1911 Reise nach Kiev (1909), nach Italien (1910) und Besuch von alten russischen Städten wie Pskov und Novgorod. Architekturstudien. Gemeinsames Atelier in Moskau mit Nadežda Udal'cova, deren Schwester Ljudmila Prudkovskaja und Vera Pestel'.
1912 Arbeitet in Tatlins Atelier »Der Turm« gemeinsam mit Viktor Bart und Aleksandr Vesnin. Unter Tatlins Einfluß Schwerpunkt auf Zeichnung und Anatomie des menschlichen Körpers.
1912/13 Studiert in Paris an der Académie »La Palette« mit den kubistischen Malern Henri Le Fauconnier und Jean Metzinger. Freundschaft mit Nadežda Udal'cova und Vera Muchina.
1913 Rückkehr nach Rußland. Zusammenarbeit mit Tatlin, Udal'cova, Morgunov und Vesnin. Werke in ausgereiftem Kubo-Futurismus.
1914 Gemeinsame Frankreich- und Italienreise mit Vera Muchina und Iza Burmejster. Teilnahme an der Ausstellung des »Karo-Buben«.
1915/16 Futuristische und kubistische Experimente. Ausführung von mehreren »plastischen Gemälden«. Teilnahme an den führenden Ausstellungen der Avantgarde wie »Tramway V«, »0,10«, »Karo-Bube« und »Der Laden«.
1916-1918 Entstehung der Bilderserie *Malerische Architektonik*. Identifikation mit dem Suprematismus und der Gruppe »Supremus«.
1918 Eheschließung mit dem Kunsthistoriker Boris von Ėding. Lehrt an den SVOMAS, später VChUTEMAS (nach 1920).

1919 Tod ihres Mannes in Rostov. Schwere Krankheit der Künstlerin. Teilnahme an der »Zehnten Staatlichen Ausstellung: Gegenstandsloses Schaffen und Suprematismus«.

1920 Mitglied des INChUK. Erste Bühnenbildentwürfe.

1921 Teilnahme an der Konstruktivisten-Ausstellung »5 x 5 = 25« in Moskau. Entstehung der *Raum-Kraft-Konstruktionen.* Aufgabe der Ateliermalerei zugunsten der Produktionskunst. Entwürfe für Lunačarskijs Stück »Der Kanzler und der Schlosser«. Buch-, Porzellan- und Textilentwürfe.

1922 Konstruktivistische Bühnenbildentwürfe für Mejerchol'ds Inszenierung des »Großmütigen Hahnrei«. Teilnahme an der »Ersten Russischen Kunstausstellung« in der Galerie van Diemen, Berlin.

1923 Bühnenbildentwürfe für Mejerchol'ds Inszenierung von Tret'jakovs »Die Erde bäumt sich«. Designerin an der Ersten Staatlichen Textilfabrik in Moskau.

1924 Gestorben im Alter von 35 Jahren in Moskau.

OL'GA ROZANOVA

1886 Geboren in Mcensk in der Provinz Vladimir.

1904-1910 Studium der Malerei an der Balašov-Kunstschule und an der Stroganovschen Lehranstalt für Kunstgewerbe in Moskau.

1911 Umzug nach St. Petersburg, wo sie zu einem der führenden Mitglieder des neu gegründeten »Verbandes der Jugend« wird. Begegnung mit Valdemar Metvejs (Vladimir Markov), Michail Matjušin. Freundschaft mit Kazimir Malevič. Die folgenden Ausstellungen des »Verbandes der Jugend«, an denen die Künstlerin beteiligt ist, machen die Moskauer Avantgarde mit den St. Petersburger Vorläufern vertraut.

1912/13 Studium an der Cvanceva-Kunstschule in St. Petersburg.

1913 Veröffentlichung ihrer Abhandlung »Die Grundlagen des neuen Schaffens und die Gründe seines Mißverständnisses« im Almanach des »Verbandes der Jugend«. Engagiert sich in vielen Bereichen der Avantgardekunst.

1913-1916 Futuristische und kubistische Werke. Illustration futuristischer und transrationaler Bücher von Aleksej Kručёnych und Velimir Chlebnikov.

1914 Teilnahme an der »Ersten Freien Futuristen-Ausstellung« (»Prima Esposizione Libera Futurista Internazionale«) in Rom.

1915 Mit Malevič und Tatlin Teilnahme an der Ausstellung »Tramway V« in Moskau und an der »Letzten Futuristischen Ausstellung: 0, 10« in Petrograd.

1916 Linolschnitte für »Der Krieg«. Eheschließung mit Kručёnych. Collagen zu Kručёnychs Gedichten für das Album »Der Universale Krieg«. Teilnahme mit suprematistischen Arbeiten an der Ausstellung des »Karo-Buben«. An der Gründung der Gruppe »Supremus« beteiligt, für deren geplante, nie erschienene gleichnamige Zeitschrift sie den Posten einer Sekretärin bekleiden sollte.

1918 Mitglied von IZO NARKOMPROS und von »Proletkult«. Zusammenarbeit mit Rodčenko in der Abteilung Industriekunst. Mitarbeit bei Einrichtungen der SVOMAS in mehreren Städten der Provinz. Stirbt im Alter von 32 Jahren an Diphtherie. Einzelausstellung ihrer Arbeiten von IZO NARKOMPROS.

1919 Große posthume Ausstellung (»Erste Staatsausstellung«) in Moskau.

1920 Vertreten bei der »Ersten Russischen Kunstausstellung« in der Galerie van Diemen in Berlin.

EVA ROZENGOL'C-LEVINA

1898 Geboren in Vitebsk.

1915 Abschluß des Alekseev-Gymnasiums.

1915-1918 Arbeitet während des Krieges als Krankenschwester. Beginn des Studiums an der Zahnärztlichen Schule von Tomsk.

1919 Begegnung mit dem Bildhauer Stepan Ėrzja in Moskau und Arbeit in dessen Atelier. Pflegt Soldaten an der Bürgerkriegsfront.

1920 Rückkehr nach Moskau. Begegnung mit Anna Golubkina. Wird deren Studentin an den SVOMAS. Begegnung mit Robert Fal'k.

1921 Studium der Malerei in Robert Fal'ks Atelier bei den VChUTEMAS.

1923 Eheschließung mit dem Schriftsteller P. Levin.

1925 Abschluß bei den VChUTEMAS als »Künstlerin erster Klasse«.

1926 Reise nach London. Fasziniert von den Turner-Gemälden der Tate Gallery.

1928 Teilnahme an der Ausstellung der »Vereinigung sozialer Künstler« in Moskau.

1930 Aufsatz über »Das Theater der nahen Zukunft«.

1931/32 Lehrtätigkeit an der Ersten Staatlichen Textilfabrik in Moskau.

1932/33 Entwurfsgestalterin von Stoffmustern an der Dorogomilovskaja-Fabrik in Moskau.

1934-1936 Beratungsfunktion als Designerin im »Volkskommissariat für Elektroindustrie«. Arbeit an auf Kinderzeichnungen basierenden Stoffmustern.

1940 Tod ihres Mannes an der Front in Finnland.

1942 Lebt in Čistopol'. Organisiert ein künstlerisches Kollektiv, um Frauen von an der Front befindlichen Schriftstellern Arbeit zu vermitteln.

1942-1949 Lebt in Moskau. Arbeit in der Gießereiwerkstatt der Moskauer Künstlervereinigung.

1946 Teilnahme an der Ausstellung der »Moskauer Künstlergesellschaft«.

1949-1954 Ins Exil geschickt. Lebt im Gebiet von Krasnojarsk, dann in Kasachstan.

1954 Zieht nach Karaganda. Bühnenbildnerin am dortigen Theater.

1956 Rehabilitierung. Rückkehr nach Moskau.

1974 Ankauf elf ihrer Arbeiten durch das Puškin-Museum in Moskau.

1975 Gestorben in Moskau.

ZINAIDA SEREBRJAKOVA

1884 Geboren auf Neskučnoe bei Char'kov.

1901 Besucht die Kunstschule der Fürstin Marija Teniševa auf Talaškino.

1902/03 Reise nach Italien (Rom, Capri).

1903-1905 Arbeitet im Atelier von Osip Braz. Kopiert alte Meister in der Eremitage.

1905/06 Eheschließung mit dem Eisenbahningenieur Boris Serebrjakov. Reise nach Paris. Dort Studium der Zeichnung und des Aquarells an der Académie de la Grande Chaumière.

1906 Rückkehr nach Rußland. Beitritt zur Gruppe »Welt der Kunst«.

1910 Erste Ausstellungen. Teilnahme am »Zeitgenössischen weiblichen Porträt« und an der »Siebten Gemäldeausstellung der Vereinigung Russischer Künstler«. Krim-Reise.

1910-1913 Regelmäßige Teilnahme an den »Welt der Kunst«-Ausstellungen in Moskau und St. Petersburg.

1914 Reise durch die Schweiz und Norditalien (Mailand, Florenz, Padua, Venedig).

1916 Fresken für den Kazaner Bahnhof in Moskau (mitbeteiligt an diesem Projekt waren ihr Onkel Aleksandr Benois und ihr Bruder Evgenij Lanceray).

1918 Ausstellung »Die Russische Landschaft« in Petrograd. Brand auf Neskučnoe.

1918-1920 Arbeit am Archäologischen Museum der Universität Char'kov.

1919 »Erste Kunstausstellung der Anführer der sowjetischen Arbeiterschaft Char'kov«. Tod von Boris Serebrjakov.

1920 Gemäldeausstellung von Mitgliedern des Hauses der Kunst in Petrograd.

1921 Mitarbeit in der IZO NARKOMPROS.

1922 Teilnahme an der »Welt der Kunst«-Ausstellung in Petrograd.

1924 Teilnahme an der »Welt der Kunst«-Ausstellung in Leningrad und an der Ausstellung »Der Handarbeiter in der russischen Malerei im 18. bis 20. Jahrhundert« in der Staatlichen Tret'jakov-Galerie, Moskau.

1924/25 In einer Wanderausstellung russischer Kunst in New York und Kanada vertreten.

1925 Reise nach England (London). Zahlreiche Porträtaufträge.

1926 Reise nach England, dann in die Bretagne, wo sie eine Reihe von Porträts von Fischern und Landschaften in Pastell malt.

1927-1955 Malt weiterhin, unternimmt ausgedehnte Reisen.

1967 Gestorben in Paris.

NINA SIMONOVIČ-EFIMOVA

1877 Geboren in St. Petersburg.

1896-1898 Arbeitet als Lehrerin in Tiflis (heute Tbilisi).

1899 Erster Aufenthalt in Paris. Studium im Atelier von Delécluze.

1900 Studium an der Stroganovschen Lehranstalt für Kunstgewerbe in Moskau und unter der Anleitung ihres Vetters, des Malers Valentin Serov, im Atelier von E. Cvanceva.

1901 In Paris. Studium im Atelier von Eugène Carrière.

1902 Lehrt Zeichnen in Tver'.

1904-1910 Arbeitet an der Moskauer Schule für Malerei, Bildhauerei und Architektur.

1905-1907 Teilnahme am Schulstreik, arbeitet im Krankenhaus und in der Kantine.

1906 Eheschließung mit dem Bildhauer Ivan Efimov.

1908-1910 Lebt in Frankreich (Bretagne und Paris). Arbeitet im Atelier von Matisse. Malt Landschaften, Seestücke, Pariser Straßenszenen. Entwirft mit Efimov Ausschneidebögen für Kinder.

1909-1911 Teilnahme am »Salon des Indépendants« und am »Salon d' Automne« in Paris.

1911 Malt Bäuerinnen der Provinz Tambov. Erste Scherenschnitte.

1914/15 Mitglied der Gruppe »Welt der Kunst«.

1918 Beschäftigung mit Puppentheater. Im Oktober mit Efimov Eröffnung des Puppen- und Schattenspieltheaters »Petruška«, des ersten professionellen Puppentheaters in Rußland.

1922 Mitglied der nur kurz existierenden Künstlervereinigung »Makovec«.

1923 Buchillustrationen (auch Kinderbücher). Mitarbeit an Ausstellungen der Museen für Ethnologie und an der »Ersten Landwirtschafts- und Kunsthandwerksausstellung« in Moskau.

1925 Beitritt zur Künstlergruppe »Vier Künste«.

1926-1929 Teilnahme an Ausstellungen der »Vier Künste«.

1927 Teilnahme an der Ausstellung zum »Zehnten Jahrestag der Oktoberrevolution«.

1928/29 Gibt Kurse für Puppenspieler.

1945 Einzelausstellung in Moskau.

1948 Gestorben in Moskau.

ANTONINA SOFRONOVA

1892 Geboren in Droskovo in der Provinz Orël.

1909 Abschluß an der Handelsschule für Mädchen in Kiev.

1910 Umzug nach Moskau. Studium an der Kunstschule von Fëdor Rerberg.

1913-1917 Studium in Il'ja Maškovs Atelier.

1914 Teilnahme an der Ausstellung des »Karo-Buben«.

1915 Eheschließung mit Genrich Bljumenfel'd (1893-1920). Künstlerische und theoretische Arbeiten im Atelier Maškovs.

1916 Teilnahme an der Ausstellung Moskauer Künstler zur Unterstützung von Kriegsinvaliden.

1917/18 Teilnahme an den Ausstellungen der »Welt der Kunst« und an der »Fünften Staatsausstellung« des IZO NARKOMPROS.

1919-1921 Lehrt Zeichnen in Schulen der Provinz Orël und in Tver' (heute Kalinin) an Staatlichen Kunstateliers. Dortige Ausstellung. Rückkehr nach Moskau. Lehrtätigkeit.

1922 Entstehung einer Reihe von konstruktivistischen Zeichnungen.

1923-1927 Entwürfe für Nikolaj Tarabukins Buch »Von der Staffelei zur Maschine«. Illustrationen für Zeitungen und Zeitschriften wie »Rotes Neuland«. Plakate und Buchumschläge für Verlage.

1924/25 Folge von *In den Straßen von Moskau* und Porträts.

1928-1934 Folge von Moskau-Ansichten.

1933 Teilnahme an der Ausstellung »Künstler der RSFSR in den letzten 15 Jahren« in Moskau.
1935-1938 Entstehung der Folge *Der Zoo.*
1937 Mitglied der »Moskauer Künstlergesellschaft«. Teilnahme an der »Ersten Ausstellung von Aquarellen Moskauer Künstler« in Moskau.
1938 Teilnahme an der »Ausstellung von Gemälden, Grafiken und Skulpturen von Künstlerinnen« in Moskau.
1939 Lebt und arbeitet in Gudauta. Entstehung von Gemälden und grafischen Arbeiten.
1940 Entstehung der Abfolge *Schauspielerinnen.*
1966 Gestorben in Moskau.

VARVARA STEPANOVA

1894 Geboren in Kovno (heute Kaunas).
1911 Besuch der Kazaner Kunstschule; dort erste Begegnung mit Aleksandr Rodčenko.
1912 Übersiedlung nach Moskau.
1913/14 Besuch der Stroganovschen Lehranstalt für Kunstgewerbe in Moskau. Teilnahme am »Moskauer Salon«.
1915-1917 Buchhalterin und dann Sekretärin in einer Fabrik für Metallwaren. Arbeitet im Atelier von Il'ja Maškov und Konstantin Juon.
1917 Arbeitet in der IZO NARKOMPROS. Beginnt mit dem Schreiben transrationaler Gedichte.
1918 Werke »visueller Poesie«: »Rtny chomle«, »Zigra ar«.
1919 Illustrationen zu »Gly-Gly« von Aleksej Kručënych. Gestaltung des Anti-Buchs »Gaust čaba«. Teilnahme mit grafischen Arbeiten an der »Zehnten Staatlichen Ausstellung« in Moskau.
1919/20 Serie der abstrakten *Figuren*-Bilder.
1918-1922 Stellvertretende Leiterin des IZO NARKOMPROS. Teilnahme an der Diskussion über Arbeitskleidung 1919.
1920-1923 Mit Rodčenko Mitglied des INChUK. Neben anderen Verwaltungsaufgaben und Lehrtätigkeiten im Vorstand der Sektion der Darstellenden Künste in der Gewerkschaft der Kunstschaffenden (1920-22).
1920-1925 Lehrt an der Krupskaja-Akademie für Sozialistische Erziehung.
1921 Teilnahme an der Konstruktivismus-Ausstellung »5 x 5 = 25« in Moskau. Hinwendung zur Produktionskunst.
1922 Collagen für die Zeitschrift »Kino-fot«. Bühnenbild- und Kostümentwürfe für Mejerchol'ds Inszenierung von »Tarelkins Tod«. Teilnahme an der »Ersten Russischen Kunstausstellung« in der Galerie van Diemen in Berlin. Reihe von Holzschnitten zum Thema Charlie Chaplin.
1923-1925 Zusammenarbeit mit Rodčenko und Ljubov' Popova an der Ersten Staatlichen Textilfabrik in Moskau. Regelmäßige Mitarbeit an der Zeitschrift »LEF« (1927-28 »Neuer LEF«).
1924 Professorin in der Textilabteilung an den VChUTEMAS. Veranstaltung »Abend des Buches« in der Krupskaja-Akademie für Sozialistische Erziehung.
1925 Plakatentwürfe zu Texten von Majakovskij. Mit Rodčenko Teilnahme an der »Exposition Internationale des Arts Décoratifs et Industriels Modernes« in Paris.
1926-1932 Ausstattung des Films »Isolation«. Grafische Gestaltung von Zeitschriften wie »Sovetskoe kino« oder »Literatura Iskusstvo«. Gestaltung von Büchern wie Majakovskijs »Das schreckliche Loch« und »Vom Moskau der Kaufleute zum sozialistischen Moskau«.
1933/34 Tätigkeit als Redakteurin im Partizdat, Gestaltung der Bücher »Lenins Vermächtnis für die Frauen der ganzen Welt« und »Ergebnisse des Ersten Fünfjahresplans« sowie der »Kolchos-Zeitung«.
1934-1938 Arbeitet mit Rodčenko an einer Reihe von Fotobänden.
1945 Künstlerische Leiterin und Gestalterin der Zeitschrift »Die Sowjetfrau«.
1945-1955 Enge Zusammenarbeit mit Rodčenko im Bereich von Fotobänden wie »15 Jahre Sowjetischer Film«, »25jähriges Jubiläum der Kasachischen SSR«, »Die Moskauer Metro«, »300jähriges Jubiläum der Wiedervereinigung der Ukraine mit Rußland und Belinskij«.
1956 Tod Rodčenkos.
1958 Gestorben in Moskau.

NADEŽDA UDAL'COVA

1885 (nach alter Zeitrechnung) Geboren in Orël.
1892 Übersiedlung der Familie nach Moskau.
1905-1909 Besuch der Moskauer Schule für Malerei, Bildhauerei und Architektur.
1906 Studium an der Kunstschule von Konstantin Juon bei Nikolaj Ul'janov.
1908 Reise nach Deutschland; Besuch von Berlin und Dresden. Nach ihrer Rückkehr nach Moskau Kennenlernen der Sammlung zeitgenössischer französischer Kunst von Sergej Ščukin. Eheschließung mit Aleksandr Udal'cov.
1909-1911 Arbeit in verschiedenen Ateliers, unter anderem dem von Ištvan Kiš. Begegnung mit Vladimir Favorskij.
1912 In Paris mit Ljubov' Popova. Studium an der Académie »La Palette« bei Le Fauconnier, Metzinger und Dunoyer de Segonzac.
1913 Rückkehr nach Moskau. Mitarbeit in Tatlins Atelier »Der Turm« mit Ljubov' Popova, Aleksandr Vesnin und Aleksej Griščenko.
1914 Teilnahme an der Ausstellung des »Karo-Buben«.
1915 Beteiligt sich mit kubistischen und kubofuturistischen Gemälden an den Ausstellungen »Tramway V« und »0, 10«. Ankauf ihres kubistischen Stillebens *Flasche mit Glas* durch Tatlin. Überarbeitung der Broschüre »Vladimir Jevgrafovič Tatlin«.
1916 Teilnahme an der Ausstellung des »Karo-Buben« und an »Der Laden«. Mitglied der Gruppe »Supremus« (bis 1917).
1917-1919 Im Moskauer Kunstkomitee des IZO NARKOMPROS sowie in anderen staatlichen und sozialen Organisationen tätig.
1918-1920 Assistentin von Malevič an den SVOMAS; später eigenes Atelier.
1920 Eheschließung mit Aleksandr Drevin.
1921 Geburt des Sohnes Andrej Drevin (des späteren Bildhauers).
1921-1930 Erteilung von Grundkursen und Leitung von Malerei- und Textilkursen an den VChUTEMAS (später VChUTEIN). Mitglied des INChUK bis zu dessen Verurteilung der Ateliermalerei (1921).
1922 Teilnahme an der »Ersten Russischen Kunstausstellung« in der Galerie van Diemen in Berlin. Erwerbung ihrer Arbeiten durch die »Société Anonyme«.
1923 Neben früheren Mitgliedern des »Karo-Buben« Teilnahme an der »Gemäldeausstellung«. Abwendung von der Gegenstandslosigkeit, Auseinandersetzung mit Cézannes Werk.
1926 Reise mit Drevin in den Ural. Impressionistische Landschaften.
1927/28 Mitglied der »Gesellschaft Moskauer Künstler«.
1928 Einzelausstellung im Staatlichen Russischen Museum, Leningrad, mit Präsentation ihrer im Ural entstandenen Bilder.
1930 Reise mit Drevin ins Altaj-Gebirge.
1931 Teilnahme mit auf dieser Reise entstandenen Bildern an der Ausstellung der »Gruppe 13«.
1932/33 Reise nach Armenien.
1934 Gemeinsame Ausstellung mit Drevin im Staatlichen Kulturhistorischen Museum Erivan.
1938 Tod Drevins.
1941-1945 Arbeitet in Moskau mit einer Gruppe von Künstlern an Porträts von Helden des Zweiten Weltkriegs.
1945 Einzelausstellung in den Räumen der Moskauer Sektion der Künstlervereinigung der UdSSR.
1961 Gestorben in Moskau.
1965 Gedächtnisausstellung in den Räumen der Moskauer Sektion der Künstlervereinigung der UdSSR.

AUSGEWÄHLTE BIBLIOGRAPHIE

ALLGEMEINE LITERATUR

Barron, S. und M. Tuchman, The Avant-Garde in Russia 1910–1930: New Perspectives. Los Angeles County Museum of Art, 1980

Bowlt, J., Russian Art of the Avant-Garde: Theory and Criticism, 1902–1934, Überarbeitete Ausgabe London, New York 1988

Bowlt, J., Russian Stage Design: Scenic Innovation 1900–1930. Mississippi Museum of Art, 1982

Compton, S., The World Backwards: Russian Futurist Books 1912–1916. Veröffentlichung des British Museum, London 1978

Gray, C., Das große Experiment. Die russische Kunst 1863–1922, Köln 1974

Hnikova, D., Russische Avantgarde 1907–1922, Bern 1975

Künstlerinnen der russischen Avantgarde 1910–1930. Engl. und deutsch. Galerie Gmurzynska, Köln 1979–1980

Das Leben zur Kunst machen. Arbeiten auf Papier von Frauen der russischen Avantgarde/Stoffe und Porzellan aus der jungen Sowjetunion (Ausstellungskatalog Helmhaus), Zürich 1989

Kunst und Revolution. Russische und Sowjetische Kunst 1910–1932. Engl. und deutsch, Wien 1988

Lodder, C., Russian Constructivism, London 1983

Paris–Moscou, Parizh–Moskva. Centre Georges Pompidou, Paris 1979

Revolutionäre Kunst aus sowjetischen Museen 1910–1930. Fondazione Thyssen-Bornemisza, Mailand 1988

Rowell, M. und A. Z. Rudenstine, Russische Avantgarde aus der Sammlung Costakis. Kestner-Gesellschaft, Hannover 1985

Rudenstine, A. Z. (Hrsg.), Russian Avant-Garde Art: The George Costakis Collection, New York, London 1981. Deutsche Ausgabe: Russische Avantgardekunst: Die Sammlung George Costakis, Köln 1982

Russische Avantgarde 1910–1930. Sammlung Ludwig, Köln. Bearbeitet und mit einer Einführung von Evelyn Weiss, München 1986

Sowjetkunst. 20er und 30er Jahre. Aus dem Russischen Museum Leningrad, Hamburg 1988

MARIJA JAKUNČIKOVA

Barok, N. (N. V. Polenova), »M. V. Jakunčikova«, in: »Mir iskusstva« (»Welt der Kunst«), 1904, Nr. 3

S. D. (Djagilev), »M. V. Jakunčikova«, in: »Mir iskusstva« (»Welt der Kunst«), 1902, Nr. 12

Izgoj, R., »Naši chudožestvennye dela« (»Unsere Kunstereignisse«), in: »Iskusstvo i chudožestvennaja promyšlennost« (»Kunst und Kunstindustrie«), 1899, Nr. 6

Kiselev, M., Marija Vasil'evna Jakunčikova, Moskva 1979

»Mir iskusstva« (»Welt der Kunst«), 1900, Nr. 21–22 (Abb. v. Hauptwerken); 1901, Nr. 4 (verschiedene Arbeiten)

Sacharova, E. und V. Polenov, Elena Polenova, Chronika sem'i chudožnika (Elena Polenova: Chronik einer Künstlerfamilie), Moskva 1974

Vološin, M., »Tvorčestvo M. Jakunčikovoj« (»Das Werk von M. Jakunčikova«), in: »Vesy« (»Die Waage«), 1905, Nr. 1

ANNA GOLUBKINA

Golubkina, A., Pis'ma, Neskol'ko slov o remesle skul'ptora. Vospominanija sovremennikov (Briefe. Einige Worte über das Handwerk des Bildhauers. Erinnerungen der Zeitgenossen), Moskva 1983

Kamenskij, A., Rycarskij podvig. Kniga o skul'pture Anne Golubkinoj (Ritterliche Heldentat. Über die Skulpturen der Anna Golubkina), Moskva 1978

Konenkov, S. und S. Gerasimov, Anna Golubkina. Jubilejnaja vystavka (Anna Golubkina. Jubiläumsausstellung), Moskva 1964

Kostin, V., Anna Semënovna Golubkina 1864–1927, Moskva und Leningrad 1947

Nikolaev (Ternovec), B., »Anna Semënovna Golubkina«, in: »Iskusstvo« (»Kunst«), 1939, Nr. 3, S. 117–121

Rozanov, V., »Uspechi našej skul'ptury« (»Der Erfolg unserer Bildhauerkunst«), in: »Mir iskusstva« (»Welt der Kunst«), 1901, Nr. 1–3, S. 111–113

Rozanov, V., »Raboty Golubkinoj« (»Das Werk der Golubkina«), in: Sredi chudožnikov (Unter Künstlern), Moskva 1914, S. 341–343

Vystavka Skul'ptora A. S. Golubkinoj. 80 let so dnja roždenija 1864–1944 (Ausstellung zum 80. Geburtstag der Bildhauerin A. S. Golubkina), Moskva 1944

ZINAIDA SEREBRJAKOVA

Benois, A., »Zinaida Serebrjakova«, in: Aleksandr Benua razmyšljaet (Aleksander Benois erinnert sich), Moskva 1968

Dmitriev, V., »Chudožnicy« (»Künstlerinnen«), in: »Apollon«, 1917, Nr. 8–10

Ėrnst, S., Z. E. Serebrjakova, Petrograd 1922

Knjazeva, V., Zinaida Serebrjakova, Moskva 1979

Lapšin, V., Serebrjakova, Moskva 1969

Zinaida Serebrjakova: Vystavka proizvedenij iz muzeev i častnych sobranij (Zinaida Serebrjakova: Ausstellung von Werken aus Museen und Privatsammlungen), Moskva 1965

Zinaida Serebrjakova. Katalog der Ausstellung zum 100. Geburtstag der Künstlerin, Moskva 1986

NATAL'JA GONČAROVA

Apollinaire, G. »Nathalie de Gontcharowa et Michel Larionow«, in: Exposition Gontcharowa et Larionow. Galerie Paul Guillaume, Paris 1914

Chamot, M., Gontcharowa, Paris 1971

Chamot, M., Goncharova: Stage Designs and Paintings, London 1979

Chardžiev, N., »Pamjati Natalii Gončarovoj i Michaila Larionova« (»Im Gedenken an Natal'ja Gončarova und Michail Larionov«), in: »Iskusstvo knigi« (»Buchkunst«) 1963–1964, Bd. 5, Moskva 1968, S. 306–318

Eganbjuri, E., Natal'ja Gončarova, Michail Larionov, Moskva 1913

»Natalia Sergejewna Gontscharowa«, in: Russische und sowjetische Zeichnungen und Aquarelle von 1900 bis 1930 aus dem Puschkin-Museum Museum Moskau. Städtische Kunsthalle, Mannheim 1990, S. 28–31

Larionov, M., N. Gončarova und andere, Oslinyj chvost i mišen (Des Esels Schwanz und die Zielscheibe), Moskva 1913

Loguine, T., Gontcharova et Larionov, Paris 1971

Parnack, V., Gontcharova Larionov: L'Art Décoratif Théâtral Moderne, Paris 1919

»Natalia Gontscharowa«, in: Russische Avantgarde 1910–1930. Sammlung Ludwig, Köln, München 1986, S. 44–47

»Natalja Gontscharowa«, in: Künstlerinnen der russischen Avantgarde 1910–1920. Galerie Gmurzynska, Köln 1979–1980, S. 131ff.

»Natalja Sergejewna Gontscharowa«, in: A. Z. Rudenstine (Hrsg.), Russische Avantgardekunst. Die Sammlung George Costakis, Köln 1982, S. 106–109

OL'GA ROZANOVA

Calvesi, M., »Il Futurismo Russo«, in: »L' Arte Moderna«, Mailand 1967, Nr. 44, Bd. 5, S. 281–320

Dmitrieva, N., Izobraženie i slovo (Bild und Wort), Moskva 1982

Kovtun, E., »Experiments in Book Design by Russian Artists«, in: »Journal of Decorative and Propaganda Arts«, Sommer 1987, Nr. 5, S. 46–59

Rowell, M. und A. Z. Rudenstine, »Olga Rozanova«, in: Russische Avantgarde aus der Sammlung Costakis. Kestner-Gesellschaft, Hannover 1984, S. 160–169

Rozanova, O., »Stichi« (»Gedichte«), in: »Iskusstvo« (»Kunst«), Moskva 1919, Nr. 4, S. 1

»Olga Rosanowa«, in: Künstlerinnen der russischen Avantgarde 1910–1930. Galerie Gmurzynska, Köln 1979–1980, S. 251ff.

»Olga Rozanowa«, in: Russische Avantgarde 1910–1930. Sammlung Ludwig, Köln, München 1986, S. 150–155

»Olga Wladimirowna Rosanowa«, in: A. Z. Rudenstine (Hrsg.), Russische Avantgardekunst. Die Sammlung George Costakis, Köln 1982, S. 453–461

Vojnov, V., Russkie litografii za poslednie 25 let (Russische Lithografie der letzten 25 Jahre), Moskva 1923

Vystavka kartin, etjudov, ėskizov i risunkov O. V. Rozanovoj (Ausstellung der Gemälde, Studien, Skizzen und Zeichnungen von O. V. Rozanova), Moskva 1919

LJUBOV' POPOVA

Adaskina, M., »Problema proizvodstvennogo iskusstva v tvorčestve L. S. Popovoj« (»Die Frage der Produktionskunst im Werk der L. S. Popova«), in: Chudožestvennye problemy predmetno-prostranstvennoj sredy (Künstlerische Fragen im Bereich Gegenstand und Raum), Moskva 1978

Adaskina, M., »Ljubov' Popova. Put' stanovlenija chudožnika-konstruktora« (»Ljubov Popova. Die Entwicklung der Designkünstlerin«), in: »Techničeskaja ėstetika« (»Ästhetik der Technik«), 1978, Nr. 11

Bowlt, J., »From Surface to Space: The Art of Liubov Popova«, in: »The Structurist«, 1975–76, Nr. 15–16, S. 80–88

Bowlt, J., »Liubov Popova, Painter«, in: »Transactions of A.R.A.S.«, New York 1982, Bd. 15, S. 227–251

Murina, E., »Tkani L. Popovoj« (»Stoffe von L. Popova«), in: »Dekorativnoe iskusstvo SSSR« (»Dekorationskunst der UdSSR«), 1967, Nr. 8, S. 67–80, 170–179, 240–247, 269–271, 310–321, 324–335

»Ljubow Popova«, in: Künstlerinnen der russischen Avantgarde 1910–1930. Galerie Gmurzynska, Köln 1979–1980, S. 173ff.

»Ljubow Sergejewna Popowa«, in: A. Z. Rudenstine (Hrsg.), Russische Avantgardekunst: Die Sammlung George Costakis, Köln 1982, S. 344–420

Posmertnaja vystavka proizvedenij L. S. Popovoj (Posthume Ausstellung des Werks von L. S. Popova). Ausstellungskatalog, Moskva 1924

Rakitina, E., »Ljubov' Popova, Iskusstvo i manifesty« (»Ljubov' Popova, Kunst und Manifeste«), in: Chudožnik, scėna, ėkran (Künstler, Bühne, Leinwand), Moskva 1975

Rakitina, E., »Über plastische Raumgestaltung, Konstruktion, Schönheit, Funktionalität und über zwei schöne russische Frauen«, in: Die Maler und das Theater im 20. Jahrhundert. Ausstellungskatalog der Schirn Kunsthalle, Frankfurt am Main 1986, S. 69ff.

Rowell, M. und A. Z. Rudenstine, »Ljubow Popowa«, in: Russische Avantgarde aus der Sammlung Costakis. Kestner-Gesellschaft, Hannover 1984

Žadova, L., »Ljubov' Popova«, in: »Techničeskaja ėstetika« (»Ästhetik der Technik«), 1967, Nr. 11

ALEKSANDRA ĖKSTER

Artist of the Theatre. Ausstellungskatalog der New York Public Library, Lincoln Centre, New York 1974

Bowlt, J., »Alexandra Exter: A Veritable Amazon of the Russian Avantgarde«, in: »Art News«, September 1974, S. 41–43

Chajdykov, R., »O trëch chudožnikach Kamernogo teatra. Ėkster, Vesnin, Jakulov« (»Über drei Künstler des Moskauer Kammertheaters: Ėkster, Vesnin, Jakulov«), in: »Iskusstvo« (»Kunst«), 1975, Nr. 5
Cohen, R., »Alexandra Exter's Designs for the Theatre«, in: »Artforum«, Sommer 1981, S. 46–49
Cohen, R., Alexandra Exter. Marionettes. Hutton Galleries, New York 1975
»Alexandra Alexandrowna Exter«, in: A. Z. Rudenstine (Hrsg.), Russische Avantgardekunst. Die Sammlung George Costakis, Köln 1982, S. 97–102
»Alexandra Exter«, in: Russische Avantgarde 1910–1930. Sammlung Ludwig, Köln, München 1986, S. 38–41
»Alexandra Exter«, in: Künstlerinnen der russischen Avantgarde 1910–1930. Galerie Gmurzynska, Köln 1979–1980, S. 111ff.
Nakov, A., Alexandra Exter. Galerie Chauvelin, Paris 1972
Rakitina, E., »Über plastische Raumgestaltung, Konstruktion, Schönheit, Funktionalität und über zwei schöne russische Frauen«, in: Die Maler und das Theater im 20. Jahrhundert. Ausstellungskatalog der Schirn Kunsthalle, Frankfurt am Main 1986, S. 69ff.
Striženova, T., »Avtor kostjuma Aleksandra Ėkster«, in: »Dekorativnoe iskusstvo« (»Dekorative Kunst«), 1967, Nr. 1
Tairow, A., Das entfesselte Theater, Aufzeichnungen eines Regisseurs, Berlin 1989 (Reprint der Ausgabe von 1923)
Tugendhold, Ja., Alexandra Exter, Berlin 1922

VARVARA STEPANOVA

Kovtun, E., »Das Antibuch der Warwara Stepanowa/ Varvara Stepanova's Antibook«, in: Von der Fläche zum Raum/From Surface to Space. Rußland/Russia 1916–1924. Galerie Gmurzynska, Köln 1974, S. 57–64
Lavrent'ev, A., »Poėzija grafičeskogo dizajna v tvorčestve Varvary Stepanovoj« (»Das Poetische im Grafikdesign im Werk von Varvara Stepanova«), in: »Techničeskaja ėstetika« (»Ästhetik der Technik«), 1978, Nr. 12, S. 22–26
Lawrentjew, A., Warwara Stepanowa. Ein Leben für den Konstruktivismus, Weingarten 1988
Law, A., »›The Death of Tarelkin‹: A Constructivist Vision of Tzarist Russia«, in: Russian History, 1981, Bd. 8, Teil 1 und 2, S. 145–198
Rodčenko, A., Stat'i, vospominanija, avtobiografičeskie zapiski pis'ma (Aufsätze, Erinnerungen, autobiographische Notizen, Briefe), Moskva 1982
»Varvara Stepanova«, in: Sieben Moskauer Künstler/ Seven Moscow Artists 1910–1930. Galerie Gmurzynska, Köln 1984, S. 248–289
»Warwara Stepanowa«, in: Russische Avantgarde 1910–1930. Sammlung Ludwig, Köln, München 1986, S. 160–163
»Warwara Feodorowna Stepanowa«, in: A. Z. Rudenstine (Hrsg.), Russische Avantgardekunst. Die Sammlung George Costakis, Köln 1982, S. 467–469
»Warwara Stepanowa«, in: Künstlerinnen der russischen Avantgarde 1910–1930. Galerie Gmurzynska, Köln 1979–1980, S. 271 ff.
Striženova, T., Iz istorii sovetskogo kostjuma (Geschichte des sowjetischen Kostüms), Moskva 1972
Trospol'skaja, N., »Konstruktor ›Varst‹« (»Der Designer ›Varst‹«), in: »Rabotnica« (»Die Arbeiterin«), 1987, Nr. 11, S. 37–39

NADEŽDA UDAL'COVA

Mjasina, M., Starejšie sovetskie chudožniki o Srednej Azii i avkaze (Die frühesten sowjetischen Künstler über Zentralasien und den Kaukasus), Moskva 1973
Salko, O., »U kartin Udal'covoj« (»Vor den Bildern Udal'covas«), in: »Iskusstvo« (»Kunst«), 1966, Nr. 4
»Nadeschda Udalzowa«, in: A. Z. Rudenstine (Hrsg.), Russische Avantgardekunst. Die Sammlung George Costakis, Köln 1982, S. 484–487
»Nadeschda Udalzowa«, in: Russische Avantgarde 1910–1930. Die Sammlung Ludwig, Köln, München 1986, S. 172–173
»Nadezhda Udaltsova«, in: Sieben Moskauer Künstler/ Seven Moscow Artists 1910–1930. Galerie Gmurzynska, Köln 1984, S. 290–339

ANTONINA SOFRONOVA

Nemirovskaja M., »Obrazy roždënnye vremenem« (»Bilder, aus der Zeit entstanden«), in: »Tvorčestvo« (»Das künstlerische Werk«), 1978, Nr. 12
Nemirovskaja, M., »O nekotorych osobennostjach sovetskoj stankovoj grafiki 1920-ch načala 1930-ch godov« (»Typische Merkmale sowjetischer Grafik in den zwanziger und frühen dreißiger Jahren«), in: »Sovetskaja grafika« (»Sowjetische Grafik«), 77, Moskva 1979
Nemirovskaja, M., »Roboty Sofronovoj v GTG« (»Gemälde der Sofronova in der Staatlichen Tret'jakov-Galerie«), in: »Muzej« (»Das Museum«), Moskva 1980
Nemirovskaja, M., Chudožniki gruppy »Trinadcat'« (Die Künstler der »Gruppe 13«), Moskva 1986
»Antonina Fedorowna Sofronowa«, in: A. Z. Rudenstine (Hrsg.), Russische Avantgardekunst. Die Sammlung George Costakis, Köln 1982, S. 463–466
Rowell, M. und A. Z. Rudenstine, Russische Avantgarde aus der Sammlung Costakis. Kestner-Gesellschaft, Hannover 1984, S. 280–283

EVA ROZENGOL'C-LEVINA

Fal'k, R., Besedy ob iskusstve. Pis'ma. Vospominanija o chudožnike (Gespräche über Kunst, Briefe, Erinnerungen an die Künstlerin), Moskva 1981
Rojtenberg, O., »Na rubeže 1920–1930-ch godov« (»An der Schwelle der zwanziger und dreißiger Jahre«), in: »Panorama iskusstv« (»Panorama der Künste«), Nr. 4, Moskva 1981, S. 306–340
Šaškina, M., »Vsë est' stepen'... K portretu Evy Levinoj-Rozengol'c« »Alles ist Stufe... Zum Porträt von Eva Levina-Rozengol'c«), in: »Panorama iskusstv« (»Panorama der Künste«), Nr. 7, Moskva 1984, S. 237–246
Peredvižnaja vystavka živopisi, grafiki i risunka (Wanderausstellung von Gemälden, Grafiken und Zeichnungen). Ausstellungskatalog, Moskva 1928

NINA SIMONOVIČ-EFIMOVA

Efimov, I., Ob isskustve i chudožnikach (Über Kunst und Künstler), Moskva 1977
N. Simonovič-Efimova. Ausstellungskatalog, Moskva 1968
Simonovič-Efimova, N., Zapiski petrušečnika (Aufzeichnungen einer Puppenspielerin), Moskva und Leningrad 1980
Simonovič-Efimova, N., Sovetskij teatr kukol 1918–1932 (Sowjetisches Puppentheater 1918–1932), Moskva 1963

SARRA LEBEDEVA

Ternovec, B., »Sarra Lebedeva«, in: »Iskusstvo«, (»Kunst«), 1935, Nr. 3, S. 62–84
Ternovec, B., Sarra Lebedeva, Moskva und Leningrad 1940
S. D. Lebedeva. Ausstellungskatalog, Moskva 1969
Sarra Lebedeva. Al'bom (Sarra Lebedeva: Album), Moskva 1973
»Sarra Dimitrijewna Lebedeva«, in: Künstler der Sowjetunion, Leningrad und Dresden 1987, S. 208–219

VERA MUCHINA

Klimov, R. (Hrsg.), V. Muchina. Literaturno-kritičeskoe nasledie (V. Muchina: Der literaturkritische Nachlaß). Bd. 1–3, Moskva 1960
»Vera Ignatjewna Muchina«, in: Künstler der Sowjetunion, Leningrad und Dresden 1987, S. 330–341
Suzdalev, P., Vera Muchina, Moskva 1980
Ternovec, B., V. I. Muchina, Moskva und Leningrad 1937
Voronova, O., V. I. Muchina, Moskva 1976

VERZEICHNIS DER ABBILDUNGEN

(Die Bildtafeln erscheinen unter der jeweiligen Tafelnummer, Abbildungen im Text unter der Seitenangabe. Maßangaben erfolgen in Zentimetern, und zwar Höhe vor Breite.)

SCHUTZUMSCHLAGMOTIVE

EINLEITUNG

FRAUEN AUF DER SCHWELLE ZUM MODERNISMUS

Marija Jakunčikova

Anna Golubkina

Zinaida Serebrjakova

DIE »AMAZONEN« DER AVANTGARDE

Natal'ja Gončarova

Lithografien. Buchformat. 18,5 x 14,5 cm
Staatliche Tret'jakov-Galerie, Moskau
S. 58 Umschlagentwürfe für Aleksej Kručënychs und Velimir Chlebnikovs *Mirskonca (Weltvomende)*, 1912
Collagen
S. 59 *Der Zarenpalast.* Bühnenbildentwurf für Sergej Djagilevs Inszenierung von Nikolaj Rimskij-Korsakovs *Le coq d'or*, 1914
Aquarell. 65 x 97 cm
Staatliches Bachrušin-Theatermuseum, Moskau
S. 60/61 Aus: *Mističeskie obrazy vojny (Mystische Schrecken des Krieges)*, 1914
Lithografien. 33 x 25 cm
S. 62 Kostümentwurf für *Les noces*, 1923
Federzeichnung

Ol'ga Rozanova

Taf. 49 Illustration zu Aleksej Kručënychs Buch *Vojna (Der Krieg)*, 1916, S. 12
Linolschnitt. 41,2 x 30,4 cm
Taf. 50 Ol'ga Rozanova und Aleksej Kručënych *Vselenskaja vojna (Der Universale Krieg)*, 1916.
Collage Nr. 9 aus einem Zyklus, bestehend aus 12 Gedichten und 11 Collagen
Papier und Stoffcollage auf Papier. 21 x 29 cm
Sammlung George Costakis
Taf. 51 *Ohne Titel (Grüner Streifen)*, 1917
Öl auf Leinwand. 71 x 53 cm
Sammlung George Costakis
Taf. 52 *Nähtisch*, 1915
Öl auf Leinwand. 53 x 33 cm
Staatliche Tret'jakov-Galerie, Moskau
Taf. 53 *Anrichte mit Geschirr*, 1914
Öl auf Leinwand. 64 x 45 cm
Staatliche Tret'jakov-Galerie, Moskau
Taf. 54 *Schreibtisch*, 1914
Öl auf Leinwand. 66 x 49 cm
Staatliches Russisches Museum, Leningrad
Taf. 55 *Petroleumlampe*, 1912
Öl auf Leinwand. 57 x 44 cm
Staatliche Tret'jakov-Galerie, Moskau
Taf. 56 *Metronom*, 1913–14
Öl auf Leinwand. 46 x 33 cm
Staatliche Tret'jakov-Galerie, Moskau
Taf. 57 Umschlag zu Aleksej Kručënychs Buch *Vojna (Der Krieg)* (s. Taf. 49), 1916
Linolschnitt. 42 x 32 cm
Taf. 58 Illustration (S. 4) zu Aleksej Kručënychs Buch *Vojna (Der Krieg)*, 1916
Farbiger Linolschnitt. 31,4 x 39,5 cm
Taf. 59 *Die vier Asse*, 1915–16
Collage. 85 x 67,5 cm
Staatliche Tret'jakov-Galerie, Moskau
Taf. 60 *Gegenstandslose Komposition*, 1916
Öl auf Leinwand. 71 x 66 cm
Staatliche Tret'jakov-Galerie, Moskau
Taf. 61 *Suprematismus*, 1916
Öl auf Leinwand
Staatliche Tret'jakov-Galerie, Moskau
Taf. 62–64 Illustrationen und Umschlag zu *Tė li lė*, einem transrationalen Buch von Aleksej Kručënych und Velimir Chlebnikov, 1914
62: S. 6. Farbige Lithografie. 15,2 x 22 cm
63: Umschlag. Farbige Lithografie. 16,8 x 23,6 cm
64: S. 2. Farbige Lithografie. 15,6 x 23 cm
S. 51 *Selbstbildnis*
Bleistiftzeichnung
S. 82 *Friseurladen*, 1915
Öl auf Leinwand. 71 x 53,3 cm
Staatliche Tret'jakov-Galerie, Moskau
S. 84 Umschlagentwürfe zu dem Buch *Buch lesinyj (Baumstammkrachen)* von Aleksej Kručënych und Velimir Chlebnikov, 1913
Lithografien, grünes Papier. 14,5 x 9,5 cm
S. 85 Illustrationen zu dem Buch *Vzorval' (Explodität)* von Aleksej Kručënych, 1914
Lithografien. Oben: 11,6 x 17,5 cm; unten: 11,8 x 17,2 cm
S. 86 Umschlag zu *Zaumnaja gniga (Transrationales Buch)*, 1916. Buchdruck, Collage, aufgenähter Knopf.
22,2 x 20 cm
S. 86/87 Illustrationen zu dem Buch *Vojna (Der Krieg)* von Aleksej Kručënych, 1916
Lithografien. Von unten links nach oben rechts: S. 1 (40 x 31,4 cm); S. 14 (31,9 x 40,1 cm); S. 5 (31,7 x 40 cm); S. 9 (31,4 x 39 cm)
S. 98 *Vselenskaja vojna (Der Universale Krieg)*, 1916
Collagen Nr. 1 und 2
Papier- und Stoffcollage auf Papier; beide 21 x 29 cm
Staatliche Tret'jakov-Galerie, Moskau

Ljubov' Popova

Taf. 65 *Zwei Figuren*, 1913
Öl auf Leinwand. 62,2 x 48,6 cm
Staatliche Tret'jakov-Galerie, Moskau; Schenkung von George Costakis
Taf. 66 *Malerische Architektonik*, 1918
Gouache. 59,5 x 48,4 cm
Privatsammlung, Moskau
Taf. 67 *Malerische Architektonik*, 1916
Öl auf Leinwand. 70,5 x 40 cm
Perm Art Gallery
Taf. 68 Kostümentwurf zu Anatolij Lunačarskijs Stück *Kancler i slesar' (Der Kanzler und der Schlosser)*, 1921 aufgeführt
Taf. 69 *Italienisches Stilleben.* 1914
Öl auf Leinwand, Collage aus Wachs und Papier
62,2 x 48,6 cm
Staatliche Tret'jakov-Galerie, Moskau
Taf. 70 *Kolonialwarenladen*, 1916
Öl auf Leinwand. 71,5 x 53,5 cm
Staatliches Russisches Museum, Leningrad
Taf. 71 *Bildnis eines Philosophen* (Popovas Bruder), 1915
Öl auf Leinwand. 89 x 63 cm
Staatliches Russisches Museum, Leningrad
Taf. 72 *Komposition*, 1918
Öl auf Leinwand. 73,8 x 51 cm
Staatliche Tret'jakov-Galerie, Moskau
Taf. 73 *Ohne Titel*, um 1917
Collage, farbiges Papier. 32,5 x 24 cm
Privatsammlung, Moskau
Taf. 74 Suprematistischer Entwurf für die Stickerei-Werkstatt in Verbovka bei Kiev
Farbiges Papier, geklebt auf grauem Karton. 26 x 115 cm
Privatsammlung, Moskau
Taf. 75 *Raum-Kraft-Konstruktion*, 1921
Öl auf Leinwand. 159 x 124 cm
S. 51 *Selbstbildnis*
Bleistiftzeichnung. 17,5 x 9,8 cm
Sammlung T. Rubinštejn, Moskau
S. 99 Ljubov' Popova
Fotografie von Aleksandr Rodčenko
S. 100 *Weiblicher Akt*, um 1913 Federzeichnung
Staatliche Tret'jakov-Galerie, Moskau
S. 101 oben: Ljubov' Popova, Nadežda Udal'cova und deren Schwester, 1915
Fotografie. Archiv E. Drevina, Moskau
S. 101 unten: *Stadtlandschaft mit Schornstein*, 1912
Bleistiftzeichnung. 69,2 x 100,5 cm
Privatsammlung, Moskau
S. 103 Umschlagentwurf für die Zeitschrift *Supremus*, 1916/17
Tusche auf Papier. 8,8 x 7,8 cm
Sammlung George Costakis
S. 104 *Raum-Kraft-Konstruktion*, 1921
Öl mit Marmorstaub auf Sperrholz. 71 x 63,9 cm
Sammlung George Costakis
S. 113 links: Umschlagentwurf für die erste Nummer der Zeitschrift *K novym beregam muzykal'nogo iskusstva (Zu neuen Ufern in der Musik)*, 1923
Collage
Staatliche Tret'jakov-Galerie, Moskau
S. 113 rechts: Umschlag zu *Muzikal'naja nov' (Musikalisches Neuland)*, 1923
S. 114 Stoffmusterentwurf
Staatliche Tret'jakov-Galerie, Moskau
S. 115 Bühnenbildentwurf für Vsevolod Mejerchol'ds Inszenierung von Fernand Crommelyncks Stück *Der großmütige Hahnrei*, 1922
Collage, Wasserfarbe und Gouache auf Papier.
50 x 69 cm
Staatliche Tret'jakov-Galerie, Moskau
S. 116 Schlußvignette von *Muzykal'naja nov' (Musikalisches Neuland)*, 1923

Aleksandra Ėkster

Taf. 76 *Brücke in Sèvres*, 1912
Öl auf Leinwand. 145 x 115 cm
Staatliches Museum für Ukrainische Kunst, Kiev
Taf. 77 *Florenz*, 1914–15
Öl auf Leinwand. 91 x 78 cm
Staatliche Tret'jakov-Galerie, Moskau
Taf. 78 *Stadt bei Nacht*, 1915
Öl auf Leinwand. 88 x 71 cm
Staatliches Russisches Museum, Leningrad
Taf. 79 *Nonfigurative Komposition*, 1917
Öl auf Leinwand. 86 x 70 cm
Staatliches Russisches Museum, Leningrad
Taf. 80 *Farbige Konstruktion.* 1921
Öl auf Leinwand. 84 x 89 cm
Kunstmuseum Radiščev, Saratov
Taf. 81 Entwurf von Faunskostümen zu dem Stück *Famira Kifared* von Innokentij Annenskij, 1916
Staatliches Bachrušin-Theatermuseum, Moskau
Taf. 82 Plakat für *Famira Kifared*, 1916 in Aleksandr Tairovs Moskauer Kammertheater aufgeführt
Staatliches Bachrušin-Theatermuseum, Moskau
Taf. 83 Frieskomposition für *Famira Kifared*, 1916
Gouache. Drei Teile, von links nach rechts:
336,5 x 62,5 cm; 256,5 x 60,3 cm; 256,5 x 60,3 cm
Staatliches Bachrušin-Theatermuseum, Moskau
Taf. 84 Vorhangentwurf für William Shakespeares *Romeo und Julia*, 1921 in Aleksandr Tairovs Moskauer Kammertheater aufgeführt
Gouache. 46,7 x 59 cm
Staatliches Bachrušin-Theatermuseum, Moskau
Taf. 85 Kostümentwurf für *Romeo und Julia.* Die erste Maske auf dem Ball, 1921
Gouache. 47,7 x 53,3 cm
Staatliches Bachrušin-Theatermuseum, Moskau
Taf. 86 Kostümentwurf für den *Tanz der sieben Schleier* in Oscar Wildes *Salome*, 1917 in Aleksandr Tairovs Moskauer Kammertheater aufgeführt
Gouache. 66,5 x 52,5 cm
Staatliches Bachrušin-Theatermuseum, Moskau
Taf. 87 Kostümentwurf zu *Salome*, 1917
Gouache. 47,7 x 53,3 cm
Staatliches Bachrušin-Theatermuseum, Moskau
Taf. 88 Kostümentwurf für *Spanische Tänzer*, 1920
Gouache. 33 x 50,4 cm
Privatsammlung, Moskau
Taf. 89 Kostümentwurf aus der Serie *Tänze*, 1920
Gouache. 32 x 51 cm
Privatsammlung, Moskau
Taf. 90 *Stilleben mit Ei*, 1915
Öl auf Leinwand. 88 x 70 cm
Staatliche Tret'jakov-Galerie, Moskau
S. 51 Aleksandra Ėkster in ihrem Pariser Atelier
Fotografie, vierziger Jahre
S. 138 oben: Bühnenbildentwurf für *Romeo und Julia*, 1921
S. 138 unten: Umschlagentwurf für Jakov Tugendchol'ds Buch *Die Kunst von Degas*, 1922.
Staatliche Tret'jakov-Galerie, Moskau
S. 139 oben: Puppen *Longhi II* und *Roboter*, 1926.
Verschiedene Materialien. Höhe 50 bzw. 60 cm
Leonard Hutton Galleries bzw. Rachel Adler Gallery, New York
S. 139 unten: *Gymnastique*, 1926
Gouache. 50,8 x 66,6 cm
Photo Fisher Fine Art, London

Varvara Stepanova

Taf. 91 Arbeiten von Varvara Stepanova in dem Atelier, das sie mit Aleksandr Rodčenko teilte
Fotografie. Sammlung Aleksandr Lavrent'ev

Nadežda Udal'cova

KÜNSTLERINNEN UND DIE »KAMMERKUNST« DER ZWANZIGER UND DREISSIGER JAHRE

Antonina Sofronova

Eva Rozengol'c-Levina

Nina Simonovič-Efimova

Taf. 139 *Fest im Gouvernement Tambov,* 1914
Öl auf Leinwand. 59,5 x 45,5 cm
Efimov-Museum, Moskau
Taf. 140 *Vision de Voyage,* 1910
Öl auf Leinwand. 54 x 73 cm
Efimov-Museum, Moskau
Taf. 141 *Bäuerin in rotem Rock,* 1915
Öl auf Karton. 53 x 83 cm
Efimov-Museum, Moskau
Taf. 142 *Interieur. Selbstbildnis in Sokol'niki,* 1916/17
Öl auf Leinwand. 66 x 50 cm
Efimov-Museum, Moskau
Taf. 143 *Ivan Efimov als Faun,* 1927
Öl auf Leinwand. 72 x 91 cm
Efimov-Museum, Moskau
Taf. 144 Puppe *Puškin,* 1922
Höhe ca. 55 cm; Efimov-Museum, Moskau
Taf. 145 Puppe *Freudenmädchen,* 1929
Höhe ca. 55 cm; Efimov-Museum, Moskau
Taf. 146 Plakat für die Puppentheateraufführung von Ivan Krylovs *Fabeln,* 1929
Efimov-Museum, Moskau
S. 173 Nina Simonovič-Efimova mit der Puppe *Baba-Jaga,* 1930
Fotografie. Efimov-Museum, Moskau
S. 201 Nina Simonovič-Efimova während der Aufführung eines Schattenspiels. Fotografie, dreißiger Jahre
Efimov-Museum, Moskau
S. 202 oben: Pavel Florenskij am Schreibtisch, 1926
Scherenschnitt. Efimov-Museum, Moskau
S. 202 unten: *Das Duell: Puškin,* 1926
Scherenschnitt. Efimov-Museum, Moskau
S. 203 Gemeinsam mit Ivan Efimov gestaltetes Buch mit Ausschneidebögen, 1910
Efimov-Museum, Moskau
S. 204 oben: *Eiche,* 1925
Lithografie. Efimov-Museum, Moskau
S. 204 unten: *Pavel Florenskij,* 1925.
Bleistiftzeichnung
Efimov-Museum, Moskau
S. 205 Nina Simonovič-Efimova mit Ivan und Adrian Efimov
Fotografie, 1935
Efimov-Museum, Moskau

ZWEI SOWJETISCHE BILDHAUERINNEN

Sarra Lebedeva

Taf. 147 *Frauenkopf,* Büste von O. M., 1918
Gips. Höhe 44 cm
Staatliche Tret'jakov-Galerie, Moskau
Taf. 148 *Chinese,* 1918
Gips. Höhe 40 cm
Staatliche Tret'jakov-Galerie, Moskau
Taf. 149 *Junger Stier,* 1922
Eisenblech. Höhe 38 cm
Staatliche Tret'jakov-Galerie, Moskau
Taf. 150 *Aron Sol'c,* 1931
Bronze. Höhe 32,5 cm
Staatliche Tret'jakov-Galerie, Moskau
Taf. 151 *Leonid Krasin,* 1924
Gips. Höhe 50,5 cm
Sammlung Krasina-Tarasova, Moskau
Taf. 152 *Feliks Dzeržinskij, Generalsekretär der Kommunistischen Partei,* 1925
Bronze. Höhe 49 cm
Staatliche Tret'jakov-Galerie Moskau
Taf. 153 *Der Schriftsteller Vsevolod Ivanov,* 1925
Bronze. Höhe 57 cm
Staatliche Tret'jakov-Galerie, Moskau
Taf. 154 *Aleksandr Cjurupa,* 1927
Bronze. Höhe 56 cm
Taf. 155 *Aktfigur mit Handtuch,* 1931
Bronze. Höhe 74 cm
Staatliche Tret'jakov-Galerie, Moskau
Taf. 156 *Aktfigur mit erhobenen Armen,* 1928
Keramik. Höhe 65 cm
Sowjetisches Kultusministerium
Taf. 157 *Liegende: Stasja,* 1928
Gips. Höhe 31,1 cm
Vereinigtes Industrie- und Kunstkombinat von Vucetic
Taf. 158 *Mädchen mit Zöpfen,* Studie, 1934
Gips (später Bronze). Höhe 35 cm
Staatliche Tret'jakov-Galerie, Moskau
Taf. 159 *Aktfigur mit Kopftuch,* 1930
Bronze. Höhe 71 cm
Staatliche Tret'jakov-Galerie, Moskau
Taf. 160 *Lena Trubnikova, erste Vorarbeiterin im Textilwerk »Pëstrotkani«,* 1937
Gips. Höhe 74 cm
Staatliche Tret'jakov-Galerie, Moskau
Taf. 161 *Selbstbildnis,* 1925
Gips. Höhe 32,5 cm
Sammlung Krasina-Tarasova, Moskau
Taf. 162 *Vlasov, Aktivist der Roten Flotte,* 1931.
Text auf dem Sockel: »Aktivist Vlasov, Artillerist des II. Geschützturms der ›Pariser Kommune‹«
Bronze. Höhe 53 cm
Staatliches Russisches Museum, Leningrad
Taf. 163/64 Teekanne in Form eines Huhns mit Schalen (oben); Obstschale (unten), 1934–36
Sammlung Krasina-Tarasova, Moskau
S. 207 Sarra Lebedeva in ihrem Atelier. Fotografie, dreißiger Jahre
S. 217 Sarra Lebedeva mit Vladimir Lebedev und O. M., 1918
Fotografie
S. 218 *Maximilien Robespierre,* 1920
Gips. 54 x 40 cm
Staatliches Russisches Museum, Leningrad
S. 219 Sarra Lebedeva in ihrem Atelier, 1930
Fotografie

Vera Muchina

Taf. 165 *Wind,* 1927
Gips. Höhe 91 cm
Staatliche Tret'jakov-Galerie, Moskau
Taf. 166 *Pietà,* 1916
Gips. Nicht erhalten.
Taf. 167 Entwurf zu dem Denkmal *Revolution,* 1919
Gips. Höhe 24 cm
Staatliche Tret'jakov-Galerie, Moskau
Taf. 168 *Julija,* 1926
Holz. Höhe 104 cm
Staatliche Tret'jakov-Galerie, Moskau
Taf. 169 *Die Flamme der Revolution,* 1922–23.
Entwurf zu einem Denkmal für Jakov Sverdlov
Farbiger Gips. Höhe 104 cm
Bronze. Höhe 88 cm
Staatliche Tret'jakov-Galerie, Moskau
Taf. 170/71 Hutentwürfe, 1925 (oben);
Schnittmuster von Nadežda Lamanova nach einem Entwurf von Vera Muchina, zwanziger Jahre (unten)
Taf. 172/73 Skizzen zu *Bäuerin,* 1927–28
Bronze. Höhe 190 cm
Staatliche Tret'jakov-Galerie, Moskau
Taf. 174 Skizzen zu *Bäuerin,* 1927
Bleistiftzeichnung.
Staatliche Tret'jakov-Galerie, Moskau
Taf. 175 *Der Architekt S. A. Zamkov,* 1934
Marmor. Höhe 100 cm
Staatliche Tret'jakov-Galerie, Moskau
Taf. 176 *Frau mit Krug,* 1935. Figur für den Brunnen der Nationen
Gips. Höhe 53 cm
Staatsbesitz
Taf. 177 *Bäuerin mit Getreidegarben,* 1935
Gips. Höhe 56 cm
Staatsbesitz
Taf. 178 *Arbeiter und Kolchosbäuerin,* 1937
Bronze. Höhe 163 cm
Staatliche Tret'jakov-Galerie, Moskau
Taf. 179 *Arbeiter und Kolchosbäuerin* auf dem Sowjetischen Pavillon der Pariser Weltausstellung, 1937
Fotografie von Roger-Viollet
S. 207 *Vera Muchina,* Porträt von Michail Nesterov, 1940
Staatliche Tret'jakov-Galerie, Moskau
S. 223 Emile Antoine Bourdelles Atelier in Paris: Bourdelle, Iza Burmejster, Vera Muchina und Boris Ternovec

REGISTER

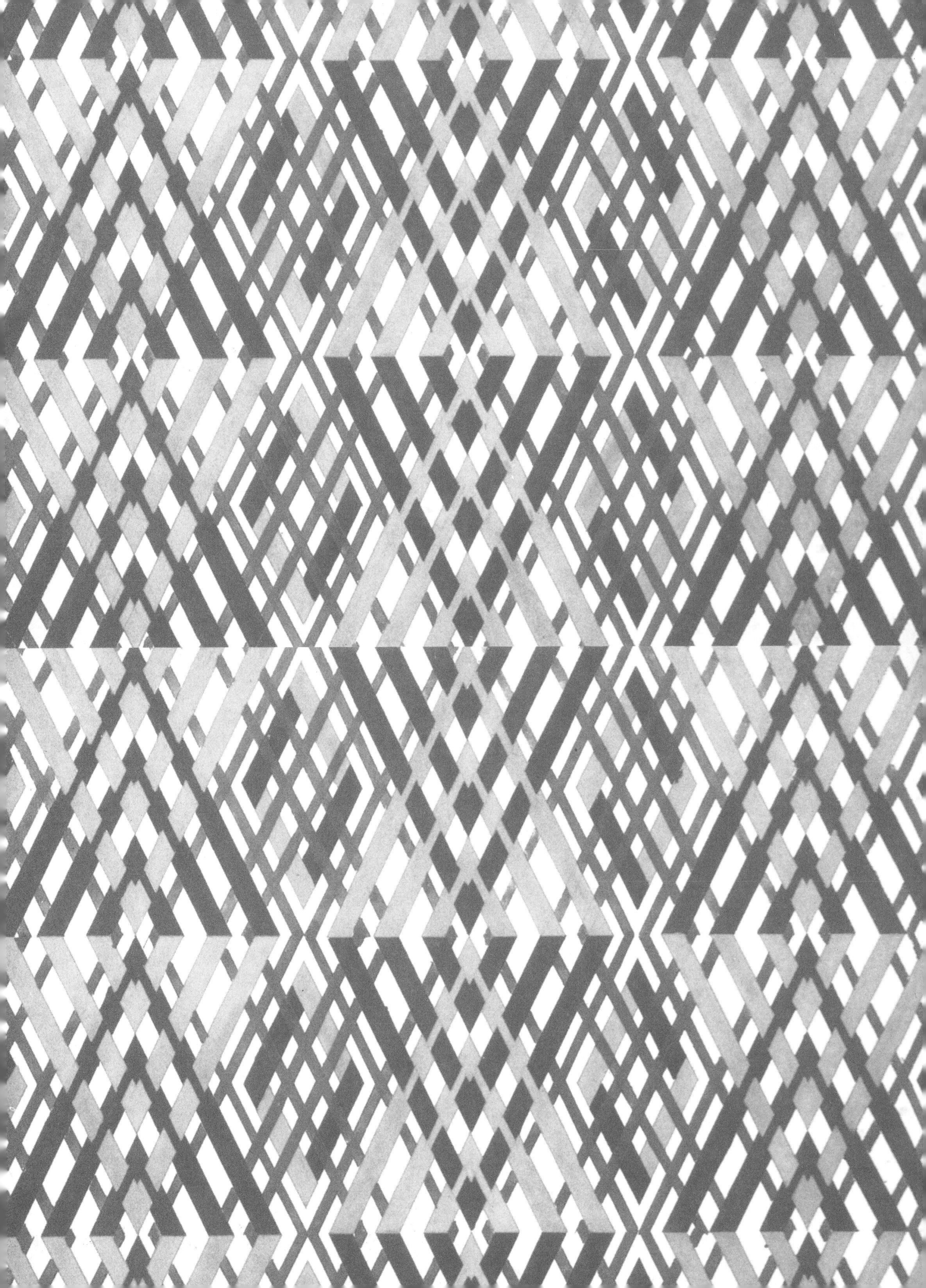